ZU DIESEM BUCH

Dieses Handbuch ist das Standardwerk zum Thema und liegt nun in einer erweiterten Neuausgabe vor. Es gilt, in der Praxis von der reinen Aufdeckung und anschließenden Skandalisierung fortzukommen und einen modernen Kinderschutz zu realisieren. So ist dieses Buch ein unentbehrliches Hilfsmittel für alle, die in Sozialarbeit und Therapie, in Pädagogik und Psychologie und als Juristen, mit diesem Thema zu tun haben.

Zu den Herausgebern und Autoren siehe Seite 430.

KATHARINA RUTSCHKY / REINHART WOLFF (HG.)

Handbuch Sexueller Mißbrauch

rororo

ROWOHLT

Veröffentlicht im Rowohlt Taschenbuch
Verlag GmbH, Reinbek bei Hamburg
April 1999
Die Originalausgabe erschien 1994 im
Ingrid Klein Verlag, Hamburg

Umschlaggestaltung Walter Hellmann

Satz Dante MT PostScript (PageOne)
Gesamtherstellung Clausen & Bosse, Leck
Printed in Germany
ISBN 3 499 60598 8

VORWORT ZUR TASCHENBUCHAUSGABE

Während der fünf Jahre, die seit unserem Berliner Fachkongreß und dem ersten Erscheinen des «Handbuchs» vergangen sind, haben sich die Schwerpunkte der öffentlichen Empörung und des entsprechenden «parteilichen» Engagements verschoben. Galt das unheimliche Interesse viele Jahre lang vor allem dem «sexuellen Mißbrauch» in der Familie und zum Schaden von Mädchen, so beschäftigt man sich heute eher mit dem sogenannten Sextourismus, der Gefährdung von Kindern durch Pädophile und die Konsumenten von Kinderpornographie. Ein neues Medium, das Internet, schürt paranoide Ängste hinsichtlich der unkontrollierbaren Kommunikationschancen von Sexualverbrechern und Pornohändlern.

Die konventionelle Verabscheuung sexueller Gewalt wird durch die mediale Darstellung sadistischer Einzeltäter geschürt, für die Dutroux in Belgien und der Mörder von Natalie in Bayern als Beispiele stehen mögen. In diesem Klima werden Gedanken und Projekte zum verbesserten Strafvollzug, zur Therapie der Täter und zur Prävention wohl kaum gedeihen, so wenig wie in den achtziger und frühen neunziger Jahren plausible und erfolgreiche Kinderschutzmaßnahmen von jenen entwickelt werden konnten, die den Mißbrauch oder die «sexuelle Gewalt» als Grundbaustein für ihre Konzeption von Hilfe eingesetzt haben. Das waren ursprünglich feministische Selbsthilfeeinrichtungen, die erst allmählich anerkannt und öffentlich subventioniert wurden. Ideologisch bedingte fachliche Defizite ließen sich auf Dauer aber so wenig verbergen wie die geringe und immer weiter sinkende Inanspruchnahme durch Klienten. Man konnte in den letzten Jahren den Eindruck gewinnen, daß Hinweise auf die Dunkelziffer zwar noch gewisse Fortbildungsmaßnahmen und Präventionsprojekte motivieren können, aber große Gefahren für den Kinderschutz und die professionelle Sozialarbeit nicht mehr drohen. Wenn so viele vermutete und auch durch Befragungen herbeigeforschte Opfer sexueller Gewalt sich so selten melden, dann muß das Folgen haben. Von einer selbstkritischen Revision des Mißbrauchskonzepts ist allerdings nichts zu hören und zu lesen. Jene, die es einmal feurig verfochten und versucht haben, unseren Fachkongreß 1994 zu verhindern, sind entweder ausgestorben und ausgewandert oder haben auf dem Wege der Gedankenflucht den unhaltbaren Kindesmißbrauch durch universalistischere Ideen ersetzt. Wem hierzulande notgedrungen allmählich Zweifel wegen des Kindesmißbrauchs gekommen sind, dem werden heute Informationen über den Sextourismus, den Handel mit milliardenschwerer Kinderpornographie im Internet und sonstwo das aktuelle Gruseln lehren …

Es waren in erster Linie Rechtsanwälte und dann auch psychologische Gutachter, die im Einzelfall daran gearbeitet haben, die Folgen der Mißbrauchspanik für unschuldig Angeklagte zu begrenzen und insgesamt damit das Augenmerk auf die dubiose Konstruktion des sexuellen Mißbrauchs zu lenken. Zwischen sadistisch-sexuellen Morden hier, pädophilem Agieren da, intergenerationellen Übergriffen dort, Inzest und absonderlichen Liebesverhältnissen anderswo – um nur die zu nennen – muß eben unterschieden werden, gerade im Interesse der Betroffenen, mögen sie auch Kinder sein. Es ist zu bedauern, daß die Chance gestiegen ist, falsch positive Fälle von Kindesmißbrauch vor Straf- oder Familiengerichten zu korrigieren, während unser Wissen über Täter und Opfer, Chancen der Therapie, der Prävention und Intervention in allen solchen Fällen konfuser Beziehungen nicht gewachsen, sondern im Gegenteil, weiter verstellt worden ist. Die Ideologisierung und Politisierung sexueller Deviation oder von dem, was man dafür gerade hält, eröffnet niemandem, auch nicht Kindern, eine glückliche oder gesunde Zukunft. Gelegentlich liest man ja schon von Kindern, die Kinder sexuell mißbraucht haben sollen. Ob es hier um deplazierte Interventionen korrekter Erwachsener ins Kinderleben oder um echte Hilfe geht, kann man nur im Einzelfall entscheiden.

Unter der Überschrift «Kindesmißbrauch» oder, allgemeiner, «Sexuelle Gewalt» überrollt uns eine Welle gutgemeinter, ja, schon schrecklich selbstverständlicher Empörung, die im Namen von Sachlichkeit, Professionalität, Vernunft und Aufklärung zu verstehen und zu korrigieren wir 1994 so gut wie 1999 unternehmen wollen.

Berlin, im März 1999
Katharina Rutschky, Reinhart Wolff

VORWORT

Seit nunmehr gut zehn Jahren wird in Deutschland das Problem der sexuellen Kindesmißhandlung (zumeist als «sexueller Mißbrauch» bezeichnet) öffentlich breit erörtert. Dabei wird immer wieder behauptet, die Fallzahlen seien sehr hoch und das Dunkelfeld groß. Jedes vierte Mädchen und jeder zehnte Junge sei Opfer sexueller Mißhandlungen; jedes Jahr würden 300 000 Minderjährige in der (alten) Bundesrepublik mißbraucht.

Mit Bundes-, Landes- und Gemeindemitteln werden Öffentlichkeitskampagnen und Fortbildungsveranstaltungen durchgeführt; die breite Öffentlichkeit, vor allem aber Menschen, die in Sozial- und Lehrberufen tätig sind, werden darin geschult, die Normalität der sexuellen Kindesmißhandlung zu unterstellen und ihr Priorität bei der Deutung schwieriger Kinder einzuräumen. Auf sexuellen Mißbrauch spezialisierte Beratungsstellen gibt es überall. Sie behaupten in der Regel, von einer Flut von Ratsuchenden überrollt zu werden. Eine offene und ehrliche Diskussion über die in den vergangenen Jahren geleistete Arbeit, ihre Erfolge und Mißerfolge, über Fehleinschätzungen im Umgang mit dem Problem und den betroffenen Kindern und Jugendlichen, findet nicht statt – von rühmlichen Einzelfällen abgesehen.

Immer noch wird das Feld von missionarischem Aktivismus bestimmt und nicht von selbstkritisch immer wieder reflektiertem professionellem Handeln. Das spiegelt sich auch in den Veröffentlichungen zum Thema. Sie sind zwar zahlreich, aber unoriginell; denn sie recyceln immer wieder nur dieselben, nun schon seit Jahren bekannten Behauptungen über die Verbreitung, den Charakter und die Folgen dieses Verbrechens an Kindern. Auffällig ist insbesondere das Fehlen kasuistischer Darstellungen, die einem den sexuellen Mißbrauch ja allererst als Spezialfall für Diagnostik und Therapie plausibel machen könnten.

In diesem Klima erregter Aufklärung und fehlender Kritik passiert es, daß im Umgang mit Familien, in denen es möglicherweise auch zu sexuellen Mißhandlungen gekommen ist, auf die autoritäre Eingriffspraxis von ehedem rekurriert wird. Kinder werden, nicht selten ohne Rücksicht auf die gesetzlichen Bestimmungen des neuen Kinder- und Jugendhilfegesetzes (KJHG), aus den Familien gerissen, diese mit Kontaktverbot belegt, Mütter unter Druck gesetzt (um das oft passende Wort Erpressung zu vermeiden). Man muß vermuten, daß manchem engagiertem Kinderschützer der Mißbrauchsverdacht gerade recht ist, um die Verpflichtung zur Hilfe zu umgehen und statt dessen, mit der Staatsgewalt im Rücken, Gott zu spielen.

Es fällt auch auf, daß die Gerichte, wenn es um sexuellen Mißbrauch oder auch nur um den Verdacht dazu geht, ihre Aufgabe, im Interesse des Kindes auch die Arbeit von Jugendämtern zu kontrollieren und nicht nur zur Referenz zu benutzen, nicht richtig erfüllen. Tragisch sind die Folgen dann, wenn nach Monaten oder Jahren ein Mißbrauchsverdacht sich als nicht gerechtfertigt herausstellt, Kinder unterdessen aber längst als Mißbrauchsopfer «therapiert» und vielleicht außerdem in einem Spezialheim für mißbrauchte Kinder untergebracht waren. Diese falschen Fälle sind sehr häufig, wie sich jeder vorstellen kann, der sich mit den in der Literatur propagierten Aufdeckungsstrategien befaßt hat. Fehler machen keineswegs nur Erzieherinnen oder Praktikanten, sondern ebenso Psychologen und Pädagogen, die sich auf ihre Erfahrungen auf dem Gebiet viel zugute halten.

Irren ist menschlich, und eigentlich brauchte sich niemand darüber zu wundern, daß auf einem neuen, mit Eifer bestellten Feld der Sozialarbeit viele Fehler gemacht werden. Beunruhigend ist, daß diese Möglichkeit nicht bedacht, ja, strikt verleugnet wird, gerade von denen, die sich mit der Verfolgung des sexuellen Mißbrauchs ein besonders wichtiges Arbeitsfeld eröffnet haben.

Andere haben die Entwicklung aus zunehmender Distanz mit Befremden verfolgt. Innerhalb und außerhalb der Jugendämter befürchtet man, daß eine im Zeichen des Mißbrauchs erneuerte autoritäre Praxis die Sozialen Dienste wieder der Gefahr aussetzt, zur bloßen obrigkeitsstaatlichen Eingriffsbehörde zu werden und damit allen Kredit eines bürgernahen, offenen und fachlich engagierten Dienstes zu verspielen. Wenn Familienhelfer von einzelnen Jugendamtsmitarbeitern dazu angehalten werden, Mißbrauchsforschung zu treiben, statt, wie versprochen, Schul- oder Sprachprobleme eines Kindes zu beheben, dann möchte man doch allen Ratsuchenden nahelegen, es sich genau zu überlegen, wem sie Zutritt in die Wohnung und Kenntnis des Familieninnenlebens gewähren wollen.

Es ist bedrückend, daß jeder, der heute um Hilfe einkommt, die der Wohlfahrtsstaat auch gewähren möchte, Gefahr läuft, eine persönliche und familiäre Katastrophe heraufzubeschwören. Mit Recht hat anläßlich des Westfälischen Familienkongresses im September 1993 der Oberbürgermeister der Stadt Münster vor der Zunahme unbedachter und völlig haltloser Staatseingriffe in Familien mit Nachdruck gewarnt. In Münster kam es, noch vor dem notorischen «Montessori»-Prozeß, zu einer Serie von falschen Mißbrauchsverdächtigungen mit erheblichen Konsequenzen für die betroffenen Kinder und ihre Familien.

Mit diesem Handbuch, dessen Beiträge in der Mehrzahl auf das «Wissenschafts-Praxis-Forum: Sexueller Mißbrauch – Evaluation der Praxis und Forschung» im Januar 1994 in Berlin zurückgehen, wollen wir zu einer fachlich angemessenen Behandlung des Problems der sexuellen Kindesmißhandlung beitragen. Rabiate Ideologinnen haben damals dafür gesorgt, daß der Kongreß nur unter Polizeischutz stattfinden konnte. Solche Begleitumstände verhindern das freie Gespräch und den unbefangenen Austausch, der notwendig ist, um das Thema aus den ideologischen Fahrwassern herauszumanövrieren, in denen es viel zu lange gedümpelt hat.

Mag manchen Gruppen aus der Frauenbewegung das Verdienst zukommen, zuerst energisch auf das Problem hingewiesen zu haben, so kommt ihnen deshalb kein Monopol auf seine Bearbeitung zu. Auch sie müssen sich der Kritik stellen. Die interventionistische und straforientierte Strategie sogenannten parteilichen Kinderschutzes, wie er in der Bundesrepublik von einem Teil der Öffentlichkeit und von einigen Beratungsstellen propagiert wird, führt nämlich in Sackgassen und ist für den Schutz von Kindern kontraproduktiv. Sie ist wissenschaftlich schlecht fundiert, konzeptuell widersprüchlich und methodisch-fachlich nicht auf der Höhe der Zeit.

Die Betonung des Sondercharakters der sexuellen Mißhandlung geht einher mit einem Rückgriff auf Kinderschutzkonzepte des vergangenen Jahrhunderts. Sie sind auf Ermittlung und Aufdeckung des Verbrechens, Erfassung der Opfer und Verfolgung der Täter aus. Polizeiliche und justitielle Strategien werden willkürlich mit sozialarbeiterischen und therapeutischen gemischt. Diese ungute Entwicklung gipfelt bislang in der bedenklichen Praxis, die Inanspruchnahme einer Therapie und die Wahl des Therapeuten nicht mehr den Klienten (seien es nun Kinder, Jugendliche, Opfer oder Täter) zu überlassen, sondern sie einfach anzuordnen und vor allem vor Gericht zum Bestandteil eines Handels zu machen. Wer geglaubt hat, daß die Sozialen Dienste, im Einklang mit den Intentionen des KJHG, das doppelte Mandat von Hilfe und Repression aufgegeben hätten, wird durch ihren Umgang mit Mißbrauchsfällen eines Schlechteren belehrt.

Nicht ob ein Staat das Recht oder sogar die Pflicht hat, Kindesmißhandlungen strafrechtlich zu verfolgen, ist das Problem, sondern ob dies zu einer Aufgabe der sozialen und beraterischen Dienste gemacht wird. Unklare Abgrenzungen (und schlimmer noch: undurchschaubare Allianzen hinter dem Rücken der Klienten) zwischen Jugendämtern, Kinderschutzeinrichtungen, Kliniken und Polizei treffen die Sozialen Dienste im Kern ihrer eigenen Fachlichkeit und untergraben den Erfolg ihrer Arbeit.

Wer auf Melde- und Erfassungssysteme setzt, vergrößert nur den Graben zu den Betroffenen und trägt dazu bei, daß Familien in großen Notlagen und gefährlichen Konflikten nicht mehr selbst Hilfe suchen, weil sie ständig öffentlich als Monster, als abartig und unmenschlich ausgegrenzt wurden.

Aber auch beraterisch und therapeutisch fällt auf, daß mit dem Rückgriff auf hundert Jahre alte Traumakonzepte beziehungsdynamische, systemische, inter- und intrarelative Verstehenskonzepte von Lebensverhältnissen und Lebensgeschichten einem abstrakten Machtkonzept geopfert werden. An die Stelle einer Arbeit am Konflikt mit dem Angebot einer offenen Beziehung und Unterstützung tritt die «Aufdeckung» dessen, was man immer schon zu wissen glaubt. Der Appell, Kindern zu glauben, den der neue sexuelle Kinderschutz so gern verlauten läßt, kontrastiert aufs schärfste mit der Praxis, Kinder hinter ihrem Rücken und gegen ihren Willen auszuforschen, arglos offenbarte Spiele, Träume und Wünsche auf ihre «eigentliche» Botschaft hin privat zu entschlüsseln und dann amtlich zu handeln.

Daß Kinder Träger eigener Rechte sind, die nicht notwendig, sondern nur in begründeten Fällen, von anderen für sie wahrgenommen werden müssen, ist ein Gedanke, der vielen Eltern so fremd ist wie vielen Kinderschützern. Ihre Privat- und Intimsphäre muß respektiert, ihre Willensbekundungen müssen beachtet, ihre eigene Entscheidungsfähigkeit muß gefördert werden. Kinderschutz im Zeichen des sexuellen Mißbrauchs (oder Mißbrauchsverdachts) ist allzuoft ein bloßer Machtkampf zwischen den jeweiligen Sorgerechtsinhabern auf der einen und Aspiranten darauf auf der anderen Seite. Daß Experten und Amtsinhaber heute in diesem Machtkampf am längeren Hebel sitzen, macht die Sache nicht besser und nützt Kindern auch nichts.

Es war die Absicht des Kongresses, und es ist die Absicht des vorliegenden Bandes, über die wichtigsten Aspekte im Umgang mit einem heiklen Problem des Kinderschutzes zu informieren und Diskussionen anzuregen, die in den vergangenen Jahren nicht stattgefunden haben. Der Umfang des Problems ist nicht einfach zu bestimmen, weil Mißbrauch ein objektiver (strafrechtlicher) und ein subjektiver Vorgang ist und außerdem jeder Forscher eine bestimmte Auffassung von Sexualität, legitimer und illegitimer, mitbringt. Unter dem sozialpolitischen Gesichtspunkt von zu planender Hilfe stellt sich das Problem des Umfangs noch einmal neu. Die Überflutung des Hilfssystems mit mutmaßlich leichten oder Verdachtsfällen hat in den USA zu einer Kinderschutzkatastrophe geführt.

Wer sich mit sexuellem Mißbrauch befaßt, sollte unserer Auffassung nach solide entwicklungspsychologische und vor allem auch sexualwissenschaftliche Kenntnisse haben. Die zahlreichen Auseinandersetzungen vor Straf- und Familiengerichten machen es notwendig, nicht nur im Interesse von Beschuldigten, sondern auch im Interesse von fälschlich als Mißbrauchsopfern stigmatisierten Kindern, die Anforderungen an die Begutachtung und mögliche Fehlerquellen genau zu beschreiben.

Der Aktionismus von vielen, für die das sexuell mißbrauchte Kind geradezu das Paradigma des Kinderschutzes geworden ist, fließt mangels Opfern zum erheblichen Teil in Fortbildung und Prävention. Ist Prävention überhaupt möglich, oder haben wir es bei den bisherigen Versuchen mit einer zeitgeistig verschobenen Form der Sexualerziehung zu tun?

Seit hie und da Kritik an der buchstäblich unheimlichen Begeisterung für das sexuell mißbrauchte Kind und seine Rettung in den Medien, in Politikerkreisen, Frauengruppen und in Teilen der Fachwelt laut geworden ist, spricht man vom «Mißbrauch mit dem Mißbrauch». Wir haben diese Formel nicht erfunden. Wir verwahren uns aber dagegen, daß Kritik als Polemik abgetan und die Forderung nach methodisch-sachlicher Arbeit, die sich der Diskussion stellt, als Täterschutz denunziert, als kinder- und frauenfeindlich diffamiert wird. Wir laden alle ein, zu prüfen, zu denken und zu urteilen.

Berlin, im Juli 1994
Katharina Rutschky, Reinhart Wolff

1. GESELLSCHAFTLICHE HINTERGRÜNDE DER DISKUSSION UM SEXUELLEN MISSBRAUCH

KATHARINA RUTSCHKY

SEXUELLER MISSBRAUCH ALS METAPHER

Über Krisen der Intimität in modernen Gesellschaften oder vom Umschlag der Aufklärung in Mythologie

HILFREICHE STRAFE – STRAFENDE HILFE

Gewalt, auch sexuelle Gewalt gegen Kinder ist ein Bestandteil unserer Realität, obwohl es kein Verbrechen gibt, das mit vergleichbarer Einstimmigkeit und derartig großem Affektaufwand verabscheut und verurteilt wird. Es ist bekannt, daß Untersuchungsgefangene, die dieses Verbrechens beschuldigt sind, von anderen Häftlingen schikaniert, körperlich bedroht werden und deshalb isoliert werden müssen. Was im Gefängnis gilt, gilt aber auch in der Gesellschaft: Der Kinderschänder, gleich, welcher Taten man ihn im Einzelfall beschuldigt, ist der Unmensch schlechthin, den sein Verbrechen aus jeder menschlichen Gemeinschaft ausschließt.

Die rechtliche Regelung der Sexualität im allgemeinen und die strafrechtliche im besonderen stellte den liberalen Rechts- und den sozialen Wohlfahrtsstaat zwar immer vor schwierige Entscheidungen; die buchstäblich unheimliche Begeisterung landauf, landab für sexuellen Kinderschutz heute fordert die Vernunft der Rechts- wie der Wohlfahrtsinstitutionen jedoch auf beispiellose Weise heraus. Noch kann man nicht sagen, daß sie diese Herausforderung bestanden haben; vermutlich doch wohl, weil in der Gewalttat, besonders in der sexuellen Gewalttat, die sich gegen Kinder richtet, das mythische Verbrechen in der einzigen Form wiederkehrt, die mit den Gegebenheiten moderner Gesellschaften kompatibel ist. Das Kinderopfer, das alle beklagen, stiftet das Gute, indem es das absolut Böse auf zeitgemäße Weise neu erfindet.

Vom Brechen eines Tabus ist in allen Kampagnen der letzten Jahre zwar viel die Rede gewesen; mit welchem Recht sei dahingestellt. Ob aber Aufklärung stattgefunden hat, kann man eher bezweifeln. Vieles deutet darauf hin, daß kein Tabu mit den Mitteln rationaler Wissenschaft und professionellen Handelns gebrochen, sondern im Gegenteil ein neues errichtet werden soll. Der neue Kinderschutz mit dem Paradigma des sexuell mißbrauchten Kindes hilft Kindern weniger, als daß er der fundamentalistischen Selbstvergewisserung von Teilen der Gesellschaft dient, an die sich bodenständige Interessen der vielfältigsten Art anschließen lassen.

Mit dieser allgemeinen Einschätzung ist über das Warum der Entwicklung im einzelnen noch nichts gesagt. Obwohl ich so gut wie jeder andere weiß, daß Mißhandlung und sexueller Mißbrauch von Kindern eine Realität sind, und in jedem Einzelfall eine bedrückende und bestürzende, spreche ich vom sexuellen Mißbrauch als eine Metapher, um diesen Untergrund zu durchdringen und das letzte mythische Verbrechen zu dem zu machen, was es eigentlich ist: ein Spezialfall polizeilicher Ermittlung und strafrechtlicher Anordnung; ein Spezialfall sozialpädagogischer Intervention und therapeutischer Hilfe dort, wo sie gewünscht wird.

Es hat sich in den vergangenen Jahren nämlich gezeigt, daß der sexuelle Mißbrauch als Thema und Problem ganz offensichtlich geeignet ist, zahlreiche anders begründete Konfliktlagen unserer Gesellschaft auszudrücken und griffig zu bündeln, auch wenn die Wahl der Metapher selbst nicht zufällig geschieht. Wenn schon einmal Kritik an gewissen Übertreibungen laut wurde, dann richtete sie sich in der Regel gegen die Sensationslust von Medien und voyeuristisch abgefütterten Medienkonsumenten; oder auch einmal gegen den nachholenden Übereifer von Professionellen, die heute, was früher übersehen oder verharmlost wurde, nun um so blind entschlossener aufdecken und ausrotten wollen. Wer hier einfach auf Zeit und allmähliche Normalisierung setzen möchte, ist schlecht beraten; denn eine praktikable Metapher, eine Schublade für soziale Krisen der verschiedensten Art ist beständig.

Das erschwert die rationale Klärung von zahlreich auftretenden Verdachtsfällen, die ja ihrerseits schon der wuchernden Metaphorik aufsitzen, etwa der Aufforderung an alle, stumme Hilferufe zu hören und Zeichen zu deuten, gerade bei kleinen und kleinsten Kindern. Ebenso bedenkliche Wirkungen zeitigt die Metaphorik aber auch dort, wo der Tatbestand – strafrechtlich gesehen – unzweifelhaft gegeben ist. Wenn niemand sich mehr trauen darf, leichte von schweren Fällen zu unterscheiden, sondern gezwungen ist, einen Schaden als automatische Folge zu unterstellen, weil der Straftatbestand als «Seelenmord» psychologisch gedeutet wird, dann wird hilfreich gemeinte Intervention leicht selbst zum verletzenden Gewaltakt und vergrößert den Schaden, statt ihn zu begrenzen. Therapie gar mutiert zum zwanghaften Reinigungsritual, exekutiert am dauerhaft stigmatisierten Kind.

Wegen sexueller Handlungen an einer Reihe von vier- bis achtjährigen Kindern wurde ein Heranwachsender zu vier Jahren und acht Monaten Jugendhaft verurteilt. Er hatte als Praktikant in einem Kindergarten und als beliebter Babysitter die ihm anvertrauten Kinder zu sexuellen Manipulationen verführt, die er an ihnen, sie an ihm vornahmen. Dabei kam ihm zu Hilfe, daß in dem Kindergarten laut Urteilsschrift «ein auch in sexueller Beziehung freizügiger Erziehungsstil» praktiziert wurde. Nach über einem Jahr und nachträglich entdeckten siebzehn Opfern wurde sein Treiben bekannt, als ein Mädchen in den Sommerferien den Eltern davon berichtete.

Der Vater suchte den jungen Mann auf – keineswegs der Prototyp des notorisch «ganz normalen Mannes», von dem in der einschlägigen Literatur so oft die Rede ist – und stellte ihn zur Rede. Ebenfalls abweichend von dem, was als Mißbrauchsfolklore den Umgang mit dem Tatbestand so oft vernebelt, leugnete der junge Mann nicht. Auch gegenüber zwei Erzieherinnen und einem Psychologen, den er zu einer Therapie aufsuchte, nachdem Anzeige ergangen war, gab er bestimmte Fälle zu. Es fehlte dem jungen Mann nicht an Unrechtsbewußtsein oder vielleicht richtiger, nicht an der Einsicht, daß etwas mit ihm nicht stimme.

Im Urteil ist zwar auch von einer «sexuellen Perversion» die Rede; dennoch geht das Gericht unter Berufung auf einen Sachverständigen davon aus, daß der Angeklagte durch eine Kombination von Haft und «Sozialtherapie» von seinen schädlichen Neigungen abzubringen sei. Es sei zu erwarten, wird ausgeführt, «daß durch die Bearbeitung seiner sexuellen Gehemmtheit, deren Ursachen und Hintergründe wahrscheinlich in frühen kindlichen Erlebnissen zu suchen sind, auch die abnormen sexuellen Neigungen zu Kindern als Ersatzobjekten behoben werden können. Der Aufbau einer partnerschaftlichen heterosexuellen Beziehung ist dem Angeklagten durchaus möglich.» Ziehen wohlmeinende Richter und Sachverständige eine homosexuelle Entwicklung im Sinne von Nachreifung nicht in Betracht? Haben sie Therapieerfahrungen?

Welche metaphorische Überwucherung eines Tatbestands läßt sich an diesem Dokument erkennen? Wer mit der seit Jahren im Zustand der Redundanz dahindümpelnden umfangreichen Lehrliteratur einigermaßen vertraut ist, kommt bei aller Vorsicht zu folgenden Erkenntnissen: Der Täter ist immer ein ganz normaler Mann. Diese menschenfreundlich scheinende Einschließungs- und Normalisierungsstrategie hat zwei Funktionen. Sie gewöhnt uns erstens an die Vorstellung, daß jeder Täter werden kann, d. h. im konkreten Fall, daß jeder orgastische Befriedigung durch sexuelle Manipulationen an kleinen Kindern erreichen kann und daher die Gefährdung von Kindern durch erwachsene Sexualität ein Problem von ungeheurer Dimension darstellt. Zweitens kann das gesellschaftliche Strafbedürfnis, wenn auch gemildert durch den Hoffnungsschimmer der Zwangstherapie im Gefängnis, befriedigt werden.

Der therapeutische Größenwahn (der auch schon die Justiz ergriffen hat) sorgt weiterhin dafür, daß wir uns der Tatsache abweichender sexueller Entwicklung bei manchen Menschen gar nicht stellen müssen und deshalb auch andere Abwehrstrategien zur Gewährleistung der sexuellen Selbstbestimmung von Kindern und Heranwachsenden gar nicht zu erwägen brauchen. Der Täter leugnet angeblich immer, auch wenn er, wie im skizzierten Fall geständig ist. Was der junge Mann aber vor allem verleugnet hat, ist der gewalttätige Rahmen, in dem sich sexueller Mißbrauch von Kindern der Konvention gemäß nun einmal abzuspielen hat. Fehlt – wie hier – jeder Spur physischer Gewalt, wird auf die schlicht unterstellte, nicht bewiesene psychische abgehoben. Man ignoriert die Tatsache, daß auch Kinder neugierig und sexuell verführbar sind, von Gleichaltrigen, aber auch von anderen, die die amorphen, ungerichteten Handlungsweisen von Kindern (Zeigen, Schauen, Anfassen, Streicheln, Küssen unter Einschluß der Genitalien) nicht überspringen – was der junge Mann offenbar auch nicht getan hat.

Mag der Täter die Kinder zur Geheimhaltung seiner Sexspiele angehalten haben, so dürfte das für die betroffenen Kinder so ungewöhnlich nicht gewesen sein, weil sie ihre eigenen Exkursionen auf diesem Terrain ja auch nicht beim Abendessen zum besten geben. In unserer Kultur konstituiert Sexualität Privatheit und Intimität, und das gilt auch für Kinder, denen wir diese Verschlossenheit aus Sorge um ihr richtiges Gedeihen gerade heute nur ungern erlauben. Was die Kinder gewiß befremdet hat, war die Erfahrung, daß ein Erwachsener sie zu Handlungsweisen ermuntert, die ihnen teils unbekannt oder die sie nur untereinander einmal praktiziert haben. Der Verpflichtung zur Geheimhaltung mutiert zum «traumaorganisierten Sexring», wie Fürniß ihn konzeptualisiert hat, durch die Annahme, mißbräuchlich «sexualisierte» Kinder müßten über ihre Sexualität reden, um wieder normal zu werden, sie könnten es aber nicht, weil sie durch schwere Drohungen zum Schweigen gezwungen würden.

In unserem Fall hat der Täter Drohungen nicht ausgesprochen, auch wenn in der parteilichen Mißbrauchsdebatte auf Gewalt in irgendeiner Form nicht verzichtet werden kann. Hinter der unentschlossenen Formulierung des Urteils erahnt man die suggestive Ermittlungs- und Aufdeckungsarbeit, die Mißbrauchstherapeuten und Richter im besten Glauben für Therapie und Wahrheitsfindung halten. Der Täter sagte, «ihnen nahestehenden

Personen, insbesondere *wohl* der Mutter, werde etwas Schlimmes passieren, wenn die Kinder das ‹Geheimnis› weitererzählten. Auch *scheint er u. a.* damit gedroht zu haben, daß dann das Haus, in dem die Kinder wohnten, in Brand geraten könnte.» (Hervorhebungen K. R.)

Damit bin ich bei den Opfern; den Kindern. Um Mißverständnissen vorzubeugen, möchte ich ausdrücklich betonen, daß ich die explizite sexuelle Inanspruchnahme von Kindern durch Erwachsene, wie harmlos oder wie gewaltlos sie auch sein mag, nicht billige oder gar für wünschenswert halte. Eine Ausführung zu dieser Überzeugung gehört nicht hierher – ganz abgesehen davon, daß die Zeiten nicht danach sind, eine offene Diskussion zu diesem Thema überhaupt zu gestalten.

Selbst aus dem dürren Text von Anklage und Urteil (25 Seiten) geht klar hervor, daß – um Karl Kraus zu variieren – der Schaden da noch einmal eingetreten ist, wo der sexuelle Kinderschutz ihm ein Ende bereiten wollte. Das Urteil führt aus: «Als Folge der sexuellen Handlungen des Angeklagten und seiner Versuche, durch Einflußnahme auf die Kinder die Entdeckung der Taten zu verhindern, sind bei der Mehrzahl der Kinder erhebliche psychische Schäden eingetreten. Diese äußern sich u. a. darin, daß die Kinder Angst hatten, allein zu sein, und einnäßten, obwohl sie vorher schon trocken waren, unter häufigen Alpträumen litten und sich gegen Umarmungen der Eltern, insbesondere des Vaters wehrten sowie in der Schule unter Konzentrationsstörungen litten und Gesprächen über sexuelle Dinge übertriebene Bedeutung zumaßen.» Das Kind, welches zuerst seinen Eltern die Taten des Mißbrauchs offenbarte und damit die Aufklärungslawine in Gang setzte, «leidet nach den Vorfällen an Neurodermitis und kotete eine Zeitlang ein».

Ich entnehme dem Urteil, daß manche kindlichen Auffälligkeiten, die hier angeführt werden, so häufig vorkommen, daß sie einer spezifischen Erklärung gar nicht bedürfen und daß andere Reaktionen der Kinder sich nicht auf den Täter und den Mißbrauch, sondern auf schuldgefühlinduzierende, inkriminierende und verstörende Befragungen der Kinder durch Eltern und eingeschaltete Mißbrauchsexperten zurückführen lassen. Warum sexueller Kinderschutz so unsensibel für die Bedürfnisse der Opfer ist, sein muß, liegt in gewissen Dogmen begründet, metaphorischen Überformungen des Mißbrauchsgeschehens, seiner Folgen und der vorschriftlichen Kur, für welche unser Fall einige Belege liefert.

Was strafrechtlich eindeutig ist, kann aus der Perspektive des Kindes anders aussehen. Wenn ein Kind schweigt, kann das viele Gründe haben; die zwischen Ermittlung («Aufdeckungsarbeit») und kathartischer Reinigung schwankende Intervention kennt aber nur einen: die Bedrohung durch den Täter. Das Kind muß sprechen, weil nur mit dem Bruch des Schweigegebots der Bann des Täters über sein Opfer aufgehoben werden kann. Anklänge an den Exorzismus sind nicht zu übersehen; in die Rolle des Teufelsaustreibers geraten Eltern und Therapeuten. Die Rolle des Kindes ist prekär.

Ob in diesem Beispiel der Angeklagte ein Geständnis abgelegt oder das Kind bei der therapeutischen Ermittlung etwas gesagt hat, geht aus der Urteilsschrift nicht hervor. Klar wird aber, welche große Bedeutung dem Reden als dem Beginn der Heilung zukommt. «Der Kindergruppe gehörte auch die 1984 geborene X. an. Der Angeklagte versuchte mehrfach, sie während des Aufenthalts in der Kindergruppe an der Scheide zu streicheln. Das Kind wollte das jedoch nicht. Der Angeklagte gab daraufhin sein Vorhaben auf. Das Kind hat über die Vorfälle mit seinen Eltern bisher nicht gesprochen. Es leidet auch heute noch unter Angstgefühlen und will nicht allein bleiben.»

Auch ein anderes Mädchen hat «bis heute ihren Eltern von den sexuellen Handlungen mit dem Angeklagten nichts erzählt. Sie schlief längere Zeit schlecht und neigte dazu, ihren Körper selbst zu bestrafen.» Einmal angenommen, der Angeklagte habe das fünfjährige Mädchen durch die Berührungen an der Scheide und durch Zungenküsse sexuell erregt; selbst unterstellt, das Kind habe deshalb oder weil es durch Drohungen zur Geheimhaltung verpflichtet worden ist, schlecht schlafen können – warum sollte es seinen Körper selbst bestrafen? Etwa, weil sein Fleisch mit Lust gesündigt hatte und ihm das bei der therapeutischen Ermittlung bewußt gemacht worden ist? Das wäre nicht ausgeschlossen; vermutlich handelt es sich hier aber nur um die unpassende Applikation einer Beobachtung an älteren Mädchen und Frauen, die Opfer einer sexuellen Gewalttat geworden sind und sich, ihrem aufreizenden Äußeren oder Verhalten die Schuld daran geben.

Von der Selbstbezichtigung und Selbstbestrafung geht es weiter zur Selbstverachtung beziehungsweise zur Minderung des Selbstwertgefühls. Daß es infolge der (gewaltlosen) sexuellen Übergriffe des beliebten jungen Mannes bei den Kindern zu einer Selbstwertproblematik gekommen sei, wird in der Urteilsschrift mehrfach behauptet. Das wäre nur plausibel, wenn die sexuellen Handlungen des Täters als erniedrigender Gewaltakt zur Demonstration patriarchaler Überlegenheit von den Kindern aufgefaßt worden wäre. So viel feministische Aufklärung kann man bei Kindern zwischen vier und acht wohl kaum voraussetzen. Eine andere Erklärung drängt sich auf.

Die «erheblichen psychischen Schäden» bei den Kindern, welche dem Angeklagten angelastet werden, sind durch ebenso erhebliche im Verfolg des Ermittlungsverfahrens durch Eltern und Experten verdoppelt worden. Die sexuelle Überforderung der Kinder durch einen Erwachsenen wird durch die moralische von Eltern und Therapeuten verschärft. Therapie ist kein Hilfsangebot, sondern sinkt herab zum Waschzwang, zum Reinigungsritual, das den Schmutz der Sexualität beseitigen soll: «Die Mehrzahl der Kinder ist nach Aufdeckung der Taten von einem Kinderpsychologen therapeutisch behandelt worden. Die Schädigungen sind dadurch zurückgegangen, bisher aber in vielen Fällen noch nicht verschwunden, weil die Kinder die Erlebnisse immer noch nicht vollständig verarbeitet haben.»

Weist eine solche Formulierung auf die Schwere der Schädigung oder die Lustlosigkeit der Kinder hin, sich therapeutischen Schulaufgaben zu unterziehen, die ihnen andere gestellt haben?

Man ahnt, daß diese Kinder auf Jahre hinaus als Mißbrauchsopfer stigmatisiert sind und nie mehr auf normale Weise auch einmal «unnormal» sein dürfen, ohne die Ängste von Eltern und Erziehern immer wieder neu zu wecken. Dafür ist der Täter, der sich schuldig gemacht hat, nicht allein verantwortlich.

Ich behaupte nun nicht, daß der angeführte Fall von sexuellem Mißbrauch ein typischer Fall ist; denn typische Fälle, typische Täter mit typischem Täterverhalten und typische Opfer mit den entsprechenden zwangsläufigen, eingrenzbaren Reaktionen und Leiden gibt es nicht. Wer das bezweifelt, müßte erklären, warum es nach Jahren der Arbeit auf diesem Gebiet noch immer keine annehmbare Kasuistik gibt, weder für überführte und therapierte Täter noch für ihre Opfer. Außerhalb des Strafrechts ist sexueller Mißbrauch für sozialpädagogische, gar therapeutische Intervention eine untaugliche Konstruktion – was ihren durchschlagenden Erfolg bei Sozialpädagogen und gewissen Therapeuten um so erklärungsbedürftiger macht.

Es ist ja keineswegs so, daß nach wilden Anfangszeiten, in denen feministische Gruppen ein Monopol auf das Thema besaßen, durch Hinzutreten anderer die Diskussion breiter und vernünftiger geworden wäre. Ganz im Gegenteil, ihre Prämissen wurden übernommen, allenfalls leicht variiert und um solche ergänzt, die das Aufgabenfeld für Interessierte noch vergrößerten: Zu den Mädchen als Opfern treten längst in steigendem Anteil die Jungen, zum Inzest kommt der latente Inzest usw. usf. Mißbrauch wird als Ursache und Urgrund aller möglichen psychischen und sozialen Fehlentwicklungen vermutet, nachgefragt und irgendwie auch bestätigt. Trebegänger, Drogensüchtige, Prostituierte, Bulimiekranke, Psychotiker, Heimkinder oder schlicht kriminelle Rückfalltäter werden auf Mißbrauch oder sexuelle Gewalterfahrungen hin abgeklopft und neu gedeutet oder angeleitet, sich selbst neu zu deuten.

Die Popularität und Anziehungskraft des sexuellen Mißbrauchs, seine metaphorische Brauchbarkeit und seinen Nutzen möchte ich nun durch die Analyse von echten «falschen» Fällen ein wenig verständlicher machen. Hat die therapeutische und juristische Behandlung der Straftaten des heranwachsenden Praktikanten gezeigt, welcher sekundären Schädigung seine Opfer durch die metaphorische Überformung der Ereignisse ausgesetzt sind, so zeigen «falsche Fälle» neuartige Konflikte, die überhaupt noch nicht erkannt und angemessen beschrieben worden sind.

Sie beruhen auf Veränderungen des sogenannten Privatlebens, der Geschlechterrollen und der Familienorganisation und auf dem Ausbau und Angebot wohlfahrtsstaatlicher Hilfen für alle, die weit über die altbekannte, auf materielle Güter beschränkte Nothilfepraxis hinausgehen. «Falsche» Fälle zeigen in wünschenswerter Deutlichkeit, daß der neue sexuelle Kinderschutz mit dem Paradigma des mißbrauchten Kindes kaum auf eine gesteigerte Sensibilität für die Bedürfnisse von Kindern, gar auf Kenntnisse ihrer psychosexuellen Entwicklung zurückzuführen ist; er verarbeitet ebenso dramatisch wie autoritär und regressiv Probleme, denen sich so oder so alle in Gesellschaften stellen müssen, die sich unter dem Gesetz der Individualisierung weiter entwickeln.

Den Hintergrund meiner Ausführungen bilden echte «falsche» Fälle von sexuellem Mißbrauch, die mir in den vergangenen zwei Jahren aufgrund meiner publizistischen Tätigkeit unterbreitet worden sind. Bei mir meldeten sich angeschuldigte Väter, Alleinerziehende, verheiratete und nicht verheiratete Elternpaare, Pflegeeltern, Lehrer, Erzieher und Anwälte; außerdem eine Reihe von Eltern längst erwachsener Kinder.

Die Motive dieser Menschen waren unterschiedlich. Manche suchten Trost bei einer Person, von der sie zu Recht annahmen, sie könne sich wenigstens vorstellen, daß unter vielen Schuldigen, die jetzt entdeckt und unbedingt bestraft gehörten, sich doch auch einmal ein zu Unrecht Verdächtigter befinden könnte. Andere wollten Rat, weil sie sich in einem Straf- oder Familiengerichtsverfahren gegen eine Verdächtigung zur Wehr setzen wollten und sich dabei einer geschlossenen Front von Amtspersonen und bestellten Gutachtern gegenübersahen, gegen die unkundige und entsprechend zaghafte Anwälte nichts ausrichten konnten. In kleineren Städten war es sogar oft schwer, überhaupt einen zu finden, der sich mit «so etwas» abgeben wollte.

Manche, nach meiner Einschätzung die hilflosesten und verzweifeltsten, wollten über mich ihren unglaublichen Fall in die Medien bringen, weil sie sich davon wahre Wunderdinge versprachen. Daß Zeitungsberichte oder Auftritte im Fernsehen den Gang der Ereignisse im Einzelfall so gut wie gar nicht zu beeinflussen vermögen, ist vielen angesichts der unaufhörlich im Fernsehen inszenierten Pseudoöffentlichkeit mit Zuschauerbeteiligung unverständlich.

Hier ist nun der erste Einwand fällig, der auch gleich die allgemeinste und wichtigste metaphorische Nutzung des Mißbrauchsthemas aufzeigt. Warum bin ich mir so sicher, daß ich nur echte «falsche» Fälle gesammelt und mich nicht arglos zum Helfer notorisch leugnender und verleugnender Täter habe machen lassen? Ich will mich nicht – jedenfalls nicht in der Hauptsache – auf meinen in Jahren durch fleißige Lektüre angelsächsischer Fachliteratur erworbenen Wissensstand berufen. Die Antwort ist ganz einfach: Niemand weiht eine fremde und neugierig nachfragende Person in Familien- und Liebesgeheimnisse ein, stellt ungünstigst laufende Gutachten und Akten zur Verfügung, wenn er (oder sie) die Hauptsache verbergen will. Das macht keinen Sinn, auch wenn man natürlich nicht ausschließen kann, daß ein Täter von diabolischer Gemütsart und ebensolcher Intelligenz einen solchen Versuch riskieren könnte.

Wenn die einfachste Antwort für die meisten so schwer zu finden ist, so hat das nichts mit stets wacher Kritik, sondern mit einem latenten Mißtrauen zu tun, von dem gerade der Alltag in modernen Gesellschaften mit einem hohen Sicherheitsniveau ständig bedroht ist. Es bildet den Gegenpol zum Vertrauen, das von uns dauernd wie selbstverständlich aufgebracht und gelebt wird. Mag das Vertrauen aus der Sicht des Sozialhistorikers oder Zivilisationstheoretikers aus der Schule von Norbert Elias auch einigermaßen gerechtfertigt sein, so bleibt das Mißtrauen doch immer als eine Ressource erhalten, die mobilisiert werden kann. Der Umschlag von Vertrauen in Mißtrauen, von Sicherheit in Unsicherheit, kann individuelle, im Extremfall der Paranoia pathologische Gründe haben. Er kann aber auch durch gesellschaftliche Veränderungen begünstigt werden, wie sie durch die gesteigerte Verflechtung der ökonomischen und politischen Systeme im globalen Rahmen, die Verlängerung der Handlungsketten und die entsprechenden Ohnmachtsgefühle des einzelnen und im besonderen durch den Zusammenbruch des real existierenden Sozialismus gegeben sind.

Wo alles mit allem zusammenhängt und kein Mißstand, wie eindeutig er auch sein mag, im Hauruckverfahren zu beheben oder zu erklären ist, entfallen die Möglichkeiten, Vertrauen hier zu leben (wo auch immer das sein mag) und Mißtrauen anderswo unterzubringen. Implosionen vergleichbar kommt es dann nicht bloß – wie es auf den ersten Blick scheinen mag – zum Rückgriff auf alte Feindbilder, sondern zu Vertrauenskrisen mit schicht- und kulturspezifischen Inhalten.

Ein bereits analysiertes Beispiel für Vertrauenskrisen, das sich auf die Mißbrauchspanik übertragen läßt, liefert die Kriminalitätsfurcht. Sie hat nichts mit der Wahrscheinlichkeit zu tun, selbst Opfer angeblich zunehmender krimineller Handlungen, insbesondere von Gewalttaten zu werden. Sicherheit als Sicherheitsgefühl wird unter diesen Bedingungen nicht mehr nur durch herkömmliche Polizeiaktivitäten und den Verweis auf Aufklärungsquoten produziert; ebenso wichtig wäre eine Öffentlichkeitsarbeit, die die Kriminalstatistik entschlüsselt und über die Irrealität der Bedrohung informiert. Solche Vertrauenssicherung geschieht allenfalls halbherzig, weil die Polizei auch ein Interesse daran haben muß, neue Investitionen zur Steigerung der Sicherheit anzumahnen. Es kommt in einer Kollusion von Geld und Selbstdarstellungsbedürfnissen zum Rückgriff auf Manipulationen und Trickrechnungen, die Helga Cremer-Schäfer im einzelnen beschrieben und unter dem Begriff «polizeilich-publizistischer Dramatisierungsverbund» zusammengefaßt hat.

Werden Kriminalitätsfurcht und Mißbrauchspolitik mit denselben Rechentricks inszeniert, etwa der «Kriminalitätsuhr» – «alle zehn Minuten wird in Deutschland ein Kind mißbraucht» –, wobei absolute Zahlen auf die individuelle Zeit umgerechnet werden, so gibt es zwischen beiden Derealisierungen doch (noch) wesentliche Unterschiede. Mit der Kriminalitätsfurcht arbeitet traditionell konservative law-and-order-Politik, Mißbrauch dagegen ist ein Thema der reformorientierten progressiven Gruppen. Das erklärt ein wenig, warum Fachleute, die es eigentlich besser wissen müßten, so lange geschwiegen haben, und es erklärt die völlige Kritiklosigkeit von sonst seriösen Medien, die man nicht konservativ zuordnen kann. Kann denn, wenn es um Kinderschutz geht, je des Guten zuviel, ja, kann das Falsche getan werden?

So kommen Verlautbarungen von Ministerien oder Selbstdarstellungen von Interessenvertretern ungefiltert durch Nachfragen oder gar Recherchen in die Presse. In dieser Situation können dann Gesetzesänderungen wie jüngst die Verlängerung der Verjährungsfrist (18 Jahre plus 10), die Strafbarkeit des Besitzes von sogenannter Kinderpornographie (nicht Herstellung und Vertrieb, die es bereits waren) und die Verfolgung von Straftaten nach deutschem Recht im Ausland (sogenannter Sextourismus) ohne Rücksicht auf ihren Sinn und Nutzen oder die rechtsstaatliche Problematik glatt über die Bühne gehen, obwohl sie genauso diskutiert werden müßten wie der «große Lauschangriff» oder die Rasterfahndung.

Läßt sich das Mißtrauen gegenüber meinen echten «falschen» Fällen von Kindesmißbrauch als Beispiel einer Vertrauenskrise verstehen, zu der die Voraussetzungen in modernen Gesellschaften immer gegeben sind, so sind damit die Tendenz und der besondere Gegenstand des Mißtrauens noch nicht erklärt. Das Zusammenspiel von Medien, Publikum und Mißbrauchsexperten – der Ausdruck Lobby ist auch nicht ganz falsch – beruht darauf, daß im sexuell mißbrauchten Kind der kleinste gemeinsame Nenner gefunden ist, mit dem sich in modernen, pluralistischen und individualisierten Gesellschaften einhellige Empörung und moralische Gemeinschaft inszenieren läßt, die es sonst nicht mehr gibt.

Wer möchte da abseits stehen, gar als Kritiker Sand ins Getriebe streuen und sich damit dem Verdacht aussetzen, das Problem zu verharmlosen? Die Kritik an Zahlen, also am Umfang des Problems, die Evaluation der Arbeit von speziellen Beratungsstellen und Kinderschutzteams, die Auseinandersetzung mit Hilfs- und Therapiemodellen wird fälschlich aufgefaßt als Angriff auf die Opfer von Gewalt und Mißhandlung, nicht als Beitrag zur Diskussion, die hier genauso geführt werden muß wie überall.

Was sich abzeichnet und mit Blick auf die Vereinigten Staaten auch eher wahrscheinlich ist, wo gegensätzliche Einschätzungen schon länger artikuliert werden, ist eine Polarisierung der Auseinandersetzung. So lange das sexuell mißbrauchte Kind als Menetekel, als letzte Warnung vor der Apokalypse, einer ins Chaos auseinanderbrechenden Gesellschaft inszeniert werden kann, müssen die Pragmatiker sich darauf gefaßt machen, daß sie den Enthusiasten und Gläubigen nur kritisch hinterherhinken können – um Schlimmeres zu verhüten.

POSTKONVENTIONELLE INTIMITÄT

Die Vorstellung, daß im Schutz und in der Sorge für Kinder auch in schlimmen Zeiten wenigstens ein Minimum an Humanität zu bewahren sei, ist eine neuzeitliche Errungenschaft. Die Zuspitzung auf das sexuell mißbrauchte Kind profitiert von dieser Überzeugung, baut sie aber nicht mehr sinnvoll aus, sondern nutzt sie in der metaphorischen Verdichtung von Konfliktlagen, die nun in der Tat etwas mit neuartig problematisierter Gewalt (sozialer, physischer und psychischer), mit Sexualität, Abhängigkeit und mit Entwicklung von Individualität in intimen Beziehungen zu tun haben. Sexuelle Gewalt in Abhängigkeitsverhältnissen, sei es nun in Familien oder am Arbeitsplatz, ist (behaupten andere) so verbreitet, weil unsere Gesellschaft immer noch nach den Gesetzen und Bedürfnissen des Patriarchats funktioniert.

So hat man es immer wieder, so kann man es noch hören und lesen. Mit der Skandalisierung dieser Gewalt in vielfältigen Diskursen, der sexuellen Belästigung, der sexistischen Erniedrigung in Pornographie und Werbung, der Gewalt gegen Frauen im öffentlichen Raum, der Vergewaltigung in der Ehe bis hin zum sexuellen Mißbrauch von Kindern in und außerhalb der Familie fast ausschließlich durch Männer, würde also endlich zur Beendigung des Patriarchats aufgerufen. Historisch gesehen hat diese Hypothese wenig für sich; denn in ungleich gewalttätigeren Gesellschaften ist Gewaltlosigkeit gerade kein öffentlich-moralisches Anliegen. Der britische Soziologe Anthony Giddens liefert uns einen Erklärungsrahmen, der die Archaik des Gewaltdiskurses als Aktualisierung ganz neuer Probleme begreiflich macht.

Moderne Gesellschaften sind Gesellschaften von Individuen. In einem kaum mehr als hundertjährigen Prozeß wurden zuerst die besitzlosen Arbeiter, danach die Frauen und werden heute die Kinder als Träger eigener Rechte gesehen. Die Demokratisierung endet nicht mit dem allgemeinen Wahlrecht, sie setzt sich fort in den Veränderungen des Ehe- und Familienrechts und hat heute mit den Debatten um ein neues Kindschaftsrecht eine vorläufig letzte Stufe erreicht. Beabsichtigt ist, das «natürliche» Band zwischen Eltern und Kindern gewissermaßen als Beziehung auf Widerruf im Interesse der Kinder an ihrem Recht auf gedeihliche Entwicklung neu zu fassen. Die Demokratisierung macht also vor der Familie nicht halt, sondern setzt sich – die Rechtsentwicklung ist nur ein Indikator – innerhalb der Familien, im Verhältnis der Paare und der Generationen fort.

Warum wird nun in Gesellschaften, die solchen Entwicklungstendenzen folgen, trotzdem so ausgiebig über den Körper, das Geschlecht, die Sexualität und die Gewalt nachgedacht? Zum einen wird Identität nicht mehr im Rückgriff auf Konventionen konstituiert, über welche weniger individualisierte noch verfügen konnten. Der reiche Kanon, an sozialen Formen, insbesondere, der sich aus der Gestaltung von Sexualität und Reproduktion ergab, ist obsolet geworden. Die Gleichberechtigung der Frauen exponierte die Hierarchien in Ehe und Familie als ungerecht; die sexuelle Liberalisierung mit ihrer Anerkennung der Homosexuellen machte die Polarität von männlich und weiblich fragwürdig; die Methoden der Geburtenkontrolle entkoppelten die zwangsläufige Verbindung von Sexualität und Kindern – mögen diese Beispiele genügen.

Der Wegfall des Kanons erweitert die Freiheit des einzelnen, pathetisch gesprochen; er zwingt ihn aber auch, zu wählen und sich über seine Wahlen Rechenschaft abzulegen. Das «reflexive Projekt des Selbst» kompensiert als Mechanismus den Verlust der Tradition. Man kann sich ihm nicht entziehen, weil, wie Giddens sagt, «die Wahlmöglichkeiten nicht nur externe oder marginale Aspekte der individuellen Einstellungen sind, sondern definieren, wer das Individuum ist».

Unter den modernen Bedingungen wandeln sich intime Beziehungen, in denen sich Individualität konstituiert, aber auch am dramatischsten erlebt wird – sei es nun in der Liebe oder der Eltern-Kind-Beziehung oder in Freundschaften –, hin zu dem, was Giddens «reine Beziehung» nennt. Sie stützen sich nicht auf Konventionen darüber, wie eine Ehe oder eine Mutter-Tochter-Beziehung eigentlich auszusehen hat, sondern sie erheben die Arbeit an der jeweiligen Beziehung zum Bestandteil dieser selbst. Sie muß nicht nur frei sein von Macht, Ausbeutung, gar Gewalt; sie wird darüber hinaus auch ständig auf ihren Nutzen für jeden – Selbstentfaltung und Wachstum – und ihre Authentizität – Gewohnheit oder Notwendigkeit – überprüft. Mag die «reine Beziehung», die Individuen miteinander eingehen, auch nicht immer und oft nur vorübergehend verwirklicht werden, als Ideal ist sie unhintergehbar, weil sie den Lebensbedingungen in modernen Gesellschaften am besten entspricht.

Man ist so sehr daran gewöhnt, gewisse Veränderungen als lange ersehnten Fortschritt zu begrüßen, daß man regelmäßig verkennt, welche neuen Konfliktpotentiale an die Stelle der alten getreten sind. Viel spricht für die Annahme, daß die vom einzelnen erfahrene Gewalt, und gerade die sexuell konnotierte Gewalt, historisch gesehen abgenommen hat; ein Prozeß, der in der Nachkriegszeit noch einmal beschleunigt wurde – man denke nur einmal an das Verschwinden der Körperstrafe aus dem öffentlichen Schulwesen und die entmilitarisierte Auffassung von der Aufgabe der Bundeswehr. Statistiken sprechen zwar eine verschlüsselte Sprache, wäre aber nicht nach der Popularisierung des sexuellen Mißbrauchs in den vergangenen Jahren wenigstens ein Reflex in der Anzeigenstatistik oder sogar eine kleine Aufhellung des berüchtigten Dunkelfelds zu erwarten?

Was allein deutlich zugenommen hat, ist die allgemeine Empfindsamkeit, mit der jeder einzelne Verstoß gegen die neuen Ideale registriert und im Kurzschluß auf die eigene Person bezogen wird, wobei das neuerdings so gern «Betroffenheit» genannte Mitleid eine Rolle spielt; Betroffenheit verwischt die Grenze zwischen mir, die ich gerade nicht betroffen bin, und dem anderen, der es ist. Die inflationäre Usurpation des Opferstatus im «Betroffenheitskult» (Cora Stephan) rührt daher, daß das Risiko individualisierter Identitätsbildung ohne Rückgriff auf Konventionen jeder selbst tragen muß, sich davor aber öfter scheut.

Wer heute nicht bereit ist, Beziehungsarbeit zu leisten, hat bald keine intime, Identität primär gewährleistende Beziehung mehr. Wer scheitert, kann sich außerdem nirgendwo mehr beschweren – es sei denn bei einem Therapeuten, der aber wiederum nur reflexive Angebote der Verarbeitung machen kann. Der Wandel der Intimität hin zu «reinen Beziehungen» zwischen Eltern und Kindern, Freunden, Freundinnen, Liebes- und Ehepaaren, tendenziell aber auch Kollegen, Lehrern und Schülern, Professoren und Studenten, ist nicht umkehrbar. Er ist aber ständig bedroht von den Schatten, die Unsicherheit und die Angst vor dem Scheitern werfen. Was auf den ersten Blick wie ein moralischer Wachzustand sensibler Zeitgenossen imponiert, ist die Sehnsucht nach Verhältnissen, in denen Vorschriften und Regeln Schutz und Entlastung nicht bloß vor individueller Verantwortung, sondern auch vor der individuellen Verpflichtung zur Dauerkommunikation versprachen.

Mag die Dichotomie von Tätern und Opfern, Schuldigen und Unschuldigen in Gerichtssälen weiterhin ihre Berechtigung haben, so ist diese Dichotomie als Muster zur Bearbeitung von Krisenfällen der Intimität, mit deren steigender Zahl zu rechnen ist, völlig ungeeignet. Keine Psychokripo neuen Zuschnitts, wie sie sich zumindest als Einstellung um den Straftatbestand des Kindesmißbrauchs herum entwickelt hat, wird imstande sein, das Beziehungsrisiko zu beeinflussen, gar gegen Null zu senken, ohne intime Beziehungen überhaupt zu diskreditieren, zu stören und zu zerstören, auf die Individuen angewiesen sind.

KRISEN DER INTIMITÄT

Echte «falsche Fälle» von sexuellem Kindesmißbrauch werden verblüffend schnell, widerstandslos, unumkehrbar und in erheblicher Zahl in typischen Krisen der Intimität produziert. Dafür gibt es viele Gründe. Einer davon ist der, daß Kindesmißbrauch als Extremfall des eingetretenen Beziehungsrisikos, als Beziehungs-GAU gewissermaßen, dem, der ihn entdeckt oder als Spezialität bearbeitet, Handlungschancen jenseits des Kommunikationszwangs in «reinen Beziehungen» eröffnet. Das Bedürfnis nach machtvollen Befreiungsschlägen, die gescheiterte Beziehung beenden, das können Liebes- ebenso wie pädagogische und therapeutische Beziehungen sein, ist groß.

Die Krisenfälle der Intimität, die sich des sexuellen Mißbrauchs als einer Metapher bedienen, als einer «Pathosformel» (Aby Warburg), die sitzt, lassen sich in folgende Kategorien einteilen.

1. Es gibt Trennungen und Scheidungen, bei denen es nicht gelingen will, die Eltern- von der Paarfunktion zu trennen, obwohl Anspruch und die Absicht dazu in ausgeprägter Weise bestehen. Blieben früher konventionelle Paare «der Kinder wegen» zusammen, so meint man heute, den Kindern durch Ehrlichkeit mehr ersparen zu können. Man trennt sich um so leichter, als ja

die beiderseitig gute Beziehung zu den Kindern von beiden Eltern aufrechterhalten werden soll.

Der Verdacht, ein Kind oder mehrere würden mißbraucht, kommt regelmäßig erst nach der räumlichen Trennung auf, oft auch zu einem Zeitpunkt, wo der Vater eine neue Freundin oder die Mutter einen Freund gefunden hat. Damit wäre die Auseinandersetzung über das Scheitern der Beziehung beendet, wenn man sich – wie in diesen Fällen – nicht doch noch allzuviel nachzutragen hätte, wozu es nun aber kein Forum mehr gibt; es sei denn im Gespräch über die Kinder.

Von den knapp 70 Fällen, die ich genau genug kenne, um mir ein Urteil erlauben zu können, fallen 14 in diese Kategorie. Fast alle sind im Milieu der gehobenen Mittelschicht angesiedelt. Die Eltern haben einen höheren Schulabschluß, oft ein Universitätsstudium abgeschlossen. Überrepräsentiert sind Ärzte, Psychologen, Lehrer und andere helfende und soziale Berufe. Nur in zwei Fällen klagte die Mutter vor einem ordentlichen Gericht – in beiden Fällen wurde der Vater freigesprochen. Die meisten Krisen der postkonventionellen Intimität werden also vor Familiengerichten verhandelt, die allerdings lediglich das Umgangs- und Besuchsrecht des Vaters regeln sollen. Die Mutter, welche über einen längeren Zeitraum hinweg dem Verdacht des sexuellen Mißbrauchs nachgegangen ist, durch Lektüre, Vorsprache bei Jugendämtern, Ärzten und Spezialberatungsstellen, ist selbstverständlich gegen eine solche Regelung.

Oberste Richtschnur des Gerichts ist das Kindeswohl, denn seit der Reform des Scheidungsrechts – an die Stelle des Schuld- ist das Zerrüttungsprinzip getreten – kümmert sich niemand mehr um die Beziehungsprobleme der Eltern. Der Rückzug des Staates aus der Paarbeziehung überfordert offensichtlich viele Paare und führt von seiten des Gerichts zu einer ganz unrealistischen Konzentration auf das Kind, dessen akute Probleme mit der Neuordnung seiner Elternbeziehungen ignoriert werden. Die größere Abhängigkeit von der Mutter, bei der es ja lebt, macht es ihm nicht nur so gut wie unmöglich, sich ihrer Mißbrauchsforschung zu entziehen und den Verdacht auf Dauer nicht zu bestätigen oder zu übernehmen; es kann in dieser Situation das ihm zustehende Recht auf den Vater auch nicht überzeugend einfordern.

In der Regel bedient sich das Gericht zur Klärung aller Fragen eines psychologischen Sachverständigen in der Erwartung, daß mit den Mitteln der Wissenschaft die Wünsche und Bedürfnisse der Kinder und die Qualität der Elternbeziehungen zu ermitteln sei. Außerdem muß im Gutachten der Mißbrauchsverdacht abgeklärt werden, weil die Gestaltung des Umgangs natürlich hauptsächlich von dieser Frage abhängt.

Die Mühe sollte und könnte man sich öfter sparen, aus verschiedenen Gründen. Dem Gutachten kommt bei der Entscheidung des Gerichts eine Bedeutung zu, die seine Verantwortung und Aufgabe zu einem rein formalen Akt herabwürdigt. Dem entspricht auf seiten des Gutachters ein struktureller Größenwahn, bedingt durch die an ihn gerichtete Erwartung, als Experte eine Empfehlung abzugeben und klare Verhältnisse zu schaffen. Die Urteile über Menschen und Verhältnisse, die auf dem kurzen Umweg über befangene Gespräche, Interaktionsbeobachtungen und einige Tests zustandekommen, nähren die Vermutung, daß Gutachten in Krisen der Intimität weniger zu deren Behebung beitragen, als daß sie zum Kampfmittel taugen.

Vollends überfordert ist die Psychologie und sind die Psychologen, wenn es um den Verdacht des Mißbrauchs geht. Eine Vereinigung von Berliner Sachverständigen erstellte von 1988 bis 1991 403 Gutachten in Familienangelegenheiten, von denen sich auch 59 mit dem Verdacht auf sexuellen Mißbrauch befassen mußten. In 47 Fällen wurde der Verdacht bestätigt, in zwölf nicht. Was besagen solche Zahlen? Leider gar nichts; denn es liegt in der Natur gerade dieses Verdachts, daß es näher liegt, ihn zu bestätigen, als ihn zurückzuweisen: Die Pathosformel ist fast unwiderstehlich. Wer Mißbrauch vermutet (die Mutter), ist allemal der bessere Elternteil; wer Mißbrauch bestätigt oder nicht ausschließt (der Gutachter) der bessere Kinderschützer.

In keinem mir bekannten Gutachten ist je (von anderen Kunstfehlern abgesehen) das Mutterurteil in seiner oft langen Genese überprüft worden; natürlich auch nicht hinsichtlich seiner individuellen Motivation; nie wird erwogen, welche Konsequenzen für Mutter und Kind es haben könnte, wenn eine Fehldiagnose per Gutachten quasi amtlich wird; nie wird in der Exploration bedacht, in welcher psychischen Situation sich der Verdächtige befindet. Je affektiver er reagiert, desto verdächtiger macht er sich, desto ungünstiger fällt zumindest das Urteil über ihn als Vater aus.

Aber auch umgekehrt, wenn ein Vater allzu sachlich bleibt und gar anfängt, mit der Gutachterin zu diskutieren, wird ihm das schaden. Was wird schließlich durch ein Gutachten gewonnen, das den Vater zu entlasten scheint – wie es hin und wieder ja auch vorkommt? Je penibler ein Gutachter vorgeht, desto mehr wird er sich hüten, den Verdacht auf sexuellen Mißbrauch rundweg zu widerlegen. Er wird also allenfalls den Verdacht falsifizieren, aber nie die Unschuld des Verdächtigen verifizieren.

Damit wird der Mutter freigestellt, den Verdacht weiterzuhegen. Das Gericht muß der fortdauernden Sorge der Mutter bei der Gestaltung der Besuchsregelung Rechnung tragen. Ich habe noch nie gehört, daß ein Richter eine Mutter bat, sich die Einschätzungen von Fachleuten doch wenigstens einmal durch den Kopf gehen zu lassen. Ebensowenig ist mir ein Fall bekannt, handle es sich nun um Mütter oder andere Personen, die einen Verdachtsfall entdeckt haben, in dem ein Irrtum zugegeben, eine Selbsttäuschung auch nur erwogen worden wäre, mochten auf der anderen Seite noch so viele Richter, Gutachter, Wissenschaftler und Kriminalbeamte sich um die Ergründung bemüht haben. Das rührt natürlich daher, daß Kindesmißbrauch ein mythisches Verbrechen ist, das den, der es begangen hat, sozial exkommuniziert. Der Denunziant begeht einen Rufmord, den er (öfter sie) nicht mehr rückgängig machen kann, ohne sich eigene schwere Schuld einzugestehen.

Bei gescheiterten Beziehungen kommt dem Verdacht die – regelmäßig unbewußte – Aufgabe zu, die individuelle Verarbeitung dieses Scheiterns überflüssig zu machen. Auf der Flucht vor der

Dauerkommunikation in «reinen Beziehungen» – sie allein könnte auch ihre wirkliche Auflösung bewerkstelligen – greift man auf die Konvention der Schuld zurück. Es ist ein Pyrrhus-Sieg, den die Mütter scheinbar im Kampf für ihre Kinder erringen.

2. Eine zweite Gruppe von echten «falschen» Fällen – von meinen 70 sind es 15 – kommt durch Aufdeckungsarbeit von Erziehern in Kindergärten und Kindertagesstätten zustande. Eine irrtümliche Diagnose hat hier die schlimmsten Konsequenzen, nicht bloß für das Kind, sondern ebenso für seine Familie, die Geschwister und das Elternpaar. Der Verdacht, ein Kind werde in der Familie vom Vater oder sogar von beiden Eltern mißbraucht, trifft so gut wie nie Familien, die nicht in einer oder mehreren Hinsichten Anknüpfungspunkte für das Mißtrauen bieten, das Inzest als Beziehungs-GAU nicht bloß für ein Risiko des Familienlebens überhaupt, sondern für eine faktische chronische Gefährdung der Kinder hält. Anknüpfungspunkte können akute oder dauernde Partnerkonflikte, ein ungewöhnlicher Familienstil und abweichende Erziehungsmaximen, aber auch das Privatleben einer alleinerziehenden Mutter oder eines Vaters sein. Von einer Aufdekkungseuphorie in zwei Münsteraner Kindergärten abgesehen, die in kürzester Frist zu mindestens acht «falschen» Fällen geführt hat, werden regelhaft Kinder der Unter- oder der unteren Mittelschicht als Mißbrauchsopfer gefunden.

Natürlich ist Mißbrauchsforschung im Kindergarten nicht zu denken ohne die populäre Literatur, die seit Jahren ganze Regale mit ihren immer gleichen Schauererzählungen füllt und so gut wie nie kritisch begutachtet worden ist. Wer den sexuellen Mißbrauch als Feld für berufliche Profilierung erwählt hat, vielleicht als Psychotherapeut oder Psychiater mit soliderer Vorbildung als deren Urheber versehen, tut sich naturgemäß schwer, den gesellschaftlichen Nährboden zu überprüfen, von dem er schließlich profitiert, z. B. als Anbieter von flächendeckenden Fortbildungsmaßnahmen für eine riesige Klientel in allen Sozialberufen. Und so wurde es möglich, daß zwei Erzieherinnen ein dreijähriges Zwillingspaar praktisch von ihrem ersten Tag im Kindergarten an zielstrebig beobachteten, befragten, ihre Zeichnungen sammelten und deuteten. Nach einigen Wochen und Absprachen mit der Leitung, dem Jugendamt usw. wurde der Mutter der Verdacht eröffnet, der, je länger solche Ermittlungen dauern und je mehr verantwortliche Amtspersonen daran beteiligt werden, zum Tatbestand werden muß, aus Gründen der Schuldabwehr nicht erfolgter Aufklärung.

Das macht die sogenannte Abklärung des Verdachts, bei der das Elternpaar sich anfangs durchaus vernünftig und kooperativ zeigte, zur Farce. Die Zwillinge kamen nacheinander in zwei Pflegestellen, selbstverständlich als «mißbraucht» stigmatisiert, ihre dreizehnjährige Schwester mußte ihnen vorsorglich folgen; das Besuchsrecht der Mutter wurde immer mehr eingeschränkt und schließlich aufgehoben usw. usf. Den Verfolgern des Verdachts kam nicht nur ihre Amtsgewalt zugute, sondern natürlich auch die Tatsache, daß der positive Nachweis, daß «da nichts gewesen ist» (was auch immer und wie schlimm oder ephemer auch immer), schlicht nicht zu erbringen ist. Zwei Jahre dauerte diese Katastrophe.

Diese und andere können so lange nicht verhindert werden, wie «sexueller Mißbrauch» als mythisches Verbrechen aufgefaßt und entsprechend unvernünftig verfolgt und aufgegriffen wird. Der Angelpunkt für den Verdacht war im skizzierten Fall nach meiner Einschätzung die ausgeprägt religiöse (freikirchliche) Lebenshaltung der Mutter, die dennoch ihre Kinder in eine evangelische Einrichtung brachte.

Ich schlage vor, auch solche «falschen» Fälle aus öffentlichen Einrichtungen als Krisen der Intimität zu begreifen. Auch wenn heute das Recht auf einen Kindergartenplatz noch nicht für jedes Kind gesichert ist, so sind sich doch alle darüber einig, daß das geschehen muß. Die Kindergartenerziehung liegt im Interesse der Mütter, die sich beruflich entfalten wollen, nicht bloß müssen, wie es früher der Fall war. Sie liegt auch im Interesse der Kinder, die in einer verwandelten Wohnumwelt und als Einzelkinder in Kleinstfamilien sonst wichtige Erfahrungen nicht machen können. Was aus der Geschichte längst bekannt ist, die Konkurrenz zwischen staatlich kontrollierter Fürsorge für Kinder und angebliche Familienschlamperei vornehmlich in den Unterschichten, wird heute erst richtig virulent, wo die öffentliche Erziehung auch der Kleinkinder praktisch die Norm für alle geworden ist. Schon ihre zeitliche Ausdehnung macht sie zu mehr und etwas anderem als zu einer bloßen Ergänzung der Familienerziehung.

Wer sind die wahren und wichtigen Eltern, die Profis, die Erziehung gelernt, oder die Eltern, die die Biologie dazu gemacht hat? Wenn Erzieher fünf Tage in der Woche acht Stunden mit Kleinkindern zu tun haben, müssen sie sich manchen fremden, eigensinnigen, unsympathischen Eltern nicht überlegen fühlen und für die besseren Mütter halten? Die psychische Konkurrenz zwischen Erziehern und Eltern liegt um so näher, je kleiner die Kinder sind, je engagierter und motivierter die Erzieher; denn die Intellektualisierung des libidinösen Konflikts etwa über die schulische Sequenz von Lehren, Lernen und Prüfen ist ja nicht möglich. Im Verdacht auf sexuellen Mißbrauch findet diese Konkurrenz in der Gegenüberstellung von legitimer und illegitimer Intimität mit Kindern ihren passenden Ausdruck.

Mir sind auch drei Fälle bekannt, wo umgekehrt zuerst eine Mutter, dann mehrere, einen, dann alle Erzieher des Mißbrauchs an den ihnen anvertrauten Kindern bezichtigt haben. Abgesehen vom epidemischen Verlauf der Mißbrauchsverdächtigung, für den sich private Initiativen und enge Gemeinschaften anfällig zeigen, ist die Voraussetzung hier dieselbe. Was geschieht mit meinem Kind, wenn ich es nicht sehe? Wer sehr kleine Kinder außer Haus pflegen läßt, wird oft ängstlich und unsicher sein, ob ihnen nichts widerfährt. In manchen Fällen wird das Schuldgefühl gar so stark, daß ein Ausweg gefunden werden muß – zumal, wenn das schwierige Kind plötzlich auch noch an Neurodermitis erkrankt. Die Schuld daran schoben sich Mutter und Erzieher in dem mir bekannten Fall wechselseitig zu, bis die Mutter – auch hier lief ein langer Prozeß der Kindeserforschung und Befragung ab – den Mißbrauchsverdacht gegen einen Erzieher richtete. Das Kind befand sich seit seinem dritten Lebensmonat in der Einrichtung, und der Erzieher war ein Mann unter mehreren Frauen.

3. Zehn weitere falsche Fälle lassen sich unter der Überschrift «Hilfe als Herrschaftsfalle» zusammenfassen. Hier geht es um die Gefangenen veröffentlichter Intimität im Zeitalter des Mißbrauchs. Unser Sozial- und Wohlfahrtsstaat bietet jedem Bedürftigen und Willigen Hilfe in mannigfacher Not. Zur direkten materiellen Unterstützung ist noch ein anderer Typ von Fürsorge getreten. Nichts hat sich in den vergangenen Jahren so ausgeweitet wie das Angebot an belehrenden, beratenden und therapeutischen Hilfen für alle. Mütterberatung, Erziehungsberatung, Familienhelfer und Schulpsychologen, Notrufe und Anlaufstellen für Krisen aller Art werben auch in den Medien um Klienten, denen sie ihre kostenlosen Dienste anbieten. Auf dem Weg in die Therapiegesellschaft wird schon lange der Eindruck bei jedem Bürger genährt, daß es fahrlässig und leichtsinnig sein könnte, Psychokrisen der einen oder anderen Art, aber auch Schicksalsschläge wie Tod von Angehörigen, Erkrankungen an Krebs oder Aids, Leben mit einer Behinderung und dergleichen mehr überhaupt allein in Angriff zu nehmen. Therapie für alle heißt die Devise – oder zumindest scheint Beratung Pflicht.

Wie der niederländische Soziologe Abram de Swaan in seiner Analyse des westeuropäischen Wohlfahrtsstaates und seiner geschichtlichen Entwicklung dargetan hat, mußten Hilfsleistungen immer mit besonderer Fügsamkeit und besonderem Gehorsam gegenüber dem Geber honoriert werden. So war öffentliche Wohlfahrt auch immer eine Investition in Macht und Kontrollmöglichkeiten auf seiten des autoritär-absolutistischen Staates oder städtischen Gemeinwesens. Ist das in Demokratien heute anders? Wer öffentliche Hilfe in Anspruch nimmt, muß nach wie vor mit Kontrolle rechnen, im Fall veröffentlichter Intimität mit der Übernahme der Lebens- und Seelenregie durch die Helfer. Sexueller Mißbrauch als Metapher eröffnet einer spendablen Sozialbürokratie im Einzelfall die Möglichkeit, ausbleibenden Gehorsam –

das meint heute auch augenscheinlichen Erfolg – auf den Begriff zu bringen.

Zahlt sich der therapeutische Furor des Helfers nicht bald aus oder müssen langjährige Investitionen in einen Fall abgeschrieben werden, dann benötigt ein System eine triftige Erklärung, die seine grundsätzlich vorausgesetzte Effizienz nebst allen guten Absichten nicht in Frage stellt. Daß Sozialarbeit nach wie vor in der Hauptsache karitative Arbeit ist, Arbeit, die lindert und nicht verändert, ist einem wachsenden Heer junger und motivierter Helfer eine unerträgliche Vorstellung. Wer scheitert, sucht einen Grund – bei anderen.

Wer in die einladend geöffnete Herrschaftsfalle öffentlicher Hilfe in Krisen der Intimität tappt, hat sehr unterschiedliche Anliegen. Einmal rastet ein Mädchen in der Vorpubertät aus, das in einer nicht untypischen DDR-Familie aufwächst. Beide Eltern haben Kinder aus vorhergehenden Ehen. Die gemeinsame Jüngste zeigt plötzlich Verhaltensweisen, die die Eltern erschrecken. Man sucht Rat und Hilfe, überantwortet das Kind zur Beobachtung schließlich in eine psychiatrische Klinik in der Erwartung, Hinweise darüber zu bekommen, was man falsch gemacht hat, was man anders machen sollte. Diagnose auf weiteren Umwegen: «Mißbrauch durch den Vater».

In einem anderen Fall ist ein Kind von Geburt an sonderbar. Man einigt sich auf seiten der Experten auf «minimale cerebrale Dysfunktion». Die Eltern nehmen Therapien, kompensatorische Hilfen in Anspruch. Das kleine Mädchen wird schließlich schulpflichtig. Die Eltern haben sich inzwischen getrennt und teilen sich nur noch die gemeinsame Betreuung der liebenswerten, aber anspruchsvollen Tochter; der Vater ist gelassener als die Mutter. Die Grundschullehrerin macht die Integration in die Klasse davon abhängig, daß das Jugendamt eine Einzelfallhilfe für das Kind finanziert. Die zuständige Sachbearbeiterin genehmigt nach einer Konferenz aller Beteiligten diese Hilfe, für die eine frisch diplomierte Psychologin eingestellt wird. Diese junge Frau erhält sofort die Aufgabe seitens des Jugendamts, doch einmal auf sexuellen Mißbrauch als Ursache der bislang so ineffizienten Hilfe zu achten. Sie tut, wie ihr Arbeitgeber ihr geheißen, und sammelt Indizien. Unsoweiter, unsofort.

Wenn Hilfe, die so großzügig im Sozial- und Wohlfahrtsstaat gewährt wird, sich nicht deutlich auszahlt, dann müssen Ursachen und Schuldige gefunden werden. Familienhelfer, in der Regel arbeitslose Psychologen, Lehrer oder Sozialpädagogen, die in befremdlichen Familienverhältnissen helfen sollen, aber auch frische Praktikanten in Kinderheimen finden sie im Auftrag ihrer Geldgeber. Im skizzierten Fall wurde die Kindesmutter bei einem Gespräch im Jugendamt schließlich gezwungen, ihrem Kind «zu glauben», weil sie sonst das Sorgerecht selbstverständlich verlieren würde; sie muß so tun, «als ob», und der Vater als zweite Bezugsperson verschwindet aus dem Leben eines Kindes, das ihn dringend bräuchte. Natürlich ist in diesem wie in zahllosen anderen Fällen keine Strafanzeige erstattet worden; denn einer rigorosen gerichtlichen Überprüfung wäre die Beschuldigung des Vaters nicht gewachsen. Die Vermutung des sexuellen Mißbrauchs adelt die Sisyphusarbeit von Wohlfahrtsagenten zum heroischen Kampf gegen das Böse. Es gibt Helfer, die das brauchen. Vor allem Helferinnen.

4. Als mich im Herbst 1992 ein Fernsehsender einlud, hielt ich das Thema für abwegig. Längst erwachsene Kinder beschuldigen ihre Eltern, sie massiv sexuell mißbraucht zu haben – eine Tatsache, der sie sich erst jetzt als Ursache ihres Unglücks erinnerten. Werden Vergewaltigungen auf dem Küchentisch, in Anwesenheit der Mutter, «verdrängt», noch dazu von einer damals Vierzehnjährigen? Inzwischen kenne ich fast dreißig Fälle verwandter Art, wenn auch nicht auf Aktengrundlage, denn die Verjährungsfrist ist ja erst neuerdings so verlängert worden, daß Gerichtsverfahren mit dem entsprechenden Papierausstoß in vielen Fällen möglich werden. Es waren Eltern, die sich um Rat und Trost an mich wandten und mir in Gesprächen Auskunft gaben. Noch drohte ihnen kein Strafverfahren und keine Klage auf Schmerzensgeld und Schadenersatz. Es waren Eltern aller Bevöl-

kerungsklassen, Professoren, Arbeiter, Bauern. Auffällig war, daß alle erwachsenen Kinder, im Alter zwischen 25 und 45 Jahren, eine sogenannte Therapie absolvierten oder absolviert hatten und außerdem die Kommunikation mit den Eltern nach dem Offenbaren des Vorwurfs völlig abgebrochen hatten. Deren Angebote, durch Zuziehung von Dritten, Fachleuten, Freunden, ein Gespräch über die Vorwürfe in Gang zu bringen, wurden zurückgewiesen.

Abgesehen von therapeutischer Quacksalberei, die das Projekt des reflexiven Selbst in ein noch dazu öffentliches Gerichtsverfahren rückverwandeln will; abgesehen auch von Lektüren von Selbsthilfebüchern, die Inzest der schlimmsten Sorte noch aus den frühesten Kinderjahren nicht bloß zugänglich und heilbar machen wollen, die nirgends fehlten; von all solchen Dingen abgesehen stieß man im längeren Gespräch doch regelmäßig auf Konflikte, die die Eltern zwar erwähnten, aber auch heute noch nicht in ihrer Bedeutung erkannten. Man gewann den Eindruck, der Gegenstand der Konflikte sei weniger bedrohlich für die Kinder gewesen als die mal sanfte, mal rigide Normalisierungsstrategie, die die Eltern allein in ihrem Interesse schon für Kommunikation hielten. Mit dem Krachschlagen mußten die Kinder warten, bis sie erwachsen waren: «Ihr habt mich mißbraucht!» In den meisten dieser Fälle wurden nicht nur die Väter, sondern ebenso die Mütter als Mittäterinnen, Zuschauerinnen usw. bezichtigt.

Es ist schon vertrackt: Auf der einen Seite markiert die Liebe der Eltern zu den Kindern eine Sternstunde der sozialen Evolution; auf der andern möchte man aber auch dem englischen Lyriker Philip Larkin nicht ganz widersprechen, der behauptet: «They fuck you up, your Mum and Dad.»

Literatur

Sontag, Susan (1978): Krankheit als Metapher. München.

Corbin, Alain, Hg. (1992): Die sexuelle Gewalt in der Geschichte. Berlin.

Giddens, Anthony (1993): Wandel der Intimität. Frankfurt am Main.

Swaan, Abram de (1993): Der sorgende Staat. Frankfurt am Main.

Steiner, Heinz (4 / 1993): Zur Lage der inneren Unsicherheit. In: Neue Kriminalpolitik.

Cremer-Schäfer, Helga (4 / 1993): Die Unsicherheitsproduzenten. In: Neue Kriminalpolitik.

Fürniß, Tilman (1993): Kinder und Familien im traumaorganisierten System von Sexringen. In: Familiendynamik 18. 1993

MICHAEL SCHETSCHE

VOM TRIEBVERBRECHEN ZUM MISSBRAUCH

Wandelnde Deutungen sexueller Kontakte zwischen Erwachsenen und Kindern

DAS SEXUELL GEFÄHRDETE KIND

Eines der öffentlich am heftigsten diskutierten sozialen Probleme ist seit einigen Jahren der sog. *sexuelle Mißbrauch von Kindern* – wobei sich das Interesse primär auf sexuelle Interaktionen zwischen Männern und Mädchen innerhalb der Familie konzentriert. Auch in den Fachzeitschriften der Disziplinen, die sich für Fragen der Kindheit zuständig erklären, häufen sich die Artikel zur sexuellen Gewalt gegen Mädchen. Dieses große Interesse sowohl in der Fachöffentlichkeit als auch bei den Massenmedien nach einer Phase, in der ab Mitte der siebziger Jahre sexuelle Gefährdungen des Kindes kaum noch als relevantes soziales Problem gehandelt wurden, ist in hohem Maße erklärungsbedürftig.

Über den Zeitraum und das Thema der aktuellen Debatte hinaus habe ich eine empirische Untersuchung zu der Frage durchgeführt, wie das Verhältnis Kindheit / Sexualität in den letzten vierzig Jahren von der deutschen Fachöffentlichkeit behandelt worden ist. Systematisch untersucht wurde auch das wechselnde Interesse an der

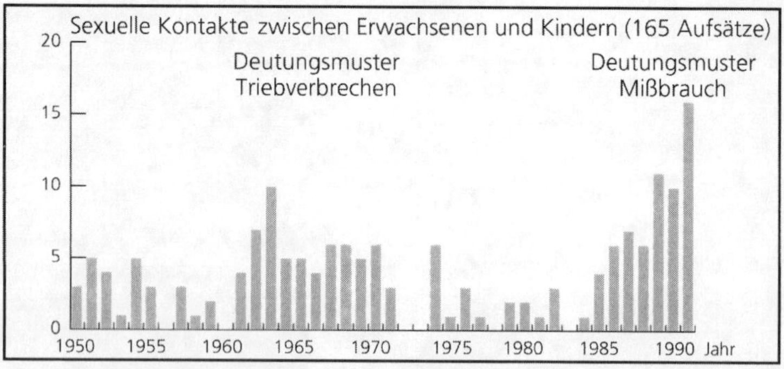

Gefährdung des Kindes durch sexuelle Kontakte zu Erwachsenen. Ausgewertet wurden die Jahrgänge zwischen 1950 und 1991 von 15 ausgewählten Fachzeitschriften aus den Disziplinen Pädagogik, Jurisprudenz, Psychologie und Sozialarbeit. Gefunden wurden 165 Aufsätze zur sexuellen Adressierung von Kindern durch ältere Personen (Erwachsene und Heranwachsende). Die Graphik gibt die zeitliche Verteilung dieser Aufsätze wieder.

Zunächst fällt auf, daß die Beiträge nicht gleichmäßig über den Untersuchungszeitraum verteilt sind, sondern einer ausgeprägten Thematisierungskonjunktur folgen. Das heißt, es gibt ein deutliches An- und Abschwellen des fachöffentlichen Interesses am Thema. Bei einer näheren Betrachtung fallen drei Merkwürdigkeiten – im ursprünglichen Sinne des Wortes – ins Auge:

- → Während bei den älteren Aufsätzen ganz deutlich Autoren dominierten, haben wir es bei der aktuellen Debatte ganz überwiegend mit Autorinnen zu tun.
- → Es ließ sich in den neueren Aufsätzen keine einzige Autorin finden, die in den untersuchten Zeitschriften schon vor 1985 zur sexuellen Gefährdung des Kindes publiziert hatte.
- → Während früher von «Sittlichkeitsdelikten» oder «Triebverbrechen» die Rede war, werden die Kontakte in den achtziger Jahren überwiegend als «sexueller Mißbrauch von Kindern» bezeichnet.

Schaut man sich an, was unter dem Schlagwort «Triebverbrechen» damals und «sexueller Mißbrauch» heute beklagt wird, kann der Eindruck entstehen, es würde über zwei ganz unterschiedliche Phänomene berichtet. Bei einer systematischen Inhaltsanalyse schälen sich tatsächlich zwei disjunkte Konzeptionen in der Wahrnehmung und Interpretation sexueller Kontakte zwischen Erwachsenen und Kindern heraus: Ein älteres, das als Deutungsmuster «Triebverbrechen» bezeichnet werden soll, findet sich in allen Beiträgen vor 1984; demgegenüber basieren, bis auf drei Ausnahmen, alle ab diesem Zeitpunkt erschienenen Aufsätze auf dem neueren Deutungsmuster «Mißbrauch».

ZWEI DEUTUNGSMUSTER

Im folgenden werden die beiden Deutungen sexueller Kontakte zwischen Erwachsenen und Kindern in den untersuchten Aufsätzen idealtypisch zusammengefaßt.

Triebverbrechen

Gewarnt wird hier vor dem Trieb- oder Sittlichkeits*verbrechen* am Kind. Schon der Sprachgebrauch macht deutlich: Der Kontakt ist ein Verbrechen nicht nur im moralischen, sondern auch im *strafrechtlichen* Sinne. Diese Feststellung impliziert eine große Selbstverständlichkeit in der Verurteilung, weil die Warnungen einen legitimierenden Rückhalt in einer staatlichen Strafnorm besitzen. Insbesondere erscheint die Schädlichkeit der Kontakte evident. Untersuchungen über die Prozesse der Schadensentstehung und die Frage der Häufigkeit und Dauer von Schäden sind deshalb weitgehend überflüssig. In Übereinstimmung mit der juristischen Konstruktion als «abstraktes Gefährdungsdelikt» im § 176 StGB ist die Verurteilung unabhängig von der Wahrscheinlichkeit eines Schadens. Die Schadensthese ist nicht empirisch, sondern juristisch-normativ fundiert.

Entsprechend der Bezeichnung des Kontaktes als *Sittlichkeits*verbrechen sind die erwarteten und angeprangerten Störungen beim Kind primär sittlich-sexueller Natur. Die sittlichen Schäden sind dabei doppelt bestimmt. Erstens ist es die *Sittlichkeit des Kindes*, die Schaden in Form der Beeinträchtigung der «ungestörten sexuellen Entwicklung» nimmt. Die Störung ist unabhängig von der Frage, ob dem Kind (bereits) ein aktiver Sexualtrieb zugesprochen oder ob von einem (noch) schlafenden Trieb ausgegangen wird. Durch den sexuellen Kontakt zum Erwachsenen wird der Geschlechtstrieb entsprechend entweder zu stark angestachelt oder zu früh entfacht; Folge ist in jedem Fall die sittliche Verwahrlosung des Kindes. Die bedenkliche Schädigung besteht darin, daß das betroffene Individuum – erwachsen geworden – zu einem Verhalten kommt, das den Sexualnormen der Gesellschaft widerspricht: Promiskuität, Perversion, Prostitution. Auch weil es auf einen realen Schaden im individuellen Kind nicht ankommt, bezeichnet Sittlichkeitsverbrechen zweitens stets ein Verbrechen an der *gesellschaftlichen Sittlichkeit*, die gestört wird, wenn Erwachsene und Kinder sexuell miteinander verkehren. Es geht also neben dem Kind auch um den Bestand der Sexualordnung, die den Geschlechtsverkehr (in den 50er Jahren: verheirateten) Erwachsenen vorbehält. Der Täter vergeht sich nicht nur am Kind, sondern auch an seinen sexuellen Pflichten gegenüber der Gesellschaft.

In den Fallbeispielen dominieren Handlungsverläufe, in denen das Kind eine duldende bis aktive Rolle spielt. Das heißt, die geschilderten Fälle setzen immer voraus, daß das Kind dem Erwachsenen in irgendeiner Form *entgegenkommt*: Es begibt sich entweder von sich aus in eine Situation, in der es dem schnellen und instrumentell-gewaltsamen Zugriff des Täters ausgesetzt ist, oder es sucht den sexuellen Kontakt sogar bewußt. Den meisten Kindern werden jedoch *eigene Interessen* unterstellt, die sie mit den Kontakten zum Erwachsenen verbinden: eine allgemeine oder spezielle sexuelle Neugier, Spaß am Sexualkontakt, materielle Wünsche. Dieser Konstruktion folgt auch die schichtspezifische Optik der Gefahrenwahrnehmung: Besonders «gefährdet» sind demzufolge Kinder aus der sittlich verwahrlosten Unterschicht. Auffällig ist die Diskrepanz zwischen der strafrechtlichen und der moralischen Beurteilung der Kontakte; in letzterer Hinsicht kommt dem *Kind* – auf die eine oder andere Weise – stets eine *Mitschuld* zu. Bei der Figur des initiativen Kindes kehrt sich das Opfer-Täter-Verhältnis sogar um: Nicht der (abnorme) Erwachsene sucht sich ein Kind aus, sondern das sittlich verdorbene Kind ist auf der Suche nach einem Erwachsenen, den es zum Opfer-Täter machen kann.

Während es eher als normales (d. h. hier: durchschnittliches) Verhalten des Kindes angesehen wird, dem Erwachsenen entgegenzukommen, erscheint es als Ausnahme, daß ein Erwachsener sexuelles Interesse Kindern gegenüber verspürt. Ist dies doch der Fall, handelt es sich um eine Person mit *abnormer* Persönlichkeit. Die Verwendung eines pathologisierenden Konzepts wirft die

Frage nach den Ursachen der «Abartigkeit» auf und macht das Bestreben erkennbar, die anscheinend nicht nachvollziehbare sexuelle Reizwirkung rational zu erklären. Gesucht und gefunden werden dabei Ursachen für die Störung des Triebes, die möglichst fern von der Person des Autors / der Autorin und des Lesers / der Leserin sind. Die Beschreibungen machen deutlich: Dieser Täter ist ganz *anders als ich*. Selbst wenn prinzipiell zugestanden wird, daß die meisten sexuellen Interaktionen im Nahraum des Kindes stattfinden, ist der «Täter» doch nicht der Nachbar oder Bekannte, sondern er bleibt der Fremde, der aus dem Dunkel lockt.

Obwohl den Kindern ein großes Maß an Mitschuld zugewiesen wird, führt dies nicht dazu, die Handlungen des Erwachsenen milder zu beurteilen. Die Schuldverteilung zwischen den Beteiligten erfolgt nicht nach Art eines Nullsummenspiels. Während man, um zu einer hohen Zahl jährlicher Verbrechen zu kommen, auf die Masse der oberflächlichen (bes. exhibitionistischen) Handlungen rekurriert, wird die Abscheulichkeit des Verbrechens in den Falldarstellungen anhand der eher seltenen Taten demonstriert: Je grausamer der Übergriff erscheint, desto lieber wird er beschrieben. Die Zeichnung des «brutalen» Täters und seiner «viehischen» Taten dient auch dazu, massive Eingriffe des Staates zu legitimieren. Hier können sich *Strafphantasien* nach Herzenslust ausleben: Der Täter soll aus dem Verkehr gezogen und als abnorme Persönlichkeit eliminiert werden. Gefordert werden energische Maßnahmen zur *Unschädlichmachung* des Täters. Am beliebtesten ist dabei die Empfehlung zur operativen Entmannung.

Forderungen nach Bestrafung des Triebverbrechens richten sich ebenso gegen das Kind wie gegen den Erwachsenen. Die verbreitete Bezeichnung *Trieb*verbrechen meint ein Dreifaches: Erstens drückt sie die Vorstellung des abnormen Erwachsenen aus, der Kontakte zu Kindern hat, weil er von *seinem* gestörten *Trieb* beherrscht wird. Zweitens gilt die Interaktion als ein Verbrechen *am Trieb* des Kindes. Dessen normale Entwicklung ist das zentrale Gut, das durch die Tat geschädigt wird. Drittens fällt das *Kind* dem Verbrechen wegen seiner *eigenen Triebe* zum Opfer: sexuelle Neugier und Neigungen lassen es dem Täter entgegenkommen. Wirklich interessant als Fallbeispiel ist nur die besonders blutige Tat, am beliebtesten die, die den Tod des Kindes einschließt. Folgt man der inneren Logik der geschilderten Handlungsverläufe, erscheint das Kind wegen seines Entgegenkommens letztendlich selbst schuld an seinem Tod. Die Schilderung des Sexualmordes erfolgt deshalb nicht nur, um bei den Lesenden eine emotionale Bereitschaft zur strengen Bestrafung des Erwachsenen zu erzeugen oder den Warnungen mehr Nachdruck zu verleihen. Der Tod des Kindes erscheint gleichzeitig auch als durchaus «gerechte» Strafe für sein undiszipliniertes Verhalten – die Darstellungen folgen einer *Struwwelpeter-Moral.*

Die strenge Bestrafung des Täters befriedigt zwar Strafbedürfnisse von Autorinnen wie Gesellschaft, kann jedoch den Kontakten nicht wirksam vorbeugen. Das Schwergewicht präventiver Maßnahmen liegt deshalb auf der Opfer-Seite, also bei der Verhaltenssteuerung des Kindes. Gefahr droht ja immer dann, wenn das Kind sich an Orten aufhält, die von den (guten) Erwachsenen nicht einzusehen sind, es also nicht unter *Kontrolle* steht. Gegen die Familie als Ort kontrollierter Sicherheit steht die namenlose Gefahr, die aus Parks, Wäldern und labyrinthischen Ruinengrundstücken droht. Die Gefährdung des Kindes durch den Fremden aus dem Dunkel ist dabei auch eine Metapher für die Gefährlichkeit des Kindes selbst. Die in den Warnungen vor dem «bösen Onkel» enthaltenen Todesdrohungen stellen auch ein *Disziplinierungsinstrument* dar. Es ist das ungehorsame Kind, das zunächst sich selbst (seiner Neugier, seinen ökonomischen und sexuellen Interessen) und dann erst dem sog. Täter zum Opfer fällt. Prävention bedeutet deshalb in erster Linie, das Kind vor sich selbst zu schützen. Helfen soll dabei eine Erziehung zu Schamhaftigkeit, Pünktlichkeit und berechenbarem Verhalten.

Solange es dem Kind an Selbstkontrolle mangelt, ist seine ständige Überwachung notwendig. Dies ist (wie die Schulung der Selbstdisziplin) primär Aufgabe der Erziehungsberechtigten, die damit jedoch gleichzeitig zu *Erziehungsverpflichteten* werden. Die zur Prävention geforderten Disziplinierungsmaßnahmen richten sich dabei mindestens ebenso gegen die Eltern wie an das Kind: Wenn es doch zum Triebverbrechen gekommen sein sollte, heißt das immer auch, daß die Eltern bei der Erziehung des Kindes versagt haben. Darüber hinaus sind die meisten *Risikofaktoren*, wie Scheidung oder Berufstätigkeit der Mutter, auch individuell *vorwerfbar*. Als seien die sexuellen Kontakte zwischen Erwachsenem und Kind ein unversiegbarer Quell von Schuld, trifft moralische Mitverantwortung auch hier die Eltern, wie solche Warnaufsätze u. a. demonstrieren.

—— Mißbrauch

Zum Einstiegsritual der Mißbrauch-Aufsätze gehört es, dem Leser und – was noch wichtiger ist – der Leserin mitzuteilen, daß der Bereich, über den zu berichten sein wird, in doppelter Weise tabuisiert ist. Die intrafamilialen Sexualkontakte unterliegen einmal einem dem Kind vom Erwachsenen auferlegten Schweigegebot, das oft über Jahrzehnte hinweg wirksam ist, oft sogar die Erinnerung verhindert. Diesem individuellen Sprech- und Erinnerungsverbot entspricht ein soziales Tabu. Selbst wenn das Kind über den Mißbrauch reden könnte, würde ihm niemand glauben. Die Aufsätze gerieren sich als *Tabubrecher* und suggerieren: Wer weiterliest, erfährt die ganze schreckliche Wahrheit. Der zweite Teil des Einstiegsrituals besteht in der Beschwörung des «wirklichen Ausmaßes» des Mißbrauchs: jährlich *mindestens 300 000* in der (alten) Bundesrepublik. Die Zahl ist – auf der Basis der gemachten Annahmen – ebenso unwahrscheinlich, wie sie permanent reproduziert wird. Dabei darf jedoch nicht übersehen werden, daß es hier nicht um die Ermittlung der tatsächlichen Zahl der Interaktionen, sondern um die *symbolische Feststellung* eines *exorbitanten Dunkelfeldes* geht, das der doppelten Tabuisierung der Taten ebenso entspringt, wie es sie belegt.

Dem Mißbrauchsmuster liegen an feministischen Theorien orientierte Patriarchatsvorstellungen zugrunde. Die sexuellen Kontakte zwischen Erwachsenen und Kindern werden primär skandalisiert, weil sie eine Form der sexuellen Gewalt von Männern gegen Mädchen sind. Der Mißbrauch wird dabei analog zur *Vergewaltigung* interpretiert, allerdings als eine Form, die ohne körperliche Gewalt oder deren Androhung auskommt. Mädchen werden in erster Linie nicht Opfer, weil sie Kinder, sondern weil sie außergewöhnlich macht- und hilflose weibliche Wesen sind, was den Mißbrauch als besonders perfide Form der sexuellen Gewalt gegen Frauen erscheinen läßt.

Da der Rahmen für die Tatanalyse geschlechterpolitische Modelle sind, ist ein zentrales Charakteristikum dieses Bedrohungskonzepts die Annahme, daß *jeder Mann* ein potentieller Täter ist. Vorstellungen vom psychisch abnormen Täter werden zurückgewiesen, weil die Ursachen der Tat nicht im individuell erklärbaren Abweichen von der Norm, sondern im konsequenten und rücksichtslosen Ausleben der gesellschaft akzeptierten Männerrolle liegen. Die sexuelle Gewalt gegen Mädchen ist als Ausdruck patriarchaler Gewaltverhältnisse eine *normale* männliche Verhaltensweise, der Täter infolgedessen gerade der *normale Mann*. Bei der Eindeutigkeit dieser Feststellung verwundert allerdings, daß – im Gegensatz zum älteren Konzept – das Faktum der Männlichkeit des Täters immer wieder beschworen werden muß. Es ist wohl ein Ergebnis der vorhergehenden Diskussionen über Formen und Möglichkeiten weiblicher Sexualität in der Frauenbewegung, daß sich Frauen ihrer Gefühle Kindern gegenüber nicht mehr so sicher sind. Ähnlich wie beim «Konzept Triebverbrechen» müssen alle sexuellen Impulse dem Kind gegenüber vehement in den anderen verwiesen werden – und das ist hier *der Mann*.

Schon aus der präferierten Beziehungskonstellation ergibt sich, daß dem Mädchenkind kein Vorwurf aus dem Kontakt zu machen ist. Während beim älteren Konzept alle beteiligten Parteien moralisch schuldig waren, findet sich hier eine *Opfer-Täter-Polarisierung* mit eindeutig-einseitigen Verurteilungen. (Dieses Konzept folgt mit der Dichotomisierung dabei jedoch stärker der traditionellen Strafrechtslogik als das ältere Deutungsmuster.) Deren Logik schließt viktimologische Fragestellungen von vornherein aus: Die Existenz von «Risikofaktoren» beim Kind würde nur die ausschließliche Verantwortung des Täters relativieren. Die Dichotomisierung der Schuld ist eine doppelte: Sie verläuft nicht nur entlang der Altersgrenze (Erwachsener = schuldiger Täter, Kind = unschuldiges Opfer), sondern auch entlang der Geschlechtergrenze (Mann = schuldig, Frau = unschuldig). Im Zentrum des Interesses steht der Kontakt zwischen dem *Mann* als *doppelt schuldiger* und dem *Mädchen* als *doppelt unschuldiger Person*. Demgegenüber führt die doppelte Bestimmtheit bei den beiden Gruppen zu Dissonanzen, die jeweils in der einen Dimension dem schuldigen und in der anderen dem unschuldigen «Sektor» zuzuordnen sind. Die Betrachtung erwachsener Frauen und männlicher Kinder zeigt jedoch, daß im Zweifelsfall die geschlechtsspezifische Zuweisung dominiert: Die duldende Mutter wird (als hilflos und / oder als Mädchen selbst betroffen) entschuldigt, der Knabe dagegen – wenn auch selbst durchaus Opfer – als potentieller und realer Miß-braucher von Mädchen zum Täter stilisiert.

Die primäre Intention der Beiträge liegt in der Aufklärung und Aufrüttelung insbesondere des weiblichen Teils der Bevölkerung. Es werden fast ausschließlich sexuelle Kontakte des Nahbereichs behandelt. Im Mittelpunkt der durchgehend stark moralisierenden Darstellungen stehen sexuelle Kontakte zwischen Mitgliedern eines realen Familienverbandes; der Standardfall ist der Mißbrauch eines Mädchens durch seinen *(Stief-)Vater.* Es geht dabei nicht nur um die Identifizierung des Vaters als statistisch dominierenden Tätertypus, sondern auch um die partielle *Gleichsetzung* beider Kategorien, wie sie sich sprachlich sowohl in den Texten selbst («Vater / Täter») als auch in den öffentlichen Kampagnen («Papis Liebe tut weh») zeigt. Mit der Aufdeckung der alltäglichen sexuellen Gewalt (auch gegen die Ehefrauen) ist die Familie als Ort des Schutzes und der Geborgenheit für das Kind grundlegend desavouiert. Es geht beim Mißbrauchsmuster deshalb auch um den Abschied von der «heilen Welt» der bürgerlich-patriarchalen Kleinfamilie. Die symbolische Bedeutung von sexuellem Mißbrauch geht weit über die Skandalisierung des sexuellen Kontaktes hinaus.

Aufgrund der abhängigen Position des Kindes in der Familie erscheinen die Taten nicht nur besonders verwerflich, sondern auch schicksalhaft: Das Mädchen hat *offensichtlich* keine Chance, sich den sexuellen Adressierungen zu entziehen. Unter den gegebenen gesellschaftlichen Verhältnissen erscheinen generalpräventive Überlegungen weitgehend zwecklos. Im Gegensatz zum älteren Gefährdungsdiskurs kann es hier deshalb nicht darum gehen, der sexuellen Gefahr vorzubeugen, sondern nur darum, den bereits erfolgten Mißbrauch im Einzelfall zu erkennen. So wird die Erstellung einer umfassenden Symptomatologie der sexuellen Gewalt gegen Mädchen zur zentralen Aufgabe der Expertinnen. Die *Symptomerkennung* ist durch die doppelte Tabuisierung des Mißbrauchs schwierig. Da das Kind die Erlebnisse i. d. R. nicht direkt offenbaren kann, sendet es verschlüsselte *Hilferufe* an seine Umwelt. Die wichtigsten Signale sind vielfältige (ihre Zahl ist zwar endlich, aber unbegrenzt) psychische und psychosomatische Störungen beim Opfer, die gleichzeitig auch als Schäden anzusprechen sind. Die ständig wachsenden Symptomkataloge stellen deshalb sowohl ein Decodierlexikon zur Identifizierung von Opfern, als auch Belege für die große Gefährlichkeit der Kontakte dar.

Der Begriff des sexuellen Mißbrauchs muß, da auch oberflächliche Blick- oder Körperkontakte Bestandteil eines Mißbrauchsszenarios sein können, weit über die strafrechtlichen Grenzen hinaus ausgedehnt werden. Viele der Formen familiären Umgangs (z. B. die Nacktheit der Eltern), die sich in den letzten Jahrzehnten durchgesetzt hatten, haben sich als *Einstiegsroutinen* in die sexuelle Gewalt erwiesen. Selbst wenn es bei «oberflächlichen» Kontakten bleibt, ziehen diese doch stets negative Folgen von unübersehbarer Tragweite für das betroffene Kind nach sich. Daß *jede* sexualbezogene Handlung zu schwerwiegenden und langanhaltenden Schädigungen führt, ist ein eindeutiges Ergebnis der Praxis: Alle Mädchen und Frauen, die sich in der Mißbrauchsberatung oder in Selbsthilfegruppen melden, können ihre zahlreichen psychischen und psychosomatischen Störungen auf Mißbrauchserlebnisse zurückführen.

Ebenso finden sich in vielen Therapieeinrichtungen immer mehr Frauen, bei denen solche Kindheitserlebnisse schließlich als tiefergehende Ursache ihrer Probleme identifiziert werden können. Die Evidenz der Schädigungen ist durch Einzelfälle akribisch belegt. Sie läßt sich weder durch anders lautende Ergebnisse empirischer Untersuchungen (z. B. durch die von Baumann, 1983) noch durch Verweise auf Selektivitätsfragen bei den «Stichproben» in Beratungs- und Therapieeinrichtungen widerlegen. Schließlich können Schäden sich erst nach vielen Jahren oder Jahrzehnten zeigen, oder die Frauen sind wegen des verinnerlichten Schweigegebots gar nicht in der Lage, ihre vielfältigen Leiden mit einem Mißbrauch in der Kindheit zu verknüpfen. Erst intensive Erinnerungsarbeit stellt hier den Zusammenhang her.

Die generelle Schädlichkeit ist jedoch nicht der Grund für die pauschale moralische Verurteilung der Sexualkontakte. Die Betonung und detaillierte Beschreibung der schlimmsten körperlichen und psychischen Folgen erfolgt lediglich, um den Leserinnen die ganze Grausamkeit der Taten vor Augen zu führen und Abscheu zu erregen. Abgelehnt werden die Interaktionen tatsächlich deshalb, weil sie *Gewaltverhältnisse* darstellen, in denen gegen das Selbstbestimmungsrecht und die Interessen des Kindes verstoßen wird. Nach dem hier verwendeten Axiom kann dieses Selbstbestimmungsrecht des Kindes überhaupt nur dadurch geschützt werden, daß dessen Willensäußerungen grundsätzlich unbeachtet bleiben. Da Kinder den sexuellen Gehalt der Handlungen verkennen oder vom Erwachsenen dazu gebracht werden können, den Mißbrauch für erwünscht oder selbst initiiert zu halten, kann die Opferwerdung nicht von einer Selbstdeklaration abhängig sein – was die Rolle von Expertinnen um so wichtiger erscheinen läßt.

Die wichtigsten divergierenden Merkmale zwischen den beiden Deutungsmustern sind in der Tabelle (unten) gegenübergestellt.

Die beiden Deutungen rücken – folgt man neueren sexualwissenschaftlichen Klassifzierungen – unterschiedliche Teile des Gesamtphänomens in den Mittelpunkt: Das Deutungsmuster «Triebverbrechen» beschäftigte sich primär mit den extrafamilialen Kontakten des Kindes zu einem pädophilen Täter, das Deutungsmuster «Mißbrauch» mit intrafamilialen Interaktionen zu einem sog. Ersatz-Objekt-Täter. Eine solche Zuordnung macht zwar einen Teil der gefundenen Unterschiede verständlich, erklärt jedoch nicht, warum die Problematisierung der sexuellen Kontakte in einer bestimmten Zeitphase jeweils anhand dieser

Dimension	Deutungsmuster	
	«Triebverbrechen»	«Mißbrauch»
Typischer Täter	Fremder	Vater
Charakterisierung des Täters als	abnorm	normal
Ort der Tat	draußen	zu Hause
Rolle der Familie	schützt	gefährdet
Opfer werden	alle Kinder	primär Mädchen
Kind ist	oft mitschuldig	stets schuldlos
Grund der moralischen Verurteilung	Schäden	Verletzung des Selbstbestimmungsrechts
Schäden betreffen	primär sexuelle Entwicklung	Körper und Psyche in vielfältiger Weise
Zweck der Warnung	Prävention	Erkennung / Therapie

Teilmenge erfolgte und andere Beziehungskonstellationen und Handlungstypen weitgehend ausgeblendet wurden. Nach Auffassung des Autors wirken die Warnungen vor dem abnormen

Triebverbrecher und die Beschwörung des Normal-Mann-Täters nicht deshalb so unvereinbar, weil in ihrem Mittelpunkt jeweils andere Teilmengen des Gesamtphänomens gestanden hätten, vielmehr ist umgekehrt die Wahrnehmung auf diese Teilbereiche fokussiert, weil verschiedene Akteursgruppen ganz unterschiedliche Interessen an der öffentlichen Thematisierung der sexuellen Gefährdung des Kindes haben. Um den Wechsel in der Deutung der sexuellen Kontakte zu verstehen, muß man sich deshalb ansehen, welche sozialen Gruppen jeweils mit welchen Interessen vor der Gefährdung des Kindes warnen.

Das traditionelle Gefährdungsmuster

Der gesellschaftliche Diskurs über die Gefahr des Triebverbrechens in den fünfziger und sechziger Jahren war Bestandteil eines einheitlichen Risikokonzepts, bei dem das Kind einem wahren sexuellen Gefahrenkosmos ausgesetzt schien: Es war gefährdet durch die Onanie, durch Verwilderung, Verwahrlosung und frühzeitige Sexualisierung, durch Rundfunk und Fernsehen, Kinofilme, Zeitschriften, Bücher, Plakate und Schülerzeitschriften, durch die «Aufklärung der Gosse» und «Doktorspiele», durch die schulische Sexualerziehung und die Koedukation, durch prostitution, Schutzmittel-Automaten, die FKK-Bewegung, Exhibitionismus usw. usf. All diese Gefahrenannahmen basierten dabei ideell auf einem einheitlichen *traditionellen Gefährdungsmuster*, das dem 18. Jahrhundert entstammt. Es war das Ergebnis des Zusammentreffens verschiedener Bedürfnisse des damals entstehenden Bürgertums: Aus *sozialen, ökonomischen und religiösen* Gründen wurde das «wilde» Verhalten des Kindes nicht länger akzeptiert. Mit der *calvinistischen Interpretation* des kindlichen Verhaltens wurde das Problem einer allgemeinen Trieb- und Affektkontrolle sowohl in der Wahrnehmung als auch bezüglich der Lösungsvorschläge auf die «sexuelle Frage» reduziert. Aus der Aufgabe der «Zivilisierung» der nachfolgenden Generation wurde das Problem «sexuell gefährdetes Kind». Erstes Angriffsziel der sich hier beruflich engagierenden Pädagogik und Medizin war die «Selbstgefährdung» durch Onanie; im 19. und 20. Jahrhundert kam eine Vielzahl weiterer Risiken hinzu.

Die Gefahrenwahrnehmung in der *Bundesrepublik* schloß zunächst an dieses über zweihundert Jahre alte Gefährdungsmuster an. Ob der fachöffentliche Risikodiskurs eher heftig oder eher nachlassend war, hing dabei primär von der jeweiligen Interessenlage der Akteure ab. Die Beschwörung des sozialen Problems «sexuell gefährdetes Kind» in den ersten Jahren der Bundesrepublik sollte die «sittlichen Wirren» nach Ende des Zweiten Weltkriegs beenden. Dabei trafen Interessen verschiedener sozialer Gruppen zusammen, die primär auf die *erwachsenen Individuen* gerichtet waren: die Wiederherstellung der traditionellen Sexualordnung, eine Wiederholung der Phase kollektiver Zivilisierung, die Stärkung von Verzichtsethik und Arbeitsmoral sowie die Sicherung des politisch-moralischen Einflusses der Kirchen.

Verallgemeinernd gesagt: Mit Hilfe der Vorstellung vom sexuell gefährdeten Kind versuchten christliche Moralunternehmer und konservative Politikerinnen in Deutschland nach den ethischen und psychischen Verheerungen, die «Drittes Reich» und Zweiter Weltkrieg hinterlassen hatten, ein konservativ-christliches Moral- und Wertesystem zu etablieren. Damit befanden sie sich von Anfang an in der Defensive gegenüber der von westlichen Demokratien eingeleiteten Entwicklung sexueller Normen und Verhaltensweisen. Die zweite Hochphase des Diskurses (ab Anfang der sechziger Jahre) ist deshalb als Versuch anzusehen, sich gegen die – meist als sexuelle Revolution bezeichneten – Veränderungen zu stemmen und Kinder und Erwachsene vor den Folgen des Moralzerfalls zu bewahren. In der Mitte der siebziger Jahre war dieses Modell des Sittlichkeitsschutzes offensichtlich gescheitert, a) weil eine Diskrepanz zwischen staatlichen und sozialen Normen auf der einen Seite und Moralvorstellungen und Verhalten der Individuen auf der anderen Seite entstanden war, b) sich in Sexualwissenschaft und -pädagogik ein neues Sexualitätsparadigma durchsetzte und c) die Jugendschutzverbände mit dem Ende des CDU-Staates ihren Einfluß auf Administration und Parlament verloren.

Das Mißbrauchsmuster

Zu einer Zeit, da das traditionelle Gefährdungsmuster seine gesellschaftliche Anerkennung bereits seit zehn Jahren eingebüßt hatte, kam es zu einer *Renaissance der Gefahrenwahrnehmung* – in Form des Diskurses über den sexuellen Mißbrauch. Wenn man fragt, woraus das förmlich explodierende (fach-)öffentliche Interesse resultiert, ist aus sexualsoziologischer Sicht zunächst festzustellen, daß 1. die hier behandelten Sexualkontakte weder eine neuartige Interaktionsform darstellen, noch daß 2. deren Existenz von der Wissenschaft erst so spät entdeckt worden ist.

1. Es finden sich keine Hinweise auf reale Veränderungen in Ausmaß oder Form sexueller Interaktionen zwischen Erwachsenen und Kindern in den letzten Jahrzehnten. Die Statistik der nach § 176 StGB angezeigten Fälle weist von 1976 bis 1987 kontinuierlich nach unten. Ein Anstieg fand erst statt, *nachdem* der heftige (fach-)öffentliche Diskurs begonnen hatte. Seit dem Höhepunkt von 1964 steigt die Kriminalitätsziffer zu diesem Tatbestand erstmalig seit 1987 wieder kontinuierlich an. Die Anheizung des fachöffentlichen Diskurses scheint sich mit einer Verzögerung von vier Jahren in der Kriminalitätsziffer niederzuschlagen. Wegen der Kürze der Entwicklung ist diese Feststellung für die Bundesrepublik jedoch nur vorläufig zu treffen. Deutlicher ist der Zusammenhang in den USA, wo die Zahl der angezeigten Fälle zwischen 1976 und 1984 von 6000 auf 113 000 (!) angestiegen ist. Demgegenüber ließ sich in früheren Jahrzehnten in den USA kein statistischer Zusammenhang zwischen der Kriminalstatistik und der Häufigkeit der Berichterstattung in den Massenmedien feststellen.

2. Auch Vorstellungen, hier handle es sich um ein Wissensproblem im naiven Sinne (d. h. die Existenz sexueller Kontakte von Kindern zu ihren Verwandten sei vor den achtziger Jahren nicht bekannt gewesen), müssen als empirisch widerlegt gelten: Die

von mir durchgeführte systematische Durchsicht der älteren Fachliteratur zeigt, daß sexuelle Kontakte zwischen Erwachsenen und Kindern (auch innerhalb von Familien!) bereits in den fünfziger und sechziger Jahren problematisiert worden sind. Allerdings beziehen sich die dort diskutierten Schutzmaßnahmen fast ausschließlich auf den fremden Täter.

Warum also wurde der Mißbrauch in der Bundesrepublik gerade zu Beginn der achtziger Jahre entdeckt, und – was noch wichtiger ist – woraus ist der unglaubliche Erfolg des Themas in verschiedensten Öffentlichkeiten zu erklären? Diese Fragen führen zunächst zu der naheliegenden (weil von den Vertreterinnen des Diskurses selbst verbreiteten) These, der rapide Erfolg der Skandalisierung beruhe auf seiner tabubrechenden Wirkung: Erstmals wurde auch in den Massenmedien verkündet, daß eine große Zahl, wenn nicht gar die Mehrheit der Frauen in der Bundesrepublik in ihrer Kindheit Opfer sexueller Gewalt von seiten naher Verwandter gewesen ist. Die öffentliche Selbstdeklaration einiger Frauen hätte das Schweigegebot gebrochen, zu einer Art Kettenreaktion des Erinnerns und schließlich zu einer Bekenntnislawine geführt. Dieses Erklärungsmodell ist zwar einleuchtend, läßt jedoch weder das mediale Ausmaß dieser Debatte noch ihre primären Strukturmerkmale verständlich werden. Erklärungsbedürftig bleiben weiterhin

- der Anfangszeitpunkt der Tabubruchphase;
- die plötzliche Bereitschaft Tausender betroffener Frauen, über lange verschwiegene, wenn nicht gar verdrängte Erlebnisse (z. T. öffentlich) Bekenntnis abzulegen;
- die hochgradige Gleichförmigkeit der in den Medien wiedergegebenen retrospektiven Berichte und die fast vollständige Kongruenz der in den Fachaufsätzen enthaltenen Bewertungen;
- die große Enthüllungsbereitschaft auch männlich dominierter Massenmedien;
- die Anerkennung einer im Grunde feministischen Deutung

in einer von diesen selbst als patriarchalisch kritisierten Gesellschaft.

Zum Verständnis trägt hier ein Blick auf die sozialen Akteure bei, von denen die Thematisierung ausgelöst wurde und heute getragen wird.

Der Ausgangspunkt des großen öffentlichen Interesses am Thema Mißbrauch liegt in den USA. Der Mißbrauchsdiskurs schloß dort an die Problematisierung der körperlichen Gewalt von Eltern gegen ihre Kinder an; seit Ende der siebziger Jahre verschob sich das Interesse der Fachleute und der Öffentlichkeit immer mehr in Richtung sexueller Interaktionen. Daß es zu dieser thematischen Verlagerung kam, wird überwiegend auf das Engagement der US-amerikanischen Frauenbewegung zurückgeführt. Ähnlich wie bei der Kampagne gegen die Pornographie entstanden an vielen Orten Initiativen und Projekte zur Skandalisierung der sexuellen Gewalt gegen Mädchen.

Die Zuspitzung des «child abuse and neglect»-Problems auf den sexuellen Bereich fand große Unterstützung bei konservativen Politikerinnen – namentlich der Reagan-Administration –, für die alles Sexuelle gefährlich war. Die Organisationsformen und Strategien der *Anti-Mißbrauchs-Kampagne* wurden zu Beginn der achtziger Jahre von der *bundesrepublikanischen Frauenbewegung* weitgehend aus den USA übernommen. In den führenden Bewegungsmagazinen «EMMA» und «Courage» fanden sich regelmäßig seit 1981 Beiträge zum Thema. Seit Mitte der achtziger Jahre stiegen die Zahlen der Berichte in den Massenmedien und selbständiger Veröffentlichungen rasant an.

Zu dieser schnellen und, was noch wichtiger ist, fast vollständigen gesellschaftlichen Durchsetzung des neuen Deutungsmusters hätte jedoch nach meiner Auffassung die soziale Macht weder der betroffenen Frauen – und inzwischen auch: Männer – noch der Frauenbewegung allein ausgereicht. Der Erfolg des Mißbrauchsmusters resultiert vielmehr *auch* aus dessen Fähigkeit, die in der zweiten Hälfte der achtziger Jahre akuten psychischen und ideologischen Bedürfnisse einer Reihe weiterer machtvoller sozialer Gruppen zu befriedigen. Zu nennen sind hier wenigstens vier unterschiedliche:

1. *Die Bereitstellung eines erfolgversprechenden Politikfeldes:* Zu Beginn der achtziger Jahre war das sozialdemokratische Herrschaftsmodell auch daran zerbrochen, daß es nicht einlöste, was es versprochen hatte: mehr Demokratie zu wagen. Die wichtigsten Forderungen der politisch aktiven jüngeren Generation, Ausstieg aus der Atomenergie, Verhinderung der sog. Nachrüstung, waren politisch ignoriert worden. Die Erkenntnis, in den großen Zeitfragen nichts ausrichten zu können, führte bei vielen Aktivistinnen dieser Bewegungen zu einer *Verlagerung* ihrer das eigene Engagement legitimierenden *Bedrohungswahrnehmungen* in den scheinbar eher beeinflußbaren *sozialen Nahbereich*: Im Kampf gegen den sexuellen Mißbrauch konnten auch weibliche politische Eliten, die sich nicht als feministisch im engeren Sinne verstanden, ein politisches Betätigungsfeld finden, das größere Durchsetzungschancen als Umweltzerstörung und Kriegsgefahr versprach. Dieser Optimismus hing mit der Erfahrung zusammen, daß sich Sympathien für «fortschrittliche» Anliegen auch bei konservativen Gruppen wecken ließen, wenn die Gesellschaftskritik auf sexuellem Gebiet ansetzte.

2. *Die Einschränkung der sexuellen Freizügigkeit:* Tatsächlich lassen sich Kontroll- und Interventionsinteressen im sexuellen Bereich bei einer konservativen gesellschaftlichen Grundstimmung besonders wirkungsvoll anmelden. Forderungen nach neuen Verbotsnormen treffen sich mit den Veränderungswünschen einer Bevölkerung, die – z. B. aus religiösen Gründen – grundsätzliche Vorbehalte gegen sexuelle Freizügigkeit hat. Für diese Teile der Bevölkerung ist die Mißbrauchsdebatte zum Anknüpfungspunkt geworden, um die sexuellen Verhältnisse insgesamt in Frage zu stellen und eine Wende einzuleiten. Wie bei der PorNo-Debatte der vergangenen Jahre speist sich die öffentliche Resonanz beim Mißbrauch *auch* aus einer konservativen Opposition gegen die Ergebnisse der sexuellen Revolution.

3. Eine entlastende Erklärung für psychisches Leiden:
Das Deutungsmuster liefert wegen der behaupteten hohen Zahlen der Betroffenen eine *Erklärung* für fast alle Arten persönlicher Probleme von Frauen: sexuelle Funktionsstörungen und Geschlechtsrollen-Unsicherheiten, Alkohol- und Tablettensucht, Eß- und Magersucht, Depressivität, allgemeine Sinnleere und Suizidneigung, schließlich berufliches und politisches Versagen. Dieses Modell trifft gerade deshalb auf so große Resonanz, weil nicht nur das einzelne Individuum von üblichen Vorwürfen wie Defiziten in der Persönlichkeitsentwicklung oder selbstverschuldeten Fehlern in der Lebensplanung, sondern gleichzeitig die *Gesellschaft* von dem Verdacht struktureller Verursachung psychischer Probleme bei Frauen *entlastet* wird.

4. Neue aufregende Sex-and-Crime-Berichte:
Der große Erfolg des Musters in den *Massenmedien* resultiert nicht nur daraus, daß es dem klassischen Sex-and-Crime-Muster folgt und damit ideal an den Stil der Nachrichtenauswahl und -aufbereitung in fast allen Massenmedien angepaßt ist. Das Interesse der Medien kommt auch daher, daß deren Produzentinnen aufgrund langjähriger Erfahrungen wissen, daß ein solches Thema den Bedürfnissen der Rezipientinnen nach aufregendem Text- und (besonders) Bildmaterial entgegenkommt – und die entscheidenden Verkaufszahlen bzw. Einschaltquoten zu steigern vermag. Die von den Fachleuten bescheinigte Seriosität des Themas ermöglicht es hier selbst den öffentlich-rechtlichen Medien, am sonst als degoutant Verschrieenen zu partizipieren. Es ist nicht nötig, massenhafte voyeuristische Neigungen zu unterstellen, um anzunehmen, daß es Wünsche in der Bevölkerung gibt, denen die Thematisierung des Mißbrauchs entgegenkommt. Es spielt dabei keine Rolle, ob der primäre Reiz der geschwärzten oder geschnittenen Bilder der pornographisch mißbrauchten Kinder in Illustrierten und Fernsehmagazinen in der sexuellen Erregung oder im tiefen Abscheu liegt; wohliger wie gruseliger Anreiz sind an die Medien gerichtete Bedürfnisse, die erfüllt werden wollen.

MORALISIERENDE SCHLUSSBEMERKUNG

Gerade bei der momentan herrschenden Aufgeregtheit sollte daran gedacht werden, daß es nur zum kleinen Teil von dem objektiven Charakter einer Handlung abhängt, wie diese gesellschaftlich beurteilt wird. Neben einer gegenüber dem sexualmoralischen Zeitgeist weitgehend stabilen Verurteilung bestimmter sexueller Handlungen gibt es mannigfaltige Grenzbereiche. Die gleiche Interaktion zwischen einem Erwachsenen und einem Kind kann als «normal» akzeptiert, als «Pädophilie» begrenzt toleriert oder als «Triebverbrechen» bzw. «sexuelle Gewalt» moralisch verurteilt und rechtlich verfolgt werden. Dies gilt besonders im intimen Bereich der Familie. Erwünschte und empfohlene elterliche Zärtlichkeit auf der einen und öffentlich gegeißelter Kindesmißbrauch auf der anderen Seite sind oftmals nur Definitionen unterschiedlichen sozialen Interesses. Mein Mitgefühl gilt deshalb – aus verschiedenen Gründen – den selbstdeklarierten ebenso wie den fremddeklarierten Opfern sexuellen Kindesmißbrauchs.

Literatur

Baumann, Michael C. (1991): Die offene, heimliche und verheimlichte Gewalt von Männern gegen Frauen sowie ein Aufruf an Männer, sich gegen Männergewalt zu wenden. In: Sexuelle Gewalt, hg. Doris Janshen, Frankfurt am Main: Zweitausendeins, S. 223–251.

Conte, Jon R. (1985): Clinical Dimensions of Adult Sexual Abuse of Children. In: Behavioral Science and then Law, Vol. 3, S. 341–354.

Fegert, Jörg Michael (1987): Sexueller Mißbrauch von Kindern. In: PKK, Jg. 36, S. 164–170.

Finkelhor, David (1984): Child Sexual Abuse. New Theory and Research. New York: Free Press.

Gröning, Katharina (1989): Sexualität mit Kindern. Vom Wandel einer Diskussion. In: Neue Praxis, Heft 3, S. 195–204.

Gusfield, Joseph R. (1989): Constructing the Ownership of Social Problems: Fun and Profit in the Welfare State. In: Social Problems, Vol. 35, S. 431–441.

Hegener, Wolfgang (1992): Das Mannequin. Vom sexuellen Subjekt zum geschlechtslosen Selbst. Tübingen: Konkursbuch Verlag.

Hilgartner, Stephen / Bosk, Charles L. (1988): The Rise and Fall of Social Problems: A Public Arenas Model. In: American Journal of Sociology, Vol. 94, S. 53–78.

Honig, Michael-Sebastian (1987): Täter und Opfer. Soziale Codierung der Gewalt an Kindern. In: Sozialwissenschaftliche Literaturrundschau, Jg. 10, Heft 14, S. 7–24

Kavemann, Barbara / Lohstöter, Ingrid (1991): Väter als Täter. Sexuelle Gewalt gegen Mädchen. Reinbek: Rowohlt.

Kilpatrick, Alliee C. (1987): Childhood Sexual Experiences: Problems and Issues in Studying Long-Range Effects. In: Journal of Sex Research, Vol. 23, S. 173–196.

Knight, Raymond A., u. a. (1985): Classification of Sexual Offenders: Perspectives, Methods, Validation. In: Rape and Sexual Assault, hg. Ann Wolbert Burgess, New York: Garland, S. 222–293.

Lanyon, Richard J. (1986): Theory and Treatment in Child Molestation. In: Journal of Consulting and Clinical Psychology, Vol. 54, S. 176–182.

Laudan, Birgit (1991): «Wildwasser» etcetera. Erfahrungen aus der Selbsthilfearbeit. In: Sexuelle Gewalt. Die allgegenwärtige Menschenrechtsverletzung, hg. Doris Janshen, Frankfurt am Main: Zweitausendeins, S. 135–138.

Mebes, Marion (1991): Zum Beispiel: CHILD ABUSE UNIT. Hilfen in verschiedenen Staaten und Städten der USA. In: Sexuelle Gewalt. Die allgegenwärtige Menschenrechtsverletzung, hg. Doris Janshen, Frankfurt am Main: Zweitausendeins, S. 149–155.

Nelson, Barbara J. (1984): Making an Issue of Child Abuse. Political Agenda Setting for Social Problems. Chicago: University of Chicago Press.

Pilgram, Arno / Steinert, Heinz (1991): Wem nützt die «Opferorientierung» des staatlichen Strafens. In: Neue Kriminalpolitik, Heft 4, S. 30–32.

Rave, Marion (1991): Befreiungsstrategien. Der Mann als Feindbild in der feministischen Literatur. Bielefeld: Kleine.

Reisbeck, Günter (1985): Massenmedien und soziale Probleme. München: Profil.

Schetsche, Michael (1993): Das «sexuell gefährdete Kind». Kontinuität und Wandel eines sozialen Problems. Pfaffen & weiler: Centaurus.

Schultz, LeRoy G. (1982): Child Sexual Abuse in Historical Perspective. In: Journal of Social Work & Human Sexuality, Vol. 1, Heft 1, S. 21–35.

Wakefield, Hollida / Underwager, Ralph (1988): Accusations of Child Sexual Abuse. Springfield (USA): Charles C. Thomas.

Weisberg, D. Kelly (1984): The «Discovery» of Sexual Abuse: Experts' Role in Legal Policy Formulation. In: U. C. Davis Law Review, Jg. 18, Heft 1, S. 1–57.

EVA JAEGGI

ERFAHRENES, ERLESENES, ERDACHTES ZUM THEMA «SEXUELLER MISSBRAUCH»

Auf keinen Fall kann ich von mir behaupten, daß ich in irgendeiner Weise Fachfrau für den sexuellen Mißbrauch bin – einfach deshalb, weil ich in meiner nunmehr über dreißigjährigen Praxis dem Phänomen außerordentlich selten begegnet bin. Die einzig wirklich heftige Begegnung hatte ich damals, als das Thema aufgekommen war – und diese Begegnung hat in mir, wie ich gestehen muß, sofort Mißtrauen aufkommen lassen: Eine außerordentlich schwer gestörte Patientin behauptete jeweils getreu den gerade aufkommenden Theorien, daß sie von ihrem Vater (später: auch von ihrer Mutter) mißbraucht worden sei, wobei die Altersgrenze immer weiter nach unten rückte, sie sich aber an nichts Konkretes erinnern konnte. Aber das ist ja bekanntlich Beweis genug … usw. Als sie – auch dieses Thema wurde aktuell – sich auch noch als multiple Persönlichkeit bezeichnete, riet ich ihr nach ziemlich langen Kämpfen, die Therapeutin zu wechseln, was sie auch tat. Sie ging zu einer «Mißbrauchsspezialistin».

Mag sein, daß ich einiges übersehen habe – das ist nie auszuschließen. Doch auch diejenigen Kollegen und Kolleginnen, mit denen ich supervisorisch zusammenarbeitete, haben das Phänomen selten gefunden, im wirklich engeren Sinne erinnere ich mich nur an zwei Fälle, die ganz und gar unwiderleglich waren. In beiden Fällen waren die Erinnerungen sehr klar, alle Erzählungen über mißbrauchende Familienangehörige waren stimmig, und keiner von uns hatte den geringsten Zweifel, daß diese damals jungen Frauen an schweren Lasten zu tragen hatten.

Was also könnte ich beisteuern zur Diskussion? Natürlich ist die Tatsache, daß ich selbst keinen Fall gefunden habe, wenig aussagekräftig. Sicherlich, so wird man mir entgegnen, habe ich die

Informationen nur selektiv wahrgenommen, habe parteiisch diskutiert und mir genau diejenigen Kollegen gesucht, die ebenso parteiisch waren. Mag sein …

Aber was ich wirklich erlebt habe waren die jahrelangen Diskussionen, Fallbesprechungen und Mutmaßungen im Kollegenkreis. Diese Erfahrungen ließen in mir immer stärkeren Unmut und Mißtrauen aufkommen. Denn was ich dabei beobachtet habe, war alles andere als das, was man normalerweise aus Falldiskussionen und / oder wissenschaftlichen Besprechungen kennt.

Ich hatte manchmal das Gefühl, Sektensitzungen beizuwohnen. Alles, was ich mit Anhängern diverser dubioser Glaubensrichtungen erlebt habe, spiegelte sich dort wider. Die Gegenpositionen – also Zweifler wie ich – wurden mit Verachtung und Wut beschimpft. «Arschkriecher des Patriarchats», so bezeichnete man eine der kritischen Frauen. In «Falldarstellungen» wurden von anderen zu Recht bezweifelte «Beweise» mit der Selbstgerechtigkeit eines der Sieben Weisen dargestellt.

Nun ist es sicher unbefriedigend, wenn man – aetiologisch denkend und forschend – immer wieder aufweisen muß, daß «vermutlich» die unempathische Mutter, der allzu korrekte Vater oder die Geschwisterrivalität die Quelle von psychischer Krankheit darstellen könnten. Häufig handelt es sich um recht subtile Vernachlässigung oder Verwöhnung, um Dinge, die «jeder kennt» und bei denen wir nur sagen können, daß es halt bei diesem oder jenem Menschen besonders traumatisch gewirkt hat. Ganz anders, wenn man ein unhinterfragbares Trauma findet: eine schwere Verletzung im Kindesalter, Tod der Eltern o. ä. Das befriedigt unser Bedürfnis nach Kausalität, und oft (längst nicht immer) läßt sich von solchen unhinterfragbaren Geschehnissen sehr schlüssig ableiten, in welcher Form sie die Quelle aktueller Störungen darstellen.

Öfters hatte ich das Gefühl, daß das Gespenst «sexueller Mißbrauch», war es erst einmal eingedrungen in unsere Behandlungszimmer, als willkommener Lückenbüßer diente, wenn man nicht so recht weiter wußte.

Der Traum einer Patientin, so erinnere ich mich, der darauf hinauslief, daß sie mit einer spitzen Injektionsnadel in die Hand gestochen worden sei, wurde z. B. angeführt. Nicht wie sonst in psychoanalytischen Fallbesprechungen üblich, wurden langsam kreisende Interpretationsversuche anhand von Patienteneinfällen in der Gruppe von Kollegen hergestellt; nein, die behandelnde Therapeutin stellte den Traum so vor, als gäbe es da gar nichts mehr zu diskutieren. Natürlich war die schmerzliche Injektion eine Darstellung der schmerzlichen Penetration im Kindesalter, darüber gab es gar keinen Zweifel mehr.

Ich erinnere mich – mit Beschämung – daran, daß ich – wenngleich alles andere als überzeugt – nichts darauf entgegnete, weil die Stimmung irgendwie alles so selbstverständlich machte und ich mich geniert hätte, diese unausgesprochene Einstimmigkeit zu durchbrechen. Klar, eine Injektion kann nur Penetration sein; warum gerade in die Hand? Na ja, der Vater hat vermutlich die Hand des Kindes benutzt, um den Penis einzuführen, seither ist dann vermutlich die Hand für die Patientin etwas, was «weh tut» etc. etc.

Es war ein forscher Kollege, der hier Zweifel anmeldete. Fast war ich erschrocken, so als hätte er eben ein Tabu gebrochen (das hatte er ja wohl auch!), ich stand ihm auch nicht bei, obwohl ich ganz und gar seine Meinung teilte. Die Reaktion war verblüffend. Fast weinend schrie die Falldarstellerin, daß sie nun genug habe von diesen männlichen Einmischungen, sie säße nun schon seit Jahren in einer Frauengruppe, die sich mit dem sexuellen Mißbrauch befasse, und ihre Erfahrungen könne sie nun mal nicht leugnen. Auf eine etwas gereizte Frage des betreffenden Kollegen hin, ob denn diese Patientin schon einmal über den Mißbrauch etwas erzählt hätte, wurde sie sehr ernst und erhaben: Genau das sei das Problem, an so etwas könnten sich eben viele Frauen nicht erinnern, aber da müsse man eben wirklich «drin» sein in der Materie. Obwohl ich normalerweise nicht sehr schüchtern bin, schwieg ich. Dem Kollegen beizustehen hätte bedeutet, daß ich die Frauensolidarität durchbrochen hätte. Und schließlich: Es war nicht mein Fall, vielleicht hatte die Falldarstellerin noch andere und validere Daten? All dies schoß mir vage, nicht sehr deutlich durch den Kopf und lähmte mich. Was hat mich diese kleine Episode gelehrt?

Erstens einmal, daß – allgemein gesprochen – über das Thema nur schlecht in rationaler Art und Weise gesprochen werden kann. Dann, daß es sich offensichtlich eignet, um den Geschlechterkampf immer wieder neu anzuheizen. Ich muß gestehen, daß auch mich – wenn ich mich gerade über eines dieser Exemplare geärgert habe, daran denke, daß «die Männer» vor nichts zurückschrecken. Schließlich: Wer begeht denn die vielen Gewalttaten? Erwische ich mich bei solchen Gedanken, dann regt sich doch mein Gewissen als Wissenschaftlerin sehr bald. Daß all dies nicht viel besser ist als Stammtischgewäsch, weiß ich denn doch und würde mich auch sicher nie daran beteiligen. Männer wagen auch nur mehr selten, sich in eindeutiger Weise zu äußern: Allzuleicht ist dann die Argumentation, daß man natürlich bei jedem einzelnen, wohlgemerkt: unabhängig von Bildung und Niveau – nie sicher sein könne ... Und wer will sich schon diesem Diktum aussetzen.

Einer meiner – ziemlich paranoiden – Patienten nahm an einem Aufklärungsprojekt an seiner Schule teil. Gemeinsam mit einer erfahrenen Sozialarbeiterin sollten die zwölfjährigen einiges über sexuellen Mißbrauch erklärt bekommen. Als der Termin näherrückte, wurde mein Patient immer unruhiger und ängstlicher. Er hatte Angst, man könne ihm einen Strick daraus drehen, daß er das Thema überhaupt so ausführlich besprechen wollte; wären da nicht vielleicht irgendwelche Eltern geneigt, ihn entsprechender Wünsche zu bezichtigen? Er vermied es wochenlang, mit Schülerinnen alleine in einem geschlossenen Raum zu sein. Es fielen ihm Kollegen ein, über die man einiges munkelte. Obwohl er das Thema gerade in seiner Klasse (die Schule lag in einem sozialen Brennpunkt) für wichtig hielt, war er einige Male daran, das ganze Projekt abzusagen.

Auch wenn dieser Patient sicher sehr irrational und im Sinne seiner Neurose argumentierte – als ganz und gar unsinnig empfand ich in der damaligen Situation seine Befürchtungen nicht. Seine Überlegungen wiesen klar in eine Richtung, die man in diesem Bereich nicht selten vorfindet: Wer darüber redet, hat ein schlechtes Gewissen. Im Sinne von: Die größten Kritiker der Elche sind selber welche …

Was aber hat mich das kleine Erlebnis mit dem Traum der Patientin noch gelehrt?

Ich spürte den Sog, den ein solches Einverständnis unter «Eingeweihten» ausübt. Man mußte sich offensichtlich gar nicht in der vertrauten kritisch-reflektierenden Art mit dem Traum auseinandersetzen, man wußte die Lösung schon. Die «anderen», nämlich die Zweifler, wurden sofort diskriminiert: mit dem Ergebnis des behaglichen «Unter-sich-Seins» – dieses zwischen Behaglichkeit und ein wenig Langeweile angesiedelte Raunen, das man in der Fremde so sehr vermissen kann –, genau dieses Gefühl stellte sich ein. Man muß nicht mehr länger nachdenken – es versteht sich so vieles von selbst. Die Diagnose «sexueller Mißbrauch» läßt sofort alle erschauern und erklärt (anscheinend) alle ansonsten erst mühselig zu eruierenden Ungereimtheiten der Seele.

Ob das extensive Reden über den sexuellen Mißbrauch wirklich Wasser auf den Mühlen der Feministinnen darstellt, die Seele des «unschuldigen Kindes» wiederherstellen will (entgegen der Freudschen Psychoanalyse) oder ob es sich um eine Sozialarbeiterverschwörung handelt, um neue Stellen bewilligt zu bekommen: Zu dieser Frage kann ich keine Stellung abgeben. Manches an den Verfechtern des «Mißbrauchs des Mißbrauchs» scheint mir allerdings recht plausibel. Aus eigenen Überlegungen möchte ich noch beisteuern, daß möglicherweise auch die in unserer Gesellschaft unsichere Generationenschranke dazu beiträgt, daß das Thema so oft aufgenommen wird. Man könnte davon ausgehen, daß der große Anklang, den es überall gefunden hat, auf einer anderen Ebene durchaus Sinn macht: Wenn man es als Symbol nimmt für die brüchigen Generationenschranken, wie wir sie allenthalben vorfinden. In einer Welt, in der die Jungen wesentlich bessere Kulturtechniken beherrschen als ihre Eltern, in denen ihre Eltern sich oft kaum mehr getrauen, bisher standardisierte Lebensläufe ihren Kindern als Vorbilder anzupreisen – in einer solchen Welt wird unklar, was es eigentlich heißt, erwachsen zu sein. Die in manchen Kreisen vorherrschende starke Selbstthematisierung von Lebensformen, die auch Jugendliche und Kinder erreicht («Pubertät ist Scheiße», hörte ich unlängst einen Zehnjährigen zu seinem Freund sagen, «mußte aber einfach durch!»), läßt sehr viel Scheinautonomie bei jungen Menschen entstehen. Viele Eltern sehen sich diesen Erlebensformen der Kinder nicht gewachsen und fühlen sich auch nicht unbedingt im Recht, wenn sie ihnen eigene Wertvorstellungen (so sie welche haben) aufzwingen. Dies aber sind Spekulationen, die ich natürlich nicht erhärten kann.

Was ich aus eigenem Erleben mitteilen kann, ist die unter «Mißbrauchstherapeuten» hergestellte Stimmung, die wirklich fundierte Überlegungen über die neurotischen Störungen von Patienten überflüssig macht. Hat man den schuldigen Vater, Stiefvater oder Onkel einmal gefunden, dann braucht man den diffizilen Überlegungen zur Aetiologie einer Störung nicht weiter nachzugehen. Es versteht sich alles von selbst. In welchem Alter, unter welchen Umständen, in welcher Form ein Kind mißbraucht wird: nichts scheint dann mehr eine Rolle zu spielen. Klar ist nur, daß das Leben der Mädchen (meist sind es ja solche) zerstört ist, nur unter unsäglichen therapeutischen Mühen wiederherzustellen etc.

Dies führt zu einer Entdifferenzierung der Psychoanalyse (und auch anderer Therapieformen), die einen Anspruch auf aetiologisches Denken haben. Die Wut von Verfechtern des sexuellen Mißbrauchs gegen Zweifler ist somit auch die Wut auf solche, die ein wenig komplizierter denken, die zum Beispiel die Berichte über sexuellen Mißbrauch kritisch betrachten und eventuell zurückführen auf ganz andere Bedürfnisse – zum Beispiel das Bedürfnis, sich der Therapeutin als besonders armes Kind darzustellen, wobei man gängige Klischees heraussucht u. ä. m.

Und auch wenn man ziemlich klar sehen kann, daß etwas dran ist an der Klage über den Mißbrauch: Differenzierte Überlegungen darüber, welche Art von Mißbrauch in welcher Altersstufe zu welchen Störungen führt, sind selten anzutreffen.

«Schon in der allerersten Sitzung hat sich bei meiner Freundin herausgestellt, daß ihr Vater sie sexuell mißbraucht hat», beklagte sich eine meiner Patientinnen, die mir (und der Analyse) vorwarf, daß sich da «gar nichts Besonderes» tue. Diese durch Medienberichte angeheizte Stimmung stellt sich manchmal als eine wirkliche Behinderung ernsthafter therapeutischer Arbeit dar, weshalb ich nach einigen Jahren solcher Klagen ziemlich allergisch gegen das Thema bin.

Das Buch von Katharina Rutschky hat bei mir gleich nach seinem Erscheinen Erleichterung ausgelöst. Schon längst hatte sich Mißtrauen bei mir eingenistet, und ich war froh um ihre klare Sprache. So wie zur Zeit die «ansteigende Anzahl von Kindesmißbrauch mit Todesfolge» herbeigeredet wird (Kriminalstatistiken beweisen das Gegenteil), so wurde längere Zeit auch die «ungeheure Dunkelziffer» von sexuellem Mißbrauch zitiert. Daß jemand ein wenig hinter den Vorhang schaut, beruhigte mich.

Die Diskussion unter Fachleuten scheint mir im Augenblick durch die Einwände der Kritiker übrigens ein wenig kritischer geworden. Es ist inzwischen erlaubt, in Fallbesprechungen, die sich um den sexuellen Mißbrauch drehen, etwa zu sagen: «Wenn es stimmt ...» Allerdings muß man solche Ketzerei dann doch wieder durch Bekenntnisse derjenigen Art gutmachen, die etwa heißen: «So klar es natürlich ist, daß sexueller Mißbrauch leider existiert ...»

Daß Wissenschaftler, die sich gegen die unkontrollierte Verwendung der Mißbrauchsvorwürfe wenden, massiven Attacken ausgesetzt werden, scheint mir noch immer schwer zu verstehen. Daß diese Wissenschaftler darauf reagieren, indem sie ihrerseits die Motive hinterfragen, die ihre Kritiker und Kritikerinnen zu derart vehementen Reaktionen stimuliert haben, kann ich hingegen gut verstehen. Schließlich wurde auch ihnen manchmal unterstellt, daß sie selbst wahrscheinlich Kinder mißbrauchen oder selbst mißbraucht worden seien. Wo mit Argumenten unter der Gürtellinie umgegangen wird, bieten sich tiefenpsychologische Interpretationen an. Daß sich hinter der Hysterie schlichte Interessen verstecken, ist noch eine der harmlosen Interpretationen. Daß gedankenlose Dummheit oder Sensationshascherei eine Rolle spielen, kann man vermuten. Ich hoffe, daß das Thema auf sein Normalmaß zurückgeschraubt wird.

2. FAKTEN UND FIKTION IM INTERNATIONALEN VERGLEICH

BERL KUTCHINSKY

MISSBRAUCHSPANIK

Häufigkeit und Befund sexuellen Kindesmißbrauchs

Im Konferenzprogramm wurde mein Referat angekündigt unter dem Titel «Häufigkeit und Befund sexuellen Mißbrauchs von Kindern». Ich werde natürlich auf dieses Thema eingehen, allerdings in einem erweiterten und zugleich engeren Kontext, vorgegeben durch die in den vergangenen 15 Jahren angewachsene Besorgnis im Hinblick auf den sexuellen Mißbrauch von Kindern. Vorweg sei ausdrücklich angemerkt, daß auch ich diese allgemeine Besorgnis teile und in mehreren Artikeln zum Ausdruck gebracht habe; einer davon wurde 1991 in der *Zeitschrift für Sexualforschung* veröffentlicht.

Sorgen machen mir jedoch auch gewisse Nebeneffekte der Mißbrauchsproblematik, nämlich jene Phänomene, die ich unter dem Begriff «Mißbrauchspanik» zusammenfasse, und darüber möchte ich hier reden.

In Ermangelung einer zutreffenderen Bezeichnung verwende ich den Begriff «Mißbrauchspanik» zur Kennzeichnung einer Anzahl von gesellschaftlichen Phänomenen, die in jüngster Zeit zu beobachten sind. Sie beziehen sich auf den Tatbestand des sexuellen Mißbrauchs von Kindern, der, worin wir alle übereinstimmen, äußerst ernst zu nehmen ist, nicht nur im Hinblick auf den individuellen Fall, sondern auch als gesellschaftliches Problem. Zu konstatieren sind jedoch panikartige Reaktionen folgender Art:

1. Das Problem des Mißbrauchs wird sowohl qualitativ als auch quantitativ überbewertet.

2. Es wird behauptet, das Problem nehme an Umfang rapide zu.

3. Der Mißbrauch wird als ein «normales», allenthalben auftretendes Phänomen betrachtet.

4. Es werden äußerst vage Diagnosen angeboten, die zur Folge haben, daß schlecht fundierte oder auch gänzlich aus der Luft gegriffene Anschuldigungen überhandnehmen.

5. Tendenziell wird von sämtlichen Mißbrauchsfällen unterschiedslos behauptet, daß sie aller Wahrscheinlichkeit nach erhebliche psychische Schäden hervorrufen, sowohl unmittelbar nach der Tat als auch langfristig.

6. Schließlich und in Konsequenz dieser Phänomene nehmen die Reaktionen auf angebliche und beobachtete Fälle sexuellen Kindesmißbrauchs einerseits und das allgemeine Problem andererseits dramatische und irrationale Züge an.

BEFUNDE

Die ersten Anzeichen für Mißbrauchspanik gab es in den Vereinigten Staaten bereits während der späten 70er Jahre; im Laufe der 80er Jahre breitete sie sich aus auf Kanada, Australien, Skandinavien, Großbritannien und Zentraleuropa.

Panikartige Reaktionen sind festzustellen in der Behandlung vermeintlicher Mißbrauchsfälle durch die Sozial- und Gesundheitsdienste, durch Gemeinderäte, Beamte, Sozialarbeiter, Kinderpflegepersonal, Psychologen, Psychiater, Kinderärzte und – wenn auch in allgemein geringerem Ausmaß – durch die Strafjustiz. Panikreaktionen sind häufig auszumachen in den Medien: in Fernsehen, Tagespresse und auflagenstarken Magazinen.

Schließlich – und hiermit komme ich zu dem vielleicht beunruhigendsten Punkt und Hauptaugenmerk meines Referats – ist zu konstatieren, daß Panikreaktionen mehr oder weniger hervorgerufen und verstärkt werden durch wissenschaftliche Veröffentlichungen von psychologischen und medizinischen Forschern an Universitäten und anderen akademischen Einrichtungen. Allein die Anzahl der Fachzeitschriftenartikel und Bücher zum Thema sexuellen Kindesmißbrauchs weist hin auf einen außergewöhnlichen Vorgang:

In spezialisierten Fachzeitschriften wie *Child Abuse and Neglect*,

Journal of Family Violence oder *Journal of Interpersonal Violence* häufen sich die Artikel über sexuellen Kindesmißbrauch, obwohl diese Journale weder dem Namen noch der Programmatik nach auf dieses Sonderthema festgelegt sind. In allgemeineren Fachzeitschriften aus den Bereichen Kriminologie, Strafrecht, Psychologie, Soziologie und Medizin werden gleichfalls häufig einschlägige Artikel veröffentlicht, manchmal sogar ganze Ausgaben diesem Thema gewidmet. Darüber hinaus erscheinen zahlreiche Monographien, Reportagen, Reader und Anthologien zu diesem Thema.

Im Verzeichnis *Criminology & Penology Abstracts* aus dem Jahre 1989 zählte ich sämtliche Eintragungen über Artikel und Bücher nach, die sich mit bestimmten Delikten befassen. Zum Thema Brandstiftung sind beispielsweise 11 Eintragungen zu finden, 21 über Computerdelikte, 16 über Korruption, 39 über Trunkenheit am Steuer, 12 über Umweltdelikte, 8 über Diebstahl, 13 über Raub, 5 über Ladendiebstahl und 44 über Mord.

Doch zum Thema sexuellen Kindesmißbrauchs liegen nicht weniger als 73 Eintragungen vor; an zweiter Stelle folgt das Thema Drogenmißbrauch mit 71 Eintragungen. 65 Eintragungen gelten dem Thema Sexualdelikte, wovon 37 auf Vergehen an Kindern entfallen; zu den Themen sexuelle Mißhandlung und Inzest liegen 32 beziehungsweise 23 Eintragungen vor. Zwischen den einzelnen Kategorien kommt es zu gewissen Überschneidungen, die aber das Bild, das ich zeigen will, kaum beeinflussen.

Nehmen wir diese Zahlen ernst, drängt sich der Eindruck auf, daß sexueller Kindesmißbrauch eines der Hauptprobleme in Kriminologie und Strafrecht darstellt, ein Eindruck, der erhärtet wird durch die Lektüre der zahlreichen Artikel, Bücher und Rezensionen. Lassen Sie mich aus dem Anfang eines, wie ich finde, typischen Zeitschriftenartikels zitieren. Es handelt sich um die Besprechung zweier kurz zuvor erschienener Bücher über den sexuellen Mißbrauch von Kindern, 1988 abgedruckt in *The Journal of Criminal Law and Criminology*, einer der bedeutendsten Fachzeitschriften aus diesem Bereich:

... (K)ein anderes Verbrechen ... ruft so viel moralische Entrüstung, allgemeine Wut und Verurteilung hervor wie das der sexuellen Belästigung von Kindern. Obwohl nach Angaben aus Forschungsinstituten und Krankenhäusern nur 25 Prozent der als Mißbrauchsopfer klinisch identifizierten Fälle zur Anzeige gebracht wurden ... ist die Zahl der Strafanträge zwischen 1976 und 1982 um 650 Prozent gestiegen. Das epidemische Ausmaß dieser gesellschaftlichen Seuche zeigt sich ferner in der statistischen Prognose, daß 20 von 100 Kindern, ob Jungen oder Mädchen, bis zu ihrem 18. Lebensjahr sexuell belästigt werden.

Ich zitiere nun aus der Einleitung zu einem in *Child Abuse and Neglect* erschienenen Artikel über einen kurz zuvor abgeschlossenen Forschungsbericht:

Sexuelle Belästigung von Kindern durch Erwachsene ist in Nordamerika inzwischen als ein schwerwiegendes Gesellschaftsproblem erkannt worden. Jüngste Forschungen über die Häufigkeit von sexuellem Kindesmißbrauch in der Gesamtbevölkerung kommen zu dem Ergebnis, daß 22 bis 45 Prozent aller erwachsenen Frauen in ihrer Kindheit Formen sexueller Belästigung erfahren haben ... Studien belegen, daß dieser Mißbrauch sowohl kurz- als auch langfristig negative Auswirkungen auf die Psyche des Kindes hervorruft ...

Schließlich ein letztes Zitat aus derselben Zeitschrift, ebenfalls aus dem Jahre 1989:

Studien haben ergeben, daß die Häufigkeit sexuellen Mißbrauchs in Nordamerika zwischen 6 und 62 Prozent bei Frauen und zwischen 3 und 31 Prozent bei Männern liegt ... «Die ermittelten Werte im oberen Grenzbereich deuten auf ein Problem epidemischer Dimensionen hin.» ... Die Opfer sexuellen Mißbrauchs leiden unmittelbar nach der Tat und dauerhaft unter erheblichen Folgeschäden wie Phobien, Depressionen und Suizidneigung ...

Ähnlich formulieren die meisten einschlägigen Zeitschriftenartikel, und was sie – vermutlich nach bestem Wissen – berichten, klingt wahrhaft alarmierend: Eine enorm und rapide zunehmende Anzahl von Kindern wird sexuell mißbraucht und erleidet schwerwiegende kurz- und langfristige Schäden. Die Häufung der zur Anzeige gebrachten und untersuchten Fälle rechtfertigt in der Tat den wissenschaftlichen und journalistischen Einsatz und verlangt – was angesichts der bedrohenden Ausmaße dieses Problems noch wichtiger ist – entschiedenes Handeln.

Und es wurde tatsächlich gehandelt: Gesetzgeber setzten die Höchststrafe für Kindesmißbrauch herauf und sorgten für eine zügigere Prozeßführung; die Polizei verhaftete und verhörte eine gestiegene Anzahl von Verdächtigen; die Richter urteilten häufiger und schärfer. In den USA sitzen Tausende von Eltern, Erziehern und Lehrern langfristige Haftstrafen wegen sexuellen Kindesmißbrauchs ab.

Vor allem handeln Jugend- und Gesundheitsämter sehr viel entschiedener; in Tausenden von Fällen wurden Kinder aus der Familie herausgeholt, Eltern unter Anklage gestellt – aufgrund von mehr oder weniger klaren Indizien.

Mitunter greifen Gerichte und / oder Jugend- bzw. Gesundheitsämter so massiv ein, daß sich die Massenmedien auf solche Fälle stürzen und sich hohe Beamte oder Politiker zu Wort melden. In mehreren Orten der USA wurden nicht nur Eltern, sondern auch Mitarbeiter von Kindertagesstätten des sexuellen Mißbrauchs beschuldigt, oft in Einheit mit der Ausübung satanischer Kulthandlungen und «rituellen Mißbrauchs». Bestens bekannt sind die bizarren Vorfälle an der McMartin-Vorschule im Landkreis von Los Angeles und die Affäre in Jordan, Minnesota.

Finkelhor, Williams & Burns behaupten, in einem Zeitraum von drei Jahren an 270 Kindertagesstätten der Vereinigten Staaten Fälle sexuellen Kindesmißbrauchs aufgedeckt zu haben, denen insgesamt 1639 Kinder zum Opfer fielen. In 13 Prozent dieser Fälle seien «rituelle Mißbrauchspraktiken» festzustellen gewesen, gekennzeichnet durch «erzwungene Aufnahme von Exkrementen, Samen oder Blut; rituelle Tötung von Tieren ... Einnahme von Drogen oder ‹magischen Tränken› und die Verwendung satanischer Gesänge und Symbole» (Kelley, 1989).

Einer anderen Untersuchung zufolge mußten Hortkinder im Durchschnittsalter von 3,9 Jahren unter Zwang und Drohungen an Gruppensexaktivitäten mit Erwachsenen teilnehmen, wobei es unter anderem zu oralem, analem und genitalem Verkehr kam (Faller, 1988). Eines der Opfer, ein «fast dreijähriges» Kind, berichtete, der Täter habe gesagt, das Kaninchen des Horts getötet und zu einem Ragout verarbeitet zu haben, wovon es essen mußte. Es sei schrecklich gewesen, sagte das Mädchen, weil in dem Topf noch Fell und Knochen zu sehen gewesen seien. Der Täter drohte damit, aus dem Kind ebenfalls Ragout zu machen, wenn es verrate, was im Hort geschehe.

Ähnlich bizarre Vorkommnisse wurden aus Oude Pekela, einem holländischen Ort in der Nähe von Groningen, berichtet, wo 100 Kinder aussagten, von deutschen Pornographen, die als Clowns verkleidet waren, entführt, mißhandelt und in satanischen Riten gequält worden zu sein.

In einer holländischen Kindertagesstätte nahe Rotterdam wurden, wie festgestellt werden konnte, von den insgesamt 40 vier- bis siebenjährigen Kindern 13 sexuell mißbraucht und ohne Wissen der Eltern unter Verschluß gehalten (Wind, 1990).

Einer der bekanntesten und am sorgfältigsten dokumentierten Inzestfälle trug sich zu in Middlesbrough im englischen Landkreis von Cleveland. Über einen Zeitraum weniger Wochen diagnostizierten Kinderärzte im Sommer 1987 bei 121 Kindern Anzeichen sexuellen Mißbrauchs, wahrscheinlich durch die eigenen Eltern. Nach Angaben der Ärzte, die mit Hilfe des sogenannten Anal-Dilatationsreflex-Tests zu ihrer Diagnose gelangt waren, wurden nicht weniger als 73 Prozent dieser Kinder durch anale Penetration mißhandelt. Die Kinder wurden aus ihren Familien geholt, ins Krankenhaus überwiesen und später in Pflegeheimen untergebracht, viele von ihnen sahen ihre Eltern erst nach vielen Monaten wieder.

Bemerkenswert an diesem Fall aus Cleveland ist die Tatsache, daß im Unterschied zu den oben genannten Vorkommnissen von den betroffenen Kindern trotz zahlreicher und nachdrücklicher Verhöre kaum belastende Aussagen zu beziehen waren. Der Fall erregte ein so großes Aufsehen, daß eine öffentliche Untersuchung durchgeführt wurde. Sie wies auf etliche Irrtümer und Fehler seitens der beteiligten Ärzte, Psychologen, Sozialarbeiter und Beamten hin, konnte aber die zentrale Frage nicht beantworten: Waren diese Kinder tatsächlich mißbraucht bzw. mißhandelt worden oder nicht?

Diese Frage erhitzt die Gemüter bis heute; für viele britische Sachverständige sind die ärztlichen Diagnosen nach wie vor von ausschlaggebender Beweiskraft. Nicht daß die Kinder von zu Hause entfernt worden waren, halten sie für einen Skandal, sondern vielmehr die Tatsache, daß die meisten von ihnen wieder nach Hause zurückkehren konnten. Ich habe die verfügbaren Materialien zur Cleveland-Affäre sorgfältig geprüft und bin zu dem Ergebnis gekommen, daß es wohl nur in etwa 10 bis 20 Einzelfällen zum Mißbrauch gekommen ist, die Anschuldigungen in der überwiegenden Mehrzahl der Fälle aber nicht zutreffen.

Meiner Ansicht nach – und damit komme ich zu meinem Hauptargument – war Lordrichterin Elizabeth Butler-Sloss, die die öffentliche Untersuchung in dieser Sache führte, *falsch informiert über die Häufigkeit und Ernsthaftigkeit sexuellen Kindesmißbrauchs*, und zwar aufgrund der Anhörung von Experten, die allesamt der Auffassung waren, daß grober sexueller Kindesmißbrauch ein weitverbreitetes Phänomen sei.

Wenn, wie in jüngsten Veröffentlichungen behauptet, sexueller Mißbrauch an Kindern tatsächlich so häufig geschieht, wären die in einigen Wochen diagnostizierten 121 Fälle nicht außergewöhnlich viele. Immerhin ist Middlesbrough eine mittlere Provinzstadt, in der rund 40 000 Kinder leben. Würden nur 10 Prozent davon wiederholt oder ständig mißbraucht, wäre von einer Anzahl von etwa 4000 Opfern auszugehen.

Von zentraler Bedeutung ist darum die Frage nach der Anzahl schwerwiegender, traumatisierender Mißbrauchsvergehen. Falls, wie Experten wiederholt behaupten, tatsächlich davon auszugehen ist, daß in jeder Schulklasse zwei bis drei Mißbrauchsopfer zu beklagen sind, sollten wir, anstatt in Panik zu geraten, den Nachweis antreten. Und wenn sexueller Mißbrauch stets, wie behauptet, schwerwiegende Traumata nach sich zieht, wäre es sinnvoll, mit radikalen Mitteln der Aufdeckung dagegen vorzugehen.

Aus genannten Gründen ist es notwendig, jene Studien gründlich nachzuprüfen, die immer wieder als Beweis herangezogen werden für Häufigkeit und Folgeschäden sexuellen Mißbrauchs.

Ich bin in meiner Untersuchung zu dem Schluß gelangt, daß die Behauptungen, was Umfang und Auswirkung betrifft, auf oberflächliche Forschungen und fehlerhafte Auswertungen zurückzuführen sind. Im folgenden möchte ich eine dieser Studien stellvertretend herausgreifen; sie wurde unlängst veröffentlicht und von David Finkelhor durchgeführt, der als Pionier und Mentor der gegenwärtigen Mißbrauchsforschung gilt.

Wie bekannt hat David Finkelhor bereits 1979 eine Studie über die Häufigkeit sexuellen Kindesmißbrauchs vorgelegt. Die Ergebnisse, basierend auf einer Umfrage unter Collegestudenten in Neuengland, waren nicht gerade außergewöhnlich. Im Gegenteil, die ermittelten Zahlen über sexuelle Kontakte zwischen Kindern und Erwachsenen lagen unter denen aus mehreren früheren Untersuchungen, einschließlich der Reporte von Kinsey. Dennoch wurde diese Studie so häufig wie keine andere zitiert und als der erste Beleg für die schockierende Dimension sexuellen Kindesmißbrauchs herangezogen.

Ebenso großes Aufsehen erregte Diana Russell 1983 mit ihrer Umfrage unter 930 Frauen aus San Francisco. Die Interviews wurden durchgeführt von Frauen, die eigens für diese Aufgabe ausgebildet und darauf trainiert worden waren, die Scheu der Befragten, zu diesem Thema Stellung zu beziehen, zu überwinden. Russell ermittelte eine noch höhere Anzahl von Mißbrauchsfällen als Finkelhor. Allerdings wurde Kritik laut an der Durchführung und Auswertung dieser wie auch anderer Studien zum selben Thema.

In Anbetracht dieser Kritik sowie der nun schon fast seit zehn Jahren intensiv betriebenen Forschung und Diskussion über sexuellen Kindesmißbrauch ist zu erwarten, daß, wenn sich Finkelhor, der anerkanntermaßen führende Experte in diesem Bereich, zu einer neuerlichen Auszählung anschickte, diese sich aufs sorgfältigste vorgenommen würde, um endlich mit wirklich verläßlichen Daten über die Häufigkeit sexuellen Kindesmißbrauchs aufwarten zu können.

Werfen wir nun einen Blick auf Russells Studie, die, 1990 in *Child Abuse & Neglect* publiziert, als erste bundesweite Umfrage unter Erwachsenen, die in ihrer Kindheit sexuell mißbraucht wurden, angesehen wird. Die durch Zufall ermittelte Stichprobe umfaßt 2600 Männer und Frauen, die telefonisch interviewt wurden (24 Prozent verweigerten die Aussage). 27 Prozent der Frauen und 16 Prozent der Männer erklärten sich als Mißbrauchsopfer – Zahlen, die in etwa den Ergebnissen aus anderen Untersuchungen entsprechen und im nachhinein als «schockierende Wahrheit über die unerhört große Gefahr sexuellen Kindesmißbrauchs» kommentiert wurden.

Diese Zahlen sind das Auswertungsergebnis der Beantwortung von vier Fragen. Hier die erste:

1. Können Sie sich an ein Kindheitserlebnis erinnern, das Ihrer jetzigen Auffassung nach mit sexuellem Mißbrauch zu tun hat, verstanden als Versuch oder Vollzug irgendeiner sexuellen Handlung an Ihnen oder dergleichen?

Dieser Satz besteht aus zwei Teilen. Im ersten Teil wird die interviewte Person gebeten, sich eines sexuellen Erlebnisses aus der Kindheit zu entsinnen, das aus *heutiger* Sicht in den Zusammenhang sexuellen Mißbrauchs zu stellen wäre. Es wird insinuiert, daß die fragliche Handlung damals vielleicht nicht als mißbräuchlich aufgefaßt worden ist, nun aber – aus der Erwachsenen- und womöglich Elternperspektive – als solche einzustufen wäre.

Der zweite Teil des Satzes unterstellt, daß «*Versuch* oder Vollzug *irgendeiner* sexuellen Handlung an Ihnen *oder dergleichen*» den Tatbestand des Mißbrauchs erfüllen. (Hervorhebungen B. K.)

Meinem Sprachverständnis nach kann diese äußerst vage Formulierung alles mögliche beinhalten, zumal der Ausdruck «sexuelle Handlung» hier nicht unbedingt mit «Koitus» in Zusammenhang gebracht werden muß, sondern vielmehr als «sexueller Austausch» allgemein zu verstehen ist. Trotzdem wurden alle positiven Antworten auf diese Frage gezählt als *Fälle sexuellen Kindesmißbrauchs in der Form von vollzogenem Geschlechtsverkehr*, den 15 Prozent der Frauen und 10 Prozent der Männer erleben mußten.

Da in der Interviewfrage auf Kindheitserlebnisse rekurriert wird, ist der als «Kindheit» spezifizierte Zeitraum natürlich von entscheidender Bedeutung. In der einführenden Erklärung zum Interview wurde festgelegt: «bis zum vollendeten achtzehnten Lebensjahr». Ist es nicht ungewöhnlich, die Grenze der Kindheit derart hoch anzusetzen? Wie dem auch sei, für die Befragten wird diese Altersangabe sehr verwirrend gewesen sein.

Die übrigen Fragen lauteten:

2. Können Sie sich an ein Kindheitserlebnis erinnern, das Ihrer jetzigen Auffassung nach mit sexuellem Mißbrauch zu tun hat, in dem Sinne, daß Sie zu Hause oder außerhalb von jemandem intim berührt, geküßt oder wie auch immer bedrängt worden sind?

Es überrascht nicht, daß 20 Prozent der Frauen und 5 Prozent der Männer diese Frage bejahten.

3. Können Sie sich an ein Kindheitserlebnis erinnern, daß Ihrer jetzigen Auffassung nach mit sexuellem Mißbrauch zu tun hat, in dem Sinne, daß Sie zu Nacktaufnahmen herangezogen oder angehalten wurden, der Entblößung oder dem Geschlechtsverkehr anderer zuzusehen – oder dergleichen mehr?

Mit Ja antworteten auf diese Frage sehr viel weniger, nämlich 4 Prozent der Frauen und 2 Prozent der Männer – deren Erlebnisse sich fast ausschließlich auf exhibitionistische Handlungen beschränkten.

4. Können Sie sich an ein Kindheitserlebnis erinnern, das Ihrer jetzigen Auffassung nach mit sexuellem Mißbrauch zu tun hat, verstanden als oraler Sex, Sodomie oder dergleichen?

Insgesamt bestätigten dies nur eine oder zwei Frauen und fünf Männer.

Wie bereits angedeutet, halte ich eine solche Untersuchung in mehreren Punkten für mangelhaft. Die Fragen beziehen sich im großen und ganzen auf Erfahrungen, die unter Kindern und

Teenagern durchaus nicht ungewöhnlich sind, unterstellen aber gleichzeitig, daß diese Erlebnisse – vor allem aus der Rückschau des Erwachsenen – als Mißbrauchshandlungen anzusehen sind.

Die relativ geringe Anzahl der positiven Antworten läßt vermuten, daß sich die Mehrheit der Befragten in der Kürze des Telefonats an keinen konkreten Fall aus der Kindheit erinnert, dem Interviewer gegenüber einiges verschweigt oder aber – was am wahrscheinlichsten ist – mit der angebotenen Mißbrauchsdefinition nicht einverstanden ist.

Diejenigen, die den Fragen gemäß sexuellen Mißbrauch als Erfahrung bestätigen, drücken vornehmlich und zumeist kaum mehr als eine *Meinung* aus. Es ist durchaus möglich, daß im Ergebnis dieser Erhebung Fälle von schwerwiegenden Sexualdelikten mit enthalten sind; doch ob und wie viele von den Befragten, die Mißbrauchserfahrungen angegeben haben, tatsächlich schwerwiegenden Sexualdelikten zum Opfer gefallen sind, läßt sich aus den Daten nicht ermitteln.

Mit anderen Worten: Dieser erste Erhebungsversuch ist gescheitert. Die Interviewfragen sind weder *sensibel* genug, um wirklich allen echten Sexualvergehen auf die Spur zu kommen, noch *spezifisch* genug, um solche Handlungen auszuschließen, die als trivial, ärgerlich, impertinent, anstößig oder unmoralisch zu bewerten sind.

Allerdings lassen sich aus den Antworten auf Zusatzfragen ein paar wichtige Informationen entnehmen: In rund 17 Prozent der Fälle wird von Gewaltanwendung gesprochen; zwei Drittel der genannten Fälle waren einmalige Übergriffe; jeder zehnte Fall dauerte über ein Jahr an; in 51 bzw. 71 Prozent der Fälle war der Täter ein Fremder oder flüchtiger Bekannter; 8 Prozent der betroffenen Frauen berichteten, daß der Täter aus der Familie stammte; 64 Prozent der Frauen und 58 Prozent der Männer waren weniger als zwölf Jahre alt, als der Mißbrauch stattfand.

Diese Informationen sind jedoch weder einer vergleichenden Klassifizierung unterzogen noch auf Überschneidungen der einzelnen Handlungen wie Koitus, Berührung oder Kuß hin überprüft worden. Undifferenziert bleiben auch Versuch und Vollzug oder Berührung und Kuß. Dies gilt nicht nur für die Umfrage von Diana Russell. Ähnliche Mängel weisen sämtliche Untersuchungen zu diesem Thema auf, und ich kann nicht verstehen, warum noch kein Versuch einer empirisch spezifischen Feststellung wirklich schwerwiegender, gesellschaftlich relevanter Fälle unternommen wurde, nämlich solcher Fälle, in denen Kinder über längere Zeit inzestuösen Übergriffen zum Opfer fallen oder unter Gewaltanwendung mißbraucht und mißhandelt werden.

Solche individuellen Fälle zuverlässig zu identifizieren dürfte im Computerzeitalter nicht besonders schwierig sein. Warum ist dies bislang nicht gemacht worden – oder wenn doch: Wieso haben wir nichts davon gehört?

Zwar steht die Antwort darauf noch aus; dennoch läßt sich einigermaßen sicher und auch ohne statistische Kreuzauswertung feststellen, daß wirklich schwerwiegende Sexualdelikte – von der Art, wie sie sich anscheinend in US-Kindergärten, im englischen Cleveland oder holländischen Oude Pekela häufen – durchschnittlich relativ selten vorkommen.

Aus den mir bekannten Studien über die Häufigkeit sexuellen Kindesmißbrauchs (einige datieren auf die Zeit der 30er Jahre zurück), ziehe ich den Schluß, daß die Häufigkeit einzelner, episodischer Mißbrauchsfälle vergleichsweise ernsten Ausmaßes auf rund ein Prozent zu veranschlagen ist und daß typische, über einen längeren Zeitraum verübte Inzestvergehen an Kleinkindern in Promillezahlen zu beziffern sind.

Diese Zahlen wiegen schwer genug, zumal darüber hinaus von einer nicht unbeträchtlichen Dunkelziffer auszugehen ist. Es muß also damit gerechnet werden, daß in einer durchschnittlichen Schule – und nicht etwa in jeder Klasse – zwei bis drei Kinder sexuell mißbraucht werden. Daß eine Häufung solcher Fälle «epidemische» Ausmaße (wie in Cleveland) annimmt, ist äußerst unwahrscheinlich. Wir sollten deshalb sehr vorsichtig sein mit der Diagnose sexueller Kindesmißhandlung. Eine der elementaren Regeln der Diagnostik besagt, daß die Fehlerquote proportional mit der Häufigkeit einer durchgeführten Diagnose ansteigt. Außerdem nimmt die Wahrscheinlichkeit *falscher* positiver Aussagen zu, je sensibler und weniger spezifisch unsere Interviewfragen sind.

Zweifellos sind Tests oder Befragungen, aufgrund derer sexueller Kindesmißbrauch diagnostiziert wird, während der 80er Jahre zunehmend sensibel und gleichzeitig weniger spezifisch durchgeführt worden. Eine Vielzahl von physischen, medizinischen, psychischen und sozialen Merkmalen allgemeiner Art wird als Hinweis auf sexuellen Mißbrauch gedeutet: Dehnungen und Hautrisse im Analbereich, vaginale Rötung, nicht organisch bedingte Wachstumsdefizite, Bulimie, Anorexie, Inkontinenz, Stimmungsumschwünge, Nägelbeißen, Alpträume, Schlaflosigkeit, Angstzustände, Depression, Schulschwänzerei und vieles andere mehr.

In jüngster Zeit wird behauptet, daß die sogenannte MPD (multiple personality disorder = multiple Persönlichkeitsstörung) unausweichliche Folge «ritueller Kindesmißhandlung» ist.

Medizinische Testverfahren wie der «Anal-Dilatationsreflextest», die Kolposkopie zur Untersuchung des Hymens oder das Einführen einer Glasstange zur Messung von analen oder vaginalen Erweiterungen werden häufig angewendet, obwohl erwiesen ist, daß sie zu sowohl unspezifischen wie auch unsensiblen Resultaten führen und somit aller Wahrscheinlichkeit nach nicht nur falsche Positiv-, sondern auch falsche Negativwerte hervorbringen. Gleiches gilt für den Einsatz sogenannter anatomisch echter Puppen, die völlig unkritisch zum Test von sexueller Kindesmißhandlung herangezogen werden.

Selbst wenn ernsthafter sexueller Kindesmißbrauch tatsächlich so häufig vorkäme, wie von denen angenommen, die solche Diagnose- und Testverfahren einsetzen, würde nicht nur mit richtigen, sondern auch mit einer hohen Anzahl falscher Positivwerte zu rechnen sein. Wäre der Mißbrauch dagegen selten, würde das Verhältnis falscher Positivwerte alarmierend hoch ausfallen.

Angenommen, die Effektivität eines gegebenen Tests ist derartig hoch, daß nach hundertmaliger Wiederholung nur ein falscher

Positivwert und kein einziger falscher Negativwert ermittelt wird: In einer Population, die zu einem zehnprozentigen Anteil von der festzustellenden Problematik betroffen ist, würde dieser Test auf zehn richtige Positivwerte einen falschen ermitteln. In einer zu einem Prozent betroffenen Population wäre die Hälfte aller positiven Diagnosen falsch; bei einem Promille würden zehn von elf Diagnosen falsch sein.

	pro centum	10 % betroffen	1 % betroffen	0,1 % betroffen
falsche Diagnose:	1 %	1	1	10
richtige Diagnose:	99 %	10	1	1

Mit anderen Worten: Wenn sexueller Kindesmißbrauch zehnmal seltener vorkommt, muß eine Diagnose zehnmal vorsichtiger durchgeführt werden, damit die Anzahl der falschen Positivwerte nicht zunimmt.

LANGFRISTIGE WIRKUNGEN

Natürlich kommt es häufig genug vor, daß sorgfältige Untersuchungen anhand der genannten Indikatoren psychischer Störungen zurückliegende Mißbrauchshandlungen aufdecken, insbesondere solche, die allgemeiner, vergleichsweise harmloser Natur und nur einmalig vorgekommen sind. Jedoch läßt sich die Tendenz feststellen, daß dieser festgestellte Vorfall, der zumeist weit in der Vergangenheit zurückliegt, identifiziert wird als *Ursache* für gegenwärtige Störungen oder Probleme.

Eine solche «Diagnose» mag sowohl dem Kliniker als auch dem Patienten zunächst in gewisser Weise Erleichterung verschaffen, vor allem dann, wenn der Vorfall vor langer Zeit geschehen und der Täter womöglich schon gestorben ist oder sich nicht im Umkreis des Patienten befindet. Aber auf lange Sicht wird sich eine falsche Diagnose bestenfalls als wertlos erweisen, schlimmstenfalls als heilungshindernd auswirken.

Die Vorstellung, daß eine relativ unbedeutende sexuelle Erfahrung in der Kindheit zu schwerwiegenden Störungen führen kann, ist weitverbreitet. Zur Illustration schildere ich ein typisches Beispiel aus einem dänischen Gericht:

Ein Mann hatte zwei Kinder, ein Mädchen, fünfjährig, und einen zwei Jahre alten Sohn. Über lange Zeit lebte er mit der Mutter dieser Kinder unverheiratet zusammen. Als sich die Eltern trennten, blieben die Kinder bei der Mutter. Er, der immer ein gutes Verhältnis zu ihnen hatte, durfte sie mehrmals wöchentlich besuchen. Vor Gericht sagte die Mutter aus, daß das fünfjährige Mädchen eines Tages die Treppe heruntergerannt sei und geschrien habe: «Mama, Mama, Papa sitzt da und läßt den Pippimann raushängen.» Die Mutter lief nach oben und fand den Mann im Badezimmer. Er bestritt, irgend etwas Unstatthaftes getan zu haben, doch sie glaubte ihm nicht und warf ihn aus dem Haus. Dem Richter erklärte sie, das Mädchen habe sich in der Folgezeit äußerst nervös verhalten, wieder eingenäßt und nicht mehr genug gegessen.

Eine Kinderpsychologin – sie hatte sechsmal mit dem Mädchen gesprochen – und der behandelnde Psychiater stellten vor Gericht fest, das Kind sei von seinem Vater mißhandelt worden und leide noch heute, ein Jahr später, unter psychischen Störungen. Das Gericht folgte dem Gutachten und schenkte den Beteuerungen des Vaters keinen Glauben.

Zweifellos wird das Kind in seelisch schlechter Verfassung gewesen sein, aber durchaus wahrscheinlich ist, daß seine Probleme ausgelöst wurden durch die dramatische Reaktion der Mutter und weniger durch den Vorfall an sich. (Mit dieser Frage beschäftigt sich mein Artikel in der *Zeitschrift für Sexualforschung*.)

Die Vermutung, daß selbst belanglose, einmalige Anstößigkeiten langfristige Schäden hervorrufen, wird angeblich von verschiedenen Studien über die Auswirkung sexuellen Kindesmißbrauchs erhärtet. Es handelt sich dabei hauptsächlich um Untersuchungen, in denen erwachsene Testpersonen Stellung beziehen zu Fragen über psychische Probleme (z. B. Schlaflosigkeit, Alpträume,

Angstzustände, Depressionen), sexuelle Probleme und zu Erfahrungen mit psychiatrischer Betreuung.

Im Vergleich mit Kontrollgruppen sind bei Gruppen von Mißbrauchsgeschädigten der Tendenz nach signifikant höhere Korrelationswerte festzustellen. Dieser relative und rein statistische Unterschied wird kritiklos in Begriffe absoluter, individueller und klinischer Kausalität übertragen:

«Die Opfer sexuellen Mißbrauchs leiden ... dauerhaft unter erheblichen Folgeschäden wie Phobien, Depressionen» usw. (Vergl. die bereits zitierte Studie von Budin et al.)

In einem Forschungskommentar, abgedruckt im renommierten *Sourcebook of Child Sexual Abuse* (1986), formulierten Browne & Finkelhor sehr viel vorsichtiger:

«In unmittelbarer Folge des sexuellen Mißbrauchs zeigen sich bei einem bis zwei Fünftel der von Ärzten untersuchten mißbrauchten Kinder auffällige Störungen ... Untersuchungen an Erwachsenengruppen ergeben, daß im Vergleich zu Kontrollgruppen unter Mißbrauchsopfern mehr (nämlich doppelt so viele) Störungen festzustellen sind; von schwerwiegenden Schäden ist allerdings nur bei einem Anteil von weniger als einem Fünftel zu sprechen.»

Während der erste Teil der Aussage – der über kurzfristige Schädigungen – auf klinische Stichproben verweist, beruft sich der zweite Teil in der Einschätzung langfristiger Wirkungen auf nichtklinische Studien, beide Aussageteile werden von den Autoren wie selbstverständlich miteinander verknüpft. Die langfristigen Wirkungen scheinen noch durchschlagender zu sein als die kurzfristigen, was die düstere Prognose für sexuellen Kindesmißbrauch zusätzlich unterstreicht.

Die doppelte Schlußfolgerung basiert auf zwei Prämissen, die ihrerseits durch diese Folgerung bestätigt werden: erstens, daß klinische und nichtklinische Stichproben gleichwertig sind; zweitens, daß langfristige seelische Störungen in den Mißbrauchskategorien nichtklinischer Stichproben identifiziert und kausal verknüpft werden können mit Mißbrauchsvergehen, und zwar so sicher und gültig wie die Identifizierung und Zuschreibung langfristiger Wirkungen auf klinisch erkannte Mißbrauchsfälle.

Beide Prämissen sind jedoch falsch. Klinische Stichproben bestehen hauptsächlich aus Fällen schweren sexuellen Kindesmißbrauchs, während nichtklinische Stichproben, wie gesehen, zumeist weniger gravierende Fälle enthalten.

Wie ist es also möglich, daß in den Mißbrauchsgruppen aus nichtklinischen Stichproben «Folgeschäden» nachgewiesen werden, die so gravierend sind wie die in klinischen Stichproben – oder gar noch gravierender? Die Antwort ist natürlich: Das kann nicht sein. Oder genauer: Die statistische Korrelation zwischen sexuellem Kindesmißbrauch und einer von Erwachsenen selbsterkannten psychischen Störung ist nicht notwendigerweise auch als konkretes Ursache-Wirkungs-Verhältnis aufzufassen. Tatsächlich bieten sich viele andere Möglichkeiten an.

1. Wie schon bemerkt, kann selbst eine klinische Untersuchung nicht zweifelsfrei feststellen, ob ein Mißbrauch als Ursache für spätere Störungen anzusehen ist, zumal diese Störungen durchaus bestimmten Reaktionen auf den vermeintlichen Mißbrauch zugeschrieben werden könnten.

2. Der Mißbrauch kann latente psychische Störungen zum Ausbruch bringen oder verschärfen und bis ins Erwachsenenalter wirksam sein.

3. Psychische Störungen bei Erwachsenen sind möglicherweise auf eine pathogene Entwicklung zurückzuführen, die in der frühen Kindheit ansetzte, und zwar aufgrund von sozialen oder psychischen Mißständen, von denen der Mißbrauch selbst nur eines von mehreren Symptomen ist.

In allen drei Fällen kann nicht von einem einfachen Ursache-Wirkungs-Verhältnis ausgegangen werden; das Mißbrauchsereignis ist vielmehr als Teil eines hochkomplexem Zusammenhangs von sozialen und psychischen Einflüssen zu betrachten, die die individuelle Lebensgeschichte prägen. Ob der Mißbrauch selbst eine signifikante Größe in dieser Entwicklung darstellt, hängt von vielen Faktoren ab, vor allem von der Schwere des Vergehens.

Diese Einwände gegen eine monokausale Interpretation einer positiven Korrelation zwischen Mißbrauch und Störung treffen gleichfalls zu auf alle anderen Versuche, angebliche Langzeitschäden auf sexuellen Kindesmißbrauch zurückzuführen, einschließlich die in Kliniken vorgenommenen, gut dokumentierten individuellen Fallstudien.

An dieser Stelle sei noch auf zwei weitere Interpretationsmöglichkeiten hingewiesen, die sich unmittelbar auf Sammelstudien beziehen, so zum Beispiel auf Untersuchungen, die Häufung und Wirkung zum Thema haben. Zum einen kann die ermittelte Korrelation als rein statistisches Artefakt aufgefaßt werden, das mehr oder weniger schwindet, wenn bestimmte Hintergrundvariablen wie z. B. Alter, Erziehung, Milieu konstant gehalten werden. Eine solche Analyse ist nach meinem Wissen noch nicht vorgenommen worden.

Zum anderen – und darin ist die vielleicht interessanteste Möglichkeit zu sehen – kann die Korrelation zwischen Mißbrauch und späterer Störung als Hinweis auf eine Kausalität aufgefaßt werden, jedoch auf eine Kausalität in gegenläufiger Richtung.

Daß diese Möglichkeit durchaus wahrscheinlich ist, wird klar, wenn wir uns vor Augen halten, wie sich eine Auswahlgruppe Mißbrauchsgeschädigter zusammensetzt. Sie besteht in der Regel aus Personen, die relativ harmlose Vorkommnisse *in Erinnerung bringen* und als Mißbrauchsvergehen *interpretieren*, Vorfälle, die in den meisten Fällen vergessen oder in einem anderen Sinne interpretiert werden. Es ist durchaus möglich, daß eine solche Erinnerung und Auslegung zu tun hat mit gegenwärtigen psychischen und sexuellen Problemen bzw. einer psychologisch / psychiatrischen Behandlungserfahrung.

In summa: Positive Korrelationen in nichtklinischen Stichproben sind keine gültigen Indikatoren dafür, daß relativ harmlose Mißbrauchsfälle schwerwiegende Konsequenzen zeitigen. Glücklicherweise spricht alles dafür, daß *per se* nur gravierende Mißbrauchsvergehen zu ernsthaften Folgeschäden führen.

Interessant ist, daß etwa seit 1980 jenes Phänomen auftritt, das ich «Mißbrauchspanik» nenne, während in den zehn oder zwanzig Jahren zuvor eine beträchtliche *Abnahme* von gemeldeten Mißbrauchsfällen in einigen europäischen Ländern zu verzeichnen war. Sorgfältige Analysen von Sexualdelikten, die bei der Polizei in Kopenhagen und in der alten Bundesrepublik Deutschland zur Anzeige gebracht wurden, lassen keinen Zweifel daran, daß die Zahl schwerwiegender Sexualvergehen an Kindern in diesen Gebieten zurückgegangen ist. In der Bundesrepublik Deutschland nahmen die Mißbrauchsdelikte an Kindern unter sechs Jahren in dem relativ kurzen Zeitraum von 1972 bis 1980 um 60 Prozent ab. Ein solch großer Rückgang ist nicht allein auf Veränderungen in der Registration oder dem Anzeigeverhalten zurückzuführen, muß also auch faktisch begründet sein.

Diese Tatsache unterstreicht, daß die Mißbrauchspanik der 80er Jahre nicht als Reaktion auf eine neue und besonders bedrohliche Situation zu werten ist. Auch kann nicht behauptet werden, daß vor den 80er Jahren das Problem des sexuellen Kindesmißbrauchs nicht ernst genommen oder gar totgeschwiegen wurde, denn es gab schon damals etliche exzellente kriminologische Studien zu diesem Thema.

Andererseits ist wahr, daß Inzestfälle selbst in Kliniken allzuoft übersehen wurden und die Dunkelziffern, vor allem was Inzest betrifft, sehr hoch sein dürften. Darum begrüße ich die gesteigerte Aufmerksamkeit im Hinblick auf sexuellen Kindesmißbrauch, dank derer viele Fälle, die sonst verschwiegen worden wären, ans Licht gekommen sind; außerdem hat diese Aufmerksamkeit wohl auch präventiv gewirkt.

Auf der Kehrseite der Medaille zeigen sich Panikphänomene, die ich mit Beispielen zu beschreiben versucht habe. Sie sind schädigend, nicht nur für die beteiligten Kinder bzw. für die Eltern oder Großeltern, die zu Unrecht beschuldigt werden. Panikreaktionen schädigen außerdem die wirklichen Opfer sexuellen Kindesmißbrauchs, deren Lage wenig ernst genommen wird, wenn es heißt, daß sie ihr Schicksal mit jeder vierten oder fünften Person teilen.

Aus dem Englischen von Michael Windgassen

Literatur

Bell, Stuart (1988): When Salem came to the Boro. London: Pan Books.

Briere, John & Marsha Runtz (1989): University males' sexual interest in children: Predicting potential indices of «pedophilia» in a nonforensic sample, *Child Abuse and Neglect*, 13, S. 65–75.

Browne, Angela & David Finkelhor (1986): Initial and long-term effects: A review of the research. In David Finkelhor, & associates. *A sourcebook on child sexual abuse.* London: Sage. S. 143–179.

Budin, Lee Eric & Charles Felzen Johnson (1989): Sex abuse prevention programs: Offenders' attitudes about their efficacy. *Child Abuse and Neglect*, 13, S. 77–87.

Butler-Sloss, Elizabeth (1988): Report of the Enquiry into Child Abuse in Cleveland 1987. Cm 412. London: Her Majesty's Stationary Office.

Cozolono, Louis J. (1989): The ritual abuse of children: Implications for clinical practice and research. *The Journal of Sex Research*, 26, S. 131–138.

Ekpenyong, Rosy A. (1988): Book review in *The Journal of Criminal Law and Criminology*, 79, S. 569–572.

Faller, Kathleen C. (1988): The spectrum of sexual abuse in daycare: An exploratory study. *Journal of Family Violence*, 4, S. 283–298.

Finkelhor, David (1979): Sexually victimized children. New York: The Free Press.

Finkelhor, David & Gerald Hotaling (1984): Sexual abuse in the national incidence study of child abuse and neglect: An appraisal. *Child Abuse & Neglect*, 8, S. 23–33.

Finkelhor, David, L. Williams & N. Burns (1988): Nursery crimes: Sexual abuse in daycare. Beverly Hills: Sage.

Finkelhor, David, Gerald Hotaling, I. A. Lewis & Christine Smith (1990): Sexual abuse in a national survey of adult men and women: Prevalence, characteristics, and risk factors. *Child Abuse & Neglect*, 14, S. 19–28.

Frenken, Jos & Bram van Stolk (1987): A typology of helpseeking incest victims. Paper presented at the International Academy of Sex Research 13th Meeting, Tutzin, BRD, 21.–25. Juni.

Gagnon, John H. (1965): Female child victims of sex offenses. *Social Problems*, 13, S. 176–192.

Glaser, Danya & J. R. Spencer (1990): Sentencing, children's evidence and children's trauma. *The Criminal Law Review*, Juni, S. 371–382.

Haugaard, Jeffrey J. & Robert E. Emery (1989): Methodological issues in child sexual abuse research. *Child Abuse & Neglect*, 13, S. 89–100.

Kelley, Susan J. (1989): Stress responses of children to sexual abuse and ritualistic abuse in day care centers. *Journal of Interpersonal Violence*, 4, S. 502–513.

Kutchinsky, Berl (1985): Pornography and its effects in Denmark and The United States: A rejoinder and beyond. In Richard F. Thomasson (Hg.): *Comparative Social Research*, Vol. 8. Greenwich CT: JAI Press. S. 301–330.

Kutchinsky, Berl (1989): Incestpanikken i Cleveland (Mißbrauchspanik in Cleveland). *Nordisk Sexologi*, 7, S. 89–108.

Kutchinsky, Berl (1984): Child sexual abuse: Prevalence, phenomenology, intervention and prevention. *Nordisk Sexologi*, 17, in Druck.

Kutchinsky, Berl (1991): Sexueller Mißbrauch von Kindern: Verbreitung, Phänomenologie und Prävention. *Zeitschrift für Sexualforschung*, 4, S. 36–44.

Russell, Diana (1990): The incidence and prevalence of intrafamilial and extrafamilial sexual abuse of female children. *Child abuse & Neglect*, 7, S. 133–146.

Wind, Jan (1990): Does liberalism lead to kidnapping? Institute of Human Genetics. Freie Universität Amsterdam, unveröffentliches Manuskript.

Wyatt, Gail E. & Stephanie D. Peters (1986): Methodological considerations in research on the prevalence of child sexual abuse. *Child Abuse & Neglect*, 10, S. 241–251.

NEIL GILBERT

KINDERSCHUTZ IN DEN VEREINIGTEN STAATEN

Probleme der Praxis und Stand der Forschung

Die amerikanische Öffentlichkeit war schockiert, als 1984 acht Mitarbeiter der Kindertagesstätte McMartin in einem gutsituierten Stadtteil von Los Angeles angeklagt wurden, über einen Zeitraum von mehr als zehn Jahren Hunderte von Kindern sexuell belästigt zu haben. Fünf Jahre später, nach dem längsten und kostspieligsten Strafverfahren in der Geschichte der Vereinigten Staaten, sprach das Gericht die Angeklagten frei. Dennoch hatte der Fall große Sorgen und Ängste ausgelöst und den Schutz von Kindern vor sexuellem Mißbrauch in den Mittelpunkt des öffentlichen Interesses gerückt. Seit Mitte der 80er Jahre wird in den Vereinigten Staaten heftig debattiert über Ausmaß und Ursachen sexuellen Kindesmißbrauchs.

AUSMASSE DES MISSBRAUCHS: SCHWIERIGKEITEN DER MESSUNG

Sexueller Kindesmißbrauch ist ein schwerwiegendes Problem, dessen Ausmaße nur schwer zu ermitteln sind. Von Kinderschützern und feministischen Gruppen ist wiederholt behauptet worden, daß jedes dritte oder vierte schulpflichtige Mädchen sexuell belästigt wird, meistens von einem Verwandten.[1] Die offizielle Jahresstatistik über nachgewiesene Fälle von sexuellem Kindesmißbrauch spricht hingegen von einer weit geringeren Quote. 1992 wurden den Kinderschutzdiensten 499 120 Fälle von sexuellem Kindesmißbrauch gemeldet; davon waren fast 40 Prozent faktisch nachgewiesen. Hinter dieser Jahresquote von 199 648 nachgewiesenen Fällen (rund 3 von 1000 Kindern) steckt ein immenses Ausmaß an Leid; dennoch kommt diese Zahl nicht annähernd an die behauptete 25- bis 33prozentige Häufigkeitsrate heran, auch wenn diese den Zeitraum der gesamten Kindheit abdeckt.

Zugegeben, viele, wenn nicht die meisten Fälle von sexuellem Kindesmißbrauch werden den Behörden nie angezeigt. Um das volle Ausmaß des Problems richtig einschätzen zu können, muß die allenthalben publizierte Häufigkeitsrate von 33 bis 35 Prozent auf ihr Zustandekommen, auf Genauigkeit und Verläßlichkeit hin überprüft werden. Die Zahlen stammen aus Umfragen unter erwachsenen Frauen, die gefragt wurden, ob sie sich daran erinnern können, in ihrer Kindheit sexuell mißbraucht worden zu sein. Trotz aller Behauptungen über das enorme Ausmaß sexuellen Kindesmißbrauchs in den Vereinigten Staaten verraten die Ergebnisse dieser Studien mehr über die Ambiguität des Problems als über dessen tatsächlichen Umfang.

Seit 1976 ist in mindestens 15 Umfragen versucht worden, die Häufigkeit sexuellen Kindesmißbrauchs mit Hilfe von Aussagen sich erinnernder Opfer zu ermitteln. Nach Einschätzungen dieser Studien sind 6 bis 62 Prozent aller Frauen während ihrer Kindheit sexuell mißbraucht worden. Der Intervallbereich ist beträchtlich, auch wenn man nur die Hälfte der Studien in Betracht zieht, die eine Häufigkeitsrate von 6 bis 15 Prozent ermittelt. Die Varianz läßt sich unter anderem zurückführen auf die unterschiedlichen Verfahren zur Stichprobenerhebung und Datenerfassung. Noch aufschlußreicher sind die von den Forschern zugrundegelegten Definitionen von sexuellem Kindesmißbrauch.

Im oberen Grenzbereich liegt die vielbeachtete und oft zitierte Studie von Diana Russell (1984); sie fand heraus, daß 54 Prozent der befragten Frauen vor ihrer Volljährigkeit Opfer von Inzest oder außerfamiliärem sexuellem Mißbrauch geworden sind. Diesem ermittelten Wert liegt eine sehr weitgefaßte Definition sexuellen Kindesmißbrauchs zugrunde: Sie stuft auch solche Kinder als Opfer ein, die gegen ihren Willen umarmt oder geküßt wurden oder einem Exhibitionisten begegnet sind. Eine niedrigere Rate von 38 Prozent ging auf eine enger gefaßte Definition zurück; den Tatbestand sexuellen Kindesmißbrauchs erfüllen hiernach: «Berührungs- oder gar Vergewaltigungsversuche» durch Personen, die nicht zur Familie gehören; sowie «alle Arten ausnützenden sexuellen Kontakts oder versuchten Kontakts» durch Angehörige. Zur Feststellung von Mißbrauchsvorkommnissen wurden den Probanden vierzehn Fragen vorgelegt, darunter die folgenden:

- → Hat man jemals gegen Ihren Willen versucht, Ihre Brüste oder Genitalien zu berühren, bevor Sie 14 Jahre alt waren?
- → Hat man Sie jemals auf eine, wie Sie fanden, bedrohliche Weise angefaßt, festgehalten oder geküßt?
- → Hatte irgendwann einmal ein Onkel, Bruder, Großvater, der Vater oder ein weibliches Familienmitglied irgendeine Form sexuellen Kontakts mit Ihnen?

Was diese Studie als «enger gefaßte» Definition sexuellen Kindesmißbrauchs ausgibt, reicht in Wirklichkeit von versuchtem Petting über ausnützenden Körperkontakt bis hin zu erzwungenem Geschlechtsverkehr, Fellatio oder anderen Formen von Penetration. Russells Studie sei, behauptet de Mause 1991, der bisher exakteste Beitrag zur Mißbrauchsforschung, würde aber dennoch die wahre Rate unterschätzen, weil sich die meisten Leute an traumatische Erfahrungen in der frühen Kindheit (bis zum fünften Lebensjahr) nicht bewußt erinnern könnten. Laut de Mauses Berechnungen sind «die korrigierten Vorfallsraten (sic) bei Mädchen auf 60, bei Jungen auf 45 Prozent anzusetzen». De Mause schätzt also, daß in den Vereinigten Staaten durchschnittlich fast jedes zweite Kind betroffen ist; demnach würde in fast jeder Familie an einem Kind sexueller Mißbrauch betrieben (oder in jeder zweiten Familie an zwei Kindern).

In einer jüngeren Studie zur Ermittlung der Effektivität von Programmen zur Verhütung sexuellen Kindesmißbrauchs wurde ermittelt, daß von 2000 stichprobenmäßig erfaßten Kindern 42 Prozent «Belästigungen» ausgesetzt sind. Als «Belästigungen» gelten hierbei u. a. Kämpfe oder versuchte Anschläge durch Spielkameraden, Banden oder Familienangehörige, Kidnapping und sexueller Mißbrauch. Die Untersuchung erkannte auf sexuellen Mißbrauch bei positiver Beantwortung sehr allgemein gefaßter Fragen, wie z. B.: «Hat dich schon einmal eine ältere Person anzufassen, festzuhalten oder zu küssen versucht, auf eine Art, die dir unangenehm war oder sogar angst gemacht hat?» Indem sie Schulhofrangeleien, Kämpfe, unerwünschte Umarmungen und unangenehme Küsse auf eine Stufe stellten mit Kidnapping und Vergewaltigung konstruierten die Forscher eine 42prozentige «Belästigungs»rate, mit der die dringliche Notwendigkeit für Präventionsprogramme nachgewiesen werden sollte. Ein genauerer Blick auf die Daten enthüllt, daß die Häufigkeitsrate auf 6 Prozent fällt, wenn die sexuelle Belästigung von anderen Formen der Belästigung isoliert wird. Da die Hälfte davon lediglich versuchte Fälle umfaßt, liegt die Häufigkeitsrate für konkreten sexuellen Mißbrauch bei 3 Prozent, worin unangenehme Küsse und Berührungen enthalten sind.

Das Grundproblem der meisten zu diesem Thema vorgenommenen Häufigkeitsberechnungen besteht darin, daß bei der Benennung sexueller Mißbrauchsfälle nur wenige auf die Idee kommen, versuchtes Petting oder einen unliebsamen Klaps auf den Hintern miteinzubeziehen. Durch das Zusammenwürfeln relativ harmloser Verhaltensweisen und schlimmster Vergehen haben Schätzungen über die Häufigkeit von sexuellem Kindesmißbrauch kritische Dimensionen erreicht. Zur Zeit laufen Bestrebungen zur Neubestimmung der Kategorie «Belästigung»; Opfer von Handgreiflichkeiten und Schulhofkämpfen sollen mit Opfern sexuellen Kindesmißbrauchs kombiniert werden. Aus dieser Perspektive betrachtet, läßt sich zweifelsohne eine enorm hohe Zahl von Opfern ausmachen, dem eigentlichen Problem und ernsten Trauma sexuellen Kindesmißbrauchs wird dadurch aber nicht Rechnung getragen.

PROGRAMMATISCHE ERWIDERUNG: KINDERERMÄCHTIGUNG («EMPOWERMENT»)

Zwar darf aus guten Gründen an der wissenschaftlichen Gültigkeit vieler Schätzungen über die Häufigkeit sexuellen Kindesmißbrauchs in den Vereinigten Staaten gezweifelt werden, doch die oft inflationären Zahlenangaben haben immerhin bewirkt, daß sich die gesellschaftliche Öffentlichkeit mit diesem Problem befaßt. Seit etwa zehn Jahren kommt, um dieser gestiegenen Aufmerksamkeit zu entsprechen, eine Fülle von Büchern und Filmen zum Thema auf den Markt, «anatomisch richtige» Puppen mit vermeintlich erzieherischem Wert oder Unterrichtsmaterialien zur Vorbeugung gegen sexuellen Kindesmißbrauch. Unter den verschiedenen Ansätzen zur Mißbrauchsvorbeugung stehen die in Schulen durchgeführten Programme an der Spitze der Bemühungen; fast zwei Drittel der nationalen Schulbezirke bieten in ihren Klassen vorbeugende Instruktionen an.

Im Rahmen dieser vorbeugenden Programme sind zahlreiche Curricula entwickelt worden, darunter einige «lokale Produkte», deren Anwendbarkeit begrenzt ist auf die jeweilige Gemeinde; andere Programme (wie «Talking About Touching» und «Child Assault Prevention») werden landesweit vertrieben und erreichen eine große Anzahl von Kindern. Die meisten dieser Programme haben dasselbe Ziel, nämlich die Kinder zu ermächtigen, sich selbst zu schützen. Eine Inhaltsanalyse von 41 US-amerikanischen Programmen zur Vorbeugung sexuellen Mißbrauchs hat u. a. ergeben, daß das Konzept der «Ermächtigung» bei 61 Prozent von zentralem Stellenwert ist. Zwei Prozent der Programme sind entwicklungstheoretisch konzipiert, weitere zwei Prozent lerntheoretisch. Der Rest läßt sich zwar nicht eindeutig auf ein Konzept festlegen, aber unter den für pubertierende Kinder entwickelten Programmen ist mehrheitlich (86 Prozent) vom «Eigentum des Körpers» die Rede; alle lehren Selbstbehauptungstechniken, die dem Ermächtigungsmodell zuzuordnen sind. Es sind also in fast allen Programmen für Kinder Aspekte der Ermächtigung enthalten.

Obwohl die einzelnen Programme unterschiedliche Lehrmethoden ansetzen (zum Beispiel Puppentheater, Rollenspiele, Geschichten, Lieder, Videovorführungen oder Wettbewerbe), sind die meisten Programme, die in Vorschulen und in den ersten Klassen der Grundschulen durchgenommen werden, dem Inhalt nach im wesentlichen gleich.[2] Die Lektionen beinhalten Hinweise auf: Intimbereich («private parts»), anständige und unanständige Berührungen, Kinderrechte, Geheimnisse, verbale Selbstbehauptung («Sag nein, geh und berichte»), körperliche Selbstverteidigung und potentielle Mißbrauchstäter. Zusammengefaßt übermitteln diese Lektionen folgende Botschaften:

Intimbereich: Den Kindern wird beigebracht, an welchen Teilen ihres Körpers sich niemand vergreifen darf. Die Programme unterscheiden sich in der Herangehensweise an dieses Thema. Die «private parts» werden oft umschrieben als «jene Stellen, die ein Badeanzug bedeckt». Intimität wird den Kindern wie folgt vermittelt: «... sie bleiben bedeckt, es sei denn, du gehst in die Badewanne, steigst in den Schlafanzug oder gehst zum Arzt». Das Children's Self-Help Project bietet da schon eine etwas genauere Erklärung an: «Mund, Brust, zwischen den Beinen und Po».

Anständige / unanständige Berührung: Um den Kindern zu helfen, zwischen körperlichen Kontakten zu differenzieren, beschreiben viele Programme etliche Möglichkeiten der Berührung, zusammengefaßt in einem Bewertungsspektrum, das von «gut» über «verwirrend» bis «schlecht» reicht. Die Programme unterscheiden sich zwar in der Bezeichnung «anständiger» oder «unanständiger» Berührungen, erklären den Kindern aber fast unisono, daß ihr eigenes Empfinden darüber entscheidet, ob eine Berührung anständig ist oder unanständig.[3] «Schlechte Berührungen tun weh und machen dich wütend» oder: «Gute Berührungen fühlen sich gut an». Darüber hinaus erfahren die Kinder, daß eine Berührung bedenklich ist, wenn sie ein «seltsames Gefühl» im Innern auslöst.

Solche Hinweise überlassen es der emotionalen und körperlichen Reaktion des Kindes, die Art einer Berührung zu identifizieren. Manche Programme ergänzen die vom Gefühl ausgehende Definition durch feste Regeln. Darin heißt es zum Beispiel, daß eine Berührung der Intimbereiche, auch wenn sie sanft ist und sich gut anfühlt, als schlecht zu bewerten ist. Eines der populärsten Programme in den Vereinigten Staaten bringt den Kindern bei, daß die von einem Badeanzug bedeckten Stellen (Mädchen tragen Tops) nur beim Waschen oder beim Arzt, sonst aber nie von einer anderen Person berührt werden dürfen. Die Kinder sind aufgerufen, sich im Fall einer Regelverletzung an eine andere erwachsene Person zu wenden.

Verbale Selbstbehauptung: Alle Programme halten die Kinder an, sich in bedrohlichen Situationen zu behaupten. Wenn jemand versucht, sie auf eine Weise zu berühren, die Unbehagen erzeugt, sollen sie klar und deutlich «Nein» sagen und einem Erwachsenen ihres Vertrauens darüber Bericht erstatten. In dieser Lektion finden sich Formulierungen wie: «‹Nein› ist ein sicheres, starkes und freies Wort»; «dann sagst du ‹Nein› oder ‹Aufhören, das will ich nicht›. Es sollte mit lauter, kräftiger Stimme sprechen.» Den Kindern wird auch geraten, lauthals um Hilfe zu rufen, wenn sie sich in Gefahr wähnen.

Kinderrechte: Lektionen in Sachen Selbstbehauptung werden untermauert durch die Vorstellung von Kinderrechten, die viele Programme zum zentralen Thema machen.[4] Die Kinder lernen, daß sie über den Zugriff auf ihren Körper entscheiden und jede unerwünschte Berührung ablehnen können. Sämtliche Workshops im Bereich der Prävention von Kindesmißhandlung versuchen das Konzept der Kinderermächtigung praktisch umzusetzen, indem sie die Kinder ermutigen, ihre Rechte zu behaupten.

Körperliche Selbstverteidigung: Das (Child Assault Prevention) Programm (CAP) geht im Konzept der Ermächtigung noch einen

Schritt weiter, und zwar über die verbale Selbstbehauptung hinaus. In Anlehnung an die Selbstverteidigungskurse für Frauen bringt das CAP den Kindern bei, sich gegen nötigende Zugriffe zur Wehr zu setzen. Kindern von dreieinhalb Jahren wird geraten:

Treten ist eine gute Idee ... Du kannst ihm vors Schienbein treten ... Am Schienbein entlangkratzen oder dem Fremden auf den Füßen herumtrampeln, am besten mit dem Absatz – auch das sind gute Ideen. Der Teil des Fußes, den man Spann oder Rist nennt, ist besonders empfindlich. Da sind viele kleine Knochen drin. Wenn du also dem Fremden feste auf den Spann trittst, tut ihm das sehr weh. Auch dein Ellbogen macht sich gut als Waffe, denn der ist spitz. Stoß ihn, so fest du kannst, dem Fremden in den Bauch. Bist du groß genug, dann ziel auf seinen Hals ... Wenn dir der Fremde seine Hand auf den Mund preßt, versuche reinzubeißen oder den kleinen Finger zu packen. Halt dann mit der anderen Hand die Hand des Fremden fest und drück den kleinen Finger so weit wie möglich zurück ...

Geheimnisse: Da sexuell mißbrauchten Kindern oft eingeschärft wird, das Vergehen an ihnen als Geheimnis zu hüten, müssen sie durch geeignete Programme zwischen guten und schlechten Geheimnissen zu unterscheiden lernen. «Ein gutes Geheimnis», so wird in einer Lernvorlage erklärt, «könnte für manche eine Überraschung sein. Aber einige Geheimnisse sind nicht gut, wie es nicht gut ist, wenn jemand deine private parts berührt oder anschaut. Schlechte Geheimnisse brauchen nicht bewahrt zu werden. Sie sind meistens unheimlich.» Den Kindern wird beigebracht, daß es kein Geheimnis geben darf in bezug auf unanständige Berührungen.

Potentielle Mißbrauchstäter: Um mißbrauchsgefährdeten Kindern zu helfen, müssen ihnen die Augen geöffnet werden für mögliche Gefahren. Vor dem «fremden Mann» warnen alle Vorbeugungsprogramme. Kindern wird davon abgeraten, mit Fremden zu sprechen, Geschenke von ihnen anzunehmen oder sich von ihnen an einen anderen Ort locken zu lassen. Die oft zitierte

Regel lautet: einen Fremden um Armeslänge auf Abstand zu halten.[5] Aber Gefahren lauern, wie die Programme warnen, nicht nur von außen. Auch Familienmitglieder, insbesondere der Vater, Stiefvater oder die Onkel, werden als mögliche Mißbrauchstäter aufgezählt. Ein weit verbreitetes Vorbeugungsprogramm erzählt die Geschichte eines Vaters, der seine Tochter, wenn er sie abends zu Bett bringt, an intimen Stellen berührt.

SOZIALE IMPLIKATIONEN

Die oben beschriebenen Inhalte der Curricula zur Vorbeugung sexuellen Kindesmißbrauchs haben eine Reihe kritischer Fragen hinsichtlich ihrer sozialen Implikationen hervorgerufen.

Der erste Kritikpunkt gilt der empfohlenen Vermeidung körperlicher Kontakte. Wenn jungen Kindern gesagt wird, daß Küsse, Umarmungen und Berührungen, die Unbehagen erzeugen, anderen Erwachsenen gemeldet werden sollen, stellt sich die Frage, wie der Erwachsene seine natürliche Zuneigung zum Kind unbefangen zum Ausdruck bringen kann. Es liegen zwar keine überprüfbaren Daten zur Beantwortung dieser Frage vor, durchaus nachvollziehbar aber scheint die Reaktion eines Oberschulrats zu sein, der 1986 in seinem Amtsbezirk Waukegan 700 Lehrern per Rundschreiben dringend davon abriet, ihre Schüler (12 000) in irgendeiner Weise zu berühren, da zu fürchten sei, daß eine Umarmung oder ein Klaps auf den Po zu Anschuldigungen sexuellen Mißbrauchs in der Schule führen könnten. Diese Empfehlung stieß auf harsche Kritik auf seiten von Erziehern und Gemeinderäten. Der Vorstand der Elternpflegschaft formulierte: «Berührung und Umarmung sind Zeichen der Zuneigung.» Den Kindern aber wird beigebracht, daß dies nur in Verbindung mit einem guten Gefühl der Fall ist. Mißfällt einem Kind die Umarmung eines Lehrers, weil sie möglicherweise zu heftig oder es dafür nicht in Stimmung ist, wird dieses Verhalten nicht als Ausdruck von Zuneigung, sondern als «schlecht» gedeutet gemäß der Werteordnung, die in den Vorbeugeprogrammen aufgestellt wird. Die auf den ersten Blick reichlich unsensibel wirkende Warnung des Oberschulrats ist in Anbetracht der Lektionen über «gute und schlechte Berührungen» noch sehr moderat.

Der zweite Kritikpunkt betrifft die normative Begrenzung von physischer Intimität innerhalb der Familie. In den Vereinigten Staaten gelten auf Grund der ethnischen und kulturellen Vielfalt die unterschiedlichsten Regeln hinsichtlich familiärer Intimität. Für einen koreanischen Großvater ist es ganz und gar nicht unüblich, voller Anerkennung und stolz die Genitalien seines Enkels zu berühren, wobei er keinerlei verführerische, geschweige denn mißbräuchliche Absichten verfolgt. Doch jener Lektion zufolge, die in den meisten Programmen vordringlich behandelt wird, müßte dieser Großvater wegen sexuellen Mißbrauchs angezeigt werden. Eine Mutter, die die Brust der vierjährigen Tochter berührt, ein Vater, der seinem sechsjährigen Sohn den Hintern verhaut, Eltern, die mit dem Kind zusammen baden, ein Onkel, der den Neffen küßt, eine Tante, die die Nichte zwickt – sie alle handeln auf eine Weise, die im Sinne der Vorbeugeprogramme als «schlecht» und anzeigewürdig gedeutet werden könnten. Problematisch an diesen Programmen ist, daß sie eine enge Perspektive konventioneller Moral einnehmen und Normen setzen, die den unterschiedlichen Mustern intimen Familienlebens nicht gerecht werden.

Der dritte Kritikpunkt bezieht sich auf die von diesen Programmen unterstellten Implikationen über die sexuelle Entwicklung von Kindern. Besonders jene Lektionen, die Ratschläge erteilen, wie auf schlechte Berührungen und potentielle Mißbrauchstäter zu reagieren ist, vermitteln Kindern den Eindruck, daß Sexualität von Natur aus gefährlich ist. Selbst so engagierte Befürworter von Vorbeugeprogrammen wie Finkelhor und Strapko haben sich besorgt geäußert zu möglichen Konsequenzen, die nicht bedacht worden sind:

Was sollen Kinder, die bereits untereinander sexuelle Erfahrungen gemacht haben (Doktorspiele und dergl.), nach all den Diskussionen um gute und schlechte Berührungen von diesen Dingen halten? Müssen sie sich schuldig fühlen? Oder verwirrt es sie nur, da die Programme ihre Spielchen mit keinem Wort erwähnen? Wie viele Kinder, die nach diesen Programmen erzogen werden, gelangen zu der Vorstellung, daß sexueller Kontakt immer oder fast immer gefährlich ist beziehungsweise ausnutzenden Charakter hat? (...) Das sind wichtige Fragen, die von Erziehern noch nicht hinlänglich berücksichtigt worden sind – und erst recht nicht von Forschern.

Zum Schluß der Kritik die grundsätzliche Frage: Kann von einem kleinen Kind, vor allem in jener Phase, da es Pflege und Sicherheit besonders nötig hat, erwartet werden, daß es sich vor sexuellem Mißbrauch schützt? Die unterschwellige Botschaft aller «ermächtigungsorientierten» Programme ist, daß Kinder Kontrolle zu übernehmen, das Verhalten von Erwachsenen richtig zu deuten und sich vor der gefährlichen Welt in acht zu nehmen haben. Wir müssen uns fragen: Ist der Schutz des Kindes durch Familie und Gesellschaft in wünschenswertem Maße ausreichend, oder soll es für sein Wohlergehen selbst Verantwortung übernehmen?

All dies sind wichtige Themen, doch das Gewicht der sozialen Implikationen kann ohne empirische Daten über die konkreten Auswirkungen dieser Vorbeugeprogramme nicht voll ermessen werden. Wenn sich zum Beispiel nachweisen ließe, daß die Programme tatsächlich zur Vorbeugung gegen sexuellen Kindesmißbrauch nachhaltig beitragen, würde dieser Nutzen die erwähnten Bedenken mehr als aufwiegen. Wenden wir uns also der evaluierenden Forschung über praktische Vorbeugemaßnahmen zu.

EVALUATION DER VORBEUGENDEN ERZIEHUNG: WIE WIRKSAM IST SIE?

Im Rahmen der Auswertung von Vorbeugeprogrammen sind drei Fragen zu stellen: Mit welchem Erfolg lernen Kinder aus dem Schulmaterial? Inwieweit können sie das Erlernte praktisch umsetzen? Stellen sich womöglich Folgen aus dieser Erziehung ein, die nicht vorausgesehen wurden?

Über den Erfolg vorbeugender Erziehung von Vorschulkindern (dreieinhalb- bis fünfjährig) liegen erst relativ wenige Untersuchungen vor. Doch liefert eine davon, die über einen Zeitraum von zwei Jahren sieben Vorschulprogramme in Kalifornien ausgewertet hat, umfangreiches Datenmaterial und detaillierte Resultate. Getestet wurden 118 dreieinhalb- bis fünfjährige Kinder vor und nach der Teilnahme an Vorbeugekursen mit dem Ziel, festzustellen, inwieweit die Lektionen Einfluß auf die Kinder genommen haben, speziell im Hinblick darauf, was sie, wenn von anderen berührt, empfinden und wie sie darauf reagieren, wie sie sich fühlen, wenn sie ein Geheimnis «verraten», und wie sie sich Fremden gegenüber verhalten.

Die Ergebnisse zeigen, daß Vorschulkinder nur eine vage Vorstellung haben vom Zusammenhang zwischen dem physischen Akt des Berührtwerdens und den daraus resultierenden Emotionen. Für viele Probanden blieb die zentrale Lektion der vorbeugenden Erziehung unverständlich, jene nämlich, die den Kindern abverlangt, «gute und schlechte Berührungen» aus der eigenen Erfahrung gefühlsmäßig zu identifizieren. Viele Kinder verwirrte auch der Rat, Erwachsenen zu melden, was ihnen von anderen Erwachsenen als unangenehm empfundenes Geheimnis anvertraut wurde. Unter Berücksichtigung der Möglichkeit, daß die Testsituation oder der lange Zeitraum die Kinder erworbenes Wissen vergessen läßt, kommt die Studie zu dem Schluß, daß die von den Programmen vermittelten Lernerfolge äußerst gering und nur in sehr wenigen Fällen überhaupt statistisch signifikant zu erfassen sind.

Dieses Ergebnis wird von einigen anderen Untersuchungen bestätigt. Borkin und Frank zum Beispiel befragten 84 Vorschulkinder nach absolviertem Vorbeugekurs: Was sollst du tun, wenn dich jemand auf eine Weise anzufassen versucht, die dir nicht gefällt? Nur 4 Prozent der Dreijährigen und 43 Prozent der Vier- bis Fünfjährigen antworteten spontan mit einer der erlernten Schutzregeln – nein zu sagen, wegzulaufen und den Vorfall zu melden. Da diese Studie ohne Kontrollgruppe durchgeführt wurde, bleibt unbestimmt, wie viele Kinder auch ohne Absolvierung des Kurses richtig geantwortet hätten.

Mit der gleichen Einschränkung sind die Ergebnisse einer Studie zu betrachten, die an 183 Teilnehmern des «Talking About Touching»-Programms durchgeführt wurde und ermittelt hat, daß die Kinder, über den Lehrstoff geprüft, durchschnittlich 47 Prozent der Inhalte korrekt wiedergeben konnten. Im Unterschied zu den an Vorschulen gängigen Vorbeugekursen, die nach zwei bis drei Sitzungen abgeschlossen sind, umfaßt das Programm «Talking About Touching» über zwanzig Unterrichtseinheiten. Die Ergebnisse dieser Studie sind darum besonders interessant, weil anscheinend selbst nach über zwanzig Lektionen der Lernerfolg relativ bescheiden ausfällt: Die Kinder konnten nur knapp die Hälfte der Fragen des kleinen Tests, für den 0 bis 15 Punkte verteilt wurden, richtig beantworten. Außerdem bleibt unklar, wie Kinder ohne Vorbereitung bei diesem Test abgeschnitten hätten.

Eine Auswertung von 14 Studien über Vorbeugeprogramme für Kindergärten bis hin zu solchen, die in der High School durchgeführt werden, zeigt, daß die Kurse einen durchschnittlichen Wissenszuwachs von lediglich rund 10 Prozent vermitteln. Insgesamt läßt sich feststellen, daß die Schüler von den Programmen zur Vorbeugung sexuellen Mißbrauchs kognitiv nur wenig profitieren.

Welche Schlüsse sind aus diesen Ergebnissen zu ziehen? Anbieter der Programme und Fürsprecher einer Erziehung zur Selbstbehauptung des Kindes behaupten, daß in vielen Fällen statistisch signifikante Unterschiede auszumachen sind, was das Präventivwissen der Kinder vor und nach einem Kurs angeht. Kritischere Stimmen machen darauf aufmerksam, daß zwischen statistischer und substantieller Signifikanz zu differenzieren ist. Sie messen dem statistischen Befund nur wenig substantiellen Wert bei, zumal die realen Lernerfolge äußerst dürftig sind.

Zur Verdeutlichung dieser beiden Positionen mag eine Studie beitragen, die von David Finkelhor und seinen Kollegen 1993 durchgeführt und in der *New York Times* kommentiert wurde. Ausgehend von den Ergebnissen einer landesweiten repräsentativen Stichprobe von 2000 Kindern stellt Finkelhor fest, daß Teilnehmer an den ausführlichsten Präventivprogrammen über vorbeugende Maßnahmen gegen sexuellen Mißbrauch am besten informiert sind und «wenn's drauf ankommt, richtiger handeln» (soll heißen: sie reagieren auf drohenden Mißbrauch effektiver als diejenigen, die weniger gründlich vorbereitet wurden). Tatsächlich war der Informationsstand bei den Absolventen der ausführlichsten Lehrgänge am höchsten, der Unterschied zu den Vergleichsgruppen aber äußerst gering – wenn auch statistisch signifikant. Auf einer 16-Punkte-Skala erreichten sie einen Durchschnittswert, der einen halben Punkt (13,3 zu 12,8) über dem der Kinder lag, die nie einen solchen Lehrgang besucht haben. (Gleichzeitig aber erzielten die «Unbeschulten» einen knapp höheren Punktewert im Vergleich zu Teilnehmern an Kursen, die als weniger ausführlich eingestuft wurden.)

Damit kommen wir zum nächsten Punkt, nämlich zur Frage der praktischen Umsetzbarkeit des Erlernten in alltäglichen Situationen. Kann der von Finkelhor und Kollegen errechnete minimale Informationszuwachs tatsächlich einen Unterschied bewirken? Sind Kinder, die an ausführlichen Präventivprogrammen teilgenommen haben, wirklich besser gerüstet für den Krisenfall? Der Kommentar in der *New York Times* bejaht diese Frage:

Je ausführlicher der Kurs, desto wahrscheinlicher ist es, daß die Kinder, wie gelernt, schreien, ‹Nein› sagen oder davonlaufen, wenn ihnen sexuelle Mißhandlung droht. Sie wissen mehr über das Thema als andere Kinder, haben mehr Vertrauen in ihre Fähigkeiten zur Selbstverteidigung und sind eher bereit, erfolgten oder versuchten Mißbrauch anzuzeigen. Andererseits gehen Kinder, die vorbereitet wurden und sich darum im Falle einer Mißbrauchshandlung entschlossener zur Wehr setzen, ein minimal höheres Risiko ein, verletzt zu werden.

Diese Interpretation der Untersuchungsergebnisse stimmt nicht mit den Tatsachen überein; sie vergrößert kleine, insignifikante Unterschiede und spielt gleichzeitig große, folgenschwere

Unterschiede herunter. Eine kritische, Faktoren wie Alter und Geschlecht berücksichtigende Prüfung der Studie ergibt, daß die Daten bezüglich aller mißbrauchten und von Mißbrauch bedrohten Kinder keine statistisch signifikanten Unterschiede aufweisen, was den Vergleich der Verhaltensweisen zwischen minimal oder gar nicht vorbereiteten Kindern und denjenigen angeht, die besonders ausführlichen Programmen unterzogen wurden.

Das heißt: Vorbereitete und nicht vorbereitete Kinder, die Mißbrauchshandlungen zum Opfer gefallen sind, unterscheiden sich kaum voneinander: weder hinsichtlich der während der Tat angewandten und von den Programmen empfohlenen Abwehrstrategien (z. B. «Nein» sagen oder weglaufen) noch hinsichtlich ihrer Zuversicht, sich schützen zu können, ihrer Meldebereitschaft nach erfolgter oder versuchter Tat oder ihrer Erfolge im Verhindern des Mißbrauchs.[6] Daß, wie die Daten belegen, unvorbereitete Kinder in der erfolgreichen Mißbrauchsverhinderung sogar geringfügig besser abschneiden konnten als Kinder mit minimaler oder ausführlicher Vorbeugeerziehung, unterschlägt der *Times*-Artikel. In jedem Fall aber müssen wir nach konventionellen wissenschaftlichen Standards veranschlagen, daß die ermittelten geringfügigen Unterschiede wahrscheinlich auf rein zufällige Umstände zurückzuführen sind.

Deutlichere und statistisch signifikante Unterschiede zeigten sich jedoch bei anderen Folgevariablen. Während die *Times* davon spricht, daß vorbereitete Kinder auf Grund entschlossener Gegenwehr im Falle des Mißbrauchs «*ein minimal höheres Risiko*» einer Verletzung eingehen, belegen die Daten, daß nicht weniger als 15 Prozent dieser Kinder tatsächlich verletzt wurden, was einer Quote entspricht, die dreimal höher liegt als bei nicht vorbereiteten Kindern. Außerdem: Unter der Bedrohung sexuellen Mißbrauchs neigen die durch ausführliche Vorbeugeprogramme vorbereiteten Kinder eher zur Anwendung weniger geeigneter Abwehrmaßnahmen wie Schreien oder Schlagen (womöglich in Reaktion auf Verletzungen). Statt «richtiger zu handeln, wenn's drauf ankommt», scheinen also gründlich vorbereitete Kinder im Ernstfall auf ungünstigere Strategien zurückzugreifen und im Vergleich zu unvorbereiteten Kindern dreimal häufiger verletzt zu werden.

Sind Präventivprogramme darum gar als gefährlich einzuschätzen? Gegen die Ergebnisse sollten ernste Bedenken geltend gemacht werden. Statistiker wissen, wie unzuverlässig Telefonumfragen sind als Methode zur Ermittlung einer so komplexen Frage wie die der Effektivität von Vorbeugeprogrammen oder der Reaktion von Kindern auf konkrete Bedrohungen.

Allgemein läßt sich sagen, daß erhebliche Zweifel angebracht sind, ob die begrenzten Informationen, vermittelt durch erzieherische Präventivprogramme, wirklich geeignet sind, Kinder vor sexuellem Mißbrauch zu bewahren. Nach Sichtung der zu diesem Thema erschienenen Literatur kommen Haugaard und Reppuci zu dem Schluß: «Es liegt kein Beweis, kein einziges Fallbeispiel darüber vor, daß präventive Maßnahmen zum Erfolg geführt haben.» Ob Programme zur Vorbeugung von sexuellem Mißbrauch das Verhalten von Kindern sicherheitsfördernd zu beeinflussen vermögen, läßt sich nicht zureichend belegen.[7] Forschungsstudien über andere Präventivprogramme – zum Beispiel Programme, die sich mit jugendlicher Schwangerschaft, Alkohol- oder Drogenmißbrauch beschäftigen – zeigen, daß eine Teilnahme an solchen Kursen zwar informierend wirkt, aber nur selten zur gewünschten Verhaltensänderung führt.

Die von Finkelhor und seinen Kollegen ermittelten Resultate hinsichtlich der Verletztenquote bei Kindern, die an ausführlichen Präventivprogrammen teilgenommen haben, bringen uns abschließend auf das Thema der unbeabsichtigten Konsequenzen. Wie schon bemerkt, bleibt ungewiß, wie sich Programme zur Vorbeugung sexuellen Mißbrauchs langfristig auswirken auf die Einstellungen und Gefühle von Kindern hinsichtlich ihrer sich entwickelnden Sexualität. Als unmittelbare Folge ist, wie mehrere Studien belegen, auszumachen, daß 5 bis 35 Prozent der Eltern bei ihren Kindern negative Veränderungen bemerkten wie zum Beispiel Schlaflosigkeit und Angstzustände nach der Teilnahme an einem Präventivprogramm.

In ihrer Analyse der Beweiskraft dieses Ergebnisses und eingedenk der zahllosen Anekdoten über kindliche Spontanreaktionen sowie der Tatsache, daß keine Studien über langfristige Konsequenzen vorliegen, geben Reppuci und Haugaard zu bedenken, daß die Annahme, von den Programmen gehe keine oder fast keine nachteilige Wirkung aus, «mit äußerster Vorsicht» zu werten ist. Letztlich bleibt es den Eltern überlassen, wie ernst sie mögliche unbeabsichtigte Folgewirkungen nehmen sollen. Viele Eltern stehen den Vorbeugeprogrammen positiv gegenüber; sie begrüßen die gute Absicht, sind aber kaum informiert über Inhalt und Effektivität einer solchen Erziehungsmaßnahme.

Welche Lehren sind aus der Erfahrung mit amerikanischen Erziehungsprogrammen zur Vorbeugung sexuellen Kindesmißbrauchs zu ziehen? 1984 wurde in Kalifornien die Förderung und Entwicklung des umfangreichsten Präventivprogramms der USA auf eine gesetzliche Grundlage gestellt («Child Abuse Prevention Training Act») und jährlich mit einem Budget von zehn Millionen Dollar ausgestattet. Sechs Jahre später wurde dieses Programm einer kritischen Prüfung unterzogen. Haushaltsdefizite veranlaßten die Staatsregierung, die Subventionen für das Programm zu streichen, zumal die parlamentarische Enquêtekommission in ihrem Gutachten feststellte:

Es bleibt unklar, inwieweit die durch das Programm vermittelten Informationen dazu beitragen, daß Kinder ihr Verhalten ändern und dadurch Mißbrauch verhindern können. Forscher und Experten streiten darüber, wie der Informationsgewinn auf seiten der Kinder zu bewerten ist. Schließlich liegen, wie in dem Bericht der zuständigen Behörde zusammengefaßt, eine Fülle von Hinweisen vor, die belegen, daß der Lehrstoff für Vorschulen die kognitiven Fähigkeiten von Vorschulkindern übersteigt.

In Anbetracht der fraglichen sozialen Implikationen von Präventivprogrammen, ihrer noch unbewiesenen Effektivität und der Möglichkeit, daß sie sogar schädigend wirken, schließe ich mich den warnenden Worten von Reppuci und Haugaard an, daß «... die Absicht, Kinder zum Selbstschutz zu erziehen, möglicherweise fehlläuft und daß der Einsatz für diese Programme möglicherweise die Entwicklung anderer Programme blockiert, die den Kinderschutz in die alleinige Verantwortung der Eltern, anderer Erwachsener und der Gesellschaft stellen und womöglich effektiver sind».

Zusammenfassend sei gesagt: Die Erfahrungen in den Vereinigten Staaten raten ab von der einseitigen Förderung von Programmen, die die Kinder zur Selbstbehauptung anzuleiten versuchen, und empfehlen statt dessen, andere Präventivmaßnahmen zu erforschen, insbesondere solche, die der Familie und der Gemeinschaft die Pflicht übertragen, für den Schutz der Kinder zu sorgen.

Aus dem Amerikanischen von Michael Windgassen

Anmerkungen

1 Wiederholt von Experten auf dem Gebiet der Prävention sexuellen Kindesmißbrauchs ins Feld geführt, haben diese Zahlenangaben in der Öffentlichkeit ihre Wirkung bei der Einschätzung des Problemausmaßes. Umfragen unter Eltern in Kalifornien haben ergeben, daß die überwiegende Mehrheit der Befragten davon ausgeht, daß wenigstens 25 Prozent aller Kinder Opfer sexuellen Mißbrauchs sind (Gilbert, Berrick, Le Prohn und Nyman, 1989; Berrick und Gilbert, 1991).

2 Die für High Schools entwickelten Lehrstoffe unterscheiden sich natürlich von denen, die für Grundschulkinder bestimmt sind. Eine kritische Analyse der Präventionsbemühungen von High School-Programmen haben Barth und Derezotes (1990) vorgelegt.

3 Das Programm «Talking About Touching» korrigierte die Attribute «Gut» bzw. «Schlecht» durch die Umbenennung in «sichere» (oder «angemessene») bzw. «unsichere» (oder «unangemessene») Berührungen. Das CLASS-Programm nimmt eine symbolische Bewertung vor und spricht von «Rotlicht»- bzw. «Grünlicht-Berührungen». Das Children's Self-Help Project verwendet ebenfalls Symbole zur Einordnung von Berührungen. Gute Berührungen werden mit einem Herzen gekennzeichnet, für schlechte steht der Ausdruck «Nein», für irritierende Berührungen ein Fragezeichen.

4 Das Children's Self-Help Project zum Beispiel bietet die folgende Umschrei-

bung von Kinderrechten an: Du hast ein Recht darauf, dich sicher zu fühlen und «Nein» zu sagen, wenn dich jemand gewaltsam oder hinterhältig an intimen Stellen zu berühren versucht oder gewaltsam oder hinterhältig darauf drängt, sich von dir berühren zu lassen.

5 Sinn dieser Regel ist vermutlich die Wahrung der Chance, sich einem Zugriff zu entziehen. Verhaltensvorschriften dieser Art sind einfach beizubringen, klingen fast wissenschaftlich und vermitteln den Eindruck, daß hier eine nützliche Lehre erteilt wird. Allerdings ist es mehr als unwahrscheinlich, daß sich ein vier- bis sechsjähriges Kind tatsächlich dem entschlossenen Zugriff eines Fremden dadurch entziehen kann, daß es um Armeslänge Abstand von ihm hält.

6 Unter Berücksichtigung von Alter und Geschlecht liegt die Signifikanz hinsichtlich der Unterschiede im Gebrauch empfohlener Abwehrstrategien durch gründlich vorbereitete Kinder bei einem Wert von 0,35; hinsichtlich der Unterschiede, was die Zuversicht auf Mißbrauchsverhinderung angeht, bei einem Wert von 0,41; und hinsichtlich der Unterschiede, was die Meldebereitschaft angeht, bei einem Wert von 0,16 (Finkelhor, Asdigian und Dziuba-Leatherman, 1993).

7 Mehrere Studien haben die Wirkung von Präventivprogrammen untersucht, indem sie mit Hilfe von Simulationstechniken das Verhalten der nach diesen Programmen erzogenen Kinder fremden Personen gegenüber beobachteten (Poche, Brouwer und Swearington, 1981; Fryer, Kraizer und Meyoshi, 1987; Poche, Yoder und Milternberger, 1988). Die Ergebnisse dieser Simulationsstudien deuten darauf hin, daß entsprechend vorbereitete Kinder in bestimmten Situationen Fremden eher aus dem Weg gehen. Ob dieser Befund jedoch auf reale Umstände übertragbar ist, bleibt fraglich. Melton (1992) jedenfalls bezweifelt dies, da seiner Meinung nach davon auszugehen ist, daß fremde Personen in tatsächlich mißbrauchender Absicht sehr viel subtiler oder bedrohlicher auftreten als die Versuchspersonen.

Literatur

Ahn, H. & Gilbert, N. (1991): Cultural diversity and sexual abuse prevention. Social Service Review, 66 (3), S. 410–427.

Anderson, C. (1986): A History of the Touch Continuum. In: M. Nelson & K. Clark (Hg.), The educator's guide to preventing child sexual abuse. Santa Cruz, CA: ETR Network Publications.

Barth, R. & Derezotes, D. (1990): Preventing adolescent abuse. Lexington, MA: Lexington Books.

Berrick, J. D. & Gilbert, N. (1991): With the best of intentions: The child sexual abuse prevention movement. New York, NY: Guilford.

Borkin, J. & Frank, L. (1986, Januar–Februar): Sexual abuse prevention for preschoolers: A pilot program. Child Welfare, S. 75–81.

Child Assault Prevention (CAP). (1983): Child Assault Prevention Training Center of Northern California: Elementary curriculum. Oakland, CA: Author.

Children's Self-Help (1983): Elementary school curriculum. San Francisco, CA: Author.

Committee for Children (1985): Talking about touching. A personal safety curriculum. Seattle, WA: Seattle Institute for Child Advocacy, Committee for Children.

De Mause, L. (1991): The universality of incest. The Journal of Psychohistory, 19 (2), S. 123–164.

Finkelhor, D. & Strapko, N. (1992): Sexual abuse prevention education: A review of evaluation studies. In: D. Willis, E. Holden & M. Rosenberg (Hg.), Child abuse prevention. New York, NY: Wiley.

Finkelhor, D., Asdigian, N. & Dziuba-Leatherman, J. (1993, August): The effectiveness of victimization prevention instruction: An evaluation of children's responses to actual threats and assaults. Durham, NH: University of New Hampshire, Durham, Family Research Laboratory.

Finkelhor, D. & Associates (1986): A sourcebook on child sexual abuse. Beverly Hills, CA: Sage Publications.

Fryer, G., Kraizer, S., & Miyoshi, T. (1987): Measuring actual reduction of risk to child abuse: A new approach. Child Abuse & Neglect, 11.

Gilbert, N., Berrick, J. D., Le Prohn, N. & Nyman, N. (1989): Protecting young children from sexual abuse. Lexington, MA: Lexington Books.

Goleman, D. (1993, Oktober 6): Abuse prevention efforts aid children. New York Times.

Haugaard, J. J. & Reppuci, N. D. (1988): The sexual abuse of children. San Francisco, CA: Jossey-Bass.

Kirby, D. (1984): Sexuality education: An evaluation of programs and their effectiveness. Santa Cruz, CA: Network Publications.

Liddell, T., Young, B. & Yamagishi, M. (1988): Implementation and evaluation of a preschool sexual abuse prevention resource. Seattle, WA: Department of Human Resources (Mimeo).

Los Angeles Unified School District (1988): CARE curriculum description. Los Angeles, CA: Author.

McCurdy, K. & Daro, D. (1993): Current trends in child abuse reporting and fatalities: The results of the 1992 annual fifty state survey. Chicago, IL: National Committee for Prevention of Child Abuse.

Melton, G. (1992): The improbability of prevention of sexual abuse. In: D. Willis, E. Holder & M. Rosenberg (Hg.), Child Abuse prevention. New York, NY: John Wiley.

Moskowitz, J. (1989): The primary prevention of alcohol problems. Journal of Studies on Alcohol, 50, S. 54–88.

National Committee for the Prevention of Child Abuse (1989): Teachers confront child abuse: A national survey of teachers. Chicago, IL: Author.

Olmstead, B. (1986, April 3): Teacher's hugging ban hit. Chicago Sun Times, S. 22.

Poche, C., Brouwer, R. & Swearington, M. (1981): Teaching self-protection to children. Journal of Applied Behavioral Analysis, 14, S. 159–176.

Poche, C., Yoder, P. & Miltenberger, R. (1988): Teaching self-protection to children using television techniques. Journal of Applied Behavior Analysis, 12 (3), S. 253–261.

Reppuci, N. D. & Haugaard, J. (1993): Problems with sexual abuse prevention programs. In: R. Gelles and D. Loseke (Hg.), Current controversies on family violence. Newbury Park, CA: Sage.

Russell, D. (1984): Sexual exploitation: Rape, child sexual abuse, and workplace harassment. Beverly Hills, CA: Sage Publications.

Tharinger, D. J., Krivacska, J. J., Laye-McDonough, M., Jamison, J., Vincent, G. G. & Hedlund, A. D. (1988): Prevention of sexual abuse: An analysis of issues, educational programs, and research findings. School Psychology Review, 17 (4), S. 614–634.

Touch Program (1978): Curriculum description. San Luis Obispo, CA: Author.

Williams, R., Ward, D. & Gray, L. (1985): The persistence of experimentally induced cognitive changes: A neglected dimension in the assessment of drug prevention programs. Journal of Drug Education, 15, S. 33–42.

REINHART WOLFF

DER EINBRUCH DER SEXUALMORAL

Das Thema meines Beitrages nimmt die Formulierung eines 1932 im Sexpol Verlag in Berlin und 1935 in Kopenhagen erschienenen Buches des Psychoanalytikers *Wilhelm Reich* auf. Der Titel einer späteren Fassung heißt verschärfend «Der Einbruch der sexuellen Zwangsmoral».[1] In diesem Buch verweist *Reich* auf die in der modernen bürgerlichen Gesellschaft herrschende Tendenz, die sexuelle Bedürfnisbefriedigung «sexualmoralisch zu regulieren» und zu unterdrücken. Den sexualfeindlichen Unterdrückungsprozeß beschreibt er so: «... die Neurose ist ein Produkt der Sexualverdrängung und der Stauung der sexuellen Energie ...» – «Das früher lustbejahende Ich wurde selbst sexualablehnend, moralisch. Die gesellschaftliche Moral hat sich im Individuum reproduziert.»[2]

In den Vorlesungen an der Clark University im September 1909 hat Freud ähnlich formuliert:

Ein gewisser Anteil der verdrängten libidinösen Regungen hat ein Anrecht auf direkte Befriedigung und soll sie im Leben finden. Unsere Kulturansprüche machen für die meisten der menschlichen Organisationen das Leben zu schwer, fördern dadurch die Abwendung von der Realität und die Entstehung der Neurosen, ohne einen Überschuß von kulturellem Gewinn durch dies Übermaß von Sexualverdrängung zu erzielen. Wir sollten uns nicht so weit überheben, daß wir das ursprünglich Animalische unserer Natur völlig vernachlässigen, dürfen auch nicht daran vergessen, daß die Glücksbefriedigung des einzelnen nicht aus den Zielen unserer Kultur gestrichen werden kann.[3]

Wer die heutige Diskussion über sexuelle Kindesmißhandlung verfolgt, wird sich fragen müssen, was gesellschaftlich, kulturell und wissenschaftlich geschehen ist, daß der Eindruck entstehen konnte, das Problem der Sexualverdrängung und -repression sei gegenwärtig nicht mehr zentral. Nachdem eine durchgängige Sexualisierung, das Fallen vieler Schranken und Hüllen, die sogenannte liberalisierte Sexualität, viel eher unsere Gegenwart zu charakterisieren schienen, deutet sich nunmehr eine Tendenzwende an, geht, was das Sexuelle betrifft, erneut Angst um und wird angst gemacht.

Eine nüchterne Erörterung des Problems der sexuellen Mißhandlung ist in diesem Klima der medial hin- und hergerissenen Massengefühle schwer. Eine Entskandalisierung und kritische Refokussierung des Themas tut daher not.

DAS NEUE INTERESSE AN DER SEXUELLEN KINDESMISSHANDLUNG UND SEINE URSACHEN

Wer die Geschichte der Kindesmißhandlung und des Kinderschutzes kennt, weiß, daß die sexuelle Mißhandlung keine neue Entdeckung ist. Sie hat vielmehr periodisch, und zwar in bestimmten gesellschaftlichen und politischen Situationen, die Aufmerksamkeit der Fachleute und der Öffentlichkeit auf sich gezogen.[4] Man kann, was die Thematisierungsgeschichte der sexuellen Mißhandlung betrifft, im Rückblick eine Regel, ein Muster erkennen: *Die sexuelle Mißhandlung ist in der Moderne jeweils in gesellschaftlichen Restaurationsperioden von Interesse gewesen. Kinderschutz segelte dann unter der Flagge der Verfolgung von Sexualdelikten und betrieb die sexuelle Moralisierung.*

Die gerichtsmedizinische und psychiatrische Literatur des 19. Jahrhunderts belegt diese Tendenz. Ich nenne nur die Arbeiten von *Ambroise Tardieu* «Étude médico-légale sur les attentats aux mœurs» (1857; 1878 in 6. Auflage) oder das Buch von *Paul Bernard* «Des attentats à la pudeur sur les petites filles» (1886) oder schließlich das bekannte Buch von *Richard von Krafft-Ebing* (zuerst veröffentlicht 1886) «Psychopathia sexualis», das interessanterweise 1984 in der Bundesrepublik eine Neuauflage erfahren hat.[5] In diesem Kontext entwickelt auch *S. Freud* seine ersten Überlegungen zur sogenannten Verführungstheorie, zur Bedeutung sexueller Kindesmißhandlungen in der Ätiologie der Neurosen.[6]

Das Muster schwankender Aufmerksamkeit läßt sich auch in der Behandlung der sexuellen Kindesmißhandlung durch die Nationalsozialisten nachweisen; es waren ja gerade sie, die den neuen Paragraphen 223b des Strafgesetzbuches, der eine Strafverschärfung darstellte, einführten. Das Muster zeigt sich erneut in der Zeit des Kalten Krieges (1954) im Zusammenhang mit der Wiederbegründung des Deutschen Kinderschutzbundes durch den Hamburger Arzt Lejeune, die ganz im Zeichen einer Kampagne gegen die Sexualtäter stand, die man damals auf ferne Inseln verbannen wollte. Das Muster läßt sich aber auch in der Gegenwart nachweisen, hat sich doch nun seit den siebziger Jahren in den USA und mit Beginn der achtziger Jahre in Europa, insbesondere in England und nun auch in der Bundesrepublik, das Interesse sexuellen Kindesmißhandlungen neu zugewandt, und zwar mit deutlich konservativer Tendenz. *Newsweek* und *Der Spiegel* brachten in diesem Zusammenhang Titelserien «Sexual Abuse – The Growing Outcry Over Child-Molesting» und «Das geheimste Verbrechen» (beide 1984). Solche Veröffentlichungen sind für gesellschaftliche und kulturelle Trends stets gute Indikatoren.

Gegenwärtig sieht es sogar so aus, als hätte Kinderschutz im wesentlichen die Aufgabe des Schutzes vor sexueller Mißhandlung, die umstandslos zur schwersten Mißhandlungsform überhaupt erklärt wird. Ich halte dies für eine außerordentliche Verkürzung und will auch nicht verhehlen, daß die neuen Kampagnen gegen den sexuellen Mißbrauch ein Klima der Feindseligkeit und der Hetze geschaffen haben, das den offenen Zugang zu den Betroffenen für die helfenden Berufe erneut verstellt und erschwert hat. Mit dem Engagement für die Opfer, leider auch von Teilen der neuen Frauenbewegung, wird gleichzeitig eine Entsolidarisierung betrieben, schlägt die beabsichtigte Aufklärung in Verfolgungskampagnen neuen Stils um.

So kommt es zu der widersprüchlichen Situation, daß einerseits eine Verdrängung und andererseits eine skandalisierende

Übertreibung und Inszenierung des Problems der sexuellen Mißhandlung stattfindet. Dabei gewinnt der Kampf gegen den Sexualtäter erneut an Bedeutung im Prozeß einer repressiven sexuellen Moralisierung, die auf Hygienisierung des familialen, viel weniger aber des kommerziellen Raums aus ist. Dabei hat sich in der Kinderschutzpraxis ein merkwürdiger Widerspruch ergeben: Während sich Kinderschutzexperten inzwischen weltweit einig sind, daß man besser helfen kann, wenn man schwere körperliche Mißhandlungen und Vernachlässigungen vertraulich behandelt und, anstatt sie zu verfolgen, konkrete Hilfe anbietet, ist die Antwort auf sexuelle Mißhandlung in der Regel verfolgend und strafeorientiert, was nicht zuletzt den Opfern den Weg zu den Helfern immer wieder verbaut, sind es doch gerade sie, die durch Drohungen und Einschüchterungen in die angstvolle Unterwerfung der sexuellen Ausbeutung im familialen und familiennahen Binnenraum getrieben werden.

Das Problem der Sexualität, die heutige sexuelle Frage, geht in dieser Skandalisierung freilich nicht auf. Wesentlicher sind soziokulturelle Entwicklungen, ohne deren Klärung ein kritisches Verständnis der Problematik der sexuellen Kindesmißhandlung nicht möglich ist[7]:

Die sexuelle Moral und die sexuelle Praxis haben sich in unserer Kultur seit Beginn dieses Jahrhunderts stark verändert.

- → Es kommt erheblich früher zu ersten sexuellen Beziehungen; in der Bundesrepublik z. B. bei Jugendlichen zwischen dem 13. und 16. Lebensjahr, im Einverständnis oder zumindest mit Duldung der Eltern.[8]
- → Sexuelle Bindungen sind nicht mehr an die Ehe gebunden, vor allem nicht mehr an die Ehe auf Lebenszeit. Häufiger vorehelicher Geschlechtsverkehr und die größer werdende Zahl eheloser Paare sind kulturell weitgehend akzeptiert.
- → Abtreibungen sind leichter möglich als früher, auch wenn darüber jetzt wieder kontrovers diskutiert wird.
- → Im wesentlichen auf Grund medizinischer Fortschritte gibt

es einen erheblichen Rückgang der Gefährdung durch Geschlechtskrankheiten, wenn auch im Zusammenhang der neuen Krankheit Aids erneut eine Tabuisierung des Sexuellen um sich greift.

- → Schließlich ist es zu einer Trennung der sexuellen Aktivität von der Reproduktion gekommen, ist Sexualität ohne Konzeption häufiger; dies hat sicherlich zu einer Angstreduktion in sexuellen Beziehungen geführt; zum anderen – auch dies ein Ergebnis wissenschaftlichen Fortschritts – kommt es immer öfter zu einer Konzeption ohne Sexualität, was die vielfältigen Versuche und Erfahrungen mit In-vitro-Fertilisationen zeigen.
- → Wichtiger noch ist, daß die Sexualität in unserer auf Warenproduktion gerichteten Kultur insgesamt zu einer stark nachgefragten Ware geworden ist; in der weltweiten industriellen Vermarktung der Sexualität und in der Pornoindustrie nimmt sexuelle Kindesmißhandlung einen breiten Raum ein. Insgesamt hat sich, wie *Horst-Eberhard Richter* formuliert hat, eine merkwürdige «Doppelgesichtigkeit der Sexualität» ergeben. Einerseits spielten Liberalisierungstendenzen eine Rolle, andererseits hätten sich Regulierungs- und Hygienisierungstendenzen breitgemacht, werde Sexualität zur Leistung, ja, geradezu zur Arbeit «im Dienste einer allgemeinen Gesundheits- und Fitneßvorsorge», sei es zu einem «Potenz- und Orgasmustraining» gekommen.[9]

Daneben erscheint mir wichtig, worauf *Theodor W. Adorno* schon früh hingewiesen hat, «daß im 20. Jahrhundert, möglicherweise aus einer unbewußten Homosexualisierung der Gesellschaft heraus, das erotische Ideal infantil wurde»[10].

Diese Momente, einschließlich der erheblichen rechtlichen und sozialen Veränderungen, die das Generationen- und Geschlechterverhältnis tiefgreifend verändert haben, stellen den Kontext dar, innerhalb dessen sich die moderne Sexualfrage und sexuelle Not entwickeln. Vor diesem Hintergrund stellt sich auch verschärft die Problematik der sexuellen Mißhandlung. Sie steht im Zusammenhang mit der scheinhaften Befreiung der Sexualität und einer Tendenz zu ihrer Instrumentalisierung sowie der Infantilisierung des erotischen Ideals, nicht zuletzt mit den Irritationen in modernen Geschlechterbeziehungen, die im übrigen häufiger mit der Tendenz behandelt werden, das Geschlechterverhältnis zugunsten einer geschlechtlichen *Autonomie* aufzulösen.[11]

Die skizzierten ideologischen und materiellen Grundlagen markieren einerseits das Interesse an dem Phänomen der sexuellen Mißhandlung, andererseits bedingen sie deren Entstehung mit. Sie reflektieren im übrigen jene Widersprüche, die grundsätzlich in der modernen Geschichte der Kindheit[12] angelegt sind. In dem Maße nämlich, in dem sich auf Grund der Komplexität und Unsichtbarkeit des erwachsenen Lebens die Periode des Erwachsenwerdens verlängert, wird das Kind zum (vor allem pädagogischen) Objekt der Erwachsenen. Die wachsende Distanz zwischen Kindern und Erwachsenen im Prozeß der Zivilisation (die getrennten Schlaf- und Kinderzimmer sind ein konkretes Anzeichen dieser Entwicklung) führen zur Ausgrenzung des Sexuellen, das mit einem Geheimnis umgeben und zugleich überwacht wird.

Die Beherrschung der Triebnatur des Menschen wird Programm. Kinder erscheinen nunmehr ambivalent als die reinen, unverdorbenen, asexuellen Wesen wie auch als die kleinen Wilden, denen die sexuellen Wünsche ausgetrieben werden müssen.

Die Unterdrückung der Sexualität – das ist die kühne Entdeckung *Michel Foucaults* – hat sie aber als Faszination und permanenten Diskurs erst hervorgebracht. Der neue Diskurs über sexuelle Kindesmißhandlungen in den siebziger und achtziger Jahren signalisiert insofern eine neue Etappe im Zivilisationsprozeß, die auf Affektkontrolle, Selbstdistanzierung und Intellektualisierung Prämien setzt und zugleich einen neuen «Kult des mißhandelten Kindes in uns» kreiert, in dem jedermann, aber vor allem Frauen und Kinder, Anspruch auf einen Opferstatus stellen können. «Opfer, so weit das Auge reicht.»[13]

In dem Maße, in dem das Sexuelle als das Unzivilisierte und

Perverse gilt, wird die Kontrolle und Verdrängung des Sexuellen mit Leidenschaft besetzt. Nicht von ungefähr heißen die neuen Schutzvereine zur Bekämpfung des sexuellen Mißbrauchs beispielsweise «Wildwasser», «Korallenriff» und «Zartbitter».

SEXUELLE MISSHANDLUNG: BEGRIFF UND AUSMASS

Sexuelle Mißhandlung stellt eine Form der Mißhandlung neben anderen Formen der Kindesmißhandlung dar, wie z. B. die Vernachlässigung (mit der sie im übrigen gerade bei schweren Fällen einhergeht), die körperliche und die seelische Kindesmißhandlung. Für Kindesmißhandlungen ist typisch, daß diese verschiedenen Formen miteinander zu einem Syndrom verbunden sind. Wenn eine bestimmte Form herausgestellt wird, dann bestimmt sie das vielgestaltige Syndrom der Kindesmißhandlung. Eine schematische Abgrenzung der Formen ist im konkreten Fall oft nicht möglich und nicht sinnvoll, zumal eine körperliche Beeinträchtigung zugleich seelische Folgen hat und umgekehrt; dabei spielen sexuelle Konflikte nicht selten kernkomplexhaft eine Rolle.

Es handelt sich bei der sexuellen Mißhandlung stets um eine sexuelle Aktivität eines Erwachsenen mit einem Minderjährigen oder einer Minderjährigen mit der Folge der Schädigung der Persönlichkeitsentwicklung des Kindes, einem in der Regel diffusen Störungsbild und einer hintergründigen familialen Beziehungsstörung.

Das wird in der kognitivistische («Verstehen» und «Zustimmung») und vor allem moralische Orientierungen («Tabus») betonenden Definition von *N. D. Schechter* und *L. Roberge* zu kurz gefaßt, die formuliert haben:

«The sexual exploitation of children refers to the involvement of dependent, developmentally immature children and adolescents in sexual activities that they do not fully comprehend, are unable to give informed consent to, and that violate the social taboos of family roles.»[14]

Auf deutsch:

«Die sexuelle Ausbeutung (Mißhandlung) bezieht sich auf die

Einbeziehung abhängiger, entwicklungsmäßig unreifer Kinder oder Jugendlicher in sexuelle Handlungen, die sie nicht völlig verstehen und in die bewußt einzuwilligen sie nicht in der Lage sind und die die sozialen Tabus der Familienrollen verletzen.»

Ich will, diese Formulierungen aufgreifend und genauer die Beziehungskonstellationen in den Familien berücksichtigend, formulieren:

Die sexuelle Mißhandlung ist eine unter Ausnutzung einer Macht- oder Autoritätsposition (erzwungene) sexuelle Aktivität eines Erwachsenen mit einem / r Minderjährigen in der Form (1) der Belästigung (molestation), (2) der Masturbation, (3) des oralen, analen oder genitalen Verkehrs (intercourse) oder (4) der Nötigung oder Vergewaltigung (also des angedrohten oder tatsächlichen gewaltsamen Verkehrs [rape]), die zu einer körperlichen oder seelischen Schädigung bzw. zu einer Entwicklungsstörung führt und die das Wohl und die Rechte eines / r Minderjährigen beeinträchtigt.

Aus der professionellen Perspektive sozialer Hilfesysteme, denen es ja nicht um die Verfolgung von Straftaten, sondern um Hilfen zur Bewältigung sozialer Probleme geht, sind bei sexuellen Mißhandlungen immer drei Aspekte zu berücksichtigen:

1. *Eine dem Alter, der Entwicklung und der Rolle des Kindes in der Familie nicht entsprechende sexuelle Aktivität* (das kann sowohl in Form der aktiven Einbeziehung des Kindes geschehen als auch dergestalt, daß das Kind einer bestimmten Aktivität, wie z. B. exhibitionistischer oder masturbatorischen Handlung, ausgesetzt wird);

2. *das Vorliegen ganz bestimmter,* allerdings möglicherweise auch auf Grund weiterer anderer Beeinträchtigungen, sich entwickelnder *manifester körperlicher, psychischer bzw. psychosomatischer Störungen oder Verhaltensprobleme (einer die Schädigung anzeigenden Symptomstruktur) bzw. einer das Kind schädigenden Beziehungskonstellation;*

3. *der Nachweis, daß das Wohl und die Rechte eines / r Minderjährigen gefährdet bzw. beeinträchtigt sind.*

Eine solche Definition ist geeignet, auch methodisch handlungsleitend zu sein, stützt sie sich doch nicht allein auf subjektivistische

Einschätzungen (wie die affirmativen und extensiven Erlebniskonzepte der sexuellen Gewalt im Umkreis der feministischen Mißbrauchsdiskussion)[15], sondern orientiert sich an jugendhilferechtlichen Standards des Kinder- und Jugendhilfegesetzes (KJHG) und psychologischen und sozialpädagogischen Kriterien zur Beurteilung der jeweiligen Schädigung oder Gefährdung eines Kindes. In jedem Fall handelt es sich um eine interpretative Konstruktion, deren empirische Materialgrundlage (Anamnese / Diagnose) und konzeptuelle Matrix (Theoriekonzept) intersubjektiv überprüfbar sein muß. Kein Material versteht sich von selbst. Es muß nach nachvollziehbaren (d. h. wissenschaftlich begründeten) fachlichen Regeln allererst verstehbar gemacht werden.

Definitionen sind immer auch Handlungsparameter, strukturieren das Hilfeangebot oder auch den Eingriff. Sexuelle Mißhandlungskonzepte ohne Berücksichtigung von Kriterien der Schädigung, ihres Schweregrades und ihrer jugendhilfe- und vormundschaftsrechtlichen Relevanz verleiten zu einer uferlosen Ausweitung des Mißhandlungsfeldes, führen zu einer diskursiven, massenhaften Opferproduktion, verunmöglichen überhaupt, daß Unterscheidungen getroffen werden, d. h. daß ein bestimmtes Geschehen, das als sexuelle Kindesmißhandlung bezeichnet wird, differenziert wahrgenommen und beurteilt wird. Keine Unterschiede zu machen, sondern ein allgemeines Szenario der Viktimisierung zu entwerfen, ist das Kennzeichen fundamentalistischer Rettungsbewegungen.[16]

Auch um unterschiedliche Schweregrade möglicher Schädigungen (also Schädigungskriterien) zu kennzeichnen, sollen die folgenden Formen der sexuellen Kindesmißhandlung unterschieden werden:

1. *Vorformen der sexuellen Kindesmißhandlung*

(1) Sexuelle Anmache eines Kindes oder Jugendlichen («Sex Talk»), wie z. B. «Ich will dich ficken!» / «Steife Titten hast du!» / «Ich wette, du wärst gut mit mir im Bett!» usf.

(2) Exhibitionismus (Zeigen von Brust, Penis, Vagina, Anus / Masturbation vor einem Kind)

(3) Voyeurismus (Beobachtung nackter Kinder bzw. intimer Verrichtungen zum Zwecke sexueller Befriedigung)

(Insgesamt: Keine bis geringe Traumatisierung)

2. Formen sexueller Kindesmißhandlung

(1) Berühren / Streicheln der Brüste, der Vagina, des Penis, des Hinterteils eines / r Minderjährigen bzw. das Verlangen nach Berührungen der eigenen Sexualorgane (intimen Zonen) der Erwachsenen (Masturbation)

(in der Regel geringe Traumatisierung)

(2) Oral-genitale sexuelle Handlungen (Cunnilingus – oraler Kontakt mit der Vagina / Analingus – oraler Kontakt mit dem Anus / Fellatio – oraler Kontakt mit dem Penis)

(in der Regel erhebliche bis schwerste Traumatisierung)

(3) Interfemoraler Verkehr (sog. «trockener» Verkehr, ohne Penetration)

(in der Regel mittlere bis erhebliche Traumatisierung)

(4) Sexuelle Penetration (von Vagina und Anus)

(a) Digitale Penetration
(b) Penetration mit Gegenständen
(c) Genitaler Koitus
(d) Anal-Verkehr

(in der Regel erhebliche bis schwerste Traumatisierung)

(5) Sexuelle Ausbeutung

(a) Kinderpornographie
(b) Kinderprostitution

(in der Regel erhebliche bis schwerste Traumatisierung)

Ich benutzte im übrigen nicht den Begriff des *«sexuellen Mißbrauchs»*, der den im Strafgesetzbuch festgelegten *Straftatbestand* definiert, weil es im Kontext der Hilfesysteme um ein anderes professionelles Register geht: um eine Konfliktstruktur «von intergenerationalen sexuellen Kontakten» (*M.-S. Honig*), die ein Kind in seiner Entwicklung beeinträchtigen. Es ist dies nicht so sehr eine isolierte «Tat» oder eine einzelne Handlung, sondern ein Beziehungsgeflecht mit einer irritierenden innerseelischen wie interrelativen emotionalen Dynamik in einer bestimmten Humanökologie der Kindesmißhandlung (Human Ecology of Child Maltreatment).[17]

Was die Häufigkeit sexueller Kindesmißhandlungen betrifft, so fällt bei Durchsicht der vorliegenden Studien auf, daß allein bei der Vielfalt der verwendeten Definitionen allgemein zutreffende Aussagen nicht möglich sind, ganz abgesehen davon, daß die meisten Untersuchungen nurmehr Prävalenz-Studien (Erhebungen des Vorkommens von im nachhinein als Mißhandlung definierten Ereignissen) darstellen. Sie müssen von Erhebungen mit empirisch gesicherten Fallzahlen sexueller Kindesmißhandlungen auf bestimmten Praxisebenen (der Jugendhilfe, von Kliniken, der Polizei etc.) unterschieden werden.

Die rekonstruktiven Erhebungen erinnerter bzw. im Rückblick von Erwachsenen als Fakten dargestellter Einschätzungen sind in den meisten Fällen auf wenige Einzelerfahrungen mit sexuellen Handlungen (die eine Person bis zum 18. Lebensjahr meinte erlebt zu haben) bezogen und heben häufig allein auf subjektive Erinnerung von Erfahrungen ab, die im übrigen in ihrem Schweregrad und nach Versuch und Ausführung oft nicht weiter differenziert werden.[18] Im Gegenteil: Trotz schwacher empirischer Basis werden immer wieder Erfahrungen *einmaliger* drohender oder tatsächlicher sexueller Handlungen zwischen Erwachsenen und Minderjährigen von geringem Schweregrad (überwiegend sog. «no contact»-Fälle) zu lebensbedrohlichen, gewaltsamen Mißhandlungsfällen aufgeblasen. Die gängige Epidemiologie der sexuellen Kindesmißhandlung ist ein «worst case scenario»[19].

Prägnant hat *Michael-Sebastian Honig* dazu ausgeführt:

‹Sexueller Mißbrauch› wird nach dem Modell der Vergewaltigung verstanden, aber radikal subjektiviert. Im Ansatz hebt diese Definition ... auf die spezifische Qualität der Gewalterfahrung als Leidenserfah-

rung ab. Ihre Funktion hat sie ... nicht im Kontext empirischer Forschung, sondern im Kontext von Problempolitik.

Dadurch gerät sie aber in ein unlösbares Dilemma. Einerseits soll allein die Betroffene zwischen Nähe und Übergriff, Sexualität und Gewalt unterscheiden können. Andererseits kann der sexuelle Mißbrauch nur dann als soziale Tatsache bekämpft werden, wenn die Gewalterfahrung objektivierbar und verallgemeinerbar ist. Dieses Dilemma eines advokatorischen Gewaltbegriffs fußt auf der Widersprüchlichkeit seiner empirischen Referenzen (Opfererfahrungen vs. beobachtbare Übergriffe).[20]

Aber nicht nur die Häufigkeitsraten retrospektiver Surveys schwanken bei Frauen zwischen 36 und 7 Prozent bzw. zwischen 62 und 6 Prozent und bei Männern zwischen 3 und 29 Prozent.[21] *Peter Wetzels* hat auf dem Berliner Forum «Sexueller Mißbrauch – Evaluation der Praxis und Forschung» erste Daten der bisher verläßlichsten Befragung in Deutschland (Opferbefragung des Kriminologischen Forschungsinstituts Niedersachsen) mitgeteilt: «Über sexuelle Mißbrauchserfahrungen mit Körperkontakt im Alter bis zu 14 Jahren berichteten 5 bis 8 Prozent der Frauen in den alten Bundesländern (Männer 1,4 bis 3,5 Prozent), und in den neuen sind es 2 bis 6 Prozent (Männer 0,5 bis 2,5 Prozent).»[22]

Auch polizeiliche Tatverdächtigen-Statistiken, Melderaten in Jugendhilfesystemen mit Meldepflicht und noch deutlicher klinische Daten lassen ganz unterschiedliche quantitative Dimensionen sexueller Kindesmißhandlungen erkennen, liegen allerdings generell in der Regel weit unter den Daten retrospektiver Meinungsbefragungsstudien.

So fanden *P. Mrazek* und andere (1981) in England ein sogenanntes absolutes Minimum von drei Fällen auf tausend Kinder; das US-National Center of Child Abuse and Neglect schätzte, daß 1981 in den USA über 100 000 Kinder jährlich sexuell mißhandelt wurden. Eine der wenigen verläßlichen Studien, eine Nachuntersuchung bestätigter Meldungen in der US-National Incidence Study von *Andrea J. Sedlak*, mit Daten aus 1986, kommt allerdings nur zu real 155 900 sexuellen Mißhandlungsfällen in den USA und zu einer Pro-Tausend-Rate von 2,5. *McCurdy* und *Daro* schätzen 199648 bestätigte Fälle (1992), was in etwa auf drei Fälle pro tausend Minderjährige hinauslaufen würde.[23]

Jedenfalls liegen die institutionellen Fallzahlen erheblicher sexueller Mißhandlungsfälle, die ein Eingreifen der Strafverfolgungs- oder Jugendhilfebehörden erforderlich machen, um ein Vielfaches unter den Daten von Meinungsumfragen. Der hierzulande oft gemachte Versuch, sie mit Dunkelfeldschätzungen auf der Basis der Hochrechnungen sehr verschiedener kriminologischer Daten der Sexualdelinquenz zu vergrößern, führt nicht weiter. Mit Recht führt *Michael C. Baurmann*, der zu den wenigen deutschen Wissenschaftlern gehört, die mit zuverlässigen Untersuchungen Licht in die Dunkelfeldproblematik gebracht haben, aus:

... im Bereich der Dunkelfeldschätzugen sind ... viele Angaben überhöht oder einfach falsch. Ich kann das so bestimmt sagen, weil beispielsweise dem Bundeskriminalamt und / oder mir als Person öfters Dunkelfeldangaben zugeschrieben werden, die angeblich besagten, daß in Westdeutschland jährlich 300 000 Kinder sexuelle Gewalttätigkeiten oder gar Vergewaltigungen erleben würden. Eine solche Aussage unsererseits gibt es nicht ... Ich habe verschiedentlich versucht, diese fehlerhaften Dunkelfeldschätzungen richtigzustellen. Ich habe allerdings den Eindruck, daß eine solche Klarstellung bei manchen Expertinnen und Experten unerwünscht ist, weil sie anscheinend der Meinung sind, ein wichtiges soziales Problem – was sexuelle Gewalt zweifellos ist – könne erst dann ‹richtig› angegangen werden, wenn die statistischen Angaben möglichst atemberaubend sind.

Bei solchen Zahlenoperationen wird dann meist auch nicht mehr zwischen versuchten und vollendeten Handlungen unterschieden, nicht mehr zwischen angezeigten und verurteilten und auch nicht mehr zwischen gewaltlosen, gewaltfernen und gewalttätigen.[24]

Mit der gewachsenen Aufmerksamkeit gegenüber dem Problem der sexuellen Kindesmißhandlung und mit seiner medialen Inszenierung ist weltweit – jedenfalls auf dem Papier – die Zahl sexueller Kindesmißhandlungsfälle angestiegen, werden sexuelle

Generationsbeziehungen verstärkt als sexuelle Mißhandlung dechiffriert, sieht es so aus, als würden immer mehr Kinder sexuell mißhandelt. Obwohl davon überhaupt nicht die Rede sein kann, erwecken die öffentlichen Diskurse diesen Eindruck und tendieren dabei immer mehr zu symbolischen Aktionen, ja moralischen Kreuzzügen, an denen sich die Kinderschützer weltweit besonders gern beteiligen; sie stellen rhetorische Formen dar, «die so funktionieren, daß sie Wahrnehmungen, Verhaltensweisen und Gefühle der Beobachter organisieren»[25].

Dabei verschwimmen die Fakten zu emotional aufgeladenen Konstruktionen, zu regelrechten politischen Dramatisierungen (Panik-Clustern). Auf diese Weise sind Kindesmißhandlungen und insbesondere sexuelle Kindesmißhandlungen zu einem «die Tagesordnung bestimmenden Thema» (an agenda-leading issue) geworden.[26] Nur eine nüchterne und permanente Selbstkritik kann Kinderschutzbewegungen davor bewahren, in solche diskursive Dramatisierungen hineingezogen zu werden und dann konzeptuell und in der beruflichen Alltagspraxis zu entgleisen.[27]

URSACHEN, FOLGEN

1. Sexuelle Kindesmißhandlungen geschehen vor allem im «sozialen Nahraum» (*Alberto Godenzi*).[28] Die Mißhandler sind zum größeren Teil, worin empirische Untersuchungen weitgehend übereinstimmen, Familienmitglieder, nähere Verwandte und auch Bekannte (zu 50 Prozent und mehr). Familiäre sexuelle Mißhandlungen sind nicht allein wegen ihrer Häufigkeit, sondern auch wegen ihres in der Regel größeren Schädigungsrisikos von Belang, ist eine Abgrenzung von sexuellen Mißhandlungsfällen durch einen fremden Mißhandler doch eher möglich als von sexuellen Mißhandlungen in Familien, die ja durch die Irritation von Wahrnehmung und Bewertung von Bedeutungen, Beziehungen und Gefühlen gekennzeichnet sind.

Es wird immer wieder davon gesprochen, daß sexuelle Mißhandlungen in allen Schichten vorkämen. Eine solche Aussage ist soziologisch allerdings mehr als trivial. Man möchte ja gerade wissen, ob besondere soziale Lebensverhältnisse Ausmaß und Schweregrad sexueller Mißhandlungen bedingen. Epidemiologische Untersuchungen zeigen nun, daß Unterschichtverhältnisse und Verhältnisse sozialer Isolation das sexuelle Mißhandlungsrisiko erhöhen. Ebenso wie bei anderen Formen der Kindesmißhandlung – wenn auch nicht in gleichem Umfang – sind Ausmaß und Schweregrad der von Jugendhilfeeinrichtungen mit Meldepflicht erfaßten Fälle sexueller Kindesmißhandlung schichtabhängig. So fand *D. Finkelhor* z. B. 1980, daß inzestuöse Erfahrungen bei Jungen und Mädchen häufiger vorkämen, die auf isolierten oder einsamen Bauernhöfen lebten und die ihre Kindheit überhaupt in großer Isolation verbracht hätten. Auch sei bei Unterschichtmädchen um zwei Drittel wahrscheinlicher, daß sie sexuelle Mißhandlungserfahrungen machen würden.[29] Jedenfalls fällt bei sexuell mißhandelnden Vätern auf, daß materielle Notlagen in Verbindung mit einer markanten Lebensgeschichte emotionaler Verarmung typisch sind, was erklären würde, daß gerade schwere Fälle sexueller Kindesmißhandlung häufig in einem Milieu der Vernachlässigung beobachtet werden.[30]

Bei sexuellen Mißhandlungen spielen darüber hinaus bestimmte Familienkonstellationen eine Rolle: Sexuelle Mißhandlungen sind, wie empirische Untersuchungen zeigen, in stark moralischen und rigiden Familien offenbar häufiger. Sie geschehen auch häufiger in Scheidungs- bzw. neu zusammengesetzten (Wiederverheiratungs-)Familien. Das erklärt auch, daß Stiefväter als Mißhandler überrepräsentiert sind (handelt es sich doch um eine Konstellation mit familienrechtlicher, aber nichtbiologischer Verwandtschaft, die das «Mißverständnis» nahelegt, der mißhandelnde Vater sei mit der «Stieftochter» nicht verwandt).

Im einzelnen lassen sich folgende Ursachen herausstellen:

1. Sexuelle Mißhandlungen stellen in phänomenologischer Charakterisierung sowohl *eine grenzüberschreitende bzw. erzwungene Sexualbeziehung* als auch *eine nichtaltersgemäße Form der Sexualität* dar, die dem Kind unter Ausnutzung seiner Abhängigkeit

von einem Erwachsenen aufgeherrscht oder verführerisch nahegelegt wird. Es handelt sich in der Regel um eine Verfrühung in der sexuellen Entwicklung, um eine forcierte Progression (die meisten sexuellen Mißhandlungen geschehen mit Mädchen in der Vorpubertät und frühen Pubertät). Auf der Seite des mißhandelnden Erwachsenen handelt es sich in der Regel um eine Regression, um eine regressive Objektwahl mit häufigem Vorherrschen infantiler und nicht zuletzt vornehmlich masturbatorischer, exhibitionistischer oder voyeuristischer Tendenz.

2. Sexuelle Mißhandlungen entwickeln sich *in einem von Macht- und Autoritätsunterschieden geprägten Generationen- und Geschlechterverhältnis*, in dem die für den Entwicklungsprozeß der Kinder jeweils notwendige Weiterentwicklung der Familie vom intensiven und liebevollen Körperkontakt im Umgang mit dem Säugling und Kind (Zärtlichkeit) bis zur Verselbständigung des Jugendlichen in der Pubertät (mit dem Beginn exogamer sexueller genitaler Beziehungen) nicht gelungen ist.

3. Sexuelle Mißhandlung zwischen einem Erwachsenen und einem Minderjährigen ist in familienstruktureller Charakterisierung *eine Reaktion auf «ein Scheitern von Intimität an den Machtverhältnissen» (M.-S. Honig)*[31] im familialen Kontext, insbesondere auf das Scheitern in den sexuellen Beziehungen des erwachsenen (Ehe- oder Eltern-)Paares. Sexuelle Mißhandlung ist eine Reaktion auf die Abwesenheit bzw. die Nichtverfügbarkeit eines erwachsenen Partners. Dabei handelt es sich in der Regel um eine Abwehr erwachsener (und häufig auch genitaler) Sexualität, spielen Zurückweisungen durch den Partner sowie Angst vor erwachsener Sexualität eine Rolle, die sich lebensgeschichtlich entwickelt hat. Die sexuellen Mißhandler sind in ihrer Entwicklung häufig steckengeblieben. In dieser Konstellation kommt es zu einer Kontextveränderung. Aus der Paarbeziehung wird ein generationsübergreifendes, verführerisches Beziehungsarrangement, entsteht eine Rollenkonfusion.

4. In triebtheoretischer Sicht zeigt sich die sexuelle Mißhandlung *als eine wiederholungszwangmäßige Reinszenierung ödipaler*

Szenen, die durch die Nichtablösung vom inzestuösen Liebesobjekt der Kindheit charakterisiert sind und die eine Reproduktion der eigenen Inzest-Bindung darstellen. (Nicht von ungefähr zeigen zahlreiche Studien, daß viele sexuelle Mißhandler selbst als Kind mißhandelt worden sind – retrospektive Zyklusthese.) Ödipal komplexhaft verstrickte Erwachsene, zumeist Männer, tun ihren Kindern, in der Regel ihren Töchtern, an, was ihnen selbst widerfuhr. Dabei stehen sogenannte «negative ödipale Konstellationen» (der Sohn passiv, die Mutter aktiv) im Vordergrund, handelt es sich um die Nichtbewältigung ödipaler Konflikte. Daneben spielen offensichtlich präödipale, d. h. frühe Frustrationen und Unterversorgungen in der Kindheit der späteren Mißhandler eine Rolle.

Dieses Ineinander von wiederholten ödipalen Konfliktlagen im Verbund mit den charakterlichen Folgen ödipaler Traumatisierungen, die eine diffuse Geschlechtsidentität bewirkt haben, und starken projektiven und sadistischen Tendenzen, die die Objektbeziehungen zu überfluten scheinen, charakterisiert den beziehungsmäßigen und seelischen Hintergrund solcher Erwachsener, deren sexuelle Objektwahl sich auf das eigene Kind richtet. Sie sind an einer Aufgabe gescheitert, vor der grundsätzlich jede Familie steht: Wie wir uns nämlich von den ersten Liebesobjekten, unseren Eltern und Geschwistern, ablösen können, ohne sie zu verlieren, wie wir die Konkurrenz um die Liebe meistern können, ohne im Haß zu versinken, wie wir selbständig und zugleich beziehungsfähig werden können.

S. Freud hat für diese Konstellation den Begriff des Ödipuskomplexes vorgeschlagen. Nicht jede Familie scheitert freilich an seiner Bewältigung, wenngleich jede Familie inzestuös ist. Die Beziehungen zwischen Eltern und Kindern beinhalten immer auch starke erotische Komponenten. Die Familie ist ein Ort großer Intimität, der Liebe in gegenseitiger Abhängigkeit, die leicht in Aggressionen und Haß umschlägt. Das heißt für Eltern, sich klarzumachen, daß sie sich laufend mit ihren Kindern identifizieren und daß ihre Kinder mit ihnen identifiziert sind, daß sie ebenso wie die Geschwister gewissermaßen die ersten Sexualobjekte ihrer Kinder sind. Und gleichzeitig stehen die Eltern vor der schwierigen Aufgabe, dieser Liebe Grenzen zu setzen, sich von den Kindern zu lösen, ihre Kinder dabei zu unterstützen, daß sie ihre eigene Lebensperspektive und zumal ihre eigene sexuelle Identität entwikkeln. Und dies nicht erst in der Pubertät, sondern schon viel früher. Dieser Balanceakt ist für Eltern nicht leicht, nämlich Intimität und das Bedürfnis der Kinder nach Nähe nicht zu frustrieren und zugleich die Loslösung ihrer Kinder von ihnen zu unterstützen. In Familien, in denen ein Kind sexuell mißhandelt wird, gelingt diese Balancierung nicht. Statt dessen wird «Kindern in der Zärtlichkeitsphase *mehr Liebe* aufgezwungen oder Liebe anderer Art, als sie sich wünschen»[32].

In sexuellen Mißhandlungsfamilien entspricht die Interaktionsstruktur, also die spezifische Rollenkonstellation, nicht der Tiefenstruktur der Bedürfnisse nach Unterstützung, Pflege und Annahme und Wärme in den Beziehungen[33]; statt dessen hat sich eine merkwürdige Konfusion ergeben, werden die Interaktionen, die Kontakte sexualisiert, was zu einer zusätzlichen Belastung im Familienzusammenhang führt, wird so durch besitzergreifende und sexualisierte Beziehungen bei gleichzeitiger Geheimnistuerei und Schulddruck die familiale Konfliktlage erheblich verschärft. Typisch ist in solchen Familien:

- → daß die Versorgung von Kindern oft minimal und tendenziell vernachlässigt ist;
- → daß die Pflege des Kindes («care») oft sexualisiert ist;
- → daß das Erziehungskonzept und die Sozialisationspraktiken nicht selten deviant bzw. paradoxal sind, ganz abgesehen davon, daß auch von perversen Beziehungspraktiken berichtet wird.

Sexuelle Mißhandlung ist in diesem Kontext eine symptomatische sexistische Konfliktlösung auf Kosten des Kindes und als solche nicht ohne Sinn. Sie reduziert in der Regel auf Zeit unbewältigte Spannungen in der Familie und dient der Abwehr von Ängsten, insbesondere von Ängsten, verlassen oder verstoßen zu werden. Diese symptomatische Lösung ist jedoch keine befriedigende Dauerlösung. Der Kernkonflikt, zumal unter Außendruck und Moralisierung, bleibt häufig bestehen und heizt sich immer wieder an bzw. kommt nach einer Debalancierung immer wieder zu neuen familialen Stabilisierungen.

Patricia B. Mrazek und *Arnon Bentovim*[34] *haben dies an einem Bild des familialen Regelkreises veranschaulicht:*

Anfangs spielen in den Beziehungen der Familie *Trennungen* eine Rolle. Das Paar ist sich z. B. nicht einig, und es kommt zu einer Ehe-Spaltung, wobei zugleich am Partner festgehalten wird[35]; aber auch zwischen Eltern und Kindern gibt es *Distanzierungen*. Auf Grund solcher Spaltungen bei gleichzeitigen Isolationen kommt es zu neuen *Fraktionsbildungen*, z. B. indem der Vater schrittweise ein Bündnis mit der Tochter eingeht und die Mutter nunmehr ausgeschlossen ist. Das übergroße Bündnis zwischen Vater und Tochter führt nun zu einer ausbeuterischen sexuellen Beziehung, was die Mutter noch einmal mehr ausschließt. Wenn dieser Druck zu groß wird, öffnet sich die Tochter möglicherweise der Mutter und bezieht sie wieder ein, wodurch das familiale Arrangement sich erneut ändert. Die Tochter und die Mutter bilden nun eine Fraktion, und der Vater wird ausgeschlossen bzw. von der Mutter angegriffen. Mit diesem Angriff wird nun die alte Mutter-Vater-Streitkonstellation wiederhergestellt, was wiederum die Tochter ausschließt. Damit sind wir bei der Ausgangskonstellation angelangt, und der Regelkreis kann erneut beginnen.

Zu einer entscheidenden Debalancierung des (wie auch immer prekären) Gleichgewichts in der Familie kommt es allerdings erst, wenn andere dazukommen, wenn Dritte einbezogen werden, die nicht mitspielen. Dann können z. B. die immer wieder erneut gebildeten Bündnisse und die Gesamtbalancierung der Situation nicht mehr aufrechterhalten werden und es kommt möglicherweise zu einem Bündnis der mißhandelten Tochter mit den Helfern. Nicht selten ist allerdings auch, daß sich die Familie wieder schließt, nach außen abschottet und die Wahrnehmung der innerfamilialen Konfliktlage durch Außenstehende abwehrt, zumal wenn an die Stelle eines offenen Hilfsangebotes eine ermittelnde «Aufdeckungspraxis» und interventionistische «Maßnahmen» getreten sind.

Im übrigen trifft, was *Reimut Reiche* über Familien von Patienten mit Perversionen ausgeführt hat, auch auf die sexuelle Mißhandlungsfamilie zu:

Es ist mir aufgefallen, daß ich vom häuslichen Klima der Herkunftsfamilie mancher Patienten das Bild erhalten habe, dies Klima habe sich vor allem aus sexueller und aggressiver Erregung einerseits, aus Leere und Verlassenheit andererseits zusammengesetzt; dazwischen ‹Nichts›, kein Raum für Spielen, für Lernen, für Geschichten. Solch ein Klima ist natürlich ein Nährboden für das, was ich sexualisiertes Familienklima nenne.[36]

Ohne die Einbeziehung des hier analysierten familialen Kontextes können auch die Folgen sexueller Kindesmißhandlungen nicht eingeschätzt werden, zumal die vielfach als Folgen sexueller Mißhandlungen berichteten Symptome in der Regel unspezifisch sind, d. h. auch bei Personen beobachtet werden, die nicht sexuell mißhandelt wurden. Das ist auch der wesentliche Grund dafür, daß Diagnoseversuche sexueller Mißhandlungen, die nur auf Symptombeurteilungen fußen, wissenschaftlich völlig unhaltbar sind.

Als einigermaßen gesichert kann gelten: Gewaltsame sexuelle Mißhandlungen mit genitalem oder oralem Verkehr und von langer Dauer (die deutliche Minderheit aller Fälle) korrellieren langfristig (vor allem bei männlichen Opfern, aber auch bei weiblichen) mit sexuellen Störungen, depressiven Symptomen, Angst, suizidalen Tendenzen und selbstdestruktivem Verhalten.[37] Jedenfalls zeigen Forschungsübersichten, daß «die individuelle Verarbeitung des Mißbrauchs außerordentlich stark variiert»[38]. Jeder einzelne Fall hat seine besondere Ausprägung. Sie hängt aber entscheidend vom jeweiligen familialen Kontext, nicht zuletzt von den Kräften und Stärken («resilience») des mißhandelten Kindes ab.[39]

Mit Recht weisen *Beitchman u. a.* darauf hin:

Die Rolle von Familien-Variablen, wie z. B. ehelicher Konflikt und elterliche Psychopathologie, scheinen einen wesentlichen Einfluß auf die Reaktion des Kindes auf die Mißhandlung und auf die langfristigen Folgen zu haben. Die vorgelegten Ergebnisse zeigen, daß elterliche Einstellungen zum Kind, zur Rolle des Kindes im konkreten Geschehen wichtige Bestimmungsfaktoren sind für die langfristigen Folgen sexueller Kindesmißhandlungen. Auch die Interpretation des Vorfalls durch das Kind und seine Wahrnehmung der mütterlichen Reaktion auf das Kind scheint von Bedeutung zu sein. Die langfristigen Folgen des zeitlichen Ablaufs, der Umstände und der Art und Weise der Aufdeckung sind unbekannt und sind möglicherweise ein fruchtbares Gebiet für weitere Forschungen.[40]

Nicht-kontextuelle Diagnosen sind in Anbetracht dieser Befunde wertlos. Diagnostische Verfahren, die systematisch einen Teil der Beteiligten (beispielsweise den Mißhandler) ausschließen und sich auf manifeste Deutungen von Symptomen werfen oder sich allein in wilden Vermutungen ergehen, fischen im Trüben.

Fachlich verläßliche Diagnosen sexueller Kindesmißhandlungen[41] enthalten demgegenüber Angaben zu mindestens drei Bereichen:

1. *Die Äußerungen* (der Text) *des Kindes* (die Spontaneität / die Detailgenauigkeit und die Konsistenz / das Niveau der sexuellen Kenntnisse des Kindes) *in Verbindung mit Darstellung der vorliegenden Symptomatik* (emotionale Reaktion / Verhalten / Erheblichkeit, Schweregrad der Schädigung) bzw. *einem genauen Bericht über die Wahrnehmungen oder Vermutungen Dritter* (wer, wann, was?).[42]

2. *Eine umfassende Anamnese der Familiengeschichte und Jetzt-Situation* (Vorgeschichte, Paarverhältnis, Eltern-Kinder-Beziehung, Entwicklung des betroffenen Kindes und seiner Geschwister, Einlassung des mutmaßlichen Mißhandlers zum Verdacht der sexuellen Mißhandlung, Reaktion des Partners, andere Formen der Mißhandlung, Konfliktfokus).

3. *Eine Einschätzung der Problem- und Hilfeakzeptanz der Betroffenen.* Ergänzend kann weiteres Material, das erhoben wurde, einbezogen werden (insbesondere von Ärzten, Polizei und Justiz, Schulen und Kindergärten etc.).

Wenn ein Kind zum Sexualobjekt eines Erwachsenen wird, kommt es in der Regel zu einer emotionalen Verwirrung, auch wenn jedes Kind nach den je konkreten Umständen darauf unterschiedlich reagiert. Ein kleiner Teil der so mißhandelten Kinder wird auch körperlich verletzt, bei den schweren Fällen gehen sexuelle und körperliche Mißhandlungen mit Vernachlässigungen einher, und es kommt zu kumulativen Beeinträchtigungen. Das langfristige Trauma ist abhängig von dem gesamten familialen Beziehungsklima, von der Schwere der Familienstörung und von kompensatorischen Erfahrungen. Nicht selten kommt es zu einer zeitlichen Verzögerung in der Realisierung und dann auch Verarbeitung der sexuellen Mißhandlungserfahrung, gibt es eine «Nachträglichkeit» des Traumas, wenn mit der eigenen Sexualentwicklung und dem wachsenden Sexualverständnis die Mißhandlungserfahrung als sexuelles Geschehen und als Mißhandlung überhaupt erst entziffert wird.

Eine verzögerte Traumatisierung ist daher bei sexueller Kindesmißhandlung oft der Fall, nicht selten erst mit Einsetzen der Pubertät. Vor allem jedoch kommt es als Folge der Umfeld-Reaktion auf die sexuelle Mißhandlung zu sekundären Traumatisierungen, nicht zuletzt auf Grund der häufig aggressiven Moralisierung und emotionalen Panik, mit der Kinderschutz-Systeme auf Mißhandlungen reagieren. Dabei entsteht ein Paradox: Jede sexuelle Mißhandlung stellt einen Einbruch der kulturellen Sexualmoral dar, ist eine individuelle Tabuverletzung. Die Reaktion darauf läuft hingegen auf eine Skandalisierung und Moralisierung des Sexuellen überhaupt hinaus. Die sexuelle Kindesmißhandlung ist in unserer Kultur und Gesellschaft in erster Linie eine moralische Frage.

Anmerkungen

1 Köln: Kiepenheuer & Witsch, 1972.

2 *Reich, W.*: Der Einbruch der Sexualmoral. Berlin: Sexpol, 1932 (hier: Kopenhagen: Sexpol, 1935, 2. Auflage. S. VII und 119. Unter dem Titel: Der Einbruch der sexuellen Zwangsmoral. Köln: Kiepenheuer & Witsch, 1972).

3 *Freud, S.*: Über Psychoanalyse (1909). Ges. Werke, Bd. VIII. Frankfurt a. M.: S. Fischer, 1964, S. 58 f.

4 Vgl. auch den leider im Material oft aus zweiter Hand argumentierenden und wenig kultursoziologisch aufgeklärten Beitrag: *Olafson, E. / Corwin, D. L. / Summit, R. C.*: Modern History of Child Sexual Abuse Awareness: Cycles of Discovery and Suppression. In: Child Abuse & Neglect. Vol. 17 (1993), S. 7–24.

Weiterführend: *Schetsche, M.*: Das «sexuell gefährdete Kind». Kontinuität und Wandel eines sozialen Problems. Paffenweiler: Centaurus-Verlagsgesellschaft, 1993 und: *Corbin, A.* (Hg.): Die sexulle Gewalt in der Geschichte. Berlin: Wagenbach, 1992 (frz. Originalausgabe: «Violence sexuelles». Sonderheft der Zeitschrift Mentalités. Histoire des cultures et des sociétés. Paris: Éditions Imago, 1989.

5 *Krafft-Ebing, R. v.*: Psychopathia sexuals, Mit besonderer Berücksichtigung der konträren Sexualempfindungen – eine medizinisch-gerichtliche Studie für Ärzte und Juristen. München: Matthes und Seitz, 1984 (14. Auflage, mit Beiträgen von Bataille u. a.).

6 Vgl. *Freud, S.*: Zur Ätiologie der Hysterie (1896). Ges. Werke, Bd. I. Frankfurt a. M.: S. Fischer, 1952, 1964, S. 423 ff. und: Die Sexualität in der Ätiologie der Neurosen, (1898). Ges. Werke, Bd. I, a. a. O., S. 489 ff.

7 Vgl. in diesem Zusammenhang auch: La chose sexuelle. Nouvelle Revue de Psychoanalyse. No. 29, (Frühjahr 1984).

8 *Eichner, K. / Habermehl, W.*: Der Ralf-Report. Das Sexualverhalten der Deutschen. Hamburg: Hoffmann und Campe, 1987.

9 *Richter, H. E.*: Sich der Krise stellen. Reden, Aufsätze, Interviews. Reinbek: Rowohlt, 1981, S. 124.

10 *Adorno, Th. W.*: Sexualtabus und Recht heute. In: Sexualität und Verbrechen, hg. von *Fritz Bauer* u. a. Frankfurt a. M.: S. Fischer, 1963, S. 299 f., hier S. 309.

11 Vgl. *Anselm, S.*: Die zweideutige Macht der Mutter. In: Theorien weiblicher Subjektivität. Mit Beiträgen von S. Anselm u. a. Frankfurt a. M.: Verlag Neue Kritik, 1985, S. 66–91.

12 Ich verdanke *Brigitte H. E. Niestroj* in diesem Zusammenhang wesentliche Hinweise. Vgl. ihren Beitrag: Ausgewählte Darstellung und Diskussion der deutschen Literatur zur historischen Sozialisationsforschung und zur Geschichte der Kindheit. Mskr. 1987.

13 *Hughes, R.*: Nachrichten aus dem Jammertal. Wie sich die Amerikaner in political correctness verstrickt haben. München: Kindler.

14 *Schechter, N. D. / Rohberge, L.*: Sexual Exploitation. In: Child Abuse & Neglect. The Family and the Community, hg. *R. E. Helfer / C. Henry Kempe*. Cambridge, Mass.: Ballinger, 1967, S. 127 ff.

15 So heißt es bezeichnenderweise (und in bemerkenswert verdinglichter Sprache) bei *B. Kavemann und I. Lohstöter*: a. a. O., S. 10: «Was verstehen wir unter sexuellem Mißbrauch? All das, was einem Mädchen vermittelt, daß es nicht als

Mensch interessant und wichtig ist, sondern daß Männer frei über es verfügen dürfen, daß es durch seine Reduzierung zum Sexualobjekt Bedeutung erlangt; daß es mit körperlicher Attraktivität und Einrichtungen ausgestattet ist, um Männern Lust zu beschaffen. Hierzu gehört jeder Übergriff auf das Mädchen.»

Noch pauschaler heißt es in einer neueren Veröffentlichung: *Günther, R. / Kavemann, B. / Ohl, D.*: Modellprojekt Beratungsstelle und Zufluchtswohnung für sexuell mißbrauchte Mädchen von «Wildwasser» – Arbeitsgemeinschaft gegen sexuellen Mißbrauch an Mädchen e. V., Berlin. Abschlußbericht der wissenschaftlichen Begleitung (1991) Projektleiterin: Christina Thürmer-Rohr. Stuttgart; Berlin; Köln: Verlag W. Kohlhammer, 1993. [Schriftenreihe des Bundesministeriums für Frauen und Jugend. Bd. 10], S. 61: «Sexueller Mißbrauch ist immer eine Gewalttat. Diese Form der Gewalt reicht von der Nichtachtung der persönlichen Integrität bis zur Versklavung. Frauen und Mädchen werden auf ein frei verfügbares Sexualobjekt reduziert, die Zerstörung ihrer Persönlichkeit wird in Kauf genommen. Persönliche Grenzen, der eigene Wille sowie die Würde und das Recht auf körperliche und seelische Unversehrtheit werden mißachtet, Vertrauen und Sicherheit zerstört und das Gefühl der Zugehörigkeit zur Welt außer Kraft gesetzt.

Sexueller Mißbrauch ist damit ein zentraler Angriff auf die Identität und ein ‹Totalangriff auf das Menschensein›.»

16 Ein deutlicher Beleg ist der bereits zitierte Abschlußbericht der wissenschaftlichen Begleitung des Projekts «Wildwasser»: Jede Mißbrauchsvermutung wird als tatsächlicher Fall gewertet. Eine Nichtbestätigung eines Falles durch diagnostische und anamnestische Verfahren gibt es grundsätzlich nicht.

17 Vgl. *Garbarino J. / Gilliam, G.*: Understanding Abusive Families. Lexington, Mass.; Toronto: Lexington Books, 1980 (1988, 9. Aufl.), S. 19 ff.

18 Der jüngste problematische Versuch, die generelle, große Häufigkeit sexueller Kindesmißhandlungen international zu belegen, stammt von demselben Autor, auf den die meisten Aussagen zur Epidemiologie sexueller Kindesmißhandlung zurückgehen, *David Finkelhor*. Vgl. seinen Beitrag: The International Epidemiology of Child Sexual Abuse. In: Child Abuse & Neglect, Vol. 18 (1994). No. 5, S. 409–417. Obwohl der Autor selbst darauf hinweist, daß es wegen der unterschiedlichen Methoden, Interview-Fragen und Definitionen, die die rund 20 Studien verwandten, unglücklicherweise gar nicht möglich oder angemessen sei, «to make direct comparison among the rates from different countries» (S. 411), kommt er zu dem undifferenzierten Schluß, daß ein «wichtiger Prozentsatz der erwachsenen Bevölkerung – mit einfachen [!R. W.:] Surveydaten Erwachsener gemessen – ein sexuelles Mißhandlungserlebnis zugab» (S. 413). Typischerweise endet der Beitrag mit der advokatorischen Emphase: «This suggests the scope of the work that remains for those who wish to understand the hidden sufferings of children in cultures all around the world as well as for those who wish to change it.» (S. 413).

19 In Deutschland stehen für diese Tendenzen insbesondere: *Barbara Kavemann / Ingrid Lohstöter*: Väter als Täter. Sexuelle Gewalt gegen Mädchen. Erinnerungen sind wie eine Zeitbombe. Reinbek: Rowohlt, 1984.

20 *Honig, M.-S.*: Verhäuslichte Gewalt. Mit einem Nachwort z. Taschenbuchausgabe: Sexuelle Ausbeutung von Kindern. Frankfurt a. M.: Suhrkamp, 1992 [Suhrkamp-Taschenbuch Wissenschaft 857], S. 379.

21 *Finkelhor, D.*: Epidemiology of Child Sexual Abuse. In: Child Abuse & Neglect, Vol. 18 (1994). No. 5, S. 412 bzw. *Peters, S. D. / Wyatt, G. E. / Finkelhor, D.*: Prevalence. In: *Finkelhor, D.*: A Sourcebook on Child Sexual Abuse. Newbury Park; London: Sage, 1986, S. 36.

22 Vgl. auch: *Wetzels, P.*: Sexueller Mißbrauch: Neue Zahlen. In: Psychologie Heute. 21. Jg. (Juli 1994), H. 7, S. 66.

23 *McCurdy, K. / Daro, D.*: Current Trends in Child Abuse Reporting and Fatalities: The Results of the 1992 Annual Fifty State Survey. Chicago: National Committee for Prevention of Child Abuse, 1993

24 *Baurmann, M. C.*: Straftaten gegen die sexuelle Selbstbestimmung. Zur Phänomenologie sowie zu Problemen der Prävention und Intervention. In: *Schuh, J. / Killias, M.* (Hg.): Sexualdelinquenz. Chur; Zürich: Verlag Rüegger, 1992, S. 77–110, hier S. 82; vgl. auch: *Baurmann, M. C.*: Sexualität, Gewalt und die Folgen für das Opfer. Zusammengefaßte Ergebnisse aus einer Längsschnittuntersuchung bei Opfern von angezeigten Sexualkontakten. Wiesbaden, 1985 (Berichte des Kriminalistischen Instituts) und *Baurmann, M. C.*: Sexuelle Gewalt gegen Kinder. Ergebnisse aus der viktimologischen Forschung des Bundeskriminalamtes. In: Die Frauenministerin des Landes Schleswig-Holstein und Kinderschutz-Zentrum Kiel (Hg.): Sexuelle Mißhandlung von Kindern. Dokumentation der Fachtagung 1989, 1990. S. 33–39. Siehe auch: *Honig, M.-S*: Verhäuslichte Gewalt, Frankfurt a. M.: Suhrkamp, 1992, S. 385 ff. («Eine verheimlichte Epidemie?»)

25 *Gusfield, J. R.*: Symbolic Crusade. Status Politics and the American Temperance Movement. Urbana; Chicago: University of Illinois Press, 1963, 1986. S. 170. Vgl. auch: *Elias, R.*: The Politics of Victimization: Victims, Victimology and Human Rights. New York; Oxford: Oxford University Press, 1986.

26 *Nelson, B.*: Making an Issue of Child Abuse, Political Agenda Setting for Social Problems. Chicago and London: The University of Chicago Press, 1984, S. 127.

27 Siehe auch: *Hechler, D.*: Damage Control: In: Child Abuse & Neglect, Vol. 17 (1993), S. 703–708.

28 *Godenzi, A.*: Gewalt im sozialen Nahraum. Basel, Frankfurt a. M.: Helbing & Lichtenhahn, 1994

29 *Finkelhor, D.*: Sexual Abuse: A Sociologial Perspective. In: Child Abuse & Neglect. Vol. 6 (1982) S. 95–102. Siehe auch: *Finkelhor, D.*: Epidemologieal Lactors in the Clinical Identifikation of Child Sexual Abuse. In: Child Abuse & Neglect. Vol. 17 (1993), S. 67–70.

30 Vgl. *Garbarino, J. / Gilliam, G.*: a. a. O., S. 155.

31 Ebd., S. 374.

32 *Ferenczi, S.*: Sprachverwirrung zwischen den Erwachsenen und dem Kind (Die Sprache der Zärtlichkeit und der Leidenschaft). (1932) In: Bausteine zur Psychoanalyse. Bd. III. Bern; Stuttgart; Verlag Hans Huber, 1964 [Nachdruck der 1938 im Internationalen Psychoanalytischen Verlag, Leipzig, erschienenen Erstausagabe], S. 511–525.

33 Vgl.: *Porter, R.* (Hg.): Child Sexual Abuse Within the Family. London, New York: Tavistock, 1984. *Mrazek, P. B. / Kempe, C. H.* (Hg.): Sexually Abused Children and Their Families. Oxford: Pergamon, 1981. *Kempe, C. H.* (Hg.): Special Issue. Child Sexual Abuse. In: Child Abuse & Neglect, Vol. 7 (1983). No. 2.

34 *Mrazek, P. B. / Bentovim, A.*: Incest and the Dysfunctional Family System. In: *Mrazek, P. B. / Kempe, C. H.* (Hg.): Sexually Abused Children and Their Families. Oxford: Pergamon, 1981, S. 167 ff.

35 Wie *Franz-Josef Hehl* und *Renate Werkle* beobachtet haben. Vgl.: Eine retrospektive Untersuchung von familiären Beziehungsstrukturen bei sexuellem Mißbrauch. Eine Pilotstudie. In: Zeitschrift für Familienforschung, 5. Jg. (1993), S. 215–248.

36 *Reiche, R.*: Das Geheimnis der Zündholzschachtel – Gedanken zur latenten Perversion bei der Frau. In: Psychoanalytisches Seminar Zürich (Hg.): Sexualität. Frankfurt a. M.: Syndikat / EVA, 1986, S. 69 ff., hier S. 91.

37 Vgl.: *Beitchman, J. H. / Zucker, K. J. / Hood, J. E. / daCosta, G. A. / Akman, D. / Cassavia, E.*: A Review of Long-Term Effects of Child Sexual Abuse. In: Child Abuse & Neglect, Vol. 16 (1992), S. 101–118. *Beitchman, J. H. / Zucker, K. J. / Hood, J. E. / daCosta, G. A. / Akman, D.*: A Review of Short-Term Effects of Child Sexual Abuse. In: Child Abuse & Neglect, Vol. 15 (1991), S. 537–556.

38 *Honig, M.-S.*: a. a. O., S. 401.

39 Empfehlenswert in diesem Zusammenhang: *Anthony, E. J. / Cohler, B. J.* (Hg.): The Invulnerable Child. New York; London: The Guilfod Press, 1987.

40 *Beitchman, J. H.* et al. (1992), S. 115.

41 Vgl. *Faller, K. C.*: Child Sexual Abuse Allegations. How to Decide When They are True. In: Violence Update, Vol. 4 (1994), No. 6, S. 1–11.

42 Bei «falschen» Fällen stehen typischerweise Wahrnehmungen oder Vermutungen nicht unmittelbar Betroffener im Vordergrund und wird das, was Kinder tatsächlich sagen, häufig nicht zur Kenntnis genommen. Einen besonders drastischen Fall schildert *David Hechler*: Commentary: Damage Control. In: Child Abuse & Neglect, Vol. 17 (1993), No. 6, S. 703–708.

Vgl. auch: *Howitt, D.*: Child Abuse Errors. When Good Intentions Go Wrong. New Brunswick, N. J.: Rutgers University Press, 1993 (zuerst veröffentlicht bei Harvester Wheatsheaf, 1992).

3. ZUR SEXUELLEN ENTWICKLUNG VON KINDERN UND IHRE STÖRUNG

BETTINA SCHUHRKE

DIE ENTWICKLUNG KINDLICHER SEXUALITÄT – BEOBACHTET

Will man den Stand der sexuellen Entwicklung einer Person – auch eines Kindes – bestimmen, muß man die Ausprägung jedes der folgenden Bereiche betrachten:

Sexuelles Verhalten i. e. S.: Hierunter fallen Verhaltensweisen, die auch im Alltagsverständnis wegen ihres Bezuges zu den Genitalien und zu sexueller Erregung ohne weiteres der Sexualität zugeordnet werden, z. B.: Masturbation, Koitus, Orgasmus, sexuelle Phantasietätigkeit.

Körpererfahrung: Im Rahmen der allgemeinen Körpererfahrung werden körperbezogene Repräsentanzen entwickelt, die für das sexuelle Verhalten von Bedeutung sind, z. B. die Einordnung der Genitalien in ein Körperschema, die Bewertung von Geschlechtsmerkmalen.

Intimität, Nähe, Gefühl: Hierbei geht es um das Ausmaß, in dem vertrauensvolle, enge Beziehungen eingegangen werden können.

Bezugspersonen: Sexuell bedeutsame Bezugspersonen sind solche, mit denen eindeutig sexuelles Verhalten ausgeübt wird, aber auch solche, die in bestimmten Merkmalen (z. B. durch ihre Geschlechtszugehörigkeit, Interaktionsformen) «Vorbildcharakter» für den Aufbau sexueller Beziehungen haben, z. B. Eltern.

Geschlechtsrolle: Eine Vielzahl von Persönlichlichkeitszügen, Werten, Bekleidungsstilen, Formen der sozialen Interaktion u. a., die von einer Person erwartet werden, die als männlich oder weiblich angesehen wird.[1]

Geschlechtsidentität: in ihrer einfachsten Form geht es um die Kerngeschlechtsidentität als dem Wissen einer Person, daß sie zum männlichen oder weiblichen Geschlecht gehört.[2]

Sexuelle Skripte: Das sind kognitiv-emotionale Strukturen, die sexuelles Handeln anleiten. Ihre Inhalte haben eine zeitliche Ausdehnung von der Vergangenheit über die Gegenwart bis in die Zukunft (Pläne). Sie beinhalten, mit wem, was, wann, wo und warum getan wird.[3]

Geschlechtsunterschiede: Zu denken ist hier an Unterschiede, denen ein enger Zusammenhang mit der Zweigeschlechtlichkeit nachgesagt wird (z. B. räumliches Vorstellungsvermögen, Aspekte der Sprache). Die Bedeutung dieser Unterschiede für die Funktionen des sexuellen Verhaltens (Fortpflanzung, Lust, Bindung)[4] ist noch unklar.

Wissenschaftliche Forschung isoliert diese Teilbereiche. Manche sind deutlich besser bearbeitet, z. B. die Entwicklung der Geschlechtsrolle, als andere, wie die Entwicklung des sexuellen Verhaltens i. e. S. Das hat nicht zuletzt mit der gesellschaftlichen und wissenschaftlichen Akzeptanz bestimmter Forschungsthemen zu tun. Theoretisch und empirisch fundierte Aussagen zum Zusammenhang aller Entwicklungsbereiche, also eine übergeordnete Theorie der Sexualität, fehlen. Im Vordergrund meiner Ausführungen soll das sexuelle Verhalten von Kindern im Altersverlauf stehen.

Immer wieder wird in der Literatur auf Unterschiede zwischen dem sexuellen Verhalten von Kindern und Erwachsenen aufmerksam gemacht. Die Frage, ob bei Kindern schon von Sexualität gesprochen werden darf oder nicht, die Suche nach einem «Umschlagpunkt», z. B. in der Pubertät, scheint jedoch wissenschaftlich unfruchtbar gegenüber Fragen nach Verläufen in den oben genannten Bereichen. Bestimmte Entwicklungen im Kindesalter sind Grundlagen für die «reife» Sexualität oder sind Vorformen und damit Teil der Sexualentwicklung, so wie die ersten Laute im Säuglingsalter Teil der Sprachentwicklung sind.

Die folgende Aufzählung soll das kindliche, potentiell sexuell zu nennende Verhalten zusammenfassen, sei es äußerlich sichtbar oder nur innerlich erlebt. Zum sexuellen Verhalten gehören

- → Verhaltensweisen, die den beim Geschlechtsverkehr Erwachsener vorkommenden, genitalbezogenen Verhaltensweisen ähneln (z. B. Beckenstöße, Merkmale der Erregung, Vorstellungen);
- → Verhaltensweisen, die der Reizung und Erregung der Genitalregion dienen, gleichgültig ob sie direkt genital ausgeführt werden oder indirekt über andere Körperteile zur genitalen Erregung führen (z. B. Streicheln der Brust, Vorstellungen);
- → Reizungen beliebiger anderer Körperteile, die zu einer ähnlichen Erregung führen wie genitale Reizungen;
- → auf primäre und sekundäre Geschlechtsmerkmale zentrierte Neugier und Untersuchungen.

Die sexuelle Entwicklung wird von drei Faktoren beeinflußt: der biologischen Grundlage, der Eigenaktivität des Kindes und der sozialen Einflüssen. Was Kindern an Sexualität zugebilligt wird, ist zutiefst gesellschaftlich geprägt. Eine «normale» sexuelle Entwicklung unabhängig von kulturellen Bahnungen und Einschränkungen gibt es nirgendwo auf dieser Welt, auch nicht bei den so gerne für natürlich gehaltenen Stammeskulturen. Forderungen nach freizügiger sexueller Erziehung können nur zum Teil durch den Verweis auf die normale kindliche Entwicklung begründet werden; sie müssen die Effekte für die kindliche Sexualität bzw. Persönlichkeit benennen, die wünschenswert erscheinen.

Die Ergebnisse zum sexuellen Verhalten von Kindern müssen daher immer vor dem Hintergrund der Gesellschaft gesehen werden, in der sie gewonnen wurden. Um so trauriger ist es, daß wir, mangels neuerer Untersuchungen, noch immer auf die alten Befunde um die Jahrhundertwende zurückgreifen müssen. Ergebnisse basieren in der Regel auf kleinen Stichproben bzw. solchen mit nicht geklärter Repräsentativität.

Im folgenden wird mehrfach auf eigene Ergebnisse zur kindlichen genitalbezogenen Beschäftigung verwiesen, die im Rahmen eines Forschungsprojekts an der Universität Bamberg zur frühkindlichen psychosexuellen Entwicklung von Kindern in Familien zu drei Alterszeitpunkten gewonnen wurden. Die folgende Übersicht gibt Auskunft über Stichproben und Methoden der Datenerhebung.

1. Lebensjahr
Stichprobe: N = 10 Kinder in 10 Familien, 3 Mädchen, 7 Jungen; Datenerhebung u. a.: Beobachtung durch Eltern über das erste Lebensjahr, Interviews mit Vater oder Mutter am Jahresende.

2. Lebensjahr
Stichprobe: N = 26 Kinder in 25 Familien, 11 Mädchen, 15 Jungen (1 Zwillingspaar); Datenerhebung u. a.: Beobachtung durch Eltern über das zweite Lebensjahr, Interviews mit den Müttern am Jahresende.

6. Lebensjahr
Stichprobe: N = 26 Kinder in 25 Familien, 10 Mädchen, 15 Jungen (1 Zwillingspaar); Datenerhebung u. a.: Interviews mit den Müttern, Interviews mit den Kindern.

Martinson[5] unterscheidet ein auf den eigenen Körper gerichtetes sexuelles Erwachen von einem sozialen, d. h. auf andere Personen gerichteten. Sprechen wir zunächst vom Erwachen der Autoerotik.

AUF DEN EIGENEN KÖRPER GERICHTETES SEXUELLES VERHALTEN

Ein körperliches Potential für sexuelle Reaktionen ist vom Lebensanfang an gegeben. In verschiedenen Studien konnten bereits bei der Geburt und bei wenigen Wochen alten Jungen Erektionen beobachtet werden.[6] Bei neugeborenen Mädchen wurde Vaginallubrikation festgestellt.[7] Wahrscheinlich sind Vaginallubrikationen, vielleicht auch vaginale Temperaturschwankungen[8] das weibliche Gegenstück zu den männlichen Erektionen. Untersuchungen sind wegen der mangelnden Beobachtbarkeit dieser Vorgänge bei Mädchen natürlich ungleich schwierig und ethisch problematisch.

Erektionen in den ersten Lebenswochen finden sich als reine, von Zeit zu Zeit auftretende Entladung neuronaler Erregung ohne beobachtbare Reize, aber auch unter spezifischen Anregungsbedingungen, vor allem bei Unruhe, Muskelanspannung, voller Harnblase, starkem Saugen bei der Nahrungsaufnahme, während des Weinens, bei Wärmeanwendung oder bestimmten Berührungen im Genitalbereich.[9] Im Schlaf sind Erektionen noch nicht so stark wie bei Erwachsenen auf den REM-Schlaf konzentriert. Erektionen bei Säuglingen sind fluktuierender als bei Erwachsenen.[10] Die Häufigkeit und Dauer ist bei den kleinen Jungen individuell sehr verschieden. Über die ersten Lebensmonate hin kommt es zu einer Abnahme der Häufigkeit.

Man kann wohl davon ausgehen, daß Erektionen bei Knaben ein weit verbreitetes Ereignis sind, auch wenn auf höheren Altersstufen nur sehr wenige Befunde vorliegen. So berichtet Misgeld aus der DDR, daß 71 Prozent der von ihm befragten Mütter bei ihren null bis drei Jahren alten Söhnen Erektionen gesehen haben.[11] In unserer Studie im zweiten Lebensjahr bemerken die Eltern Erektionen bei zwölf von fünfzehn Jungen. Spezifische Auslöser können entweder nicht festgestellt werden, oder es handelt sich um Genitalmanipulationen des Kindes, körperliche Manipulationen anderer Personen oder Harndrang.[12]

Ramsey berichtet von 212 Knaben vor der Pubertät, daß Erektionen bei vielen körperlichen und gefühlsmäßigen Ereignissen auftreten, die keinen sexuellen Charakter haben, z. B. Boxen und Ringen, Angst haben, aufregende Spiele spielen. Kinsey et al. gehen davon aus, daß Erektionen bei Jungen ein beinahe tägliches Ereignis darstellen und bei männlichen Personen zumindest die morgendlichen Erektionen vor und in der Pubertät am häufigsten sind.[13]

Verhalten bei Säuglingen, das von seinem oberflächlichen Aussehen den Orgasmen Erwachsener ähnelt, schildern einige Autoren schon für das erste Lebenshalbjahr von Jungen und Mädchen.[14]

Hier der Bericht eines Pädiaters über ein fünf Monate altes Mädchen in seiner Praxis[15]:

Dieser Säugling wurde mit fünf Monaten zu mir gebracht wegen einer Gewohnheit, die mit zwei Monaten begonnen hatte. Während sie auf dem Rücken lag, preßte sie ihre Beine zusammen, hob sie hoch, drückte sie hinunter, und ihr Gesicht lief rot an. Das dauerte einige Augenblicke bis zur nachfolgenden Entspannung. Solche Episoden kamen jeden Tag viele Male vor, tatsächlich, wenn immer das Kind auf dem Rücken lag. Die Mutter berichtete, daß ihr Baby manchmal weinte, als wenn es nicht zufrieden wäre. (...) Mehrmals während der Untersuchung zog der Säugling seine Knie an, preßte die Oberschenkel zusammen und hielt den Atem an, als würde sie ihn unterdrücken. Ihr Gesicht wurde rot überzogen, und ihr Kopf wurde nach einer Seite gezogen. Acht Jahre später berichtete die Mutter, die Gewohnheit habe mit sechs oder sieben Monaten aufgehört, und das Kind entwickelte sich im weiteren normal, ohne wieder zu seiner Gewohnheit zurückzukehren.

Eine aufmerksame Mutter lieferte die folgenden Beobachtungen über ihre dreijährige Tochter[16]:

Sie lag bäuchlings mit hochgezogenen Knien auf dem Bett und begann, im Abstand von einer Sekunde und weniger rhythmische Beckenbewegungen zu machen. Sie bewegte hauptsächlich nur das Becken, während sie die Beine in angespannter Haltung still hielt. Es war eine weiche, vollkommen rhythmische Bewegung von hinten nach vorn, nur von kurzen Pausen unterbrochen, in welchen sie die Genitalien wieder gegen die Puppe drückte, auf der sie lag. Die Rückbewegung war stoßweise und konvulsiv. Es erfolgten 44 Stöße in ununterbrochenem Rhythmus, eine Pause von einem Moment, dann 87 Stöße, eine Pause, zehn Stöße und Ruhe. Die Atmung war konzentriert und intensiv und ging stoßweise, als sie sich dem Orgasmus näherte. In den Endstadien war sie völlig ohne Bewußtsein ihrer Umgebung; die Augen waren glasig und starrten ins Leere. Nach dem Orgasmus zeigte sich merkliche Erleichterung und Entspannung. Zwei Minuten später setzte eine zweite Welle mit 38, 18 und 57 Stößen ein, dazwischen kurze Pausen. Mit steigender Spannung begann sie hörbar zu stöhnen; unmittelbar nach Aufhören der Beckenstöße trat völlige Entspannung ein, und danach gab es nur noch kaum wahrnehmbare Bewegungen.

Die frühesten Orgasmen werden vom Kind selbst nicht durch Manipulation ausgelöst, sondern kommen durch andere Reizungen im Genitalbereich zustande, z. B. Zusammenpressen der Oberschenkel oder rhythmische Bewegungen gegen eine Unterlage. Im Rahmen der sensomotorischen Entwicklung von Kindern ist das Auftreten der Hand-Genital-Koordination erst mit fünf bis sechs Monaten zu erwarten.[17] Auch dann spielt wahrscheinlich die gezielte manuelle Reizung der Genitalien bis zum Orgasmus noch lange keine Rolle. Kinsey et al. vermitteln insgesamt folgendes Bild von den vorpubertären orgastischen Reaktionen: Bei Mädchen werden Orgasmen eher durch aktive Selbststimulation erreicht als bei Jungen, die auch durch emotionale und körperliche, nicht direkt genitale Reizungen zum Orgasmus kommen. Vor der Pubertät erfolgt der Orgasmus ohne Ejakulation, da die entsprechenden Organe noch nicht gereift sind. Die Forscher betonen, daß die orgastischen Reaktionen von Jungen ebenso variabel wie die erwachsener Männer sind, bei denen sie sechs Typen beschreiben. Die Dauer bis zum Orgasmus ist bei den Jungen sehr unterschiedlich, kann auch nur Sekunden betragen. Es werden Fälle von multiplen Orgasmen berichtet. Die Erholungszeit zwischen Orgasmen ist wahrscheinlich vor und in der Pubertät kürzer als im höheren Lebensalter.[18]

Bei der Behandlung kindlichen sexuellen Verhaltens bleibt häufig unklar, welche Verhaltensweisen in den jeweiligen Studien untersucht wurden, was es fast unmöglich macht, Ergebnisse zu vergleichen. Sammelbegriffe wie Genitalspiel oder Masturbation bleiben undefiniert. Kleeman will von Masturbation nur sprechen, wenn eine Stimulation der Genitalien mit Selbstabsorption einhergeht und zum Aufbau eines Erregungshöhepunkts führt und wenn Lustsuche über Exploration und Wissenserwerb dominiert.[19] In der Regel wird der Höhepunkt von Autoren aber nicht als Grund für Masturbation genannt. Beim Genitalspiel sind meist auch nicht absichtsvolle und nicht auf Lustsuche gerichtete spielerische Manipulationen und Exploration der Genitalien eingeschlossen. Über die Stärke der Erregung und wie zielgerichtet sie erzeugt wird, werden keine Aussagen gemacht.

Im ersten Lebensjahr handelt es sich bei der Auseinandersetzung der Kinder mit ihren Genitalien vor allem noch um Exploration, die nur bei wenigen Kindern mit einer lustvollen Komponente verbunden ist.[20] In ihren Untersuchungen zur autoerotischen Entwicklung von Heim- und Familienkindern kommen Spitz und Wolf zur Ansicht, daß Genitalspiel ein Indikator für eine positive Entwicklung von Kindern ist. Bei den sozial am stärksten deprivierten Heimkindern fehlt es völlig.[21]

Auch im zweiten Lebensjahr setzt sich die Exploration fort, bei gleichzeitiger Zunahme der spielerischen Manipulation und der Lustkomponente. In unserer Untersuchung an 27 Kindern haben sich im zweiten Lebensjahr alle wenigstens einmal mit ihren Genitalien beschäftigt. Hinweise auf lustvolle Körperempfindungen im Ausdrucksverhalten finden sich bei zehn Mädchen und neun Jungen. Nur bei einem Mädchen legen die mütterlichen Berichte das Vorkommen von Orgasmen nahe.[22] Kleeman geht davon aus, daß sich erst im letzten Viertel des dritten Lebensjahres Masturbation bis zum Orgasmus herausbildet.[23] Nach den Aussagen von 211 Krippenschwestern und Kindergärtnerinnen aus der DDR ist Genitalspiel bei zwei bis sechs Jahre alten Kindern sehr verbreitet. Sie bemerken es bei 75 Prozent der Jungen und 60 Prozent der Mädchen.[24]

In wie vielfältiger Weise Kinder sich mit ihren Genitalien bereits im zweiten Lebensjahr beschäftigen, möchte ich auf Grund der Ergebnisse unserer Untersuchung darstellen.[25] Das Verhalten gehört sieben Bereichen an:

Bereich 1 beinhaltet visuelles Beschäftigen und Beschäftigen, bei dem unklar ist, inwieweit es sich um Blicke und / oder Manipulationen handelt. Eine visuelle Komponente ist in jedem Fall sehr wahrscheinlich dabei. Beispiele: schauen, untersuchen.

Bereich 2 enthält eindeutige Manipulationen, die nicht zur Körperpflege gehören. Beispiele: anfassen, reiben, bohren, ziehen.

Bereich 3 beinhaltet Versuche der Kinder, die Genitalien bloßzulegen oder zu bedecken. Beispiele: Windel wegziehen, wieder darauflegen.

Bereich 4 umfaßt Tätigkeiten der Körperpflege. Ob diese von den Kindern in pflegender Absicht angewendet werden, muß offen bleiben. Sie können ebenso Formen des Erkundens oder Stimulierens sein wie Manipulationen des Bereichs 2. Beispiele: eincremen, wischen.

Bereich 5 enthält Verhaltensweisen, die zeigen, daß den Kindern die Geschlechtsorgane bekannt sind, sie verbal oder nonverbal darauf verweisen können oder verbal oder nonverbal Vergleiche mit Personen des eigenen oder anderen Geschlechts anstellen können. Beispiele: zeigen, Frage nach Benennung, Vergleich mit männlichen Genitalien.

Bereich 6 umfaßt verschiedene verbale Kommentare zu Funktion, Betätigung und Empfindungen in der Genitalregion. Beispiele: sprechen über angenehme Gefühle bei Manipulation, Hinweis, daß Ausscheidungen herauskommen.

Bereich 7 beinhaltet an andere Personen gerichtete verbale oder nonverbale Aufforderungen zur Manipulationen an den kindlichen Genitalien. Beispiel: Hand einer anderen Person in den Genitalbereich legen.

Verhaltensweisen aus Bereich 1 finden sich bei sieben der elf Mädchen und zwölf der fünfzehn Jungen, aus Bereich 2 bei allen Kindern, aus Bereich 3 bei zwei Mädchen und neun Jungen, aus Bereich 4 bei acht Mädchen, aus Bereich 5 bei acht Mädchen und zwölf Jungen, aus Bereich 6 bei sieben Mädchen und acht Jungen und aus Bereich 7 bei drei Mädchen und einem Jungen. Bereich 7 wird vielleicht am meisten tabuisiert, denn hier könnten sich Diskussionen um den sexuellen Mißbrauch von Kindern entzünden, ob etwa Eltern solchen kindlichen Aufforderungen folgen sollen. Geschlechtsunterschiede werden nur beim Pflegeverhalten zugunsten der Mädchen und beim Auf- und Bedecken zugunsten der Jungen gemacht.

Unsere Daten widersprechen dem Eindruck der geringeren sexuellen Aktivität der Mädchen im Vergleich zu den Jungen, die andere Studien zum kindlichen sexuellen Verhalten vermitteln.[26] Auch Kinsey et al. bemerken, daß die frühe Masturbation eher bei Mädchen zu finden ist.[27] Solange nicht die Vielfalt aller Formen der Genitalstimulation einbezogen wird, läßt sich kein zuverlässiger Vergleich zwischen den Geschlechtern anstellen.

Ein Rückgang der Masturbation bei Mädchen im Vorschulalter könnte psychoanalytisch begründet werden. Wenn das Mädchen seine Penislosigkeit anerkennt, kommt seine Unzufriedenheit mit der «minderwertigen Klitoris» in der Aufgabe der Masturbation zum Ausdruck.[28] Eine solche indivualpsychologische Erklärung greift aber zu kurz, da sie Sozialisationseinflüsse nicht berücksichtigt, die in der stärkeren Entmutigung der Mädchen, auch in der größeren Begeisterung der Erziehenden für das männliche Geschlechtsteil zu suchen sein könnten. Die größere Auffälligkeit des männlichen Geschlechtsteils mag allerdings zunächst dazu führen, daß Mädchen ihre Genitalregion im zweiten Lebensjahr durchschnittlich einige Monate später entdecken.[29]

Wie viele Personen in ihrer Kindheit und Jugend masturbieren, dazu finden sich Ergebnisse aus verschiedenen Studien mit relativ großen Stichproben. Die Befunde sind allerdings nur schwer vergleichbar, da die Angaben zu unterschiedlichen Altersgruppen, Ländern, Generationen und sozialen Schichten vorliegen und die Effekte berücksichtigt werden müssen, die sich durch die Datenquellen ergeben (Beobachtungen durch Eltern oder Erzieherinnen, retrospektive Angaben von Jugendlichen und Erwachsenen). Auch bleibt ungeprüft, welches Verständnis die Befragten in den einzelnen Studien von Masturbation haben. Gesichert scheint lediglich ein starker Anstieg der Masturbation zu Beginn der Pubertät, insbesondere bei den männlichen Jugendlichen. Bis zum Alter von 15 bzw. 16 Jahren sind mindestens 82 Prozent der Jungen masturbationserfahren, aber höchstens 49 Prozent der Mädchen.[30]

Die Ergebnisse zur frühen und mittleren Kindheit sind widersprüchlich. Während Kinsey et al. und Misgeld auf Grund retrospektiver Interviews mit Erwachsenen die Verbreitung der Selbstbefriedigung bei Kindern beiderlei Geschlechts sehr niedrig ansetzen (Kinsey bei 13 Prozent für Jungen und 10 Prozent für Mädchen unter zehn Jahren, Misgeld bei einer Teilstichprobe seiner 226 Befragten auf 5,5 bzw. 6,4 Prozent unter elf Jahren) kommen neuere amerikanische Studien zu höheren Verbreitungsraten.

Friedrich, Grambsch, Broughton, Kuiper und Beilke haben aus einem an Mütter verteilten Fragebogen Daten über 426 Mädchen und 454 Jungen im Alter von zwei bis sechs Jahren zur Masturbation mit der Hand und mit einem Objekt gewonnen. Letztere ist verschwindend selten; erstere beobachten die Mütter bei 22,6 Prozent der Jungen und 16,3 Prozent der Mädchen.[31] Nach Gagnons Ergebnissen kommt es zu einem Abfall der Masturbationsverbreitung vom vierten zum elften Lebensjahr. Während von den mehr als 850 interviewten Müttern mit Kindern im Alter von drei bis fünf Jahren noch 52,8 Prozent bei Söhnen und 38,4 Prozent bei Töchtern Selbstbefriedigung entdecken, sind es bei den Neun- bis Elfjährigen nur noch 34,9 bzw. 14,8 Prozent.[32] Die Gründe für den Rückgang können in einer Art später «Latenzphase», in der zunehmenden Zurückgezogenheit der Kinder oder in einer sich ändernden Definition von Masturbation mit zunehmendem Alter der Kinder gesucht werden.

Langfeldt meint, daß man bisher noch nicht verstanden hat, warum Kinder zu masturbieren beginnen. Aus seinen Interviews schließt er, daß viele Kinder über längere Zeit masturbieren, ohne den Orgasmus zu erreichen. Auch die Verläufe liegen bei der kindlichen Masturbation im dunkeln, z. B. ob Kinder sich regelmäßig selbst befriedigen, wenn sie diese Möglichkeit einmal für sich entdeckt haben.[33] Bakwin geht davon aus, daß die frühe Masturbation in der Regel aufgegeben wird, wenn sie nicht z. B. durch elterliche bestrafende Erziehungsmaßnahmen verfestigt wird.[34] Es besteht durchaus die Möglichkeit, daß Selbstbefriedigung in der Kindheit immer wieder neu auf verschiedenen Entwicklungsniveaus entdeckt wird.

Ständige Selbstbefriedigung, vor allem in der Öffentlichkeit, wird allgemein als problematisch angesehen. Bei Kindern im Schulalter wird davon ausgegangen, daß die Entwicklung des körperlichen Schamgefühls schon so weit fortgeschritten ist, daß gesellschaftliche Normen bzgl. Nacktheit und sexuellem Verhalten akzeptiert und befolgt werden. Zu diesen gehört auch die Ausblendung des genitalsexuellen Verhaltens aus der Öffentlichkeit. Gleiche Anforderungen an das Schamgefühl können und werden in der frühen Kindheit noch nicht gestellt.

Ständige oder auch exzessive Masturbation, wobei offen bleiben muß, wann ein solch wertender Begriff gewählt werden sollte, wird als individuelles und soziales Problem angesehen. Norwegische Kindergärtnerinnen berichten, daß solche Kinder für Anregungen unzugänglich sind. Wahrscheinlich spielt für Kinder bei der Masturbation der beruhigende, tröstende Aspekt, die Bindung von Ängsten und Unsicherheit eine große Rolle.[35] Bei der Darstellung des selbstbezogenen sexuellen Verhaltens von Kindern konnte leider nur wenig über das Erleben der Kinder gesagt werden – wie sie solche Erfahrungen verarbeiten, welche Bedeutung sie ihnen beimessen.

KINDLICHES SEXUELLES VERHALTEN UND ANDERE PERSONEN

Kommen wir nun zum sozialen Bezug der kindlichen Sexualität. Zunächst ist zu bemerken, daß das autoerotische Erwachen sich in der frühen Kindheit keineswegs «im stillen Kämmerchen» abspielt, sondern vornehmlich in sozialen Situationen, vor allem beim Wickeln, beim Baden. Dies sind für kleine Kinder die wichtigsten Situationen, in manchen Familien die einzigen, in denen sie nackt sind. Noch dazu wird durch die Körperpflege bei diesen Gelegenheiten ihre Aufmerksamkeit direkt auf den Genitalbereich gezogen, während sie in anderen Situationen vielfach vom Körper abgelenkt sind. So ist es nicht erstaunlich, wenn Kinder irgendwann einmal an eine Bezugsperson, die solche Pflegehandlungen vornimmt, die Aufforderung richten, auch im Genitalbereich zu streicheln, zu kitzeln, Körperspiele auf diesen Bereich auszudehnen.

Von vier Kindern wird Entsprechendes in unserer Untersuchung im zweiten Lebensjahr berichtet. Es ist offen, wie betroffene erwachsene Personen in solchen Situationen reagieren bzw. reagieren sollen. Anders als Freud im Falle des kleinen Hans muß man keineswegs an einen Verführungsversuch denken, wenn ein Kind fragt, warum seine Mutter seinen Penis bei der Genitalpflege peinlich ausspart.[36] Eine solche Interpretation spiegelt nur die Sicht erwachsener Personen wieder.

Ob Kinder sexuelle Phantasien auch über andere Personen haben, wissen wir nicht. Bei einigen Autoren finden wir vage Aussagen, daß es solche ab dem zweiten, dritten oder vierten Lebensjahr geben soll und daß Kinder im Alter von sechs bis zehn Jahren Angst vor diesen Phantasien haben. Bei Zehn- bis Zwölfjährigen soll es zunehmend Phantasien im Zusammenhang mit Masturbation geben, aber es werden keine Angaben zur Stichprobe gemacht, oder dazu, wie diese Informationen besonders bzgl. Zwei- bis Vierjähriger gewonnen wurden und was die Inhalte dieser Phantasien sind.[37]

Aus unseren Untersuchungen geht zumindest ein deutliches

Interesse am Körper anderer Personen hervor.[38] Erstes genitales Interesse berichten die Eltern im ersten Lebensjahr bei zwei Mädchen und drei Jungen, also der Hälfte der Kinder. In allen Fällen handelt es sich um Interesse an den väterlichen Genitalien. Im zweiten Lebensjahr gilt die Neugier beiden Elternteilen, Geschwistern und in einigen Fällen auch nicht zur Familie gehörigen Kindern und Erwachsenen. Mit wenigen Ausnahmen geht das Interesse an den Eltern dem Interesse an Geschwistern oder anderen Kindern voraus. Sowohl bei den Müttern als auch bei den Vätern liegt der Median für die erste Beschäftigung bei 18 Monaten. In beiden Stichproben entdecken die Kinder zunächst ihre eigenen Genitalien und zeigen dann Neugier gegenüber anderen Personen. Das erste Interesse an anderen im zweiten Lebensjahr tritt meist beim Urinieren auf. Das gilt besonders gegenüber männlichen Personen.

Die in bezug auf das autoerotische Entdecken der Kinder getroffene Einteilung in Bereiche läßt sich auch weitgehend auf das Verhalten gegenüber anderen Personen anwenden. Im ersten Jahr finden wir nur «Manipulationen und Blicke» und «Manipulationen», im zweiten Jahr zusätzlich «Auf- und Verdecken», «Pflege», «Kenntnisnahme» und «Kommentare».

Die meisten berichteten Episoden ereignen sich während des Toilettenbesuchs, dann folgen Zeiten des Badens, Duschens oder Waschens und schließlich Zeiten, in denen andere Personen nackt umherlaufen. Hinzu kommen andere, seltene Situationstypen. Die genitale Fremdbeschäftigung ist in diesem Alter noch weitgehend an Nacktheit gebunden. In 80 Prozent der Episoden ist die andere Person zumindest im Genitalbereich unbekleidet.

Ein Vergleich[39] des gegengeschlechtlichen und gleichgeschlechtlichen Interesses von Jungen und Mädchen an ihren Eltern an Hand der Differenziertheit des sexuell-entdeckenden Verhaltens erbrachte folgendes Ergebnis: Bei Jungen und Mädchen ist das gleichgeschlechtliche Interesse gleich stark ausgeprägt; das gegengeschlechtliche Interesse der Mädchen ist jedoch stärker als das der Jungen und das gleichgeschlechtliche Interesse der Jungen überwiegt das gegengeschlechtliche. Den dargestellten Befund kann man unserer Ansicht nach durch die größere visuelle Auffälligkeit des männlichen, insbesondere des väterlichen Geschlechtsteils erklären, die die Beschäftigung stark anregt.

Aus dem gerade genannten Ergebnis sollte aber keineswegs auf ein ausgeprägtes Desinteresse an den weiblichen Genitalien geschlossen werden. Von 26 Kindern beschäftigen sich 24 mit den väterlichen Genitalien und immerhin 20 mit den mütterlichen. Die Formen des Interesses an anderen konnten für das sechste Lebensjahr im Interview nicht so detailliert erhoben werden, wie bei der fortlaufenden Beobachtung im ersten und zweiten Lebensjahr.

Für den Vergleich der genitalbezogenen Neugier vom zweiten zum sechsten Lebensjahr haben wir Veränderungen im Interesse allgemein und nochmals speziell bei den reinen Manipulationen bzgl. der Eltern und anderer Kinder untersucht. Geschwister sind bei den Kindern eingeschlossen.

Bis zum sechsten Lebensjahr haben die Mütter bei allen Kindern genitale Neugier bemerkt, und lediglich zwei Kinder haben dabei nie versucht, «handgreiflich» zu werden. Das starke Interesse am anderen Geschlecht, insbesondere dem Vater, scheint sich bei den Mädchen fortzusetzen. Das Interesse der Jungen am Vater geht dagegen deutlich zurück. Im Gegensatz zur Beschäftigung mit den Eltern nimmt die mit anderen Kindern eher zu.

Die Anzahl der Kinder, die sich nun für andere Kinder interessieren, liegt aber noch immer nicht über der Anzahl derer, die sich für Elternteile interessieren. Daß Genitalberührungen der Kinder bei den Eltern auch in höherem Alter nicht unüblich sind, stellten Rosenfeld, Bailey, Siegel und Bailey bei 576 Familien der oberen Mittelschicht fest. Sie kommt noch bei 30 Prozent der Acht- bis Zehnjährigen vor.[40]

Bei sexuellen Spielen unter Kindern, die oft auch unter dem Begriff «Doktorspiele» behandelt werden, geht es in erster Linie um das Zeigen und Betrachten der Genitalien, aber auch um Manipulationen bzw. gegenseitige Stimulation, in seltenen Fällen um vaginale und urethrale Einführungen, um vaginale und anale Koitusversuche und orale Kontakte.[41] Lamb und Coakley ergänzen noch häufige Kußspiele. Wenn ein besonderer szenischer Hintergrund bei sexuellen Spielen vorkommt, so handelt es sich nach den Berichten der von ihnen befragten 300 amerikanischen Studentinnen um das Doktorspiel, aber auch Szenarien, die deutlich dem Bereich der Erwachsenensexualität entnommen sind, z. B. um nachgespielte Liebesszenen.[42]

Durch retrospektive Befragung von mehr als 12 000 Erwachsenen kommen Kinsey et al. zum Ergebnis, daß im Alter von fünf Jahren 5 Prozent der Mädchen an heterosexuellen Spielen beteiligt sind und 8 Prozent an homosexuellen; 6,5 Prozent der Jungen sind an heterosexuellen Spielen beteiligt und 6 Prozent an homosexuellen. Im Alter von neun Jahren lauten die entsprechenden Angaben bei Mädchen auf 7 und 9 Prozent und für Jungen auf 17 und 21,5 Prozent. Ab dem sechsten Lebensjahr sind jeweils mehr Jungen als Mädchen an solchen Spielen beteiligt. Mit acht bis neun Jahren dominiert bei beiden Geschlechtern das homosexuelle Spiel. Bei Mädchen liegt in diesem Alter der Höhepunkt im Sexualspiel überhaupt. Bei Jungen kommt es zu einem weiteren Anstieg. Anders als bei den Mädchen findet häufiger ein direkter Übergang in andere Formen soziosexueller geschlechtlicher Betätigung statt. In unserer Studie interessieren sich im sechsten Lebensjahr fünf der elf Mädchen für Mädchen und neun für Jungen, sechs der fünfzehn Jungen für Mädchen und neun für Jungen.[43]

In der Untersuchung von Misgeld bejahen von 226 Befragten 50 Prozent eine Beteiligung an «Doktorspielen». 38 Prozent haben damit im späten Vorschulalter begonnen, 44 Prozent in der Zeit zwischen dem sechsten und neunten Lebensjahr.[44]

Ergebnissse der Shell-Jugendstudie aus der ersten Hälfte der achtziger Jahre kommen zu vergleichbaren Ergebnissen, zeigen aber einen Unterschied bei der Beteiligung an sexuellen Spielen abhängig vom Alter der Personen, die befragt wurden. Dabei kann es sich um Effekte der Erinnerung, aber auch um Generationeneffekte bzgl. der Offenheit oder bzgl. des Praktizierens von sexuellen Spielen handeln. Von den 239 befragten Erwachsenen haben 52 Prozent und von den 261 Jugendlichen 71 Prozent in ihrer Kindheit «Doktorspiele» gespielt. Nach Angaben der Jugendlichen waren sogar eher die Mädchen (79 Prozent) als die Jungen (64 Prozent) an Spielen beteiligt.[45]

Bei Kinsey erinnern insgesamt 57 Prozent der Männer und 48 Prozent der Frauen eine Form sexueller Spiele in ihrer Kindheit. Bei Lamb und Coakley berichten 85 Prozent der Studentinnen, die einen Fragebogen beantwortet haben, ein Sexspiel in ihrer Kindheit, das sie als «normal» einstufen, ein Ergebnis, das wiederum das der Mädchen in der Shell-Studie bestätigt.[46]

Vieles, was wir über die Schwierigkeit von Vergleichen bei den Zahlen zur Masturbationsverbreitung gesagt haben, könnte hier wiederholt werden. Fest steht, daß sexuelle Spiele in der Kindheit als «normal» eingestuft werden können, wegen der durchgängig hohen Zahlen in allen Stichproben.

Nach Lamb und Coakley finden die Spiele in 76 Prozent der Fälle unter Freunden statt und nur in 9 Prozent zwischen Geschwistern. Von verschiedenen Autoren wird der Gleichaltrigengruppe bei den Jungen eine Bedeutung in der sexuellen Sozialisation zugewiesen, der bei den Mädchen nichts Vergleichbares gegenübersteht. Hier soll gegenseitige Aufklärung, gemeinsame Masturbation u. a. mehr vorkommen.[47]

Die Anzahl von Mädchen, die an homosexuellen Spielen beteiligt ist, bei Lamb und Coakley 56 Prozent, macht deutlich, daß gleichaltrige Mädchen füreinander ebenfalls eine wichtige Erfahrungsquelle bilden. Möglicherweise handelt es sich dabei eher um Erfahrungen zu zweit als in einer größeren Gruppe.

Lamb und Coakley beobachten eine Tendenz, daß heterosexuelle Spiele häufiger unter einem gewissen Druck oder Zwang zustandekommen, und Spiele, die so initiiert werden, werden als weniger normal eingeschätzt als solche ohne Zwang.[48] Auch in Finkelhors Studie an 796 Studenten in amerikanischen Colleges berichten 10 Prozent der Männer und 15 Prozent der Frauen über sexuelle Erfahrungen mit Geschwistern, wobei die Befragten in drei Viertel der Fälle älter als acht Jahre waren, als das Ereignis stattfand. Leider macht Finkelhor keine Angaben über die Häufigkeit von Sexspielen mit anderen Kindern. Gewalt oder Drohungen sind in 25 Prozent der berichteten Erfahrungen, von einigen Personen werden mehrere berichtet, beteiligt. Gewalt oder Drohungen, der Altersunterschied zwischen den Geschwistern und die Art der Erfahrung sind signifikante Einflußgrößen darauf, wie die Erfahrung im nachhinein beurteilt wird. Der Altersunterschied ist am bedeutsamsten, und bei der Art der Erfahrung läuft die Trennungslinie zwischen bloßem Zeigen der Genitalien und allen anderen Verhaltensweisen. Ingesamt klären die drei Faktoren aber nur ein Drittel der Varianz auf, d. h. es ist eine Reihe unbekannter Größen für die Bewertung der Erfahrung von Bedeutung.[49]

Daß sexuelle Spiele selbst im Kindergartenalter keineswegs immer harmlos und ohne Zwang für alle Beteiligten ablaufen, ist mir aus Episoden bekannt, die bei verschiedenen Forschungsprojekten von Eltern am Rande erzählt wurden. Dabei darf aber nicht vergessen werden, daß insgesamt das kindliche Zusammenspiel eine Vielzahl von aggressiven Erfahrungen beinhaltet und man von daher keineswegs vorschnell für das Unterbinden sexueller Spiele plädieren kann. Ein besonderes Potential für negative Erfahrungen mag in der unmittelbaren körperlichen Betroffenheit liegen, in der besonderen Bewertung der sexuellen Organe, die sich Kindern auf Grund der Reaktionen Erwachsener schon früh mitteilt, und darin, daß sexuelle Spiele sich mehr als andere im Geheimen abspielen.

Wie bereits erwähnt, wird das Abdrängen sexueller Betätigung in den Privatbereich im Rahmen der Entwicklung des Schamgefühls geradezu als Erziehungsziel angesehen. Erwachsenen nimmt dies aber gleichzeitig auch mehr als bei anderen kindlichen Interaktionen die Möglichkeit, korrigierend einzugreifen. Wir können nicht erwarten, daß Kinder ohne weiteres Gelerntes aus anderen sozialen Kontexten auf sexuelle Situationen generalisieren, sondern müssen in Gesprächen Kindern vermitteln, daß psychischer und körperlicher Zwang auch bei noch so großer Neugier oder Anregung nicht angebracht sind.

DAS SEXUELLE WISSEN VON KINDERN

Altersinadäquates Wissen gilt als ein wichtiger Faktor, um den Verdacht auf sexuellen Mißbrauch zu stützen. Um so wichtiger erscheint es, aktuelle Ergebnisse über den Stand dieses Wissens zu erhalten. Volbert und Knüppel unterscheiden neun verschiedene Wissensdimensionen bei Kindern[50]:

- körperliche Unterschiede zwischen den Geschlechtern,
- Geschlechtsorgane und deren Funktionen,
- Schwangerschaft,
- Geburt,
- Zeugung,
- sexuelle Handlungen von Erwachsenen,
- sexuelle Handlungen von Kindern,
- sexueller Mißbrauch.

Das Wissen der Kinder auf den einzelnen Dimensionen kann sehr unterschiedlich ausgeprägt sein, und es gibt auch große Unterschiede im Wissen innerhalb der Altersgruppen. Die verweist darauf, daß die Rolle der kognitiven Voraussetzungen überschätzt wird, wenn es darum geht, ob zu bestimmten Dimensionen in einem bestimmten Alter Aufklärung gegeben werden kann bzw. soll. Vielfach kommt es vor allem auf eine kindgerechte Vermittlung an. Mit einer eigenen Untersuchung an 147 Berliner Kindern im Alter zwischen 2,1 und 6,2 Jahren mit einem Kindinterview und einem Elternfragebogen können Volbert und Knüppel die Ergebnisse in der Literatur bestätigen, die z. T. aus Untersuchungen bis zurück in die vierziger Jahre hervorgeholt werden müssen.[51]

Die Autorinnen kommen zu folgendem Altersschema:

2 Jahre – Fragen zu Geschlechtsunterschieden,
- Geschlechtszuordnungen richtig, ohne Begründung,
- Umgangs- und hochsprachliche Begriffe für Geschlechtsorgane.
- Sexuelles Verhalten von Erwachsenen ist Schmusen, Küssen etc.

3 Jahre – Geschlechtszuordnungen werden mit kulturellen Unterschieden begründet.

4 Jahre – Kind stellt Fragen zu Schwangerschaft und Geburt.
- Vage Kenntnis über intrauterines Wachstum,
- sehr vage Kenntnis über den Geburtsweg.

5 Jahre – Geschlechtszuordnungen werden mit genitalen Unterschieden begründet.
- Kenntnis Geburtsweg via Vagina oder via Sectio.

Detailliertes Wissen bzgl. sexueller Akte Erwachsener scheint bis in die mittlere Kindheit weiterhin unüblich zu sein.[52] Neben der Sexualerziehung kann auch das Sehen von sexuellen Handlungen und sexuell explizitem Material, nicht nur sexueller Mißbrauch, entsprechendes Wissen liefern. Fragen nach sexuellen Handlungen und Zeugung stellen bei Volbert und Knüppel bereits 40 bzw. 50 Prozent der Sechsjährhigen. Ab einem Alter von sieben bis acht Jahren fangen Kinder an, Geschlechtsverkehr und Verschmelzung biologischen Materials als separate Faktoren für das Entstehen von Kindern zu bedenken, aber erst im Alter von elf bis zwölf Jahren kann man von einem vollen Verständnis der Vorgänge im Sinne der kognitiven Entwicklungstheorie Piagets ausgehen.[53]

In manchen Bereichen wird das Wissen der Kinder von Volbert und Knüppel wahrscheinlich überschätzt, wenn z. B. Sectio als Wissen über den Geburtsweg gewertet wird. Bei Kreitler und Kreitler glauben die untersuchten viereinhalb- bis fünfeinhalbjährigen israelischen Kinder überwiegend, der Bauch der Mutter werde bei der Geburt aufgeschnitten. Keines der 185 Kinder weist den mütterlichen Genitalien eine Rolle bei der Geburt zu.[54]

In verschiedenen Studien finden sich Hinweise auf Faktoren, die einen positiven Einfluß auf den Wissensstand haben[55]: Die schulische oder elterliche Sexualerziehung, die Zugehörigkeit zum weiblichen Geschlecht, das Vorhandensein von gegengeschlechtlichen Geschwistern, eine Geschwisterzahl unter fünf, Zugehörigkeit zu höheren sozialen Schichten und zu bestimmten Konfessionen, außerdem das Erleben von Schwangerschaft und Geburt im Umfeld des Kindes. Schichtunterschiede, die sich in Form restriktiver Einstellungen gegenüber der Sexualität und weniger Sexualaufklärung äußern, sind trotz der größeren gesellschaftlichen Freizügigkeit im Umgang mit Sexualität über Jahrzehnte stabil geblieben.[56]

GELEGENHEITEN, DIE KINDLICHE NEUGIER ZU BEFRIEDIGEN

Die kulturellen Bedingungen, unter denen Kinder bei uns aufwachsen, haben zur Folge, daß zumindest in der frühen Kindheit die Familie die wichtigste Informationsquelle bzgl. Sexualität darstellt bzw. die meisten Erfahrungen der Kinder unter der Kontrolle der Familie gemacht werden. In den USA wird es von Behörden bereits als ein Hinweis auf sexuellen Mißbrauch gewertet, wenn Väter nackt vor ihren Töchtern in der Wohnung umherlaufen, gemeinsam mit ihnen baden oder ihre Genitalien berühren lassen.[57] Die Basis für eine solche Beurteilung fehlt allerdings. Niemand weiß, was in Familien an körperlicher Nähe oder Nacktheit bislang üblich ist, denn entsprechende sozialwissenschaftliche Studien fehlen in den USA ebenso wie in Deutschland. Vom positiven familialen Klima bzgl. Nacktheit und Sexualität (z. B. Eltern, Freunde, Geschwister nackt sehen, im elterlichen Bett schlafen, elterliche Einstellungen zur Sexualität, gemeinsames Baden, Nacktheit im Fernsehen sehen) gehen förderliche Effekte auf das sexuelle Verhalten in der Kindheit und im Erwachsenenalter aus.[58]

Nach unseren Ergebnissen zum Genitalentdecken im ersten und zweiten Lebensjahr lernen Kinder die Geschlechtsmerkmale

Erwachsener fast ausschließlich bei ihren Eltern, manchmal auch bei den Großeltern, ganz selten bei anderen Personen kennen.[59] Die wichtigsten Gelegenheiten bieten der Toilettenbesuch, das gemeinsame Baden oder Duschen bzw. die Beobachtung des Badens oder Duschens. Im zweiten Lebensjahr begleiten alle Mädchen und Jungen unserer Stichprobe ihre Eltern auf die Toilette. Neun Mädchen und acht Jungen baden bzw. duschen mit ihren Müttern und neun Mädchen und neun Jungen mit ihren Vätern. Es gibt keine geschlechtsspezifischen Kombinationen bei diesen Badepartnerschaften. Sind Geschwister vorhanden, halten die Eltern sich zurück und lassen, ebenso wie später im sechsten Lebensjahr, vor allem oder ausschließlich die Kinder miteinander baden. Die Mütter geben als Begründung keine Schamregeln, sondern pragmatische Gründe an: Sie bevorzugen das Duschen; finden das Baden mit kleinen Kindern zu unruhig; wollen alle Geschwister «in einem Aufwasch erledigen» u. a. mehr.

Im zweiten und im sechsten Lebensjahr dürfen alle Kinder unserer Stichprobe ins Bad, wenn andere Familienmitglieder sich baden oder duschen. Es besteht ein deutlicher Zusammenhang zwischen dem Baden und Duschen zu beiden Untersuchungszeitpunkten. Kinder, die im zweiten Lebensjahr mit Elternteilen gebadet oder geduscht haben, tun dies meist immer noch, und andere, die dies nicht getan haben, sind nur in wenigen Ausnahmen dazu übergegangen. Neunzehn Kinder baden im sechsten Lebensjahr mit ihren Geschwistern, einige wenige duschen darüber hinaus auch gemeinsam.

Anders verläuft die Veränderung beim Toilettengang. Im sechsten Lebensjahr gehen weniger Kinder mit ihren Müttern auf die Toilette. Deutlicher noch ist der Rückgang bei den Vätern. Von keiner einzigen erwachsenen Person, die nicht zur Kernfamilie gehört, wird im sechsten Lebensjahr noch berichtet, daß das Kind sie auf die Toilette begleitet. Im zweiten Lebensjahr kommt dies immerhin bei zwölf Kindern vor.

Die Mütter, die in beiden Interviews gefragt wurden, ob es ihnen etwas ausmacht, wenn die Kinder mitkommen, reagieren beim zweiten Interview häufiger mit Vorbehalten. Diese werden typischerweise so ausgedrückt: «Man will ja auch mal seine Ruhe haben.» Ein Verweis auf eine Schamregel wird im Interview wiederum nicht gegeben. Die Vorbehalte haben auch noch nicht dazu geführt, daß die Mütter eine deutliche Grenze ziehen und das Mitgehen der Kinder abstellen. Vielfach wird darauf vertraut, daß die Kinder bald selbst genug davon haben werden.

Die unterschiedlichen Ergebnisse zur Reinigungs- und zur Toilettensituation bestätigen die in der Literatur häufiger gemachte Annahme, daß die Tabuisierung der Analzone die der Genitalzone übertrifft.[60]

Rosenfeld et al. präsentieren Ergebnisse zum gemeinsamen Baden bei der bereits erwähnten Stichprobe von 576 kalifornischen Kindern. Im Gegensatz zu unseren Ergebnissen stützen sie sich auf Häufigkeitsratings des gemeinsamen Badens bei Kindern im Alter von zwei bis zehn Jahren. In allen Altersgruppen baden Töchter eher mit ihren Müttern und Söhne eher mit ihren Vätern. Dieses Ergebnis bestätigen unsere Daten für die frühe Kindheit nicht. Leider geht aus den Häufigkeitsratings nicht hervor, wie viele Eltern überhaupt mit ihren Kindern baden.

Nach Ansicht der Autoren ist es ab acht Jahren sehr ungewöhnlich, wenn Mütter noch mit ihren Söhnen baden, und ab neun Jahren, wenn Töchter noch mit ihren Vätern baden. Viele Eltern haben das gemeinsame Baden allerdings schon viel früher aufgegeben. Beim gleichgeschlechtlichen Baden nahmen die Werte nicht so deutlich ab. Auch bei Geschwistern und Freunden war der Rückgang nicht so deutlich wie bei den Eltern. Leider wird nicht nach dem Geschlecht der Geschwister und Freunde unterschieden.[61]

KINDLICHES SEXUELLES VERHALTEN UND SEXUELLER MISSBRAUCH

Die Sexualentwicklung der Kinder ruft Befürchtungen bei Eltern hervor, daß ihre Kinder «übermäßig» sexuell aktiv werden könnten, zu einem Zeitpunkt, wo sexuelles Verhalten noch nicht in die Bahnen einer mehr oder minder stabilen Partnerschaft mit Hinblick auf gemeinsame Lebensgestaltung und Fortpflanzung gelenkt werden kann. Sexuelles Wissen dagegen wird Kindern heute in zunehmendem Maße zugebilligt, ja, ist sogar erwünscht u. a. zur Verbesserung der Prävention sexuellen Mißbrauchs.

Wahrscheinlich besteht zwischen stark sexualisierten Kindern, wie sie teilweise in Studien zum Mißbrauch beschrieben werden, und Kindern mit wenigen sexuellen Erfahrungen ein Kontinuum bzgl. der Ausgeprägtheit ihres sexuellen Verhaltens. Allerdings treffen Anregungen durch die soziale Umwelt auf individuell angeborene Reaktionsbereitschaften, über deren Einfluß wir wenig wissen. Als stark sexualisiert gelten bei Yates Kinder, deren körperliche Erregbarkeit stark ist und durch sehr geringe Reize ausgelöst werden kann und dies sexuelle Verhaltensweisen in vielen Situationen zeigen, in denen gesellschaftlich Zurückhaltung erwartet würde. Darüber hinaus scheinen Verhaltensweisen aus dem Bereich der Sexualität die dominierende Form der Kontaktaufnahme zu anderen Personen zu sein.[62]

Über den Zusammenhang von Mißbrauchserfahrung und der Ausgeprägtheit sexuellen Verhaltens möchte ich keine Überlegungen anstellen. Beide Größen werden in Studien oft nicht differenziert genug behandelt, und Aussagen über das sonstige kindliche Umfeld fehlen. Sicher scheint nur, daß deutlich sexualisiertes Verhalten keineswegs die Folge jeder Form von Mißbrauchserfahrung darstellt. So stufen Mian, Wehrspann, Klajner-Diamond, LeBaron und Winder in ihrer Studie 18 Prozent der 125 mißbrauchten Kinder im Alter bis zu sechs Jahren als sexuell auffällig ein. Als sexuelle Symptome gelten sexuelle Spiele mit Puppen, Objekte in Vagina und / oder Anus einführen, Masturbation, verführerisches Verhalten, Aufforderung zu sexueller Stimulation und altersunangemessenes Wissen, also Verhaltensweisen, deren Symptomcharakter erst auf Grund weitergehender Prävalenzstudien bestätigt werden kann.[63]

Sexualität muß im Rahmen der Gesamtentwicklung jedes einzelnen Kindes gesehen werden. Hypothetisch können wir annehmen: Wenn «sexuelle Interaktionen» mit anderen Personen eingebettet bleiben in eine Vielzahl anderer, nicht sexuell getönter Interaktionen, sind Kinder vielleicht sexuell aktiver als andere; wenn ihnen dabei aber nicht die Differenzierungsfähigkeit zwischen sexuellen und nichtsexuellen Zärtlichkeiten fehlt und sie vielfältige Möglichkeiten der Kontaktaufnahme sonst nutzen, «hypertrophiert» der sexuelle Bereich nicht.

Aber was sind sexuelle Interaktionen? Diese Fragen würde einer ausführlichen Behandlung bedürfen, als an dieser Stelle möglich. Sicher erscheint mir jedoch, daß sie nicht gleichgesetzt werden dürfen mit beiläufig sexualisierenden, d. h. sexuelles Verhalten anregenden Interaktionen, wie dies z. B. bei Gordon et al. geschieht, wenn sie gemeinsames Baden oder Schlafen mit den Eltern im gleichen Atemzug wie das Betrachten sexuell expliziter Filme oder Magazine, «sexual experiences» nennen.

Die Forschung zur kindlichen Sexualität ist leider erst durch die Thematisierung des sexuellen Mißbrauchs wieder belebt worden, da sich bei vielen die Einsicht durchsetzt, daß das, was Mißbrauch ist, auf der Basis des gesellschaftlich Üblichen und gesellschaftlich Erwünschten beurteilt werden muß. Forschung zum sexuellen Mißbrauch trägt natürlich auch spezifische neue Fragestellungen an die Forschung zur kindlichen Sexualität heran, die einerseits anregend sind, andererseits auch einengend sein können. So tritt augenblicklich verstärkt die Frage nach der «Normalität» von sexuellem Wissen und Verhalten der Kinder in den Vordergrund. Entwicklungsprozesse bleiben weiterhin vernachlässigt.

Natürlich muß man davon ausgehen, daß die Debatte zum Mißbrauch, insbesondere die Ängste der Eltern und Erzieher, Kinder könnten Opfer werden oder sie selbst könnten als Mißbrauchende verdächtigt werden, auch den Gegenstand, nämlich die kindliche Sexualität, in nicht vorhersehbarer Weise verändern kann.

Anmerkungen

1 *Cook, E. P.* (1985): Psychological androgyny. New York: Pergamon.

2 *Money, J. / Ehrhardt, A.* (1975): Männlich – weiblich. Reinbek: Rowohlt.

3 *Gagnon, J. H.* (1977): Human sexualities. Glenview, Ill.: Scott, Foresman.

4 *Selg, H., Glombitza, C., Lischke, G.* (1979): Psychologie des Sexualverhaltens. Stuttgart: Kohlhammer.

5 *Martinson, F. M.* (1981): Eroticism in infancy and childhood. In: Constantine, L. L., Martinson, F. M. (Eds.): Children and sex. New findings, new perspectives. Boston: Little, Brown and Company, S. 83–94.

6 *Halverson, H. M.* (1940): Genital and sphincter behavior of the male infant. The J. of Genetic Psychology, 56, S. 95–136; Halverson, H. M. (1938): Infant sucking and tensional behavior. The J. of Genetic Psychology, 53, S. 365–430; Watson, J. B. (1925): Behaviorism. New York: Norton.

7 *Martinson, F. M.* (1976): Eroticism in infancy and childhood. J. of Sex Research, 12, S. 251–262.

8 *Korner, A. F.* (1969): Neonatal startles, smiles, erections, and reflex sucks as related to state, sex and individuality. Child Development, 40, S. 1039–1053.

9 *Korner, A. F.* (1969): a. a. O.; Halverson, H. M. (1940): a. a. O.; Halverson, H. M. (1938): a. a. O.; Baliassnikowa, N. J., Model, M. M. (1931–32): Zur Neurologie des Saugens. Z. f. Kinderheilkunde, 39, S. 1–16.

10 *Karacan, J., Mawrans, A., Barnet A., Lodge, A.* (1968): Ontogeny of penile erections. (Abstract). Psychophysiology, 4, S. 363–364.

11 *Misgeld, G.* (1978): Zur Entwicklung des Sexuellen im Kindesalter. In: Szewczyk, H., Burghardt, H. (Hg.): Sexualität. Fakten, Normen, gesellschaftliche Verantwortung. Berlin: Volk und Gesundheit, S. 131–140.

12 *Schuhrke, B.* (1991): Körperentdecken und psychosexuelle Entwicklung. Theoretische Überlegungen und eine Längsschnittuntersuchung an Kindern im zweiten Lebensjahr. Regensburg: Roderer.

13 *Ramsey,* 1943, nach *Kinsey, A. C., Pomeroy, W. B., Martin, C. E.* (1965): Das sexuelle Verhalten des Mannes. Berlin: Fischer.

14 *Bakwin, H.* (1973): Erotic feelings in infants and young children. American J. of Diseases of Childhood, 126, S. 52–54; Kinsey, A. C. et al. (1965): a. a. O.; Kinsey, A. C., Pomeroy, W. B., Martin, C. E., Gebhard, P. (1964): Das sexuelle Verhalten der Frau. Berlin: Fischer.

15 *Bakwin, H.* (1973): a. a. O., S. 52 f., eig. Übers.

16 *Kinsey, A. C.* (1964): a. a. O., S. 106.

17 *Vojta & Schweizer, 1963*, nach Burgmayer, S. (1986): Rückstand der motorischen Entwicklung. In: Brack, U. (Hg.): Frühdiagnostik und Frühtherapie. München: Urban & Schwarzenberg, S. 138–147.

18 *Kinsey, A. C.* et al. (1965): a. a. O.; Kinsey, A. C. (1964): a. a. O.

19 *Kleeman, J. M.* (1975): Genital self-stimulation of infant and toddler girls. In: Marcus, I., Francis, J. (Eds.): Masturbation from infancy to senescence. New York: Int. Universities Press, S. 77–106.

20 *Escalona, S.* (1963): Patterns of infantile experience and the developmental process. The Psychoanalytic Study of the Child, 18, S. 197–244; Lustman, S. L. (1956): Rudiments of the Ego. The Psychoanalytic Study of the Child, 11, S. 89–98.

21 *Spitz, R. A. / Wolf, K. M.* (1949): Autoerotism. The Psychoanalytic Study of the Child, 3 / 4, S. 85–120.

22 *Schuhrke, B.* (1991): a. a. O.

23 Kleeman, J. M. (1975): a. a. O.

24 *Bach*, 1982, nach Bach, K. R. (1994): Problemfeld Kindersexualität. In: Bach, K. R., Stumpe, H., Weller, K. R. (Hg.): Kindheit und Sexualität. Berlin: Holtzmeyer, S. 9–22.

25 Unsere im weiteren eingeflochtenen Ergebnisse über sexuelles Verhalten von Kindern stützen sich nicht auf die Häufigkeit, mit der einzelne Kinder bestimmte sexuelle Verhaltensweisen gezeigt haben. Es sind Aussagen über die Zahl der Jungen und Mädchen, bei denen bestimmte Verhaltensweisen während des Beobachtungszeitraumes bemerkt wurden, über die Differenziertheit der sexuellen Beschäftigung, d. h. wie viele verschiedene Verhaltensweisen die einzelnen Jungen und Mädchen während des Beobachtungszeitraumes gezeigt haben, über die Situationen, in denen genitalbezogene Beschäftigung stattfand oder über Alterszeitpunkte, zu denen bestimmte qualitative Merkmale des sexuellen Verhaltens erstmals beobachtet wurden. Die Gründe für diese Art der Auswertung liegen in der Form, in der die Beobachtungsaufgabe für die Eltern gestellt wurde und in der unterschiedlichen Qualität, mit der die Eltern gearbeitet haben, vgl. Schuhrke, B. (1991): a. a. O.

26 *Gagnon, J. H.* (1985): Attitudes and responses of parents to pre-adolescent masturbation. Arch. of Sexual Behavior, 14, S. 451–466; Misgeld, G. (1978): a. a. O.

27 *Kinsey, A. C.* (1964): a. a. O.

28 *Freud, S.* (1961): Neue Folge der Vorlesungen zur Einführung in die Psychoanalyse (Ges. W. Bd. XV, 3. Aufl.): Frankfurt: S. Fischer.

29 *Schuhrke, B.* (1991): a. a. O.; Roiphe, H., Galenson, E. (1981): Infantile origins of sexual identity. New York: Int. Universities Press.

30 *Schmidt, G., Klusman, D., Zeitschel, U.* (1992): Veränderungen der Jugendsexualität zwischen 1970 und 1990. Z. f. Sexualforschung, 5, S. 191–218; Sigusch, V.,

Schmidt, G. (1973): Jugendsexualität. Dokumentation einer Untersuchung. Stuttgart: Enke; Kinsey, A. C. et al. (1965): a. a. O.; Kinsey, A. C. (1964): a. a. O.

31 *Friedrich, W. N., Grambsch, P., Broughton, D., Kuiper, J., Beilke, R. L.* (1991): Normative sexual behavior in children. Pediatrics, 88, S. 456–464.

32 *Gagnon, J. H.* (1985): a. a. O.

33 *Langfeldt, T.* (1981 a): Childhood masturbation. In: Constantine, L. L., Martinson, F. M. (Eds.): Children and sex. New findings, new perspectives. Boston: Little, Brown and Company, S. 63–74.

34 *Bakwin, H.* (1973): a. a. O.

35 *Bach, K. R.* (1994): a. a. O.; Scharff, D. E. (1990): Sexual development and sexual psychopathology: An object relations point of view. In: Lewis, M., Miller, S. M. (Eds.): Handbook of developmental psychopathology. New York: Plenum, S. 441–451; Gundersen, H. B., Melås, P. S., Skår, J. E. (1981): Sexual behavior of preschool children. Teacher's observations. In: Constantine, L. L., Martinson, F. M. (Eds.): Children and sex. New findings, new perspectives. Boston: Little, Brown and Company, S. 45–65.

36 *Freud, S.* (1966): Analyse der Phobie eines 5jährigen Knaben (Ges. W. Bd. VII, 4. Aufl.). Frankfurt: S. Fischer.

37 *Langfeldt, T.* (1981 a): a. a. O.; Langfeldt, T. (1981 b): Processes in sexual development. In: Constantine, L. L., Martinson, F. M. (Eds.): Children and sex. New findings, new perspectives. Boston: Little, Brown and Company, S. 37–44; Martinson, F. M. (1981): a. a. O.

38 *Schuhrke, B.* (1991): a. a. O.; Schmidt, A. (1989): Frühkindliche Sexualität. Teil II: Genitales Körperentdecken und Körperkontaktverhalten im ersten Lebensjahr. Unveröff. Diplomarbeit, Universität Bamberg.

39 Bei der Auswertung der Beobachtungen galt unser besonderes Augenmerk der statistischen Interaktion von zwei unabhängigen Variablen: dem Geschlecht des beobachteten Kindes und dem Geschlecht der Person, der die Neugier gilt. Entsprechende Überlegungen ließen sich z. B. aus der psychoanalytischen Entwicklungstheorie ableiten. Neuere Arbeiten glauben eine ödipale Konstellation in den Eltern-Kind-Beziehungen bereits im zweiten Lebensjahr zu entdecken, während Freud sie in das dritte bis fünfte Lebensjahr verlegt hatte, vgl. z. B. Roiphe, H., Galenson, E. (1981): a. a. O. Geschlechtsspezifische Interaktionen lassen sich aber auch unter anderen theoretischen Vorzeichen erwarten, vgl. Schuhrke, B. (1991): a. a. O.

40 *Rosenfeld, A., Bailey, R., Siegel, B., Bailey, G.* (1986): Determining incestuous contact between parent and child: frequency of children touching parents' genitals in a nonclinical population. J. of the American Academy of Child Psychiatry, 25, S. 481–484.

41 *Langfeldt, T.* (1981 a): a. a. O.; Langfeldt, T. (1981 b): a. a. O.; Kinsey, A. C. et al. (1965): a. a. O.; Kinsey, A. C. (1964): a. a. O.

42 *Lamb, S., Coakley, M.* (1993): «Normal» childhood sexual play and games: Differentiating play from abuse. Child Abuse & Neglect, 17, S. 515–526.

43 *Kinsey, A. C.* et al. (1965): a. a. O.; Kinsey, A. C. (1964): a. a. O.

44 *Misgeld, G.* (1978): a. a. O.

45 *Fischer,* 1985, nach Specht, F. (1989): Somato- und psychosexuelle Entwicklung im Kindes- und Jugendalter. In: König, C. (Hg.): Gestörte Sexualentwicklung bei Kindern und Jugendlichen. Begutachtung, Straffälligkeit, Therapie. München: Reinhardt, S. 7–28.

46 *Lamb, S., Coakley, M.* (1993): a. a. O.; Kinsey, A. C. et al. (1965): a. a. O.; Kinsey, A. C. (1964): a. a. O.

47 *Bach, K. R.* (1984): Sexuelles Verhalten im Kindesalter. In: *Starke, K., Friedrich, W.* (Hg.): Liebe und Sexualität bis 30. Berlin: Deutscher Verlag der Wissenschaften, S. 108–114; Langfeldt, T. (1981 a): a. a. O.; Kinsey, A. C. et al. (1965): a. a. O.

48 *Lamb, S., Coakley, M.* (1993): a. a. O.

49 *Finkelhor, D.* (1981): Sex between siblings. Sex play, incest and aggression. In: Constantine, L. L., Martinson, F. M. (Eds.): Children and sex. New findings, new perspectives. Boston: Little, Brown and Company, S. 129–150.

50 *Volbert, R., Knüppel, A.* (1993): Das sexuelle Wissen von Kindern. Vortrag auf der 8. Tagung Entwickungspsychologie in Osnabrück, Sept.

51 *Schuhrke, B.* (1991): a. a. O.

52 *Volbert, R., Knüppel, A.* (1993): a. a. O.; Gordon, B. N., Schroeder, C. S., Abrams, J. M. (1990): Age and social-class differences in children's knowledge of sexuality. J. of Clinical Child Psychology, 19, S. 33–43.

53 *Bernstein, A. C., Cowan, P. A.* (1975): Children's concepts of how people get babies. Child Development, 46, S. 77–91.

54 *Kreitler, H., Kreitler, S.* (1996): Children's concepts of sexuality and birth. Child Development, 37, S. 363–378.

55 *Volbert, R., Knüppel, A.* (1993): a. a. O.; Trautner, H. M., Helbig, N., Sahm, W. B., Pennig, S., Degenhardt, A. (1989): Längsschnittliche Analyse von Entwicklungsmerkmalen der Geschlechtstypisierung im Kindesalter. Schlußbericht des Forschungsprojektes. Unveröff. Manuskript der Univ. Münster; Goldman, R. J., Goldman, H. D. G. (1982): Children's sexual thinking. Boston: Routledge & Kegan; Frasch, H., Grüninger, W. (1975): Das Sexualwissen von Schulanfängern. Ein empirischer Bericht zur Sexualpädagogik. Medien- & Sexualpädagogik., 3, S. 1–5.

56. *Gordon, B. N.* et al. (1990): a. a. O.; Newson, J., Newson, E. (1968): Four years old in an urban community. London: Allen & Unwin.

57 *Rosenfeld, A.* et al. (1986): a. a. O.

58 *Friedrich, W. N.* et al. (1991): a. a. O.; Lewis, R. J., Janda, L. H. (1988): The relationship between adult sexual adjustment and childhood experiences regarding exposure to nudity, sleeping in the parental bed, and parental attitudes toward sexuality. Archives of Sexual Behavior, 17, S. 349–362; Rosenfeld, A. A., Siegel, B., Bai-

ley, R. (1987). Familial bathing patterns: Implications of alleged molestation and for pediatric practice. Pediatrics, 2, S. 224–229.

59 *Schuhrke, B.* (1991): a. a. O.; Schmidt, A. (1989): a. a. O.

60 *Kröhn, W., Wille, R.* (1990): Tabu: Analerotik. In: Vogt, H.-J., Eicher, W., Herms, W. (Hg.): Praktische Sexualmedizin. Wiesbaden: Medical Tribune, S. 217–224.

61 *Rosenfeld, A. A.* et al. (1987): a. a. O.

62 *Yates, A.* (1982): Children eroticized by incest. American J. of Psychiatry, 139, S. 482–485.

63 *Mian, M., Wehrspann, W., Klajner-Diamond, H., LeBaron, D., Winder, C.* (1986): Review of 125 children 6 years of age and under who were sexually abused. Child Abuse & Neglect, 10, S. 223–229.

Literatur

Bach, K. R. (1994): Problemfeld Kindersexualität. In: Bach, K. R., Stumpe, H., Weller, K. R. (Hg.): Kindheit und Sexualität. Berlin: Holtzmeyer, S. 9–22.

Bach, K. R. (1984): Sexuelles Verhalten im Kindesalter. In: Starke, K., Friedrich, W. (Hg.): Liebe und Sexualität bis 30. Berlin, Deutscher Verlag der Wissenschaften, S. 108–114.

Baker, H., Stoller, R. (1968): Sexual psychopathology in the hypogonadal male. Archives of General Psychiatry, 18, S. 631–634.

Bakwin, H. (1973): Erotic feelings in infants and young children. American J. of Diseases of Childhood, 126, S. 52–54.

Baliassnikowa, N. J., Model, M. M. (1931–1932): Zur Neurologie des Saugens. Z. f. Kinderheilkunde, 39, S. 1–16.

Bernstein, A., C. Cowan, P. A. (1975): Children's concepts of how people get babies. Child Development, 46, S. 77–91.

Burgmeyer, S. (1986): Rückstand der motorischen Entwicklung. In: Brack, U. (Hg.): Frühdiagnostik und Frühtherapie. München: Urban & Schwarzenberg, S. 138–147.

Cook, E. P. (1985): Psychological androgyny. New York: Pergamon.

Dietz, K., Hesse, P. G. (1967): Wörterbuch der Sexuologie und ihrer Grenzgebiete. Stuttgart: Enke.

Escalona, S. (1963): Patterns of infantile experience and the developmental process. The Psychoanalytic Study of the Child, 18, S. 197–244.

Finkelhor, D. (1981): Sex between siblings. Sex play, incest and aggression. In: Constantine, L. L., Martinson, F. M. (Hg.): Children and sex. New findings, new perspectives. Boston: Little, Brown and Company, S. 129–150.

Frasch, H., Grüninger, W. (1975): Das Sexualwissen von Schulanfängern. Ein empirischer Bericht zur Sexualpädagogik. Medien- & Sexualpädagogik, 3, S. 1–5.

Freud, S. (1909): Analyse der Phobie eines 5jährigen Knaben. Ges. W. Bd. VII. Frankfurt: S. Fischer, 1966[4].

Freud, S. (1932): Neue Folge der Vorlesungen zur Einführung in die Psychoanalyse. Ges. Werke Bd. XV, Frankfurt: S. Fischer, 1961[3].

Friedrich, W. N., Grambsch, P., Broughton, D., Kuiper, J., Beilke, R. L. (1991): Normative sexual behavior in children. Pediatrics, 88, S. 45–464.

Gagnon, J. H. (1985): Attitudes and responses of parents to preadolescent masturbation. Arch. of Sexual Behavior, 14, S. 451–466.

Gagnon, J. H. (1977): Human sexualities. Glenview, Ill., Scott, Foresman.

Goldman, R. J., Goldman, H. D. G. (1982): Children's sexual thinking. Boston: Routledge & Kegan.

Gordon, B. N., Schroeder, C. S., Abrams, J. M. (1990): Age and social-class differences in children's knowledge of sexuality. J. of Clinical Child Psychology, 19, S. 33–43.

Gundersen, H. B., Melås, P. S., Skår, J. E. (1981): Sexual behavior of preschool children. Teacher's observations. In: Constantine, L. L., Martinson, F. M. (Hg.): Children and sex. New findings, new perspectives. Boston: Little, Brown and Company, S. 45–65.

Halverson, H. H. (1938): Infant sucking and tensional behavior. The J. of Genetic Psychology, 53, S. 365–430.

Halverson, H. H. (1940): Genital and sphincter behavior of the male infant. The J. of Genetic Psychology, 56, S. 95–136.

Karacan, J., Marans, A., Barnet, A., Lodge, A. (1968): Ontogeny of penile erections. (Abstract). Psychophysiology, 4, S. 363–364.

Kinsey, A. C., Pomeroy, W. B., Martin, C. E, (1965): Das sexuelle Verhalten des Mannes. Berlin: S. Fischer.

Kinsey, A. C., Pomeroy, W. B., Martin, C. E., Gebhard, P. (1964): Das sexuelle Verhalten der Frau. Berlin: S. Fischer.

Kleeman, J. H. (1975): Genital self-stimulation of infant and toddler girls. In: Marcus, I., Francis, J. (Hg.): Masturbation from infancy ot senescence. New York: International Universities Press, S. 77–106.

Korner, A. F. (1969): Neontal startles, smiles, erections, and reflex sucks as related to state, sex and individuality. Child Development, 40, S. 1039–1053.

Kreitler, H., Kreitler, S. (1966): Children's concepts of sexuality and birth. Child Development, 37, S. 363–378.

Kröhn, W., Wille, R. (1990): Tabu: Analerotik. In: Vogt, H.-J., Eicher, W., Herms, W. (Hg.): Praktische Sexualmedizin. Wiesbaden, Medical Tribune, S. 217–224.

Lamb, S., Coakley, M. (1993): «Normal» childhood sexual play and games: Differeniating play from abuse. Child Abuse & Neglect, 17, S. 515–526.

Langfeldt, T. (1981 a): Childhood masturbation. In: Constantine, L. L., Martinson, F. M. (Hg.): Children and sex. New findings, new perspectives. Boston: Little, Brown and Company, S. 63–74.

Langfeldt, T. (1981 b): Processes in sexual development. In: Constantine, L. L., Martinson, F. M. (Hg.): Children and sex. New findings, new perspectives. Boston: Little, Brown and Company, S. 37–44.

Lewis, R. J., Janda, L. H. (1988): The relationship between adult sexual adjustment and childhood experiences regarding exposure to nudity, sleeping in the parental bed, and parental attitudes toward sexuality. Archives of Sexual Behavior, 17, S. 349–362.

Lustman, S. L. (1956): Rudiments of the Ego. The Psychoanalytic Study of the Child, 11, S. 89–98.

Martinson, F. M. (1976): Eroticism in infancy and childhood. J. of Sex Research, 12, S. 251–262.

Martinson, F. M. (1981): Eroticism in infancy and childhood. In: Constantine, L. L., Martinson, F. M. (Hg.): Children and sex. New findings, new perspectives. Boston: Little, Brown and Company, S. 83–94.

Mian, M., Wehrspann, W., Klajner-Diamond, H., LeBaron, D., Winder, C. (1986): Review of 125 children 6 years of age and under who were sexually abused. Child Abuse & Neglect, 10, S. 223–229.

Misgeld, G. (1978): Zur Entwicklung des Sexuellen im Kindesalter. In: Szewczyk, H., Burghardt, H. (Hg.): Sexualität. Fakten, Normen, gesellschaftliche Verantwortung. Berlin: Volk und Gesundheit, S. 131–140.

Money, J., Ehrhardt, A. (1975): Männlich – weiblich. Reinbek: Rowohlt.

Newson, J., Newson, E. (1968): Four years old in an urban community. London: Allen & Unwin.

Roiphe, H., Galenson, E. (1981): Infantile origins of sexual identity. New York: International Universities Press.

Rosenfeld, A. A., Siegel, B., Bailey, R. (1987): Familial bathing patterns. Implications of alleged molestation and for pediatric practice. Pediatrics, 2, S. 224–229.

Rosenfeld, A., Bailey, R., Siegel, B., Bailey, G. (1986): Determining incestucus contact between parent and child: frequency of children touching parents' genitals in a nonclinical population. J. of the American Academy of Child Psychiatry, 25, S. 481–484.

Scharff, D. E. (1990): Sexual development and sexual psychopathology: An object relations point of view. In: Lewis, M., Miller, S. H. (Hg.): Handbook of developmental psychopathology. New York: Plenum, S. 441–451.

Schetsche, M. (1993): Das «sexuell gefährdete Kind». Pfaffenweiler: Centaurus.

Schmidt, G., Klusman, D., Zeitschel, U. (1990): Veränderungen der Jugendsexualität zwischen 1970 und 1990. Z. f. Sexualforschung, 5, S. 191–218.

Schuhrke, B. (1991): Körperentdecken und psychosexuelle Entwicklung. Theoretische Überlegungen und eine Längsschnittuntersuchung an Kindern im zweiten Lebensjahr. Regensburg: Roderer.

Selg, H., Glombitza, C., Lischke, G. (1979): Psychologie des Sexualverhaltens. Stuttgart: Kohlhammer.

Sigusch, V., Schmidt, G. (1973): Jugendsexualität. Dokumentation einer Untersuchung. Stuttgart: Enke.

Specht, F. (1989): Somato- und psychosexuelle Entwicklung im Kindes- und Jugendalter. In: König, C. (Hg): Gestörte Sexualentwicklung bei Kindern und Jugendlichen. Begutachtung, Straffälligkeit, Therapie. München: Reinhardt, S. 7–28.

Spitz, R. A., Wolf, K. H. (1949): Autoerotism. The Psychoanalytic Study of the Child, 3 / 4, S. 85–120.

Trautner, H. M., Helbig, N., Sahm, W. B., Pennig, S., Degenhardt, A. (1989): Längsschnittliche Analyse von Entwicklungsmerkmalen der Geschlechtstypisierung im Kindesalter. Schlußbericht des Forschungsprojektes. Unveröff. Manuskript der Univ. Münster.

Volbert, R., Knüppel, A. (1993): Das sexuelle Wissen von Kindern. Vortrag auf der 8. Tagung Entwicklungspsychologie in Osnabrück, Sept.

Watson, J. B. (1925): Behaviorism. New York: Norton.

Yates, A. (1982): Children eroticized by incest. American J. of Psychiatry, 139, S. 482–485.

RÜDIGER LAUTMANN

DAS SZENARIO DER MODELLIERTEN PÄDOPHILIE

Gegenwärtig figurieren Kindesmißbraucher als die Übeltäter schlechthin, zusammengespannt mit denen, die eines Inzests oder eines Totschlags schuldig sind. In diesem Meer des Scheußlichen und Jämmerlichen gehen allmählich die wenigen Stimmen unter, die das Kind als erotisch-sexuelles Wesen rühmen und sich selbst zu einer Neigung in dieser Richtung bekennen. «Modellierte Pädophile» könnte man die so motivierten Männer nennen, um sie von Tätern *abzugrenzen*, die sadistischen Motiven folgen (ebenfalls sehr selten) oder ein Kind nur als Ver- und Gelegenheitsobjekt mißbrauchen, weil ihnen PartnerInnen ihres eigentlichen Triebziels nicht zugänglich sind (das scheint die bedrückende Überzahl aller Erwachsenen-Kind-Fälle zu sein).

Die *Verlautbarungen* der modellierten Pädophilen bewegen sich im rhetorischen Dreieck von Liebe-Erotik-Sexualität. Wo das allzu offene Bekenntnis anstößig wirken könnte, werden auch weniger verfängliche Begriffe wie Freundschaft und Nähe verwendet. Alle bekannten abschwächenden Formeln für die Zuneigung von Menschen kommen zum Einsatz, bis von sexuellen Interessen auch nicht mehr andeutungsweise die Rede ist. Dies geschieht nicht nur aus taktischen Gründen, also um die eigene Respektabilität zu wahren. Es stellt auch das Resultat rationaler Überlegungen dar, die dem modellierten Pädophilen die soziale Unmöglichkeit vor Augen führen, sein Begehren buchstabengetreu umzusetzen. Um so schwülstiger allerdings geraten dann die Texte.

DER TYPUS «MODELLIERTE PÄDOPHILIE»

Ohne um den gewagten Kern herumzureden, wird man feststellen müssen, daß es einen Typus sexuellen Begehrens gibt, bei dem Menschen im Erwachsenenalter die intimste Nähe zu Menschen im Kindesalter suchen. Diese Neigung trägt alle Zeichen einer *Sexualpräferenz*. Ihre Anhänger folgen keiner Laune, probieren nicht aus Überdruß irgend etwas Neues und sind selber keineswegs physisch zurückgeblieben. Vielmehr fühlen sie sich in ihrem Bedürfnis gefestigt, halten das für ihre Veranlagung, bleiben gegenüber erwachsenen Partnern und Partnerinnen mehr oder weniger reaktionslos, haben ihre Neigung als therapieresistent erfahren. Ihr Begehrensziel lautet: Liebe zu Kindern, getragen von erotischer Attraktion, den Körper einschließend.

Der Zusatz *modelliert* für diese Pädophilie ist angebracht, weil ihre Vertreter in wertpositiver Weise über sich reden und den Anschluß an den Kanon legitimer Sexualformen herzustellen suchen. Absurd klingt das nur vor dem aktuellen Hintergrund; hingegen in der Geschichte sexualpolitischer Konflikte wurden die Sprecher gehört, ihre Schriften gedruckt, ihre Meinungen allerdings nicht ernstgenommen. Bis zu Beginn der achtziger Jahre stand die modelliert-pädophile Position auf einem prekären Grat zwischen Gut und Böse; sie blieb wenig beachtet, wurde kaum verteufelt.

Aus der Zeit bis etwa 1980 und den Jahrzehnten davor stammt ein Schrifttum – belletristische und strategische Texte –, welches den erreichten Grad an Modellierung dokumentiert. Hier wird ethisch argumentiert, wird die Kriminalisierung angeprangert, nach historischen Vorbildern sowie nach Parallelen in anderen Kulturen gesucht, die Begegnung zwischen Mann und Kind in unanstößiger Form verherrlicht. Es wurde also einer «modellierten Pädophilie» das Wort geredet, und es gab Kreise einschlägig interessierter Männer, die eine derartige Thematisierung vorbereiteten, diskutierten, betrieben und konsumierten.

DER STAND DER FORSCHUNG

Bislang sind Geschichte und Struktur der modellierten Pädophilie ununtersucht. Die Äußerungen all derer, die selbst «so» fühlten, müssen sich zunächst einmal gefallen lassen, als apologetisch oder interessengeneigt verdächtigt zu werden. Über den internen Diskurs wissen sie sicher gut Bescheid, besser als wir Außenstehenden, und was sie schreiben, besitzt auch einen höheren Wert, als bloß Steinbruch oder Rohmaterial zu sein. Gleichwohl bedarf die Fülle der Betroffenenliteratur und -aussagen der kritischen Filterung mit neutral-distanziertem Blick.

So bleibt denn nur weniges, was dem berechtigten Anspruch sexualwissenschaftlicher Analyse genügen könnte. Diese Untersuchungen sind recht schwer aufzufinden, da sie verstreut und unter uneindeutigen Titeln erscheinen; denn als Forschungsthema existiert die modellierte Pädophilie nicht. Sie muß am Rande der Studien zum Mißbrauch mitlaufen. Mittlerweile werden die hier zu stellenden Fragen allerdings völlig vom Bewertungsproblem überdeckt (dem sie eigentlich vorangehen): Schädlich oder nicht? Unter bestimmten Umständen hinnehmbar oder keineswegs tolerierbar? Zersplitterung und moralischer Druck verhindern, daß ein *Diskurs über die modellierte Pädophilie* überhaupt entstehen könnte. Im folgenden ordne ich die erwähnenswerten Veröffentlichungen unter sachlichen Rubriken.

Die *Erfahrungen von Kindern* mit dem pädophilen Adressiertwerden entziehen sich naturgemäß dem Zugriff der empirischen Sexualforschung – außer im Rückblick der Jungerwachsenen und außer bei klinisch-therapeutisch aufgefundenen Populationen. Über Explorationen von Erwachsenen, die als Kind Kontakte mit einem modellierten Pädophilen gehabt haben, berichten Theo Sandfort (Niederlande, dt. 1986) und Donald J. West u. a. (England, in C. K. Li u. a. 1990). Robert Bauserman u. a. (1997) geben einen umfassenden Überblick zur vorhandenen Literatur und plädieren, die Forschungen nicht auf klinische Stichproben und Mädchen zu beschränken; bei unausgelesenen Stichproben und bei Jungen stellen sich die Verhältnisse anders dar.

Zu den *langfristigen Wirkungen der sexuellen Frühkontakte* mahnen Bauserman u. a. (1997) eine Differenzierung an, wie soeben gesagt. Die zuletzt zahlreich erschienenen Untersuchungen über die Schäden sexueller Handlungen Erwachsener an Kindern machen diesen Unterschied nicht; daher weiß man nicht einmal, ob überhaupt Kinder mituntersucht wurden, die in modelliert-pädophile Interaktionen verstrickt waren. Nach der herrschenden Linie (etwa David Finkelhor), die – axiomatisch begründet – immer tiefe Schäden durch vorzeitige Sexualität annimmt, braucht ein Unterschied allerdings gar nicht erst gemacht zu werden. Dem widerspricht das genau argumentierende Buch von Allie C. Kirkpatrick (1992), das sich sowohl auf eine theoretische Rekonstruktion als auch auf eine Datenerhebung stützt.

Die *Lebenswelt der modellierten Pädophilen* beleuchtet eine deutsche Studie, für die in den Jahren 1990 bis 1992 60 Interviews mit Männern geführt wurden, die ausschließlich im sogenannten Dunkelfeld anstatt in polizeilichen oder therapeutischen Kontexten aufgesucht wurden. Die Vorgehensweisen gegenüber Jungen werden – mit einer soziologisch-rahmenanalytischen Konzeption – von Rainer Hoffmann (1996) dargestellt. Die Art der erotischen Attraktion und die sexuellen Vorkommnisse werden, für Mädchen und Jungen, von Rüdiger Lautmann (1994) geschildert. Aus demselben Projekt stammt der Bericht von Marina Knopf (1993), wie wir mit dem Versuch gescheitert sind, Frauen zu finden und zu interviewen, die sich zu einem modellierten pädophilen Empfinden bekennen. Danach muß davon ausgegangen werden, daß sexuelle Regungen von Frauen gegenüber Kindern nicht unter dem Namen einer Pädophilie organisiert sind.

Das *Vorhandensein modellierter Pädophilie* wird in verschiedenen Publikationen zugrunde gelegt und unter wechselnden Aspekten, meist psychologischer oder ethnologischer Art beschrieben. Diese Literatur blickt auf eine lange Tradition zurück und lief immer unter dem breiten Mantel der Sexualwissenschaften mit, ohne hier im einzelnen genauer gewogen zu werden. Dazu gehört eine ganze Reihe der Publikationen von Ernest Borneman (1915–1995); in seinem Buch von 1985 und auch sonst interessiert sich Borneman aber hauptsächlich für die sexuelle Entwicklung der Kinder und nur gelegentlich für die modellierte Pädophilie. Helmut Kentler in seinem Gutachten (1989) zum Problem, ob homosexuelle Männer als Pflegeväter in Betracht kommen, streift auch Fragen der Pädophilie. Der Literarhistoriker James R. Kincaid (1992) blickt auf die Erotisierung des Kindes zu viktorianischen Zeiten zurück. Kulturvergleichende Informationen, also völkerkundliche Parallelen zur modellierten Pädophilie, finden sich bei Gisela Bleibtreu-Ehrenberg (1980) sowie Gilbert Herdt (1997). Eine Fülle von Beiträgen aus biopsychosozialer Sicht bietet der Sammelband Jay R. Feierman (1990). Einiges Wissenschaftliche wird man immer auch in Sammelbänden finden, die aus einer Interessenperspektive modellierter Pädophilie organisiert wurden, aber auch unabhängige Stimmen zu Wort kommen lassen. Dazu gehören die Bände, welche Angelo Leopardi (pseudonym, 1988) und Frits Bernard (1997) herausgegeben haben sowie schließlich die inzwischen eingestellte Zeitschrift Paidika, The Journal of Paedophilia (Nr. 1 bis 12, 1988–1995).

Zur *strafrechtlich-forensischen Behandlung* pädosexueller Akte ist die rechtsgeschichtliche Untersuchung von Martin Killias (1979) immer noch repräsentativ. Bei den Sexualpsychiatern hat sich Eberhard Schorsch (1935–1991) um eine unvoreingenommene Sicht bemüht – und sich 1989 von soviel Liberalität vorsichtig distanziert («... heute solche Sätze nicht mehr wiederholen», vgl. 1993, S. 166); denn die gesellschaftliche Bewertung habe sich verändert. Zur strafrechtlichen und sexualpsychologischen Bewertung der Pädosexualität einschließlich der modellierten Pädophilie äußert sich auch eingehend Martin Dannecker (1987 und 1996).

Die neuere Strömung, die äußerlich gewaltfrei verfahrende *Pädophilie abzuwerten* und in das allgemeine Verdammungsurteil gegen sexuellen Kindesmißbrauch einzubeziehen, wird von mehreren Seiten vorgetragen. Neben den Gruppierungen des organisierten Mädchenschutzes sind das Teile der Männerbewegung (als

Beispiel: Hans-Joachim Lenz 1996, S. 112–120). Für die wissenschaftliche Seite sind zu nennen – Vollständigkeit ist bei diesem Abschnitt nicht zu erreichen –: der schweizerische Sozialpädagoge Reinhard Fatke (in Vorträgen), der Bremer Sozialpädagoge Gerhard Amendt (1997) und die Psychotherapeutin Ingeborg Baldenius (1996). Die Empirie all dieser Publikationen beschränkt sich auf Kontakte zu Opfern sexuellen Mißbrauchs i. e. S.; die Thesen zur modellierten Pädophilie werden durch Überfolgerung herbeispekuliert. Besonders deutlich wird diese Denkungsart in der vielerorts vorgetragenen Behauptung von Amendt, ein Kind erlebe jeden Erwachsenen wie ein Elternteil, mithin (sic!) wirke pädosexueller Kontakt wie Inzest.

Einige *vermittelnde Stimmen* mahnen zur Gelassenheit. Zu nennen sind der schottische Soziologe David T. Evans (1993, S. 209–239), der Bremer Sozialwissenschaftler Michael Schetsche (1994), der Berliner Pädagoge Hans-Joachim Harten (1995, S. 228–234) sowie die Mitglieder der Leviathan-Crew Bodo v. Greiff und Gertrud Nunner-Winkler (1997). Wollte man die einander kritisierenden Lager nach Stimmenzahl und Lautstärke auszählen, dann blieben die «Gemäßigten» hoffnungslos im Hintertreffen. Am allergrößten erscheint jedoch die Fraktion der Nichtabstimmenden, die von einer Frage wie sexueller Mißbrauch versus modellierte Pädophilie gar nicht berührt sind.

DAS KIND IM FOKUS MÄNNLICHEN BEGEHRENS

Die *biologischen Tatsachen* des Lebenslaufs treten nirgends so deutlich hervor wie bei Geburt und Tod. Auch die angrenzenden Lebensphasen, die Kindheit und das Greisenalter, werden von diesem Blick geprägt. Naturverhältnisse bestimmen unser Werden und Vergehen; Kulturverhältnisse machen sich in den dazwischen liegenden Phasen geltend: als Heranwachsende, als Erwachsene, als Alternde. So wurde und wird denn auch Sexualität – vom Alltagsbewußtsein ohnehin dominant der Physiologie zugeordnet – in der Früh- und Spätphase als biologisch determiniert gesehen, unter natürlichen Imperativen des Noch-nicht bzw. des Nicht-mehr.

Für das Kind gilt die *ungestörte Entwicklung* als oberste Richtlinie. Generell wird angenommen: Wer als Erwachsener hier mit eigenen sexuellen Interessen an ein Kind herantritt, der interveniert und verursacht ein inneres Trauma, unabhängig vom Kontext der Avance. Jede Relativierung – etwa nach Epoche, Milieu, Familiensituation und Entwicklungsstand des Kindes – wird zurückgewiesen.

Auf längere Sicht wird dies nicht das letzte Wort bleiben. Wenn die gegenwärtig die Gemüter beherrschende Erregung abklingt und eine kühlere Betrachtung vordringt, wird man genauer wissen wollen, wie die *sexuelle Sozialisation* verläuft, insbesondere wo im einzelnen zwischen Kind und Erwachsenenwelt sexuell kommuniziert wird. Seine sexuelle Kompetenz erwirbt der Mensch auf anderen Wegen als etwa Rechenfähigkeit, Computerbedienung und Fremdsprachen. Offen sind die Fragen, welche Wege es am besten sein sollten und welche es tatsächlich sind.

Ins Auge fallen hier die *Elemente des Spielerischen*, auch in den sonstigen Lernvorgängen mehr oder weniger vorhanden, nehmen sie einen zentralen Platz ein, um geschlechtliche Identität auszubilden. So-tun-als-ob und Heute-bin-ich-einmal-so-jemand charakterisieren beispielsweise szenische Elemente, welche von Kindern eingesetzt werden, wenn diese ihre geschlechtliche Erlebnisfähigkeit ausprobieren. Natürlich nicht nur Kinder tun das, und nicht nur im Geschlechtlichen geschieht es.

DIE PÄDOPHILE IDEE

An dieser Stelle setzen die Handlungsfiguren der modellierten Pädophilen ein. Ihnen schwebt ein Bild begehrter Kinder vor Augen, sie träumen sich in zärtliche und genitale Beziehungen hinein. Die einen belassen es bei Gedanken und Phantasien, schreiben vielleicht Briefchen und Märchen. Andere setzen ihre Wünsche in die Tat um, obwohl sie damit den strafrechtlichen Tatbestand des sexuellen Mißbrauchs erfüllen.

Die modellierten Pädophilen sehen ihr Tun außerhalb des *Täter-Opfer-Schemas*, unter dem die Außenwelt sie betrachtet. Vom gewöhnlichen Kindesmißbrauch, gar vom Inzest grenzen sie sich ab. In ihren Selbstdarstellungen begehren sie ein Kind nicht als *Ersatzobjekt* für ein erlaubtes, aber unerreichbares Ziel. Schon gar nicht nennen sie *sadistische Motive*, in denen sich die Lust an der Unterwerfung und Qual eines anderen Menschen entzündet.

Vielmehr steht ihnen das genuin Kindliche vor Augen, wie es sich im Diskurs der letzten Jahrhunderte herauskristallisiert hat. Die Selbstbeschreibungen pädophiler Präferenz strotzen vor *Idealisierungen*, bezogen etwa auf Natürlichkeit, Reinheit, Unmittelbarkeit oder Spontaneität. Alle Klischees vom «richtigen Jungen» und «süßen Mädel» lassen sich hier nachweisen.

Man mag das als *Gefühlskitsch* ignorieren oder als eine *Schutzbehauptung* abtun. Die modellierten Pädophilen wären dann bloß Männer, die besonders raffiniert vorgehen und obendrein sich zu rechtfertigen suchen – also von besonderer Gefährlichkeit. Bei einer solchen Einschätzung läßt man sich ausschließlich von Gesichtspunkten der Kontrolle und des Kinderschutzes leiten. Offen blieben dann Fragen nach dem Warum und Woher dieses merkwürdigen Begehrens. Und man verschenkte auch einen Weg, Kinder – vor allem vor sexueller Ausbeutung – wirksamer zu schützen, als es bislang gelingt. Jenseits der moralischen Entrüstung und medialen Vermarktung sind wir gehalten, gründlich zu recherchieren, in welchen Formen die Erwachsenen-Sexualität dem Kinde begegnet. Zu diesem Formenkreis zählt die «modellierte Pädophilie».

DAS SPIEL

Bei diesem Typus des Begehrens nach Kindern haben wir es mit einer Art Aufführung *(performance)* zu tun. Die Vorgänge lassen sich in einer gewissermaßen theaterlogischen Sichtweise rekonstruieren. Zu erkennen ist das bereits am *öffentlichen Auftreten* der modellierten Pädophilie: Ihre Sprecher verkünden die Schönheit und das Besondere der Liebe zu Kindern. In einer Reihe belletristischer und argumentierender Schriften wird der erotische und moralische Wert einer solchen Beziehung behauptet, und zwar sowohl für die ältere wie für die jüngere Seite. Zeitweise bestanden Gruppen, die sich eine Emanzipation der «echten Pädophilie» auf die Fahne geschrieben hatten und dafür eindrücklich warben. Diese Aktivisten sahen sich als Bekenner; sie fanden hier und da sogar Anerkennung für ihren Mut, auch für die ihnen unterstellte Integrität.

Die Selbstveröffentlichung stützte sich auf den unschuldig klingenden *Namen* pädophil (kinderliebend). Die Sexualwissenschaft hatte sie vor hundert Jahren so getauft, und es war nie als schönfärberisch empfunden worden, wurden doch die körperlich-genitalen Interessen und Handlungen meist nicht geleugnet. Die bekennenden Pädophilen hatten allerdings das Pech, daß ihr Name in den letzten zehn Jahren auf sämtliche Fälle sexuellen Mißbrauchs, insbesondere auch auf den sogenannten Sexualmord übertragen worden ist. Die – ebenfalls neue oder wiederaufgetauchte – Bezeichnung «Kinderschänder» wird heute mit «Pädophiler» gleichgesetzt. Die ursprüngliche Intention des öffentlichen Auftretens hat sich damit ins Gegenteil verwandelt: die schlimmstmöglichen Realitäten werden nun mit einer Selbstdeklaration als pädophil verbunden.

Viele Seiten persönlich-intimer Beziehung erschließen sich im Deutungsmodell der *Theatralität*. Damit lebt ein Interpretationsansatz wieder auf, der in den siebziger Jahren unter Gebildeten geradezu populär war. «Spiele der Erwachsenen» hieß das kluge Buch des kanado-amerikanischen Psychiaters Eric Berne (1910–1970), das szt. hunderttausendfach verbreitet war. Spielerisch-dramatische Züge werden insbesondere auch im Ablauf erotisch-sexueller Interaktionen unternommen. Sie geschehen auf einer besonderen Wirklichkeitsebene, die sich vom Alltagsleben abhebt und sich durch den geschlechtlichen Sinn akzentuiert.

Diese Ebene unterscheidet sich unverkennbar von sonstigen Tätigkeiten im privaten Raum wie Mahlzeiten, Schlafen, Unterhalten oder Aufgabenerledigen. Bezüglich des modelliert-pädophilen Vorgehens kommen wir mit dieser interpretierenden Sicht auf die Spur eines tieferen Erkennens, und wenn man so will: den Pädophilen auf die Schliche.

Die pädosexuelle Performance wird vom Erwachsenen in die Lebenswelt des Kindes hineininszeniert. Als summarische Aussage klingt das zunächst wie eine geballte Ladung; jedes Wort bedürfte einer Erläuterung, und in den folgenden Abschnitten geschieht das auch. Von «pädosexuell» wird gesprochen, um den Anschein von Beschönigung zu vermeiden. Die sexuellen Fakten müssen auch für die modellierte Pädophilie benannt werden – nicht weil die öffentliche Meinung momentan darauf so fixiert ist, sondern weil es tatsächlich auch (wenngleich nicht ausschließlich) um Sexuelles geht.

Performance unterstreicht den szenischen Charakter dessen, was sich zwischen einem (echten) Pädophilen und den adressierten Kindern ereignet. Die große Verschiedenheit auf seiten der Beteiligten führt zu einem differenzierten *Rollenspiel*. Das Verbotensein sexueller Handlungen mit einem Kind läßt die Öffentlichkeit als ein *Publikum* mittelbar zugegen sein; nicht selten wird die Szene schnell zum Tribunal.

Einer theatralen Analyse zugänglich und bedürftig werden die vom modellierten Pädophilen aufgebauten Situationen vor allem wegen des Wechsels der *Wirklichkeitsebenen*, deren Abstand voneinander größer eigentlich nicht gedacht werden kann: hier die Lebenswelt des Kindes, dort das Begehren des pädophilen Erwachsenen, und über allem die Anteilnahme einer gesellschaftlichen Öffentlichkeit, die jene sexuellen Vorgänge nicht (mehr) hinzunehmen bereit ist. Die tiefe Kluft – so tief wie bei keiner anderen Sexualform – zwischen jeder dieser Welten ist niemals zuzuschütten; überbrückt wird sie durch Techniken der Selbstdarstellung, der Wahrnehmung beim Gegenüber, durch Rekonstruktion entlang der Frage: Welches Skript wird hier aufgeführt?

DIE INSZENIERUNG

Die *Regie* einer pädophilen Interaktion obliegt zweifellos dem interessierten Mann. Ohne dessen lenkende Tätigkeit liefe nichts. Seine Beiträge regieren die Situation. Als Diktator tritt der pädophile Interessent nicht auf. Druck gehört nicht zu seinem Handlungsplan, vielmehr setzt er auf Ver- und Hinführung. Wenn die Strategien nicht verfangen, mittels deren er vom Kind eine natürliche Einwilligung zu erlangen versucht, dann wird nicht der gewaltsame Zugang zu den genitalen Regionen gesucht, sondern er muß auf die letzte Erfüllung verzichten und tut das auch. Der «Erlkönig» des Gedichts gleicht keiner pädophilen Figur i. e. S., sondern einem Vergewaltiger.

Zwischen einem Erwachsenen und einem Kind besteht unübersehbar *Ungleichheit*. Allenfalls sein unbändiges Begehren macht den Mann schwach, in allen übrigen Belangen ist das Kind ihm unterlegen. Damit weicht die modellierte Pädophilie von allen anderen Sexualformen ab, wo zwischen den Akteuren klar abgesteckte Rollenverhältnisse bestehen und die Beziehung sich (idealiter) in einer Machtbalance befindet. Auch hier werden die Beteiligten keineswegs immer dasselbe wünschen bzw. denselben Rollenbildern folgen. Doch korrespondieren die differenten Erwartungen, stehen im Verhältnis der Komplementarität und sind für das Gegenüber gut vorhersehbar. So verhält es sich im «Normalfall» zwischen Frau und Mann, aber auch zwischen Dirne und Freier, zwischen Meister und Knecht, zwischen Bubi und Dame.

An dieser Stelle erwächst dem Szenario des modellierten Pädophilen das größte Problem. Niemand mag ihm glauben, er könne seine Überlegenheit so weit zurücknehmen, daß Mann und Kind auf einer Ebene relativer Gleichheit miteinander kommunizieren. Und doch gehört eine solche *Annäherung zum Handlungsprogramm*. Die hier beschriebenen Kindesliebhaber haben dafür ein Inszenierungskonzept gefunden.

Die Lösung läßt sich, innerhalb der theatralen Logik, auf die Formel eines Satzes bringen: Der regieführende Hauptdarsteller nimmt das Gewicht seiner Persönlichkeit sowie die von ihm verkörperte Figur zurück und versetzt den «Kleindarsteller», also das Kind, in das Zentrum des Stücks. Die Regie wird unaufdringlich geführt, der Text des Großen wird eingestrichen – der Part der Kleinen wird aufgewertet, ihre Textfetzen und nonverbalen Regungen rücken in den Vordergrund der Aufmerksamkeit. Nicht die Stärken und Schwächen der agierenden Personen ändern sich, sondern deren Gedanken und Gefühle werden auf völlig veränderter Weise ausgespielt. Zwischen dem (geschickt operierenden) Erwachsenen und dem (für diese Art von Performance geeignet ausgewählten) Kind scheint so eine Situation entstehen zu können, welche die (an sich unwahrscheinliche) sexuelle Interaktion (physisch) gewaltlos möglich macht.

Ob man nun das so geschilderte Szenario der modellierten Pädophilie als *Manipulation* geißelt oder ob einem manche *Parallelen zu den sonstigen Sexualformen* auffallen sollten, das steht wieder auf einem anderen Blatt. Nur, verwundern kann es nicht, daß modellierte Pädophile eine ganze Reihe von Handlungselementen verwenden, die andere Sexualakteure einsetzen, die also zum Repertoire unserer Sexualkultur gehören. Dies festzustellen sollte nicht einer sexualmoralischen Unempfindlichkeit des Berichterstatters angelastet werden, sondern ergibt sich aus der Auswertung unserer Interviews. Wenn man einmal die Entrüstung oder das Befremden über die modellierten Pädophilen beiseite zu lassen versucht, dann werden ihre Handlungsstrategien ganz undämonisch transparent: Diese Männer – die ja die gleiche sexuelle Sozialisation durchlaufen haben wie alle übrigen, innerhalb derselben Sexualkultur leben wie wir – übertragen die für das sexuelle Handeln unter Erwachsenen vorhandenen Skripte auf ihre Kontakte zu den Kindern. Sie vollziehen eine *Mimesis*, indem sie mit einem Kind eine Szene nachahmen, die für ein Spiel unter Erwachsenen entwickelt worden ist.

Mimetische Techniken kennen wir aus sämtlichen Sparten der Kunst: Von der Malerei über den Roman bis zum Film wird das Wirkliche nachgeahmt, damit eine neue, andere Wirklichkeit entsteht und genossen werden kann. Sexuelle Handlungen beziehen sich auf Körper – etwas dem Anschein nach handfest Reales – und transformieren die Sinneserfahrung mit Gefühl und Phantasie in die sinnliche Erfüllung. Auch modellierte Pädophile tun das, wenn sie die für Erwachsene definierten Sexualformen imitieren.

Hier treffen Körpertatsachen, Inszenierungsabläufe und Abbildungstechniken in einer schwer durchschaubaren Weise zusammen. Die sichtbare Performance läßt sich auf fundamental verschiedene Weise interpretieren. Einmal erscheint sie als bloße *Gewalt* – dann betont man das Mißverständnis zwischen dem ausgewachsenen und dem unfertigen Körper, das Regiediktat des Mannes und die unangemessene Übertragung von Sexualskripten der Erwachsenen. Zum anderen erscheint sie als Spielart der *Sexualität* – dann betont man das Maß an Erregung und Orgasmik der Beteiligten, die gedrosselte Regieformel des Mannes und die Änderungen im übernommenen Skript.

Dem modelliert pädophilen Mann stehen Bilder vor Augen, in welche Art von Kind er sich verlieben könnte. Mal vermittelt sich ihm die Sensation *unmittelbar von körperlichen Merkmalen* her, während andere *vom Körperverhalten auf Charakterzüge schließen*. Der Körper bleibt in beiden Fällen die Projektionsfläche für das Gefühl des Hingerissenseins. Im Interview können die meisten Männer die Attraktion bestimmter Kinder so genau beschreiben, daß nachvollziehbar wird, wie schwer sich dieses Erotisiertsein auf andere, ausgewachsene Menschen übertragen lassen würde.

Die Modellierung dieser Pädophilie drückt sich darin aus, daß nicht irgendein Kind begehrt wird, etwa das nächstbeste. Das *Geschlecht des Kindes* trennt diese Männer in «Mädchenfreunde» und «Knabenliebhaber». Auch die *Altersstufe* wird umrissen. Überwiegend sind es die Jahre der beginnenden Pubertät, während noch Jüngere offenbar seltener als ansprechend empfunden werden;

ganz niedrige Altersstufen werden von den modellierten Pädophilen kaum erwähnt. Als Anknüpfung für die Wunschvorstellung werden zahlreiche Körpermerkmale benannt, und viele der Männer können auch deutlich sagen, welche Körpertatsachen sie nicht interessieren.

Die Psychopathologie spricht bei Pädosexualität wie bei allen Perversionen oder Paraphilien von Fixierung und Fetischisierung. Für den Einstieg in eine therapeutische Behandlung genügt das wahrscheinlich. Sexualphänomenologisch müßte jedoch weitergefragt werden: Wie konstituiert sich das Begehren? Es werden doch nicht allein die Zahl der Lebensjahre (wenige), die Meßdaten von Körperlänge und -gewicht (niedrig) usw. sein, welche die Anziehung auslösen. Die modellierten Pädophilen äußern hier *Erlebnisformen*, in denen sie an Kindern etwas finden, was sich im Zusammensein mit Erwachsenen nicht ereignet. Vielleicht auch: etwas wiederfinden, das sie vermissen. Im Interview betonen sie das Schöne am Spiel mit den kleinen Leuten, den Spaß beim Spiel, das Lebendige, die Abenteuerlust und den Nonkonformismus der kindlichen Interaktionspartner (vgl. im einzelnen Lautmann 1995). Dieser Teil des Beziehungswunschs knüpft an körperhaften Ausdruck an und wird in körperbetonten Handlungsabläufen verwirklicht.

Der unmittelbar *sexuelle Teil* der Beziehung impliziert ex definitione den Körper einschließlich der genitalen Regionen. In der öffentlichen Wahrnehmung stehen diese Handlungen so sehr im Vordergrund, daß der Inszenierungscharakter der modellierten pädophilen Interaktion dahinter beinahe verschwindet oder als unnötige Vernebelung abgetan zu werden pflegt. Natürlich gehören körperliche Zärtlichkeiten (Streicheln, Küssen) und möglichst ein Orgasmus zum Kern des pädophilen Traums. Der aber bezieht Struktur und Festigkeit nicht allein aus einer Instrumentalisierung der Zuwendung, um das Kind schließlich sexuell «zu besitzen», sondern vielmehr aus einem komplexen und körperbezogenen Konzept.

Sosehr intime Szenen das Betrachtetwerden vermeiden, so wenig kann die modellierte Pädophilie der Öffentlichkeit entraten. Die pädophile Inszenierung versucht ein Publikum auszuschließen, aber sie entrinnt ihm nicht. Bühne und Zuschauerraum befinden sich hier in so hochgradiger Spannung, wie es in kaum einem Theater der Fall ist.

Diese Männer verbringen viel Zeit an *öffentlichen Plätzen*, jedenfalls während der langen Phasen der Suche nach einem zugänglichen Kind, aber auch, um den sie beschäftigenden Menschengruppen zuzuschauen. An der Welt des Kindes als Erwachsener teilzunehmen macht diesen selber zum Zuschauer, in diesem Fall zu einem, der mitspielen möchte. Und so mischen sich die Männer gern in die Szenen auf dem Rasen, im Schwimmbekken oder am Flipperautomaten ein. Dabei werden sie nun selber beobachtet: weniger von den Kindern (sofern sie es geschickt genug anstellen), mehr von mißtrauischen Erwachsenen und von einem Aufsichtspersonal, das die Anwesenheit von Männern an den Orten kindlichen Herumtollens heute nicht mehr übersieht, sondern richtig interpretiert. Dann wird so ein Mann zur Rede gestellt und riskiert einen Platzverweis.

In seiner *Wohnung* mag ein Mann mit seinem Kindfreund allein sein – die ersehnte Situation. Doch immer sah jemand die beiden hineingehen, bekommen die Wände Ohren. Was in der Wohnung vor sich geht wird entweder wahrgenommen oder gemutmaßt. Maskeraden (das soeben kennengelernte Kind wird als Neffe ausgegeben) halten nicht vor. Nur mittels einer Illusion kann der Mann sich vormachen, seine Umwelt werde den Umgang mit einem jungen Menschen nicht einschlägig definieren.

Wenn die Bekanntschaft die ersten Begegnungstage überdauert – und darauf zielen die meisten –, dann wird die *Familie* des Kindes zur relevanten Teilöffentlichkeit. Die Geschickteren unter den Männern beachten diesen Aspekt von Anfang an, da sie wissen, daß sie das Kind nur mit elterlicher Erlaubnis für länger wiedersehen können. In den Interviews wurde deutlich, daß es vielen

Männern gelingt, mit den Eltern – soweit überhaupt präsent – eine Art von Übereinkunft herzustellen, selbstverständlich ohne die anstößigen Seiten des Interesses offenzulegen.

In einem diffusen Bezug zur *allgemeinen Öffentlichkeit* befindet sich jedes abweichende Verhalten, zumal wenn es mit Strafe bedroht ist und als abgrundtief abscheulich gilt. Viele Menschen und Institutionen werden hier zum Publikum eines pädosexuell aktiven Mannes, nicht nur die damit beauftragten Justizorgane. Im Strafvollzug können die Mithäftlinge auf so einen brachial losgehen. Eine offene Gesprächsgruppe modellierter Pädophiler begrüßt nichtsahnend zwei neue Mitglieder – die aber sind findige Reporter, und einige Tage später steht das Ganze als Anmache in der Bild-Zeitung – «man» denkt doch gleich an Kinderhandel und Pornoringe.

So durchbricht die Außenwelt die der pädophilen Inszenierung gezogene Eingrenzung. Der Traum von der «sanften Pädophilie» stößt an andere Wirklichkeitsebenen; die folgende Karambolage ist heftig. Während den pädophilen Mann nur die erwartbaren Reaktionen sozialer Kontrolle treffen, sieht sich das Kind mit qualvollen Fragen nach seiner Mitwirkung konfrontiert. Für diese Unfälle hat die modellierte Pädophilie keine Remedur geschaffen.

Literatur

Amendt, G. (1997): Pädophilie oder: Über sexualwissenschaftliche Trivialisierungen inzestartiger Handlungen. In: Leviathan, Jg. 25, S. 159–172.

Baldenius, I (1996): Gelogene Liebe. Diskursanalyse des sexuellen Mißbrauchs. Regensburg: Roderer.

Bauserman, R. u. a. (1997): Psychological Corelates of Male Child and Adolescent Sexual Experiences with Adults. In: Archives of Sexual Behavior, Vol. 26, S. 105–141. Eine frühere und kürzere Fassung dieser Abhandlung erschien dt. in Bernard 1997, S. 213–253.

Bernard, F. (1997): Pädophilie ohne Grenzen. Theorie, Forschung, Praxis. Frankfurt / M.: Foerster.

Berne, E. (1967): Spiele der Erwachsenen. Psychologie der menschlichen Beziehungen. Reinbek: Rowohlt.

Bleibtreu-Ehrenberg, G. (1980): Mannbarkeitsriten. Zur institutionellen Päderastie bei Papuas und Melanesiern. Frankfurt / M.: Ullstein.

Borneman, E. (1985): Das Geschlechtsleben des Kindes. München: Urban und Schwarzenberg.

Dannecker, M. (1987): Bemerkungen zur strafrechtlichen Behandlung der Pädosexualität. In: H. Jäger, E. Schorsch (Hg.), Sexualwissenschaft und Strafrecht, S. 71–83. Stuttgart: Enke.

Dannecker, M. (1996): Sexueller Mißbrauch und Pädosexualität. In: V. Sigusch (Hg.), Sexuelle Störungen und ihre Behandlung, S. 266–275. Stuttgart: Thieme.

Evans, D. T. (1993): Sexual Citizenship. London: Routledge.

Feierman, J. R., ed. (1990): Pedophilia. Biosocial Dimensions. New York: Springer.

Greiff, B. v., G. Nunner-Winkler (1997): Forschung zwischen Aufklärung, Voyeurismus und Moral. In: Leviathan, Jg. 25, S. 293–301.

Harten, H.-C. (1995): Sexualität, Mißbrauch, Gewalt. Opladen: Westdeutscher Verlag.

Herdt, G. (1997): Interview. In: Joseph Geraci, ed., Dares to Speak. Historical and Contemporary Perspectives on Boy-Love, S. 11–33. Swaffham (GB): GMP.

Hoffmann, R. (1996): Die Lebenswelt der Pädophilen. Rahmen, Rituale und Dramaturgie der pädophilen Begegnung. Opladen: Westdeutscher Verlag.

Kentler, H. (1989): Leihväter. Reinbek: Rowohlt.

Killias, M. (1979): Jugend und Sexualstrafrecht. Bern: Haupt.

Kincaid, J. R. (1992): Child-Loving. The Erotic Child and Victorian Culture. New York: Routledge.

Kirkpatrick, A. C. (1992): Long Range Effects of Child and Adolescent Sexual Experiences: Myths, Mores, and Menaces. Hillsdale: Erlbaum.

Knopf, M. (1993): Sexuelle Kontakte zwischen Frauen und Kindern. In: Zeitschrift für Sexualforschung, 6. Jg., S. 23–53.

Lautmann, R. (1994): Die Lust am Kind. Portrait des Pädophilen. Hamburg: Ingrid Plein.

Lautmann, R. (1995): Erotisierung der Jugend. In: G. Härle, Grenzüberschreitungen, Festschrift für Wolfgang Popp, S. 377–388. Essen: Die Blaue Eule.

Lenz, H.-J. (1996): Spirale der Gewalt. Berlin: Morgenbuch.

Li, C. K., D. J. West, T. P. Woodhouse (1990): Children's Sexual Encounters with Adults. London: Duckworth.

Sandfort, T. (1986): Pädophile Erlebnisse. Braunschweig: Holtzmeyer.

Schetsche, M. (1994): Der ‹einvernehmliche Mißbrauch›. Zur Problematik der Begründung des Schutzes von Kindern und Jugendlichen vor sexueller Adressierung. In: Monatsschrift für Kriminologie und Strafrechtsreform, Jg. 77, S. 201–214.

Schorsch, E. (1993): Perversion, Liebe, Gewalt. Stuttgart: Enke.

HELMUT KENTLER

TÄTERINNEN UND TÄTER BEIM SEXUELLEN MISSBRAUCH VON JUNGEN

Das Tabu, das den sexuellen Mißbrauch von Kindern und Jugendlichen davor schützt, aufgeklärt zu werden, ist bisher nur halb gebrochen. Daß Mädchen – manchmal bereits in früher Kindheit – sehr viel häufiger als bisher angenommen Opfer sexuellen Mißbrauchs werden, bestreitet heute kaum noch jemand.[1] Engagiert diskutiert wird die Persönlichkeit der Täter. Die Behauptung, alle Väter seien Täter, die meisten seien nur noch nicht aufgefallen[2], resultiert mehr aus Haßgefühlen gegenüber Männern als aus Ergebnissen empirischer Forschung. So gut wie gar nicht ist bisher untersucht worden, ob auch Jungen Opfer sexuellen Mißbrauchs werden[3] und ob bei ihnen nicht auch Frauen (womöglich sogar die eigenen Mütter) als Täterinnen in Frage kommen.[4]

Möglichst vorurteilslos kann darüber nur nachgedacht werden, wenn vorschnelle Schuldzuweisungen zurückgewiesen werden und wenn klar ist, welche Gegebenheiten, Motive, Ursachen dabei mitspielen, wenn Erwachsene zu einem Kind oder Jugendlichen eine sexuelle Beziehung eingehen.

Auf vier Umstände möchte ich aufmerksam machen:

1. Wenn ich den weiten Sexualitätsbegriff gebrauche, wie er von Sigmund Freud entwickelt wurde, der nicht auf die Genitalien fixiert ist, sondern das Bedürfnis nach Körpernähe, nach Zärtlichkeit, auch nach seelisch-geistiger Beziehung einschließt, dann darf ich feststellen: Kinder wirken auf Erwachsene generell sexuell reizvoll. Seit der Entdeckung des Kindchenschemas durch Konrad Lorenz wissen wir auch einigermaßen über die Wirkung der kindlichen Sexualreize Bescheid: Es ist vor allem die Gesichtsform der Säuglinge und Kleinkinder (gewölbte Stirn, Rundaugen, Stupsnase, Sauglippen, Lockenhaar), die als Auslöser wirkt und

bei den Erwachsenen spontane Zuwendung provoziert (die «Du-Du-Du-Zuwendung»). Augenscheinlich handelt es sich bei diesem Mechanismus um einen der wenigen Instinktreste der Menschen, mit dem eine dauerhafte Fürsorgehaltung gesichert werden soll. Kinder erscheinen Erwachsenen als «hübsch» – die Erwachsenen neigen dazu, sie zu «betutteln».

2. Seit den gründlichen Untersuchungen der «Wilden Kinder» – ich nenne nur Victor von Aveyron und Kaspar Hauser – wissen wir, daß die Sexualität nicht aus einer Naturanlage entsteht, vielmehr ist die Sexualität wie die Sprache ein Kulturprodukt und also das Ergebnis von Lernprozessen.[5] Die Kinder stummer Eltern bleiben stumm, wenn keine anderen Bezugspersonen hinzukommen, sie ansprechen, mit ihnen reden, sie in Dialoge, in sprachliche Kommunikation verwickeln. Ebenso müssen Kinder sexuell gereizt werden, muß ihnen sexuelle Kommunikation ermöglicht werden, damit bei ihnen die Sexualität entstehen und sich entwickeln kann. Seit den gründlichen Untersuchungen von René Spitz wissen wir, daß die Mindestvoraussetzungen für die «Sexualisation» intensive, warme Körperkontakte, Streicheln, Kuscheln und eine ausgiebige Reinlichkeitsprozedur sind.

3. Kinder sind sehr früh bereits zu sexuellen Äußerungen fähig. Schon im Mutterleib sind bei Jungen Erektionen beobachtet worden. Jungen haben, wenn sie geboren werden, oft einen erigierten Penis. Als ich vor dreißig Jahren in Dörfern Siziliens das Erziehungsverhalten der Mütter studierte, stellte ich fest, daß sie während des Säugens das Glied ihres Bambinos kitzelten. Als ich nach dem Grund fragte, waren sie erstaunt, daß ich so etwas Blödes fragen konnte – dann meinten sie, ob ich keine Augen hätte, denn es sei doch wohl nicht zu übersehen, daß Jungen viel gieriger saugen, wenn ihr Penis zärtlich behandelt wird. Das gierige Saugen mochten die Frauen, denn es verschaffte ihnen orgastische Empfindungen.

Wie René Spitz herausgefunden hat, beginnen Säuglinge etwa um die Mitte des ersten Lebensjahres mit Körperspielen, die er «genitale Spiele» nannte, weil aus ihnen regelrechte Onanie entsteht, sobald die Kinder die dazu notwendigen ausdauernden, koordinierten und gezielten Bewegungen beherrschen. Diese kindliche Masturbation ist ein zuverlässiges Kriterium für die Qualität der Mutter-Kind-Beziehung. Im Kindergartenalter, wenn die Kinder soziale Fähigkeiten entwickeln, entstehen erste partnerschaftliche, mehr oder weniger stark sexuell betonte Beziehungen zwischen den Kindern. Nelly Wolfheim hat solche Kinderlieben eindrucksvoll beschrieben. Kinder sind zum Orgasmus fähig; Jungen sind bis zur Pubertät sogar zum multiplen Orgasmus fähig, also wie Mädchen und Frauen zu wiederholten Orgasmen ohne Ruhepause. Die Vorstellung, Kinder seien unsexuell, reine und unschuldige Engel ist eine Erfindung des 17. und 18. Jahrhunderts.

Mit der Pubertät geraten Jungen unter einen starken Triebdruck. Nicht zu onanieren gilt heute – bei Jungen zumindest – als ein Symptom für schwere Störungen. Bei Jungen, die noch im Pubertätsalter regelmäßig nachts einnässen, kann man eigentlich immer davon ausgehen, daß die Sexualfunktion gestört, behindert ist, vielleicht noch gar nicht eingesetzt hat. Im Jugendalter wird die sexuelle Orientierung manifest, es entstehen die sexuellen Gewohnheiten, Vorlieben, Verhaltensmuster (einschließlich perverser Stilbildungen), die dann für den Erwachsenen kennzeichnend sind. Ich habe in meiner Praxis drei Jungen im Alter zwischen 16 und 19 Jahren kennengelernt, die völlig asexuell waren trotz intakter Genitalfunktionen; sie waren in einem absolut unsexuellen Milieu, ohne jegliche Sexualreize, aufgewachsen (z. B. pflegte eine der Mütter beim Baden und Säubern ihres Kindes Latexhandschuhe überzustreifen, weil sie Hautreizungen vermeiden wollte). Alle drei waren schwer gestörte Menschen.[6]

4. Diese Gegebenheit nenne ich als letzte, weil sie nur im spannungsvollen Gegenüber zu den drei erstgenannten Gegebenheiten richtig einzuschätzen ist; sie ist aber genauso wichtig für das Aufwachsen in unserer Gesellschaft: das Inzesttabu. In seiner heute bei uns gültigen Form ist das Inzesttabu einmalig, und es kommt sicher nicht von ungefähr, daß es zusammen mit dem heute herrschenden Liebesideal entstanden ist. Verlangt ist nicht

nur, daß zwischen den Eltern und ihren Kindern keine sexuell-genitalen Beziehungen entstehen dürfen, sondern daß sexuelle Beziehungen überhaupt zwischen Erwachsenen und Kindern ausgeschlossen sein sollen. Dieses Tabu ist grundlegend für unsere Erziehung. Es garantiert die Ablösung von den Eltern, die Verselbständigung, die Ich-Bildung, es hat einen bestimmten Mechanismus der Innensteuerung zur Folge – das «Gewissen» –, und es bringt das Sexuelle, die Triebe, in bestimmte Formen.

Aus folgenden Gründen halte ich das Verbot sexuell-genitaler Beziehungen zwischen Erwachsenen und Kindern in unserer heutigen Gesellschaft für gerechtfertigt:

→ Kinder sind zwar sexuell befähigt, aber ihre Sexualität ist von der des Erwachsenen grundverschieden. Kennzeichnend für die Erwachsenen ist seit den Anfängen der Industrialisierung und Verstädterung eine weitgehende Entsexualisierung der Körperoberfläche und die Fixierung der sexuellen Empfindungen an die Genitalien. Demgegenüber ist die Sexualität des Kindes eine Ganzkörpersexualität. Daß auch Kinder Sexualwesen sind, zeigt sich den Erwachsenen zunächst in den Äußerungen der Partialtriebe: im Wonnesaugen, nachdem der Säugling satt ist, in den mit der Analsphäre verbundenen Ausscheidungsspielen, schließlich in der Onanie. Diese Partialtriebe sind Reaktionen auf die Akzentuierung und Problematisierung der Erwachsenen im Umgang mit dem kindlichen Körper, so daß sich die Sexualität in deutlich unterscheidbaren Phasen entwickelt: in der oralen, analen und phallischen Phase. Im frühen Schulkindalter werden die Partialtriebe unter der Herrschaft der Genitalität vereinigt – die sexuellen Bedürfnisse werden aber zurückgedrängt von den regen Interessen des Kindes an der sozialen und vor allem an der sachlichen Umwelt: Die Kinder befinden sich jetzt in der Latenzphase.

Erst mit Beginn der Pubertät können die Heranwachsenden sexuell ebenso empfinden wie die Erwachsenen. Sie können erst jetzt eine Situation als sexuell definieren, sexuelle Reize und Empfindungen identifizieren. Auch sexuell unerfahrene und unaufgeklärte Pubertierende merken, wenn sich Erwachsene an sie heranmachen, ab einem bestimmten Punkt: Jetzt geht es um meine Genitalien und um sexuelle Erregung. Erst jetzt – also etwa ab dem 12., 13., 14. Lebensjahr – kann von einverständlichen sexuellen Beziehungen zwischen Erwachsenen und Heranwachsenden gesprochen werden.

→ Aus den eben genannten Gründen können Kinder die sexuelle Erregtheit eines Erwachsenen nicht nachempfinden, sie sind unfähig, bestimmte Äußerungen eines Erwachsenen als sexuelle zu identifizieren, sie können die allmähliche Erotisierung und Sexualisierung einer Situation nicht erkennen. Insofern herrscht in allen sexuellen Beziehungen zwischen Erwachsenen und Kindern eine *strukturelle* Gewalt, mögen sie von tatsächlichen Gewalttätigkeiten auch noch so frei sein.[7] Ursache dieser strukturellen Gewalt ist das Definitionsmonopol der Erwachsenen: Während das Kind noch dabei ist, seine Neugier zu befriedigen, während es genießt, gestreichelt und geknuddelt zu werden, hat der Erwachsene das Spielen mit dem Kind längst als ein sexuelles Geschehen definiert, und dementsprechend reagiert und agiert er; das Kind nimmt das nicht wahr, kann es nicht verstehen und deuten und kann daher auch nicht nein sagen. Weil ich Kinder gewaltfrei aufwachsen lassen will, bin ich gegen sexuelle Beziehungen zwischen Erwachsenen und Kindern. Das dem Kind entsprechende Sexualobjekt ist das Kind.

→ Neben der Ungleichheit der Sexualitäten – Kinder haben andere sexuelle Erwartungen und Wünsche als die Erwachsenen –, neben der Tatsache, daß sexuelle Beziehungen zwischen Erwachsenen und Kindern ohne strukturelle Gewalt nicht möglich sind, gibt es noch einen dritten Grund, warum das erweiterte Inzesttabu meines Erachtens gerechtfertigt ist: Kinder sind immer nur eine Ersatzbefriedigung, wenn sie zu Sexualobjekten von Erwachsenen werden. Das mag in früheren Zeiten nicht so gewesen sein und auch heute noch in anderen Gesellschaften anders sein. *Unsere* Lebenswelt ist gespalten in die Welt der Kinder und die Welt der Erwachsenen, und die Welt der Erwachsenen ist für Kinder so gefährlich, überfordert sie dermaßen, daß die Kinder vor der Welt der Erwachsenen geschützt werden müssen, bis sie in langwierigen Lernprozessen – dazu ist vor allem das Jugendalter da – gelernt haben, den Anforderungen des Erwachsenenlebens gewachsen zu sein.

Das hat zur Folge, daß Kinder den Erwachsenen in ihren Problemen und Schwierigkeiten nicht helfen können; nicht einmal an den alltäglichen Lebensvollzügen der heutigen Erwachsenen können Kinder sich beteiligen; Kinder sind für heutige Erwachsene nie und nimmer vollwertige, gleichbefähigte Partner. Das gilt auch für den sexuellen Bereich. Sexuelle Beziehungen zwischen Erwachsenen und Kindern, die nicht durch Gewalttaten erzwungen sind, die keine Vergewaltigungen sind, setzen beim Erwachsenen voraus, daß er sich kindlich verhält.

Das leisten Erwachsene nur dann, wenn ihnen auf längere Zeit ein erwachsener Partner nicht zur Verfügung steht (z. B. nach einer Scheidung), oder es handelt sich um Menschen, die nicht in der Lage sind, einem erwachsenen Partner gerecht zu werden und daher auf Kinder als Sexualobjekte angewiesen sind. Die Achtung vor der Würde der Kinder verlangt, daß Erwachsene ein Kind nicht für eine Ersatzbefriedigung benutzen.

Ich habe mich etwas ausführlicher mit dem Umfeld beschäftigt, in dem sexueller Mißbrauch stattfindet, um darauf aufmerksam zu machen, wie vorsichtig man hier mit Urteilen und erst recht Verurteilungen sein muß.

Einerseits brauchen Kinder Erwachsene, die mit ihnen so umgehen, daß die sexuellen Fähigkeiten bei ihnen entstehen und sich entwickeln können. Wenn über sexuellen Mißbrauch geredet wird, dann sollte das so differenziert geschehen, daß die ohnehin heute verunsicherten Eltern und alle, die mit Kindern umgehen, nicht noch mehr geschädigt werden.

Das sonntägliche Kuscheln im Bett der Eltern ist für Kinder eine Wohltat. Es wirkt sich positiv auf die Entwicklung der kleinen Tochter, des kleinen Sohnes aus, wenn der Vater sie mit in die Badewanne nimmt. Und das gilt nicht nur für die eigenen Kinder. Auch Kinder, die keine eigenen Eltern haben oder nicht bei den eigenen Eltern aufwachsen, die bei Pflegeeltern oder in einem Heim sind, haben ein Recht auf Streicheleinheiten, auf Zärtlichkeit, auf Körpernähe; Erzieherinnen und Erzieher, die Kindern solches Liebhaben geben können, dürfen nicht verdächtigt werden, sie gebrauchten die Kinder zur eigenen Lust.

Andererseits gibt es sexuellen Mißbrauch, nicht nur von Mädchen, sondern auch von männlichen Kindern und Jugendlichen, und es reicht aus, nur eines der Opfer wirklichen sexuellen Mißbrauchs zu kennen, um alles daran zu setzen, daß den Erwachsenen geholfen wird, Kinder nicht mehr zur eigenen sexuellen Befriedigung benutzen zu müssen.

Die Schwierigkeit besteht darin, die Grenze zu bestimmen: Wann wird aus der Zuwendung zum Kind, die notwendig ist, damit seine sexuellen Fähigkeiten entstehen und sich entwickeln können, sexueller Mißbrauch, also Ausbeutung des kindlichen Körpers zur sexuellen Befriedigung des Erwachsenen? Darf eine Frau, die ihr Kind säugt, orgastische Empfindungen bekommen? Darf sie das Wonnesaugen des Säuglings ausdehnen, um einen Orgasmus zu erleben? Wie muß sich eine Pflegerin verhalten, die einen Säugling badet, abtrocknet, eincremt und plötzlich sieht, daß das Glied erregt ist? Muß sie aufhören und abwarten? Nehmen wir an, sie sei in ihrem Beruf Anfängerin, sie überlege nun, wie das wohl funktioniert, dieses Auf und Ab des Penis, und gebe ihrem Forschungsdrang nach, um etwas herauszufinden, was sie bei ihrem Freund nicht zu erkunden wagte.

Darf ein Vater weiter im Bett nackt mit seiner kleinen Tochter herumtollen, wenn er merkt, daß plötzlich bei ihm eine Erektion entstanden ist? Bei jungen Vätern darf so etwas vorkommen. Wie sollen Eltern reagieren, wie sollen andere Erziehungspersonen reagieren, wenn sie von einem Kind sexuell attackiert werden?

Ich denke an die Mutter, die, schwerbepackt mit Einkaufsnetzen, vor ihrem fünfjährigen Sohn die Treppe zur Wohnung hinaufgeht und plötzlich einen deftigen Klaps der kleinen Hand auf ihrem Allerwertesten verspürt, begleitet vom Ausruf des Jungen: «Mutti, du hast einen wunderschönen Popo!»

Ich denke an das Arztehepaar, das einen sonntäglichen Mittagsschlaf hält – auch der vierjährige Sohn schläft, in seinem Kinderzimmer nebenan. Da klingelt das Telefon, der Mann wird zu einem Patienten gerufen. Auch der Junge ist wach geworden, ins Elternschlafzimmer gekommen, und schon nutzt er die günstige Gelegenheit: Er legt sich ins Bett zur Mutter und kuschelt sich an sie. Die Frau umarmt ihn, streichelt ihn, drückt ihn an sich. Plötzlich merkt sie, daß das kleine Glied steif geworden ist. Während sie noch darüber nachdenkt, was sie jetzt machen soll – lieber aufstehen oder so tun, als wäre nichts –, sagt der Junge, und seine Worte kommen etwas atemlos, aus tiefstem Herzen: «Mama, wenn ich groß bin, schlage ich Papa tot, dann kann ich immer mit dir schlafen!»

Selbstverständlich haben alle Beispiele, die ich hier nannte, nichts mit sexuellem Mißbrauch zu tun. Mir geht es um die Frage, wo die Grenze zu ziehen ist. Gibt es eine Grenze, die so klar zu definieren ist, daß sie auch für Eltern, für Erzieherinnen und Erzieher deutlich zu erkennen ist, die nicht so von Zweifeln geplagt sind, die nicht soviel reflektieren, nicht so differenziert sind wie die Eltern, die Erzieherinnen und Erzieher, denen ich meine Beispiele verdanke?

Ich glaube nicht, daß es diese Grenze gibt. Ich bin vielmehr davon überzeugt, daß es nur *eine* Garantie dafür gibt, daß Kinder nicht sexuell mißbraucht werden – sie besteht darin, daß die Erwachsenen beglückende, sie ausfüllende und erfüllende sexuelle Beziehungen zu anderen Erwachsenen haben, so daß sie nicht auf Kinder angewiesen sind, um ein Sexualobjekt zu haben. Nur unter dieser Voraussetzung sind Erwachsene gegenüber Kindern zur «selbstlosen Liebe» fähig, wie der amerikanische Psychologe Bowlby die Fähigkeit eines Erwachsenen bezeichnet, die Bedürfnisse des Kindes, geliebt zu werden, nicht für die eigenen Liebesbedürfnisse auszunutzen.

Die heute so viel diskutierte Gewaltfreiheit genügt nicht, entscheidend ist die Selbstlosigkeit der Liebeszuwendung. Wer Kinder nicht selbstlos lieben kann, muß sie an sich binden, das Streben des Kindes nach Ablösung und Selbständigkeit muß er behindern, aus Angst, sein Liebesobjekt zu verlieren. Hinzu kommt, daß der nicht zur selbstlosen Liebe fähige Erwachsene schwer enttäuscht reagieren muß, wenn das Kind seine Liebe nicht erwidert. Aus der Enttäuschung und der mangelnden Frustrationstoleranz heraus muß er aggressiv, sogar wütend werden gegen das Kind, das ihm nicht gibt, was er braucht.

Immer wieder stelle ich fest: Es ist nicht die erotische und womöglich sexuelle Beziehung zu einem Erwachsenen, die Kinder schädigt, sondern die Überforderung durch die Bindungsansprüche des Erwachsenen, die Unfähigkeit des Erwachsenen, das Kind loszulassen, es freizugeben, und es ist die Aggression, die Wut des Erwachsenen, die aus Enttäuschung und Frustration dem Kind entgegenschlägt, wobei meist weder dem Kind noch dem Erwachsenen dieser Zusammenhang von tiefer Verletztheit und Aggressivität bewußt ist.

Ich möchte mich jetzt den Tätergruppen, den Schädigerinnen und Schädigern beim sexuellen Mißbrauch von männlichen Kindern und Jugendlichen, zuwenden. Dabei bin ich hauptsächlich auf die Erfahrungen angewiesen, die ich in meiner eigenen Praxis gemacht habe, denn es gibt bisher keine einigermaßen repräsentativen Untersuchungen des Täterkreises. Die Täterinnen und Täter kommen allenfalls in den Blick bei der diagnostischen und therapeutischen Beschäftigung mit den Opfern.

Ich möchte zunächst zwei Unterscheidungen treffen, die mir wichtig erscheinen: Es gibt die erwachsenen Täterinnen und Täter, die direkt zur Familie gehören, also Mütter und Väter, und die Täterinnen und Täter außerhalb der Familie, also Familienfremde. In beiden Gruppen gibt es Menschen – sehr viel mehr

Männer als Frauen –, die ausschließlich entweder an Kindern – also an Menschen vor der Pubertät – sexuell orientiert sind oder an Menschen in der Pubertät, also an Jugendlichen vom Beginn bis zum Abschluß der Pubertät. Mir ist das «Entweder-Oder» wichtig, denn es herrscht hier meist eine geradezu rigide Festgelegtheit auf junge Menschen in einem bestimmten Entwicklungsalter. Die auf Kinder fixierten nenne ich «Pädophile», die auf männliche Jugendliche festgelegten nenne ich «Päderasten».

Der familienfremde echte Päderast (unter «echt» verstehe ich hier einen Mann, der seine sexuelle Festgelegtheit kennt, akzeptiert und lebt) braucht im allgemeinen keine Gewalt, auch nicht im Sinne der strukturellen Gewalt, anzuwenden, um zu männlichen Jugendlichen sexuelle Kontakte herzustellen und aufrechtzuerhalten. Es bedarf der Gewalt und des Zwangs auch nicht. Viele Jungen – niemand weiß, wie viele – machen eine – wie ich das nenne – «homosexuelle Durchgangsphase» durch und sind über mehr oder weniger lange Zeit ausschließlich an mehr oder weniger älteren Geschlechtsgleichen interessiert, und es gibt zahlreiche andere Jungen, die ich als «Probierer» bezeichnen möchte. Sie probieren aus, wie es ist, wenn sie auf die sexuellen Angebote eines älteren Geschlechtsgleichen eingehen.

Von Mißbrauch kann hier nur in wenigen Ausnahmefällen die Rede sein. Bei päderastischen Anfängern kommt es vor, daß sie einen Jungen durch Geschenke verwöhnen oder daß sie eine Notlage des Jungen ausnutzen. Das ist nicht gut, aber Persönlichkeitsschäden müssen dadurch nicht entstehen. Ich habe im Gegenteil in der überwiegenden Mehrheit der Fälle die Erfahrung gemacht, daß sich päderastische Verhältnisse sehr positiv auf die Persönlichkeitsentwicklung eines Jungen auswirken können, vor allem dann, wenn der Päderast ein regelrechter Mentor des Jungen ist.[8]

Da ich hier über Schädigerinnen und Schädiger Auskunft geben will, brauche ich mich über echte Päderasten nicht weiter zu verbreiten: Sie sind keine Schädiger. Anmerken möchte ich lediglich noch, daß es heutzutage auch weibliche «Päderasten» gibt. Soweit mir solche Fälle bekannt geworden sind, darf ich sagen: Schädigungen entstehen im allgemeinen nicht, hingegen ist der Nutzen oft groß.

Offensichtlich wirkt es sich sehr positiv aus, wenn die sexuelle Entwicklung nicht sozial isoliert, sondern in einer sozial verpflichtenden Beziehung geschieht. Dabei scheint die Güte des sozialen Arrangements für die weitere Entwicklung eines Jungen wichtiger zu sein als die sexuelle Orientierung (ob homo- oder heterosexuell). Durch gleichgeschlechtliche Beziehungen ist noch kein Junge homosexuell geworden. Mir fällt immer wieder bei Langzeitbeobachtungen auf, daß päderastisch erfahrene Jungen im allgemeinen sehr gute, partnerschaftlich orientierte und außerordentlich treue Ehemänner werden und Väter, die sich um ihre Kinder intensiv kümmern. Offensichtlich fällt es den Jungen leicht, das in einer päderastischen Beziehung Gelernte später für eine Ehe auszuwerten.

Ich bleibe beim familienfremden Täterkreis und muß mich jetzt mit den Pädophilen beschäftigen. Hier fällt vielerlei auf:

1. Mir ist kein einziger Fall bekannt, daß Frauen derart pädophil orientiert waren, daß sie zu fremden Kindern sexuelle Beziehungen herstellen und pflegen mußten. Vielleicht fallen sie mir nicht auf, vielleicht auch finden sie akzeptierte Formen, z. B. einen Beruf, um ihre pädophilen Neigungen zu befriedigen. Ich muß mich also auf die pädophilen Männer beschränken.

2. Pädophile Männer hatten im allgemeinen eine schwierige und so belastende Kindheit, daß sie in ihrer Persönlichkeitsentwicklung behindert und geschädigt wurden. Eines der Hauptmotive ihrer Zuwendung zu Kindern besteht darin, daß sie Kinder froh und glücklich machen wollen; mit den Kindern wollen sie *selbst* frohe und glückliche Kinder sein und damit ihre eigene schlimme Kindheit gutmachen.

3. Pädophile Männer haben – als Folge ihrer Persönlichkeitsschäden und Entwicklungsbehinderung – im allgemeinen eine Fehleinstellung zur Sexualität: Sie wollen eine Sexualität, die nichts mit Ausscheidungen, Schweiß, Gestank, Blut und Haaren

und – wie ich sie häufig sagen höre – «diesen ganzen Schweinereien» zu tun hat. Ihre Sexualität ist unreif, ihre sexuellen Bedürfnisse und Wünsche sind kindlich geblieben, entsprechen daher meist denen der Kinder. Ihre sexuellen Beziehungen bleiben darum im allgemeinen im Rahmen sexueller Spielereien. Viele Pädophile, die ich kennengelernt habe, verschaffen sich orgastische Befriedigung erst, wenn das Kind nicht mehr da ist.

4. Die meisten Jungen, die in pädophile Verhältnisse zu Familienfremden verwickelt werden, kommen aus Lebensverhältnissen, in denen sie ein Liebesdefizit erleiden. Meist holen sie sich bei den Männern die Streicheleinheiten, die sie sonst nicht bekommen.

Aus diesen vier Punkten folgt, daß Gewalttaten den echten Pädophilen fremd sind. In den weitaus meisten Fällen ist nur strukturelle Gewalt im Spiel und Schädigungen entstehen allenfalls sekundär: weil das Kind sein Verhältnis zu dem Mann verbergen und verschweigen muß, weil es anderen Kindern entfremdet wird, weil, wenn das Verhältnis entdeckt wird, die Eltern, die Vernehmungsbeamten, Gutachter und Richter in einer Weise reagieren, die das Kind schädigen.

Die Pädophilie ist im allgemeinen eine so differenziert ausgeformte Perversion, daß das Kind zumindest bei Pädophilen, die erfahren sind und ihre Neigung zu Kindern integriert haben, also bejahen und nicht ablehnen, vor Schäden bewahrt ist. Pädophile sind im allgemeinen nicht, indem sie sich mit Kindern sexuell befriedigen, Schädiger oder gar Schänder. Ebenso wie Sadisten, die ihren Sadismus bejahen und bewußt ausleben, hochsensibel gegen Aggressionen, gegen Gewalt und Zwang sind, so sind echte Pädophile hochsensibel gegen Schädigungen von Kindern.

Es bleiben die Tätergruppen übrig, die sich von den bisher beschriebenen zunächst dadurch unterscheiden, daß sie zur Familie gehören: Sie sind die Eltern der Kinder.

Hier ist nun zunächst einmal festzustellen: Es kommt extrem selten vor, daß Männer ihre Söhne sexuell mißbrauchen, und zwar unabhängig davon, in welchem Alter sich die Jungen befinden. Das gilt auch, und zwar besonders, für Väter, die homosexuell, päderastisch oder pädophil orientiert sind. Daß Jungen von ihren Vätern so selten sexuell mißbraucht werden, scheint mir neben dem hier augenscheinlich sehr zuverlässig wirkenden Inzesttabu vor allem an den bei Männern im allgemeinen sehr wirksamen Abwehrmechanismus gegen homosexuelle Regungen zu liegen.

Hinzu kommt die Angst, man könnte verdächtigt werden, homosexuell zu sein. Väter mit homosexueller, pädophiler oder päderastischer Orientierung suchen ihre sexuelle Befriedigung im allgemeinen außerhalb der eigenen Familie: Sie suchen Konakte mit Strichern und sind mehr oder weniger häufige Besucher von einschlägigen Lokalen, sie sind auf Klappen (öffentlichen Toiletten, die für anonymen «raschen Sex» bekannt sind) und auf bestimmten Parkplätzen an Autobahnen zu finden.

Die Fälle sexuellen Mißbrauchs von Vätern am eigenen Sohn sind eigentlich immer verbunden mit mehr oder weniger schweren pathologischen Störungen. Ich denke beispielsweise an einen Schizophrenen, der seinen Sohn von dessen Geburt an bis zum 12. Lebensjahr mißbrauchte. Er war sexuell völlig unorientiert und undifferenziert; er hatte auch sexuellen Umgang mit Hunden.

Ein anderer Vater hatte starke sadistische Neigungen, zu denen er aber nicht stehen konnte, dic er bekämpfte, von denen er jedoch immer wieder überrollt wurde. Er hatte sieben Kinder. Jedes Kind – gleich ob Mädchen oder Junge – mußte im Alter zwischen neun und zwölf Jahren diese Prozedur erleiden: Wenn die Mutter nicht zu Hause war, holte er das Kind in die Küche, es mußte sich nackt ausziehen, auf den Küchentisch legen, mit der Bauchseite nach unten, dann wurde es mit einem Stock geschlagen und anschließend anal benutzt.

In beiden Fällen hatten die Kinder schwere Schäden erlitten durch die Gewalttätigkeit ihres Vaters, durch die regelrechte seelische und körperliche Folter, die sie erleiden mußten.

Ich möchte also feststellen: Es ist im allgemeinen nicht der eigentliche sexuelle Mißbrauch, worunter Jungen bei ihren Vätern zu leiden haben, sondern es ist die Aggressivität, die Wut, die Lust an körperlichen Strafen, die die Jungen zerstört – und ich denke, daß muß sehr viel mit unterdrückter Sexualität der Väter zu tun haben.

Ich komme zu den Müttern. Der erste, der meines Wissens über sexuellen Mißbrauch von Jungen durch die eigenen Mütter berichtet hat, war Sandor Ferenczi. Auf seine Arbeit «Sprachverwirrung zwischen den Erwachsenen und dem Kind», Untertitel: «Die Sprache der Zärtlichkeit und der Leidenschaft», aus dem Jahre 1933 möchte ich nachdrücklich aufmerksam machen.[9]

Ich weiß, daß ich jetzt zum Schluß meiner Übersicht an mächtige Tabus rühre. Aber wenn es um sexuellen Mißbrauch von Jungen geht, dann rekrutieren sich die Täter vorwiegend aus der Gruppe der Mütter. Ich will die Kenntnisse, die ich darüber gewonnen habe, knapp skizzieren, indem ich einige typische Fallbeispiele vortrage.

1. Ich habe in der Jugendstrafanstalt Plötzensee in Berlin zwei Jahre lang mit jugendlichen Gewalttätern gearbeitet; einige von ihnen hatten Morde mit einer mich erschreckenden Grausamkeit begangen. Die Jungen erinnerten sich fast ausnahmslos an «Pullerspiele» – wie sie das nannten –, die ihre Mütter mit ihnen bis ins siebte und manchmal noch ins achte Lebensjahr getrieben hatten. Die Ehen dieser Mütter waren zerbrochen oder schwer gestört. Die Väter waren Alkoholiker, einige hatten wiederholt Gefängnisstrafen zu verbüßen, einige waren sehr gewalttätig.

In allen Fällen, die ich genauer kennenlernen konnte, hatte die Mutter sich mit ihren Kindern gegen den Vater zusammengeschlossen. Sie versuchte einerseits, ihre Kinder vor dem Vater zu schützen, sie nutzte aber andererseits die Angst vor dem Vater und die starke Abhängigkeit von ihr aus, um sich die Kinder gefügig zu machen und gefügig zu halten. Einer der Söhne fungierte als Ersatzehemann, und solange er klein war – die Frau glaubte, er könne das nicht erinnern –, trieb die Mutter mit ihm sexuelle Spiele.

Während ihrer Kindheit waren die Jungen als besonders lieb

und brav überall beliebt. Erst als sie in die Pubertät kamen, fiel den Gleichaltrigen ihre geradezu mädchenhafte Weichheit und Schönheit auf. Sie wurden mit Zuschreibungen wie «weibisch» und «schwul» gehänselt. Für jeden einzelnen konnte ich nachweisen, daß er schließlich in eine Situation geriet, in der die Gewalttat als Männlichkeitsritual durchgezogen wurde, um vor anderen und sich selbst unbezweifelbar darzustellen: Ich bin ein ganzer Kerl.

2. Ein 14jähriger Junge erscheint in einer Beratungsstelle für Homosexuelle. Er berichtet, er habe eine sexuelle Beziehung mit einem 19jährigen Freund und will wissen, was er tun kann, damit seiner Mutter diese Beziehung verborgen bleibt. Vor einem Jahr habe er schon einmal einen älteren Freund gehabt. Das habe seine Mutter herausgefunden und sie habe dem Freund mit einer Anzeige gedroht – daran sei die Freundschaft zerbrochen. Erst beim dritten Besuch rückt der Junge mit seinem eigentlichen Problem heraus. Der Vater ist gestorben, als der Junge zehn Jahre alt war; seitdem schläft er im Ehebett bei der Mutter, und im Laufe der Jahre ist eine regelrechte sexuelle Beziehung entstanden. Im Beratungsgespräch wird deutlich, daß der Junge den älteren Freund benutzt, um von der Mutter loszukommen. Diese Frau gehört nicht zur Unterschicht wie die Mütter meiner strafgefangenen Jungen; sie besitzt eine größere Firma und ist mindestens Millionärin.

3. Ich sitze mit Müttern eines Kindergartens zusammen, wir unterhalten uns über sexuelle Probleme mit Kindern. Eine der Mütter berichtet: Ihr jetzt fünfjähriger Sohn hat etwa vor einem Jahr angefangen, sich nach der Gutenachtgeschichte auf den Bauch zu drehen, er wollte am Rücken gekrault werden. Nach einiger Zeit verlangte er, sie solle auch seine Brust und seinen Bauch streicheln (dazu drehte er sich wieder auf den Rücken). Vor vier Wochen nun fing er an, die Hand der Mutter zu ergreifen und dahin zu führen, wo er besonders intensiv gestreichelt werden wollte.

Den weiteren Bericht der Frau gebe ich wörtlich wieder:

«Schließlich legte er meine Hand auch auf sein Glied. Ich war erst schockiert – so was schockiert einen doch! –, aber dann habe ich mir gesagt: Ich wasche ihn dort doch auch, warum soll ich ihn dann nicht streicheln. Sein Glied wird steif, und er genießt das sehr. Wenn es nach ihm ginge, dürfte ich nie aufhören. Aber jetzt wollte ich doch mal fragen, ob das richtig ist.» Mich erstaunte, daß die anderen Mütter sich diesen Bericht ruhig und interessiert anhörten, ohne einen Widerspruch zu äußern.

4. Besonders schwere Schädigungen erleiden die Jungen, deren Mütter zu ihnen nicht nur eine sexuelle Beziehung haben, sondern die außerdem von ihren Müttern fast täglich härteste Strafen erleiden müssen. Sie werden eingesperrt in Kleiderschränke, in Wäschetruhen, auf dem Speicher, und vor allem: Sie werden mit Kochlöffeln und Stöcken durchgeprügelt, und dazu müssen sie sich zumindest die Hose und Unterhose ausziehen, sich über einen Stuhl legen, sie werden gedemütigt und entwürdigt und müssen ihren nackten Hintern den Prügeln feilbieten. Das entsetzliche Strafbedürfnis der Mütter entsteht aus drei Motiven:

→ aus dem schlechten Gewissen, das sie wegen ihrer sexuellen Spielereien mit dem Jungen haben (sie machen sich vor, daran seien nicht sie schuld, sondern der Junge, der sie verführt hat);
→ aus Unbefriedigtsein und Frustration: Der Junge war nicht brav, das heißt, er war ihnen nicht so zu Willen, wie sie es sich wünschten – sie kamen zu kurz;
→ sie rächen sich an dem Jungen für die Enttäuschungen und Leiden, die ihnen von ihrem Mann bereitet wurden, sie sagen sich: «Ich muß ihn strafen, damit er nicht so wird wie er!»

Die sexuelle Beziehung hört auf, wenn der Junge sieben oder acht Jahre alt wird. Aber mir sind Fälle bekannt, in denen Mütter ihren Sohn später, als er 17, 18 oder 19 Jahre alt war, noch einmal, und nun regelrecht, zum Koitus verführt haben. Sie nutzten es aus, wenn der Junge einmal betrunken nach Hause kam: Am nächsten Morgen stellen sie dem Jungen das Geschehen so dar, daß er sie vergewaltigt habe. Männer, die das erlitten haben, geraten im Alter zwischen 25 und 35 Jahren in schwere Lebenskrisen, die nicht selten mit Selbstmord enden.

5. Immer häufiger kommen heute Beziehungen zwischen Müttern und ihrem Sohn vor, die ich als «sekundären Inzest» bezeichnen möchte. Ich schildere den folgenden Fall:

Peter wird mit 13 Jahren bei einem Einbruch in eine Schrebergartenlaube von der Polizei erwischt. Im Verhör bei einer Kriminalbeamtin gibt er schließlich zu, daß er seit ungefähr einem Jahr regelmäßig wenigstens einmal in der Woche eine Laube ausraubt. Das Diebesgut hat er auf Flohmärkten verkauft und mit dem Geld für seine Mutter eingekauft: Blumensträuße, Pralinen, zum Schluß teure Lebensmittel, die er in Feinkostgeschäften einkaufte. Auf die Frage, warum er das gemacht habe, antwortet er: «Meine Mutter braucht keene fremden Männer, ick kann ihr alleene ernähren!»

Ich werde hinzugezogen und erfahre: Die Mutter hat sich bald nach Peters Geburt von dem Erzeuger des Jungen getrennt. Anstelle des Mannes holte sie den Jungen ins Ehebett. Nach einiger Zeit verliebte sie sich in einen neuen Mann, er zog zu ihr, der Junge mußte ihm Platz machen, er wurde vertrieben in sein Zimmer, in sein Bett. Bald aber warf sie den Mann hinaus, der Junge wurde zurück ins Ehebett geholt. Das wiederholte sich schließlich in immer kürzer werdenden Abständen.

Sexuell ist zwischen Mutter und Sohn nichts geschehen, ein primärer Inzest fand nicht statt. Die Mutter befriedigte sich sexuell mit Männern, aber sie war seelisch-geistig so stark an ihren Sohn gebunden, daß sie gegenüber den Männern bindungsunfähig war. Sie hatte das Gefühl, den Jungen zu vernachlässigen, wenn sie mit einem Mann zusammenlebte, sie bekam ein schlechtes Gewissen und mußte sich trennen. Wie stark der Junge seinerseits an die Mutter gebunden war, zeigte sich spätestens, als er alt genug war, um für sie zum Räuber zu werden.

Ich habe oft die Erfahrung gemacht, daß der sekundäre Inzest verheerender wirken kann als der primäre. Der sekundäre Inzest ist heutzutage Legion. Man bummle einmal an einem Freitag- oder Samstagabend vor oder nach der Kino- und Theaterzeit über die Boulevards unserer Städte mit dafür wachen Augen und achte auf die gutgekleideten Damen knapp über 40, die einem da mit einem Galan an der Seite zwischen 17 und 20 begegnen. Der Jüngling ist für die Dame nicht der, für den man ihn halten könnte. Wer die Gespräche zwischen den beiden belauscht, stellt fest, daß der Jüngling zu der Dame «Mutter» oder «Mutti», vielleicht sogar «Mama» sagt.

Regelrechte Pflanzböden für «sekundären Inzest» sind alleinerziehende Mütter, die nie mit ihrer gescheiterten Ehe fertig geworden sind, die geradezu einen Abscheu gegen Männer haben und ihren Sohn mit allen ihnen zur Verfügung stehenden Mitteln an sich binden, einerseits weil sie ihn wirklich lieben, andererseits um ihn so lange wie möglich vor der «bösen Welt da draußen» zu schützen.

In einigen Fällen konnte ich mit den Müttern über ihre Beziehung zum Sohn sprechen. Dabei ist mir aufgegangen, wie fragwürdig der Begriff «sexueller Mißbrauch» ist. Wenn sich meine Beobachtung bestätigen sollte, daß «sekundärer Inzest», bei dem eine direkte sexuelle Beziehung keine Rolle spielt, sich häufiger schädlich auswirkt als der «primäre Inzest», dann muß sehr viel differenzierter darüber nachgedacht werden, wann ein Mißbrauch sexuell orientiert ist.

Anders als bei den Vätern kam bei den Müttern sehr häufig vor, daß sie als Motiv für ihre ersten Spielereien mit den Genitalien ihres Sohnes angaben, sie seien einfach neugierig gewesen, wie die Erektion und das Abklingen der Erektion funktioniert. Eigene sexuelle Bedürfnisse seien erst ins Spiel gekommen, als sie erlebt hätten, wie leicht sie durch die Reaktionen des kleinen Sohnes zu stimulieren seien. Ob das Inzesttabu eingehalten oder die Grenze zum sexuellen Mißbrauch überschritten wird, hängt dann oft nur davon ab, wie differenziert, wie selbstbewußt und selbstkritisch, letztlich auch wie sexuell aufgeklärt eine Mutter ist.

Ich frage mich, ob es nicht sinnvoll wäre, bei tatsächlichem oder vermutetem sexuellem Mißbrauch, solange er gewaltfrei ist, weniger die Handlungen der Täterinnen und Täter zu untersuchen, als vielmehr auf die Folgen zu achten: Wirklicher sexueller Mißbrauch muß schädliche Folgen haben – wenn trotz sorgfältiger Untersuchungen keine für das Kind oder die Jugendliche, den Jugendlichen negative Folgen festzustellen sind, sollte von sexuellem Mißbrauch nicht gesprochen werden.

Anmerkungen

1 Siehe z. B. die um Objektivität bemühte Darstellung von B. Kutchinsky: Sexueller Mißbrauch von Kindern. In: Zeitschrift für Sexualforschung, 4. Jg. (1991), S. 33–44.

2 Das ist die These von B. Kavemann und I. Lohstöter: Väter als Täter – Sexuelle Gewalt gegen Mädchen – «Erinnerungen sind wie eine Zeitbombe», Rowohlt Taschenbuch Verlag, Reinbek 1984.

3 Empirisch gut abgesicherte Erkenntnisse hat endlich der Untersuchungsbericht von R. Lautmann gebracht: Die Lust am Kind – Portrait des Pädophilen, Ingrid Klein Verlag, Hamburg 1994.

4 Wie schwierig dazu notwendige Untersuchungen sind, hat eindrücklich gezeigt M. Knopf: Sexuelle Kontakte zwischen Frauen und Kindern. In: Zeitschrift für Sexualforschung, 6. Jg. (1993), S. 23–35.

5 H. Kentler: Auf der Suche nach der Bedeutung eines Begriffs. In: H. Kentler (Hg.): Sexualwesen Mensch – Texte zur Erforschung der Sexualität, Hoffmann und Campe Verlag, Hamburg 1984, S. 7–55.

6 Einen der Jungen und seine noch möglich gewesene Sexualisierung ist beschrieben in: H. Kentler: Sexualerziehung, rororo Sexologie, 6. Auflage, Rowohlt Taschenbuch Verlag. Reinbek 1981.

7 Siehe hierzu ausführlich M. Dannecker: Bemerkungen zur strafrechtlichen Behandlung der Pädosexualität. In: H. Jäger und E. Schorsch: Sexualwissenschaft und Strafrecht, Beiträge zur Sexualforschung, Bd. 62, Enke Verlag, Stuttgart 1987, S. 71–83.

8 In meinem für den Senat von Berlin (West) erstellten Gutachten habe ich ausführlich über diese Problematik berichtet: Homosexuelle als Betreuungs- und Erziehungspersonen unter besonderer Berücksichtigung des Pflegekindschaftsverhältnisses. In: H. Kentler: Leihväter – Kinder brauchen Väter, 2. Teil, Rowohlt Taschenbuch Verlag, Reinbek 1989.

9 Die Arbeit von Sandor Ferenczi ist erschienen im 2. Band seiner «Schriften zur Psychoanalyse», S. Fischer-Verlag, Frankfurt a. M. 1972, S. 308 ff.

HANNA GEKLE

WARUM HAT FREUD DIE VERFÜHRUNGSTHEORIE AUFGEGEBEN?

Eine Auseinandersetzung mit seinen Kritikern

Geht es um sexuellen Mißbrauch und die Haltung der Psychoanalyse dazu, fallen heutzutage fast jedem zwei große Ankläger Freuds ein – Ankläger, die sich dadurch zu Apologeten, ja geradezu Schutzheiligen der «armen» Kinder erklären: Die Psychoanalytikerin Alice Miller sowie Jeffrey M. Masson. Letzterer wurde berühmt, indem er 1984 mit neuem Material aus dem Nachlaß Freuds zu belegen versprach, was jeder, der es wissen wollte, bereits seit mehr als zwanzig Jahren wissen konnte: Bis 1896/97 ging Freud strikt davon aus, daß alle späteren Psychoneurosen im frühzeitigen sexuellen Mißbrauch des Kindes durch einen Erwachsenen ihren Ursprung haben. Auch die biographische und theoretische Krise, in die Freud stürzte, als er sich gezwungen sah, diese These aufzugeben, ist bestens dokumentiert – zusammen mit den theoretischen Gründen dafür: und zwar von Freud selber. Doch man glaubte ihm nicht. Was seinen treuen Schülern die eigentliche Entdeckung der Psychoanalyse ist, das blieb seinen Kritikern bis heute zutiefst verdächtig: Ehrgeiz und Machtstreben hätten demnach Freud bewogen, seine These von den mißbrauchten Kindern aufzugeben und statt dessen gemeinsame Sache mit den mächtigen Erwachsenen zu machen: Schuld seien nun nicht mehr die Täter, sondern die Opfer.

Stellvertretend sei hier nur Masson zitiert: «Ich bin nach wie vor der Überzeugung, daß Freud seine eigene Entdeckung aus dem Jahre 1896 – daß Kinder in vielen Fällen in ihren eigenen Familien sexueller Gewalt und sexuellem Mißbrauch ausgesetzt sind – als so belastend empfand, daß er sie buchstäblich aus seinem Bewußtsein tilgen mußte. Die psychoanalytische Bewegung, die auf Grund von Freuds *Anpassung an die Ansichten seiner akade-*

mischen Kollegen entstand [!], besteht dagegen auch heute noch darauf, daß Freuds frühere Position bloß ein Irrweg war. Freud mußte, so lautet die anerkannte Lehrmeinung, seinen Irrglauben an die Verführung aufgeben, um die Wahrheit von der Macht der inneren Phantasie und der spontanen kindlichen Sexualität entdecken zu können. [...] Die vorherrschende Meinung der Psychotherapeuten lautete, das Opfer habe sich seine Qualen ausgedacht. Damit ließen sich insbesondere Sexualverbrechen der Vorstellungskraft der Opfer anlasten ... [!] Für die Gesellschaft war dies eine tröstliche Ansicht, denn Freuds Interpretation – derzufolge die sexuelle Gewalt, von der seine Patientinnen in ihrem Leben so betroffen waren, ein reines Phantasieprodukt ist – war keine Bedrohung für die bestehende Gesellschaftsordnung. Die Therapeuten konnten dadurch auf die Seite der Erfolgreichen und Mächtigen bleiben, statt sich auf die Seite der elenden Opfer familiärer Gewalt zu stellen.»[1]

Soweit Massons schwere Vorwürfe. Trotzdem wäre es ein leichtes, sie zurückzuweisen. Bereits alle Fakten sprechen dagegen.

1. Freud hat ein Leben lang die furchtbaren Folgen eines sexuellen Mißbrauchs betont und niemals verhehlt, daß dieser gerade in der sogenannten guten Gesellschaft weit häufiger sei als erwartet. Noch 1981, nur drei Jahre also vor Massons Vorwürfen, hatte seine Tochter Anna, die sich mit traumatisierten Kindern weiß Gott auskannte, weil sie viele durch Krieg und Fliegerangriffe traumatisierte Kinder gesehen und behandelt hatte, erneut ebenso deutlich wie dringlich gemacht, daß unter allen Traumatisierungen der Kindheit das Trauma sexuellen Mißbrauchs durch nahestehende Erwachsene, vor allem durch die Eltern – das mit Abstand schlimmste sei.[2]

2. Die These, Freud habe sich den Ansichten seiner akademischen Kollegen angedient, ist schlicht absurd. Der Sturm der Empörung, der sich gegen Freuds These von der frühkindlichen Sexualität erhob, überbot noch den Protest gegen die These vom sexuellen Mißbrauch. Selbst wenn Freud tatsächlich ein solch

theoretischer und moralischer Schuft gewesen wäre, wie Masson das unterstellt: Er hätte die Rechnung ohne den Wirt gemacht. Anerkennung brachte ihm das neue Konzept nicht ein, im Gegenteil: Die bürgerliche Gesellschaft – mochte sie nun ihre Kinder sexuell mißbrauchen oder nicht – verteidigte die sexuelle Unschuld eben dieser ihrer Kinder als ihre letzte Bastion. Die damalige Gesellschaft jedenfalls war keineswegs entzückt über die Entlastung, die Freuds Theorie – in den Augen Massons jedenfalls – ihr anbot.

3. Theoretisch allein stichhaltig ist: All diese Vorwürfe gegen Freud, die immer wieder ebenso stereotyp wie gebetsmühlenartig wiederholt werden, haben eine Gemeinsamkeit: Sie arbeiten mit moralischen Verdächtigungen, psychologisieren historische und theoretische Entwicklungen ganz nach Belieben, appellieren an das Ressentiment des Lesers, der allemal die Erfahrung gemacht hat, daß es im Leben ungerecht zugeht, und sie huldigen einer ebenso selbstgefälligen wie traditionellen Moral.

Alle diese Kritiker Freuds begnügen sich nicht mit dem Vergnügen, einen theoretischen Koloß vom Sockel stoßen zu wollen, sie werden zugleich zum einzigen Anwalt aller Kinder dieser Welt, von geschäftstüchtigen Verlagen vermarktet mit Titeln, die auf jeden theoretischen Kontext meinen verzichten zu können und statt dessen an das mitleidvolle Herz des Lesers appellieren, wie mit dem rührseligen «Was hat man dir, du armes Kind, getan?» – Vor allem jedoch: All diese Leute, die sich nach mittlerweile beinahe hundert Jahren anmaßen, wissen zu können, was in Freuds *Psyche* vorging, als er die Verführungstheorie aufgab, sie interessieren sich kaum dafür, was damals nachweislich in seinem *Kopf* vorging: Das theoretische Problem, das Freud hatte, kommt schlicht nicht vor. Aber genau hier und nirgendwo anders liegt der entscheidende Punkt, will man die *Geltung* der Freudschen Psychoanalyse beurteilen.

Dieses theoretische Desideraet möchte ich im folgenden darstellen, und ich möchte Sie einladen, mit mir gemeinsam die Stationen abzuschreiten, in denen sich Freud aus noch recht roh interpretierten äußeren Fakten, die die *alleinige* (!) Ursache für die menschliche Psyche bilden können sollen, mühselig und gegen seine eigenen, in Fleisch und Blut übergegangenen, naturwissenschaftlichen Überzeugungen zu einer Theorie der menschlichen Psyche hocharbeitete. Auf diesem Weg kommt der Verführungstheorie die Funktion eines Scharniers zu: Aus ihrem theoretischen Niedergang erst entsteht die Psychoanalyse als eigene selbständige Wissenschaft.

«Rebecca, zieh das Kleid aus, Du bist keine Kalle mehr ...»[3] So die Ermahnung des jüdischen Sprichworts an eine junge Frau nach der Hochzeit, die Glanz und Hoffnung des Brautstandes nicht gegen den Ehealltag eintauschen will. So lautete auch die Ermahnung des Hysterieforschers Freud an sich selbst zur Zeit seiner größten wissenschaftlichen Krise.

Lapidar faßt Freud in einem Brief an Fließ vom 21. 9. 1897 die Gründe dafür zusammen; klar und nüchtern, fast fröhlich, zählt er auf, warum seine Traumatheorie gescheitert war: Da war erstens die Unmöglichkeit, seine Analysen zu einem wirklichen Abschluß zu bringen. Aber ohne abgeschlossene Analyse glaubte er nicht, seiner Ergebnisse sicher sein zu können. Die Klage über den mangelnden vollen Abschluß zog sich wie ein Leitmotiv bereits durch die früheren Briefe an Fließ, gefolgt von der immer wieder aufflackernden Hoffnung, diesmal kurz davorzustehen.

Abgeschlossen wäre eine Analyse für Freud damals gewesen, wenn in der Erinnerung des Patienten das ursprüngliche historische Erlebnis wieder aus der Verdrängung aufgetaucht wäre. Aber diese psychische Wiederholung der einmaligen, historischen Begebenheit, deren permanent wirkende Folge dann die spätere Psychoneurose sein sollte, wollte und wollte nicht gelingen. Die Phantasien, gleichgültig ob bewußt oder unbewußt, waren in dieser Theorie lediglich die späteren inneren Abkömmlinge des äußeren Traumas. Das wertete sie in den Augen Freuds doppelt ab: Als Abkömmlinge durften sie nicht die Würde des Ursprünglichen und Elementaren für sich beanspruchen, als später Entstandene stellten sie zudem den historischen Gehalt nur verzerrt dar.

Der äußere, historisch bestimmbare Ursprung war damals für Freud ganz selbstverständlich der Ort der Wahrheit.

Der zweite Grund von Freuds nicht mehr zu beschwichtigendem Zweifel liegt in der stetig wiederkehrenden Angabe seiner Patientinnen, vom Vater verführt worden zu sein. Freud hatte das zunächst für bare Münze genommen. Später hatte er sogar auf der Suche nach einem alles verursachenden ersten Grund, dieses Geständnis aus seinen Patientinnen regelrecht herauszulocken gesucht.[4] Aber nun fing er zu rechnen an: Da man nicht annehmen konnte, daß von den Verführten später alle krank werden, umgekehrt jedoch alle Hysterischen nach dieser Theorie notwendig verführt worden sind, müßte man von der Zahl derjenigen, die unter einer hysterischen Neurose leiden, auf ein Vielfaches an Verführern schließen. Demnach müßte es ein riesiges Heer von perversen Vätern geben, die allesamt ihre Töchter verführten. Auch wenn Freud immer zugab, daß Kinder weit häufiger von ihren Eltern direkt oder indirekt mißbraucht wurden, als das Selbstverständnis bürgerlicher Wohlanständigkeit zuzugestehen bereit war, gegen diese Logik schien bereits die statistische Wahrscheinlichkeit zu sprechen.

Was Freud aber dann als nächsten Grund für die Bestätigung seiner Niederlage aufführt, ist genau das, was ihm seine Enttäuschung hätte ersparen können: «Dann drittens die sichere Einsicht, daß es im Unbewußten ein Realitätszeichen nicht gibt, so daß man die Wahrheit und die mit Affekt besetzte Fiktion nicht unterscheiden kann.» Die Auflösung folgt in Klammern: «(Demnach blieb die Lösung übrig, daß die sexuelle Phantasie sich regelmäßig des Themas der Eltern bemächtigt.)»[5] In der Tat hat er damit die Lösung seines ihm unüberwindlich dünkenden Problems schon gefunden. Aber er weiß es nicht. Um so beharrlicher pocht er weiterhin auf die Realität: Ein historisches Ereignis muß gefunden werden, ein wirkliches Trauma, keine bloßen Phantasien.

Was Wunder, daß er im nächsten Argument sofort wieder auf die Seite der Realität fällt: Auch in der tiefstgehenden Psychose enthüllen sich nicht die unbewußten Erinnerungen der Jugenderlebnisse; das ursprüngliche Trauma kehrt nicht wieder: Dies ist der vierte Grund, eine Theorie aufzugeben, die konstitutiv verlangt, daß ein zurückliegendes traumatisches Erlebnis Grund und Ursache der gegenwärtigen psychischen Befindlichkeit sein muß.

Freud wirkt ernüchtert in diesem Brief. Er selber beschreibt sich als «frisch, heiter, verarmt, derzeit beschäftigungslos»[6]. Aber, so schreibt er dennoch dem Freund: «Vor Dir und bei mir habe ich eigentlich mehr das Gefühl eines Sieges als einer Niederlage (was doch nicht recht ist).»[7] In der Tat: Er hatte recht, damals schon. Mit dem Untergang der Traumatheorie hielt er bereits den Schlüssel, den er so verzweifelt gesucht hatte, in der Hand. Aber er konnte ihn weder sehen noch benutzen. Statt dessen gratulierte er sich ernüchtert zu seiner Niederlage. Fragt sich, warum. «Ich glaube an meine Neurotica nicht mehr» – das bezeichnet den Bruch mit der Trauma- und Verführungstheorie. Aus deren Untergang entsteht in ein und demselben Akt die Psychoanalyse als neue, eigenständige Theorie. Beides, Untergang der Verführungstheorie und Aufstieg der Psychoanalyse, spiegelt die ebenso gegenläufige wie zusammengehörende Bewegung desselben Prozesses.

Die Traumatheorie besagte, kurz zusammengefaßt: Ursache der Neurose soll ein äußeres Trauma sein, die psychische Verwundung war das Resultat einer äußeren Verletzung, hervorgerufen durch ein Erlebnis von solcher Heftigkeit, daß es zum damaligen Zeitpunkt für das Ich nicht zu bewältigen gewesen war. Im nachhinein entfaltet dieses Erlebnis eine Wirkung, die nicht eigentlich ihm selbst zukommt, sondern strenggenommen dem Versagen des Ich geschuldet ist. Die Rede vom Versagen des Ich deutet zurück auf die Geschichte: Das Erlebnis findet zu einem Zeitpunkt statt, an dem das Ich noch nicht in der Lage ist, ihm Widerstand zu bieten und von der Gewalt des äußeren Ereignisses überrollt wird. Bis wann aber ist das Ich zu schwach? Immer wenn Freud den Zeitpunkt des Traumas bestimmt zu haben glaubte, scheucht ihn eine Unstimmigkeit bald wieder auf und vertreibt ihn aus der

Sicherheit seines schon gefunden geglaubten theoretischen Zufluchtsortes.

Den Zeitpunkt des Traumas verlegt Freud immer weiter zurück: Von der Pubertät in die spätere Kindheit und schließlich in die ganz frühe Kindheit. Auf der Suche nach dem Ursprung sieht sich Freud so weit und so lange in die Vergangenheit getrieben, in der er den alles erleuchtenden Grund der Gegenwart zu finden hofft, bis sich die Spuren in der Dunkelheit ihrer nicht mehr zu entwirrenden Anfänge verwischen. Sein Exodus führt ihn, geleitet von den sich verwirrenden Spuren neurotischer Symptome, immer weiter zurück in die Vergangenheit des Individuums, die – wenn sie überhaupt je in der Erinnerung aufbewahrt wurde – heute darin untergegangen ist. Der Ursprung läßt sich nicht finden. Dann aber wird aus der *Suche nach einem empirischen Ursprung* die *logische Rekonstruktion eines Anfanges*, der sich als realer nicht einfangen läßt.

Es ist der ökonomische Faktor, der das wesentliche Moment dieser Argumentation trägt: Ein Trauma zu erleiden bedeutet demnach, der Reizschutz, den das Ich aufrechterhalten sollte, wird schlagartig durchbrochen. Zunächst indes zeugt nichts von der erlittenen Verletzung. Erst sehr viel später, meist in der Pubertät, macht sich nach dieser frühen Theorie die schädigende und schmerzhafte Wirkung im Inneren des Subjekts bemerkbar, bis sie schließlich ihren Ausdruck in der stummen Klage der Symptome finden. Diese späte Wirkung aufzuheben macht sich die damalige Therapie Breuers und Freuds zur Aufgabe: Sie versteht sich daher ganz konsequent als psychische Bearbeitung des Traumas durch das nachträgliche Abreagieren des einst unterdrückten Affektes.

Freud spezifiziert schließlich Breuers allgemeines Traumamodell: Das Trauma ist nicht irgendeines, sondern ein sexuelles. Und es liegt in der Kindheit. Als Trauma kann eine Erfahrung wirken, sofern sie das Individuum zu frühzeitig, in der Kindheit, mit der Sexualität konfrontiert. Konfrontiert indes wird das Kind mit der Sexualität der Erwachsenen. Der traumatisierende Verführer ist ein Erwachsener, der in der Regel in der nächsten Umgebung des Kindes zu finden ist: Im Zentrum des Verdachts steht daher der Vater.

Eine solche überwältigende Erfahrung, die in Gestalt der fremden Welt erwachsener Sexualität in den Raum der Kindheit früh und brutal einbricht, muß dem Kind unverständlich bleiben. Sie kann psychisch nicht bearbeitet und in das bewußte Ich übernommen werden, sondern fristet als Fremdkörper zunächst ein ebenso eingekapseltes wie unbemerktes Dasein. Vorläufig verrät kaum etwas dessen Vorhandensein.

Das psychische Trauma, so will es diese Theorie, ist die Kopie des physischen Traumas. Das Innenleben des Subjekts soll spiegelbildliches Abbild der Realität sein. Das Äußere bildet sich gewaltsam ins Innere ein. Ursache und Wirkung scheinen eindeutig bestimmbar, Aktivität und Passivität in ihren Rollen verteilt. Das äußere Trauma wirkt als Ursache auf das hilflose Ich; das Resultat dieser Wirkung zeigt sich später als Psychoneurose. Aber was heißt Wirkung im Ich? Eine bloße Verdoppelung des Äußeren im Inneren bei gleichbleibendem Inhalt, wie das der aus der Physik entlehnte Begriff von Ursache und Wirkung nahelegt, kann das nicht sein. Aus einer Verführung wird psychisches Leiden, aus dem Trauma eine Neurose. Es muß also im Subjekt Übernahme und Verwandlung des Traumas stattfinden, d. h. Freud muß sich die Frage nach der Tätigkeit des Ich stellen: Welche Bedingungen müssen gegeben sein, wenn die andringenden Reize solch überwältigenden Charakter bekommen können sollen?

Zu Zeiten der Traumatheorie steht für Freud der eine Teil seiner Argumentation felsenfest: Ursache der späteren Neurose ist ein vorzeitiges sexuelles Erlebnis, einem Kind von einem Erwachsenen aufgedrängt und angetan. Aus der Perspektive des durchbrochenen Reizschutzes nennt Freud dieses komplexe soziale und psychische Geschehen kurz und bündig Trauma: Verwundung.

Der zweite Teil seiner These jedoch verschiebt sich ihm permanent. Freud sieht sich gezwungen, den zeitlichen Punkt des verursachenden Traumas immer früher anzusetzen. Was ihm als Ursache erschien, erweist sich regelmäßig als Wirkung. Die Ursache entzieht sich ihm im Dunkel eines Anfangs, der sich nicht bestimmen läßt, auf den rückwärtsgewandten Wegen einer Erinnerung, die sich nicht fassen läßt – weil sie sich in Symptome und Phantasien verwandelt hat.

Lange folgt Freud dem Weg dieses sich immer wieder entziehenden Ursprungs in die Vergangenheit. Er endet schließlich in einem Paradox: Wo das Trauma war, war noch kein Ich, wo das Ich ist, ist das Trauma nicht mehr. Aus dem früheren Abbildmodell, das als ein der Physik entnommenes Modell einen gleichbleibenden Inhalt von Ursache und Wirkung unterstellt und daher äußere Verletzung mit innerer Verwundung gleichsetzen durfte, sieht sich Freud, sehr zu seinem Mißvergnügen, in ein Reflexionsmodell getrieben: Der Ursprung hat keinen Ort mehr. Was er sucht, befindet sich vielmehr in dem unbestimmbaren Zwischenbereich der Aktivität des Subjekts, das aus dem historischen äußeren Ereignis eine innere Wirklichkeit hervorgebracht *hat*.

Diesen Zwischenbereich, in dessen Ironie sich Freud immer mehr verfängt, je gewaltsamer er ein externes Ereignis als Ursache dingfest machen will, hatte er selber bereits eröffnet. Schon zu Zeiten der Traumatheorie hatte er ihn notiert. Lange jedoch konnte er die Folgen nicht abschätzen, die er daraus ziehen mußte. Gemeint ist sein Konzept der Nachträglichkeit, das er bereits damals entwickelte und das ihm helfen sollte, die schwierigen zeitlichen Verhältnisse psychischer Entwicklung zu ordnen.[8]

Am 6. 12. 1896 schrieb er an Fließ: «Du weißt, ich arbeite mit der Annahme, daß unser psychischer Mechanismus durch Aufeinanderschichtung entstanden ist, indem von Zeit zu Zeit das vorhandene Material von Erinnerungsspuren eine *Umordnung* nach neuen Beziehungen, eine *Umschrift* erfährt. Das wesentlich Neue an meiner Theorie ist also die Behauptung, daß das Gedächtnis nicht einfach, sondern mehrfach vorhanden ist, in verschiedenen Arten von Zeichen niedergelegt.»[9] Er bringt diese Theorie in enge Verbindung mit der Verführungstheorie, die sie einerseits schließt und abschützt, aber zugleich auch öffnet, bis Freud schließlich die eigenständige Bedeutung der Phantasien anerkennt. Er hatte sich die Frage stellen müssen, was das traumatische Erlebnis am Beispiel eines sexuellen Übergriffs sich im Ich selber niederschlägt.

Freuds Erklärung braucht diesmal zwei Ereignisse: Ein erstes, bei dem ein Kind einer sexuellen Attacke von seiten eines Erwachsenen ausgesetzt war. Dieses Ereignis hat damals keine sichtbaren Folgen gezeigt. Dann, mit meist ziemlichem zeitlichem Abstand, in der Regel nach der Pubertät, ein zweites Ereignis, das als solches banal scheint, aber das Individuum in eine unerklärliche Angst stürzt. Freuds Beispiel[10]: Eine Patientin von ihm, Emma, leidet als Erwachsene unter dem merkwürdigen Symptom, daß sie nicht allein in Läden gehen kann. Sie erinnert sich daran, wie sie im Alter von zwölf Jahren in einen Laden ging, dort sieht sie zwei Kommis, von denen sie glaubt, sie machen sich über ihr Kleid lustig. Voller Schreck rennt sie davon. Der eine, so ihr heutiges Geständnis, habe ihr sexuell gefallen. Hinter dieser Szene verbarg sich ein zeitlich noch weiter zurückliegendes Ereignis: Achtjährig ist sie allein in den Laden eines Greißlers gegangen, um sich Süßigkeiten zu kaufen. «Der Edle kniff sie dabei durch die Kleider in die Genitalien.»[11] Sie geht noch ein zweites Mal hin, dann aber nicht mehr. Heute macht sie sich Vorwürfe deswegen, als habe sie das Attentat provozieren wollen.

Um die aktuelle neurotische Hemmung aufzuklären, muß Freud die beiden Ereignisse übereinanderlegen; keines allein reicht zur Erklärung, jedes leiht vielmehr vom anderen ein wesentliches Moment. Das Lachen der beiden Kommis rief die Erinnerung an das Grinsen wach, mit dem damals der Greißler sein Attentat begleitet hatte. Er war der Verführer, aber sie verstand das nicht. Die Szene blieb als merkwürdig, fremd, aber nicht wirklich zu ihr gehörig in der Erinnerung erhalten. Emma zeigte keine Reaktion auf das Ereignis. Ohne Verständnis keine Verführung. Vier Jahre später ist das anders: Durch die Pubertät sexuell gereift, kann sie die damalige Attacke mit eigenem Verständnis, Wünschen und Triebregungen verbinden. Die kichernden Kommis, die keine Verführer sind, wecken nun in ihr, vermittelt über die Erinnerung an den Greißler, «eine sexuelle Entbindung»[12], die sie heute in die Angst versetzt, die beiden könnten den damaligen Übergriff wiederholen. Jetzt erst wird sie zur Verführten. Der Schreck, der damals unterblieb, stellt sich nun mit voller Heftigkeit ein: Fluchtartig läuft sie davon. Er steht als Zeichen dafür, daß sie das ehemalige Ereignis nun mit ihrem eigenen Verständnis verbunden hat und Wünsche in ihr auftauchen, die sie nicht wahrhaben will. Im Schreck verbindet sich das Verständnis der sexuellen Bedeutung dieses Erlebnisses wie die heftige Negation des eigenen Wunsches.

Zweierlei fällt dabei auf: Keines der Ereignisse kann als einzelnes eine ausreichende Erklärung bieten. *Ereignis und Erlebnis* klaffen beide Male weit auseinander. Erst die *Rekonstruktion der Synthese*, die Emma aus den beiden Vorfällen blitzschnell, und ihr selber unbewußt, hergestellt hat, erlaubt eine zureichende Aufklärung. Nimmt man die Attacke des Greißlers als Ursache, zur Wirkung gelangt sie nicht an sich, sondern erst dann, als die sexuell wissend – und bedürftig – gewordene Emma sie zur Wirkung macht. Damit aber ist das Ursache-Wirkungs-Modell selber gesprengt.

Der Ursprung, den die Traumatheorie so energisch in die äußere Realität verlegt, ist nicht im Griff des Greißlers dingfest zu machen. Der Ursprung liegt in dem ebenso schlagartigen wie folgenreichen Moment, in dem Emma über die Zeitspannen hinweg eine Synthese stiftet zwischen dem ehemaligen Übergriff, ihrem nachträglichen Verstehen, dem beim Anblick der Kommis erwachenden Wunsch und seiner scharfen Verurteilung, ausgedrückt in der Entbindung der Angst. *Der Ursprung als Synthese* verweist auf die erste Merkwürdigkeit des Falles: Die Erweiterung des Wissens des Subjekts, die Reifung des Ich ist ebensosehr Grund dafür, daß diese Synthese gestiftet werden kann, wie sie dafür verantwortlich ist, daß sie verdrängt werden muß. Das Wissen produziert parallel zu seinem Entstehen zugleich seine Negation: Das erwachende Bewußtsein, das zum erstenmal die Chance der

Integration hat, stößt in ein und demselben Akt dieses Wissen aus dem Bewußtsein. Was bisher *an sich unbewußt* war, wird nun *als Unbewußtes konstituiert.*

Am Beispiel Emmas heißt das: Immer hatte sie die Erinnerung an das damalige, ihr irgendwie ungehörig vorkommende, aber auch nicht wirklich verständliche Ereignis mit sich herumgetragen. Ihre Assoziationen gleiten entlang dem Kichern der Kommis zurück zu dem Grinsen des Greißlers. Und nun, aus der Gegenwart ihrer nachpubertären Wirklichkeit, versteht sie nachträglich, was damals eigentlich vorgefallen ist. Diese Bestimmung des Eigentlichen indes ist ihre höchst persönliche Schöpfung. Die Hilflosigkeit ihrer Jugendzeit liegt hinter ihr, der Greißler ist ungefährlich geworden, aber nun, als ihr ein junger Mann gefällt, bekommt sie Angst: in der heutigen Situation.

Das als die späte Wirkung des damaligen Übergriffs, als wiedergekehrte Wirkung einer nur scheinbar erloschenen Ursache zu verstehen, würde die Traumatheorie verlangen. Dann aber stellen sich höchst dringliche Fragen, die schließlich das einfache und enge Schema der Traumatheorie sprengen müssen: Warum die Angst heute, wo sie gerade nicht mehr angebracht ist, während sie damals, als man es erwartet hätte, unterblieben war? Wie soll die Synthese des Ehemaligen mit dem Gegenwärtigen sowie die Umarbeitungen, die die Vergangenheit seither erfahren hat, im Begriff des externen Traumas untergebracht werden? Der Griff des Greißlers, der als das schwerste erscheint, ist selber am sichersten verschwunden. Ihn gibt es nicht mehr, dafür aber blüht das neurotische Leiden.

Der Begriff der Nachträglichkeit kritisiert alle Vorstellungen, die das Denken Freuds auf einen linearen Determinismus festlegen wollen. Es gibt keinen einfachen Trott der Geschichte des Individuums, das brav die Stufen seiner Genitalentwicklung abklappert, eventuell eine Hürde nicht nimmt und dann im späteren Wiederholungsgeschehen der Neurose an diesen Ort zurückkehrt, von dem die Therapie es wieder losketten müßte, indem sie sein aktuelles Leiden als späten Ausdruck und Wiederkehr einer historischen Verwundung erklärt. Die Traumatheroie enthält eine ganz bestimmte Vorstellung von Zeit: Aus einem ursprünglichen Ereignis sollen alle Folgen notwendig ableitbar sein; im Laufe der Zeit entfaltet sich demnach lediglich dieser vorhandene, unveränderbare Kern. Nichts Neues entsteht innerhalb der in der Zeit ablaufenden Entwicklung des Individuums, lediglich die immer schon vorhandenen Momente entwickeln sich – in Verbindung mit dem früheren äußeren traumatischen Ereignis, das seine späten Wirkungen als gestörte Entwicklung preisgibt. Zeit ist hier als physikalische und biologische Zeit zu denken.

Aber gerade in dem Moment, da Freud leidenschaftlich nach dem historischen Ursprung sucht und ihn auch gefunden zu haben scheint, unterläuft er durch das, was er implizit an zeitlichen Strukturen unterstellen muß, die von ihm aufgestellte Theorie. Es ist vor allem die Nachträglichkeit, die im Zentrum des Interesses von Freud steht. Nimmt man das ernst, so bricht die scheinbar unüberwindliche Macht einer vorgängigen Vergangenheit, die sich in das leidende Subjekt einschreiben, ihm seine Gegenwart rauben und seine Zukunft unter den Bann einer ewigen Wiederkehr des Gleichen beugen soll. Die Nachträglichkeit notiert vielmehr, daß das Individuum aus den zurückliegenden Ereignissen seine Geschichte selbst *schafft*. Aus seiner aktuellen Gegenwart konstruiert es im nachhinein, was seiner heutigen Situation gerade umgekehrt vorausliegen und sie bedingen soll. Die *historische Ursache*, die damals keine war, wird dies erst im *nachhinein*, in dem das, was ihre *Wirkung* sein soll, sie *rückwirkend* erst *zur Ursache* macht. Das Vorausliegende der Bedingungen hat sich in die Dichte der Gegenwart eingeschrieben; als Bedingungen sind sie damit in ihrem Resultat ebensosehr *verschwunden*, wie sie zu Bedingungen nur werden konnten, weil dieses *Resultat* sie zu ihren Bedingungen gemacht hat.

Als Erfahrung des Subjekts zeichnet diese Erlebnisse ein besonderer Status aus. Es sind ja nicht alle Erlebnisse der Vergangenheit, die in diesem komplexen Spiel wieder ins Wissen gelangen. Nur solche Erlebnisse sind es, denen etwas Unerledigtes anhaftet, ein psychischer Rest, der nicht verarbeitet werden konnte, aber nicht einfach gleichgültig war oder wurde, sondern weiterhin von vitalem Interesse für das Individuum blieb. Von Interesse bleiben sie jedoch nur dann, wenn das Individuum sie ständig, in welcher Form auch immer, wachhält. Sonst wären sie – wie vieles andere auch – als gleichgültig in der Vergangenheit verschwunden. Das Schreckerlebnis Emmas, daran läßt Freud keinen Zweifel, ist ein in und aus der Gegenwart entstandenes. Ja, es hat ein Mehr, das es in der Vergangenheit nicht gehabt hatte. «Es liegt hier der Fall vor, daß eine Erinnerung einen Affekt erweckt, den sie als Erlebnis nicht gehabt hatte...»[13]

Zwei Gründe führt Freud dafür an: Erstens können unvermutet im Hier und Jetzt Ereignisse auftauchen, die irgendeine Besonderheit mit den in der Erinnerung liegenden, unverarbeiteten Ereignissen teilen und ein plötzliches Verständnis dessen ermöglichen, was bisher unverbunden geblieben war. Diese Synthese ist eine Leistung des gereiften Ich. Zweitens jedoch macht Freud darüber hinaus die zunehmende sexuelle Reifung dafür verantwortlich, daß die spätere Erinnerung einen sehr viel heftigeren Affekt hervorrufen kann, als es der untergegangenen realen Situation gelungen war. Emma ist nun einer deutlichen sexuellen Erregung fähig. Sie registriert diese, indem sie den einen der beiden Kommis sexuell attraktiv findet, und in diesem Moment erst bekommt das damalige Erlebnis mit dem Greißler die entschiedene sexuelle Bedeutung für sie, vor der sie nun die Flucht ergreift. Sie läuft indes nicht vor dem Geißler, sondern vor dem Mann davon, der ihr heute gefährlich werden könnte, weil er ihr Begehren erweckt hat.

Damit hat sich der Ursprungsort endgültig verschoben. Traumatisch wirkt nicht das äußere Ereignis, das ihr den Anblick eines attraktiven jungen Mannes bietet, traumatisch wirkt die Erinnerung: als eine Attacke von innen. Gegen einen äußeren Angriff wüßte sich Emma heute zu wehren, gegen einen Angriff von innen indes ist sie hilflos, gerade weil sie es gelernt hat, die Gefahr vor allem in der Außenwelt zu suchen: «...die Aufmerksamkeit ist auf die Wahrnehmung eingestellt, welche sonst zur Unlustentbindung Anlaß geben. Hier ist keine Wahrnehmung, sondern eine Erinnerungsspur, die unvermuteterweise Unlust entbindet, und das Ich erfährt davon erst zu spät.»[14]

Woher indes die Unlust, wenn Emma doch den einen der beiden attraktiv findet? Im nachhinein versteht sie das damalige Erlebnis unter dem Vorzeichen des Verbots. Das Verbot indes hätte damals für den Greißler gelten müssen, der es durchbrochen hatte, nicht für Emma, die es in ihrer vollen Bedeutung weder kannte noch übertrat. Es müßte auch jetzt nicht für sie gelten. Warum soll sie nicht einen Mann attraktiv finden dürfen? In ihrem jetzigen Erschrecken, dem Zurückweichen vor dem Damals, konstituiert sie vielmehr selber für sich im *nachhinein* das Verbot *als* Verbot, das übertreten zu haben sie auf diesem Umweg sich anklagt: Wie konnte sie noch ein zweites Mal zu diesem Menschen hingehen! Gab es damals schon einen dunklen Wunsch nach Wiederholung? Warum hat sich ihr dieses Erlebnis eingeprägt, wenn sie nicht damals bereits irgend etwas damit verband? Ist das Ausdruck späterer Sexualisierung, gespeist aus einem mittlerweile erwachten Begehren? Das sind Fragen, denen Freud später ausführlich in seiner Arbeit über den «Wolfsmann» nachgehen wird. Bereits hier jedoch taucht das zentrale Problem auf, das Freud ein Leben lang nicht losließ: *das Problem des sich entziehenden Ursprungs*.

Aufschlußreich jedenfalls ist die Situation, in der sich Emmas Hemmung zum erstenmal Ausdruck verschafft: In Konflikt gerät sie deutlich erst dann, als die Erinnerung an den Jahre zurückliegenden Übergriff beim Anblick des jungen Mannes mit einem Schlag zum Verständnis reift, Wunsch, Angst und Verbot gleichzeitig heftig miteinander kämpfen und schließlich in ihrer kopflosen Flucht ihren Ausdruck finden. Das Verbot hat gesiegt, bereits der Wunsch verfällt der Verdrängung. Es bleiben Zeichen: Die eilig davonlaufenden Füße wie deren spätere gänzliche Verweigerung in ihrer Gehhemmung künden von einem untergegangenen Sinn. Es ist dieselbe paradoxe Bewegung, die einerseits das Wissen vervollständigt, zugleich die Trennung der Sphären von bewußt und unbewußt vollzieht und im Resultat schließlich als neurotische Dummheit dem Subjekt selber wie seinen Mitmenschen beschwerlich fällt. Der Fortschritt des Ich verbindet sich mit der Notwendigkeit der Verdrängung.

Ein letztes Mal greift Freud auf ein zeitliches Argument zurück, um dieses Zusammenspiel von vorzeitigem Sexualerlebnis, nachträglichem Verstehen, Aktualität der Schrecksituation und Aufrechterhaltung einer dauerhaften, neurotischen Hemmung zu erklären: Es ist die Verspätung der menschlichen Pubertät und der sexuellen Reifung, die er dafür verantwortlich machen zu können glaubt. Und er gibt dieser Tatsache bereits eine weit über die Pathologie hinausweisende, allgemeine Bedeutung. «Jede adoleszente Person hat Erinnerungsspuren, welche erst mit dem Auftreten von sexuellen Eigenempfindungen verstanden werden können, jede sollte also den Keim zur Hysterie in sich tragen.» Diesmal ist es das externe Moment einer universell verstandenen conditio humana, was ihm als letzter Grund für das komplexe Spiel von äußerem Ereignis und nachträglichen Bedeutsamkeiten, in denen sich die Hysteriker so kunstreich verwirren, erscheint.

«Es ist überhaupt zweifelhaft, ob es Erinnerungen gibt, die *aus* der Vergangenheit stammen, und nicht vielmehr nur Erinnerungen *an* die Kindheit.»[15] Dieser harmlos wirkende Satz Freuds aus dem Jahre 1899 enthält in komprimierter Form alle theoretischen Fragen, die sich auch für die Traumatheorie stellen: Nur wenn es Erinnerungen gibt, die tatsächlich aus der Kindheit stammen und als damals empfangene Eindrücke mehr oder weniger getreulich im Gedächtnis aufbewahrt werden, kann es überhaupt die Möglichkeit eines Traumas geben – und damit die Möglichkeit von Rekonstruktion. Meint doch Rekonstruktion die aus den Zerstörungen der Verdrängung herausgerettete, zuvor jedoch untergegangene historische Wahrheit wieder in die Aktualität des Bewußtseins zurückholen zu können.

Deren Schema heißt, vereinfacht ausgedrückt: Einst gab es eine bestimmte historische Wahrheit, die in späterer Zeit auf

Grund ihres anstößigen Inhalts verdrängt werden mußte, aber von nun an, ins Unbewußte verstoßen, ein unerkanntes Leben führt, sich jedoch für diese Verstoßung rächt, indem sie in Gestalt von Symptomen wiederkehrt. Der analytische Prozeß macht es sich dann umgekehrt zur Aufgabe, den Weg, den dieses ehemalige Ereignis durch alle Verstellungen hindurch genommen hat, rückwärts wieder am Ariadnefaden der Abkömmlinge dieses ersten Ereignisses in Gestalt unbewußter Phantasien aufzuspulen: Alle Fortschritte der Deutungsarbeit würden zurückführen in diese dunkle Vergangenheit. Angekommen am ursprünglichen Erlebnis, der psychischen Ursache der späteren neurotischen Wirkungen, ließe sich ein doppelter Erfolg feiern: Auf dem Weg rückläufiger Rekonstruktion über die verschiedenen Leidensstationen, an denen sich die Phantasien neu organisierten, wäre das ursprüngliche Ereignis, ohne das alle Folgewirkung nicht hätte entstehen können, wieder freigelegt. Dies der theoretische Gewinn.

Verbunden wäre damit im Normalfall vor allem jedoch ein praktisch-therapeutischer Gewinn: Die Symptome fallen weg. Auf dem Weg theoretischer Aufklärung, der in das sich verwirrende Dunkel der gesuchten ersten Ursache führt, erhellt sich zunehmend der Sinn der Symptome, bis mit der radikalen – wörtlich: an die Wurzel gehenden – theoretischen Rekonstruktion ihre Grundlage wegfällt und das bisher unter dem Bann der Vergangenheit gebeugte Individuum, nachdem es seine «wirkliche» Geschichte erkannt und durchgearbeitet hätte, endlich in die Freiheit der Zukunft entließe. Ohne lückenlose Rekonstruktion indes wäre zu befürchten, daß ein Rest an Verdrängung nicht aufgehoben würde; dies bildete die dünne Stelle, an der künftige Konflikte erneut nicht mehr bearbeitet, sondern in den Sog des Unbewußten gezogen werden könnten. – So das Modell der Rekonstruktion, das nicht denkbar ist ohne die Voraussetzung, daß es Erinnerungen *aus* der Vergangenheit gibt.

Was aber, wenn es nur Erinnerungen *an* die Vergangenheit gibt, wie Freud an dieser seltenen Stelle zuzugestehen bereit ist? Dann muß die Traumatheorie in ihrem strengen ursprünglichen

Sinn fallen. Dann bleibt nur die Konstruktion. Ja, mehr noch: Die Erinnerungen, über die das erwachsene Individuum als Erinnerungen an die Vergangenheit verfügt, sind selber schon das Resultat einer Konstruktion. Spätere Umwandlungen kämen noch dazu, unter dem Druck der Verdrängung würden sie zu besonderen Verkennungen und Entstellungen führen, aber sie ließen sich nicht mehr als Verderbungen eines an sich korrekten Textes interpretieren, der lediglich unter dem Druck der Zensur gelitten hat.

Selber bereits komprimierte Konstruktionen, läge in den Erinnerungen – auch den noch so korrekt rekonstruierten – niemals die Abbildung dessen, wie es wirklich gewesen ist. Allenfalls Spuren führten zurück in eine zwar tatsächlich gewesene, aber gleichwohl untergegangene psychische Wirklichkeit, die für die Gegenwart des Individuums nur noch punktuell auszumachen wäre: Vor allem an den Punkten seiner Geschichte, an denen die Entwicklung gescheitert ist – dargestellt vor allem in den Symptomen. Dann aber wäre die *empirische Wahrheit der Geschichte* nicht auszumachen. Statt dessen gäbe es «nur» die *theoretische Wahrheit der Konstruktion*, die das vorgängig Gewesene gleichwohl korrekt einzufangen sich bemüht.

Letzteres ist in der Tat meine Überzeugung. Wer die Geschichte der Philosophie der Neuzeit auch nur in groben Zügen kennt, der wird diese These als selbstverständlich ansehen und sich umgekehrt achselzuckend fragen, warum man sich von der ersten Position nicht längst verabschiedet hat. Impliziert sie doch eine relativ naive Abbildtheorie: Was im Inneren des Subjekts repräsentiert ist, stammt aus den passiv aufgenommenen Eindrücken aus der Außenwelt und gibt diese normalerweise korrekt wieder – eine Position, die weiß Gott lange schon und früh kritisiert wurde.

Psychoanalytiker umgekehrt tun sich in aller Regel sehr schwer damit, sich unabhängig von einer – im übrigen immer nur hypothetisch erschlossenen – Realgeschichte, ihrer psychischen Verarbeitung und ihrer Wiederkehr unter den besonderen Bedingungen des analytischen Prozesses zu machen. Ohne den Boden der

Realgeschichte als theoretisches Fundament zu haben, fürchten sie, im Getümmel von Übertragung und Gegenübertragung völlig ohne Halt zu sein und sich dem immer wieder erneuerten Vorwurf hilflos ausgesetzt zu sehen, daß die Deutungen des Analytikers von Phantasien – gar von seinen eigenen Phantasien – nicht zu unterscheiden seien.

Dennoch erweist sich das konsequente Durchdenken der zweiten These Freuds trotz ihres scheinbar komplizierten Zusammenhangs als weit schlüssiger und letztlich auch theoretisch einfacher als das Verfolgen der ersten These. Freud selber hat ein Leben lang geschwankt und sich nicht wirklich entscheiden können. Man könnte sein Lebenswerk insgesamt unter das Zeichen einer Suche nach einer ersten Ursache stellen – eine Suche, deren Motive wie deren Vergeblichkeit gerade sein eigenes Werk neu zu interpretieren und zu begründen lehrte. Freud arbeitete so selbst an der Destruktion seiner eigenen Konstruktion. Und gerade das zeugt von der Größe seines Denkens.

Gegen eine These von der Möglichkeit, Erinnerungen aus der Vergangenheit unverändert treu im Gedächtnis zu bewahren, spricht bereits eine ebenso einfache wie grundlegende Überlegung: Selbst wenn es Erinnerungen aus der Vergangenheit geben sollte, bewußt werden sie in der Aktualität der jeweiligen Gegenwart des Individuums. Sie müssen neu ins Bewußtsein gerufen werden. Damit sind es notwendigerweise immer Erinnerungen an die Vergangenheit, selbst wenn sie diese korrekt widerspiegeln sollten. Beweisen ließe sich diese Korrektheit ohnehin nicht, allenfalls mit anderen Erinnerungen auf Übereinstimmung vergleichen, aber es gibt prinzipiell keinen Weg, am Bewußtsein und dessen Aktivität vorbei zurück in eine haltgebende ursprüngliche Gewißheit zu gelangen, die dem Bewußtsein entkommen könnte; denn alle Gewißheit ist immer nur die Gewißheit für ein Bewußtsein. Ausgedrückt in der Freudschen Formel: Alle Erinnerungen *aus* der Vergangenheit sind notwendig immer Erinnerungen *an* die Vergangenheit. Soviel zum Prinzipiellen, Philosophischen.

Doch reicht bereits das im engeren Sinne Psychoanalytische,

um Freuds Hoffnung, die historische Wahrheit ausfindig machen zu können, zu widerlegen. Von Beginn seiner Arbeit an sah er sich zunehmend gezwungen, die Betonung immer mehr auf die eigene innere Tätigkeit des Subjekts zu verlegen. Von der Traumatheorie sah er sich in eine Theorie des Unbewußten und der Sexualität vertrieben, deren Ursprünge er immer weiter zurückverlegen mußte. Begreift man das Individuum jedoch auch nur im mindesten als ein mit eigener Aktivität ausgestattetes Wesen, das nicht nur als passiver, unschuldiger Spiegel einer Wahrheit dient, die eine es mehr oder weniger zufällig umgebende Außenwelt in ihn wirft, begreift man es als Subjekt, dann werden alle Eindrücke zu Eindrücken dieses Individuums – und damit zu seiner eigenen inneren Wahrheit.

Diese zu erforschen, von ihren ersten, teils unbewußt gebliebenen oder aber unbewußt gewordenen Anfängen, nichts anderes macht sich die Psychoanalyse zur Aufgabe. An diese *aktive Übernahme des Subjekts* knüpft sich im übrigen auch die Bedingung der Möglichkeit für therapeutischen Erfolg: Niemand, der Analytiker nicht und nicht sein Analysand, kann eine traumatische Wirklichkeit ungeschehen machen. Man kann jedoch die Bedeutung aufheben, die das Subjekt ihm einst gegeben hat unter dessen gewalttätigen Bann es noch immer steht, wenn es sich in analytische Behandlung begibt. Wären wir wirklich das psychische Resultat eines vorgängigen realgeschichtlichen Prozesses, blieben wir auf immer in den determinierenden Zwang unserer Herkunft eingespannt.

Auf diesem Hintergrund erscheinen die immer wieder aufflakkernden Versuche, die alte Verführungstheorie erneut als der Weisheit letzter Schluß darzustellen, theoretisch glattweg lächerlich, moralisch bedenklich und therapeutisch völlig hoffnungslos.

Zum Schluß ein Rückgriff: Ich sagte, es *wäre* ein leichtes, die lärmende Kritik an Freuds Aufgabe der sogenannten Verführungstheorie zurückzuweisen. Auf der Ebene der Theorie bin ich ganz indikativisch sicher: Es *ist* ein leichtes. Eine allenfalls gutherzige Interpretation sexuellen Mißbrauchs analog zu Freuds früher

Theorie verwickelt sich nicht nur in immanente Widersprüche, wie ich zu zeigen versucht habe. Sie unterschätzt die psychische Bedeutung des Mißbrauchs, indem sie nicht nur eine roh interpretierte Faktizität in ihrer brutalen Direktheit zum magischen Ursprung aller psychischen Bedeutung macht, sie unterschlägt auch alle späteren Umarbeitungen durch die Psyche: Gerade weil der sexuelle Mißbrauch nicht als Ursache in seiner Unmittelbarkeit zur Wirkung kommt, sondern sie zu etwas Eigenem macht, kann das leidende Individuum dieses Trauma auch nicht wieder ohne weiteres aus sich ausstoßen: Das externe Trauma ist zu einem inneren Teil seiner selbst geworden. Aber genau hier liegt auch die Chance einer späteren Therapie: So wie man sich die innere Welt schafft, wenn auch unter dem Diktat innerer Not, so kann man sie auch wieder umschaffen, wenn auch mit Mühe: d. h. den zwar selbst vollzogenen, aber undurchschauten und nicht frei entscheidbaren psychischen Umformungen, die sich der Gewalt eines extern verursachten Traumas verdanken, ihre alles bestimmende Wertigkeit im nachhinein zu nehmen.

Anmerkungen

1 *Masson, J. M.*: «Was hat man dir, du armes Kind, getan? – Sigmund Freuds Unterdrückung der Verführungstheorie». Reinbek 1986. [Hervorhebung von mir]

2 Ich beziehe mich auf: M. Ehlert: «Verführungstheorie, infantile Sexualität und ‹Inzest›». In: Jahrbuch der Psychoanalyse – Beiträge zur Theorie und Praxis, Bd. 27, hg. v. F.-W. Eickhoff u. W. Loch, Stuttgart 1991.

3 Freud an Fließ in einem Brief vom 21. 9. 1897. In: S. Freud: Aus den Anfängen der Psychoanalyse, 1887–1902, Briefe an Wilhelm Fließ. Frankfurt a. M. 1962, S. 188.

4 Ders., a. a. O., S. 169, 179 u. a.

5 Ders., a. a. O., S. 187.

6 Ders., a. a. O., S. 186.

7 Ders., a. a. O., S. 188.

8 Es ist das Verdienst Jacques Lacans, auf die Nachträglichkeit besonders aufmerksam gemacht zu haben. Vgl. dazu auch: J. Laplanche / J.-B. Pontalis: Das Vokabular der Psychoanalyse, Artikel «Nachträglichkeit, nachträglich», Frankfurt

a. M. 1972, S. 313 ff,. und: J. Laplanche: Leben und Tod in der Psychoanalyse, Freiburg 1974, S. 49–73.

9 S. Anmerkung 3, a. a. O., S. 151.

10 Ders., a. a. O., S. 353 f.

11 Ders., a. a. O., S. 354.

12 Ders., a. a. O., S. 354.

13 Ders., a. a. O., S. 356.

14 Ders., a. a. O., S. 358.

15 Freud, Gesammelte Werke I, London 1955, S. 536.

4. VOR GERICHT: GUTACHTER UND ANWÄLTE

UDO UNDEUTSCH

VERBRECHEN GEGEN DIE UNSITTLICHKEIT

Kinder als Opfer und Zeugen

Was aufgedeckt und verfolgt wird, hing zu allen Zeiten von Zeitströmungen und gesellschaftlichen Verhältnissen ab. Von feministischen Gruppen ist zuerst mit gesellschaftspolitischer Zielsetzung der sexuelle Mißbrauch von Kindern und Jugendlichen – zumal von Mädchen – in den Vordergrund des öffentlichen Interesses gerückt worden. Das wäre an sich verdienstvoll, wenn nicht in diesem Aktionismus weit über das Ziel hinausgeschossen worden wäre. Um der Kampagne den gewünschten Öffentlichkeitserfolg zu sichern, mußte vor allem die Behauptung von dem «ungeheuren Ausmaß des Problems» unter das Volk gebracht werden. Kavemann und Lohstöter haben die Zahl von 300 000 Kindern in die Medien gebracht, die in der BRD pro Jahr Opfer eines sexuellen Mißbrauchs würden. Baurmann hat darauf hingewiesen, daß diese Zahlen viel zu hoch gegriffen seien und auf einer fehlerhaften Verrechnung der geschätzten Dunkelziffer (1:20) für das spezielle Inzestdelikt (§ 173 StGB) und der angezeigten Zahlen des sexuellen Mißbrauchs von Kindern (§ 176 StGB) beruhen, dessen Dunkelziffer wesentlich niedriger (1:5) einzuschätzen sei. In einer Besprechung des Buches «Seelenmord» von Wirtz versteigt sich Metzger als Rezensentin nach der Behauptung eines angeblich aktenkundigen Hellfeldes von 300 000 Kindern in der BRD zu der Dunkelfeldschätzung von 4,5 bis 6 Millionen Kindern, die «jedes Jahr» Opfer von Vergewaltigungen oder anderen sexuellen Handlungen würden.

Wer aus Gründen der Sensationshascherei mit exorbitanten Prävalenz- und Inzidenzraten meint aufwarten zu müssen, fühlt sich getrieben, überall das Gesuchte zu finden. Wie wird man fündig? Dafür gibt es ein unfehlbares Rezept: Man muß Ausschau halten nach Symptomen, Auffälligkeiten, Befunden, Merkmalen usw., die sich bei vielen Kindern finden. Da sie sich bei vielen Kindern finden, finden sie sich auch bei vielen sexuell mißbrauchten Kindern. Dann kommt der Kapitalfehler in der Beweisführung: Da sie bei vielen mißbrauchten Kindern zu beobachten sind, sind sie offensichtlich typisch für sexuell mißbrauchte Kinder und können daher als «Indikatoren» für sexuellen Mißbrauch dienen. Fehlschlüsse nach diesem Muster scheinen unausrottbar.

Richtig wäre allein folgende Beweisführung: Es findet sich das Merkmal A bei erwiesenermaßen sexuell mißbrauchten Kindern statistisch signifikant häufiger als bei nach menschlichem Ermessen und allen erhobenen Befunden nicht mißbrauchten Kindern. Dann ist das Vorhandensein dieses Merkmals zwar kein eindeutiger Beweis für stattgehabten sexuellen Mißbrauch, wohl aber begründet es einen Verdacht in dieser Richtung. Ein Beweis für stattgehabten sexuellen Mißbrauch würde das Vorhandensein von Merkmal A nur darstellen, wenn dieses Merkmal ausschließlich bei sexuell mißbrauchten Kindern beobachtet werden könnte, hingegen nie bei Kindern, die sexuell nicht mißbraucht worden sind.

Solche Merkmale, Befunde, Symptome usw., gibt es aber überhaupt nicht. Es gibt lediglich einige Merkmale usw., die bei sexuell mißbrauchten Kindern häufiger vorkommen als bei nicht mißbrauchten Kindern. Eine derartige wissenschaftliche Denkweise ist leidenschaftlichen Mißbrauchsaufspürerinnen aber verhaßt. Dörr und Schulze-Berndt schreiben mit dankenswerter Offenheit:

Stellungnahmen, die ... an den Umfang (so im Original) mit sexuellem Mißbrauch / Gewalt die typisch patriarchalen Kriterien der Objektivität, der Beweislast der Opfer und der statistischen Signifikanz anlegen und sich damit letztlich in der sexistischen Tradition des Täterschutzes bewegen, wirken für diejenigen besonders bestürzend, die tagtäglich mit den betroffenen Mädchen arbeiten, um deren Wohl es an erster Stelle gehen sollte.

Die Autorinnen sprechen offen davon, daß «es gilt, vor Gericht eine Lobby zu schaffen». Diejenigen, bei denen «Parteilichkeit» das «Grundverständnis der Arbeit» bildet, sollten sich jedenfalls von jeglicher Gutachtertätigkeit und Stellungnahmen für Gerichte fernhalten. Denn bei Gericht wird Objektivität und Neutralität verlangt.

Parteilichkeit ist eine Verabschiedung sowohl von der Objektivität wissenschaftlicher Forschung wie von der Neutralität des gerichtlich tätigen Sachverständigen. Solche Entscheidungen stehen jedem Mann und jeder Frau frei. Die betreffenden parteilichen Helferinnen verzichten aber gerade nicht auf die Mitwirkung bei Ermittlungs-, Straf- und familiengerichtlichen Verfahren, sondern drängen sich in solche hinein und versuchen, als «Lobbyistinnen» Einfluß auf die Entscheidungen der Gerichte zu nehmen.

Wer – ungeachtet aller Tatsachen (in Form von Forschungsergebnissen) – am öffentlichkeitswirksamen Dogma «des sich immer wieder bestätigenden enormen Ausmaßes von sexueller Gewalt gegen Mädchen» festhalten will, muß dann den Versuch unternehmen, Belege für seine These herbeizuschaffen. Nun gibt es gar nicht viele Kinder, die behaupten, Opfer sexuellen Mißbrauchs zu sein. Infolgedessen muß man sich nach «Signalen», «Zeichen», «Hinweisen» auf sexuellen Mißbrauch umsehen, die bei angeblich sexuell mißbrauchten Kindern angeblich zu finden sind.

«Parteilich arbeitende Feministinnen» in dem «Modellprojekt für sexuell mißbrauchte Mädchen von Wildwasser» haben bei «Personen, die wegen des Verdachts auf sexuellen Mißbrauch Beratung suchten», u. a. folgende «Signale» gefunden:

Schwierigkeiten oder Auffälligkeiten im zwischenmenschlichen Bereich. Kontaktprobleme können sich in einem anklammernden, zu-

rückgezogenen, überangepaßten, jedoch auch in aggressivem und distanzlosem Verhalten äußern.

Psychosomatische Reaktionen. Diese äußern sich z. B. in Unterleibs-, Menstruationsbeschwerden, Kopfschmerzen, Magenkrankheiten, Asthma / Atemnot, Hautausschlägen, körperlichen Wachstums- oder Entwicklungsrückständen, Fieber oder funktionellen Störungen, darin, daß ein Mädchen wieder anfängt einzunässen oder einzukoten, in Schlafstörungen, Alpträumen und Eßstörungen der Mädchen.

Körperliche Symptome: anale und vaginale Symptome wie Rötungen, Schwellungen, Wundsein, Narben, Verletzungen im Genital- / Rektalbereich oder vaginale Infektionen.

Es ist irreführend, wenn diese Beobachtungen und Befunde als «Signale» für sexuellen Mißbrauch bezeichnet werden. Irgendwelche dieser Verhaltensauffälligkeiten, psychosomatischen Reaktionen oder körperlichen Befunde können bei vielen, wenn nicht sogar bei «fast» allen Mädchen irgendwann einmal beobachtet werden: Bei den vielen, die nie mißbraucht worden sind, und bei vielen der Mädchen, die tatsächlich mißbraucht worden sind. Es ist daher sachlich nicht gerechtfertigt, sie als «Signale» für sexuellen Mißbrauch auszugeben. Diese Bezeichnung zeugt von einer verengten Sichtweise. «Verengt» deshalb, weil andere Entstehungsbedingungen zwar theoretisch eingeräumt, aber praktisch nur selten in Erwägung gezogen werden. Die meisten Kinder sind zu irgendeinem Zeitpunkt einmal oder längere Zeit hindurch unglücklich, belastet, überfordert, zerrissen. Dann zeigen sie viele dieser Symptome. Sexueller Mißbrauch ist in den seltensten Fällen dafür die Ursache.

Es gibt eine lehrreiche historische Parallele zur gegenwärtigen moralischen Panikmache um den sexuellen Kindesmißbrauch. Im ausgehenden vorigen Jahrhundert und um die Jahrhundertwende wurde die Masturbation als größtes Übel für die Entwicklung des jungen Menschen angesehen. Es kam daher darauf an, daß sie entdeckt und unterbunden wurde. Für die Aufdeckung dieses Lasters gab es Anleitungen in Form von Listen von Verhaltensauffälligkeiten, die als «untrügliche Zeichen» der vom Jugendlichen geübten

Selbstbefriedigung galten. Die bekannteste dieser Listen stammt von dem Arzt J. Kellogg (bekannt als Schöpfer der Corn-flakes). Praktisch die gleichen Anzeichen müssen heute wieder herhalten, nunmehr als Zeichen für sexuellen Mißbrauch. Underwager und Wakefield schreiben:

Die Verbreitung vieler dieser Verhaltensweisen bei normalen Kindern, bei belasteten Kindern, bei sexuell nicht mißbrauchten Kindern und als Teil des Entwicklungsprozesses bei allen Kindern ist so groß, daß jeder Versuch, sie als Kennzeichen für sexuellen Mißbrauch zu werten, zu einer hohen Fehlerrate und Schädigung der betroffenen Kinder führen muß.

Noch bedenklicher ist es, wenn sich Mitarbeiter oder Mitarbeiterinnen Sozialer Dienste, neuerdings – dank unermüdlicher «Fortbildungs- und Öffentlichkeitsarbeit» – auch Kindergärtner / innen, Therapeuten / innen aller Art sowie Psychologen / innen sich der symbolischen Deutung hingeben von Spielverhalten, Kontaktverhalten, Zeichnungen, Träumen, Geschichten, die Kinder erzählen. Nur wieder beispielhaft, weil typisch, sei aus dem Abschlußbericht über das «Modellprojekt Beratungsstelle und Zufluchtswohnung für sexuell mißbrauchte Mädchen von Wildwasser» zitiert:

Bei kleinen Mädchen, vor allem im Vorschulalter, sind die sprachlichen Fähigkeiten noch nicht so weit entwickelt, daß sie sexuelle Handlungen präzise beschreiben können ...

Aufdeckung kann bei sehr kleinen Mädchen also auch bedeuten, daß die Vorgänge nicht verbal ausgedrückt, sondern durch Symbole, bildliche Darstellungen deutlich gemacht, körperlich ausgedrückt oder im Verhalten dargestellt werden.

Die Aussagen der Kleinen einzuordnen und zu bewerten, erfordert von den Beraterinnen spezielle Kenntnis und Erfahrung. Gerade die stark symbolische Ausdrucksform in Bild und Spiel wird leicht als kindliche Fantasie abgetan.

Ein Wort muß in diesem Zusammenhang noch geäußert werden zum Gebrauch anatomischer Puppen. Sie gehören anscheinend weithin zum Standardinstrumentarium für die «Aufdekkung» vermuteten sexuellen Mißbrauchs. Und dieser wird – angesichts des Glaubens an das «ungeheure Ausmaß des Problems» – sehr leicht und sehr schnell und demgemäß sehr häufig vermutet. Methodisch saubere experimentelle Untersuchungen haben ergeben, daß im Umgang mit diesen Puppen kein diagnostisch verwertbarer Unterschied besteht zwischen Kindern, die sexuell mißbraucht worden sind, und solchen, die nach allen zur Verfügung stehenden Kriterien als wahrscheinlich und bestimmt mehrheitlich nicht mißbraucht anzusehen sind (McIver, Wakefield & Underwager, Cohn). Für «parteilich arbeitende Feministinnen» scheint das allerdings schwer vorstellbar zu sein, daß es viele sexuell nicht mißbrauchte Kinder geben könnte. Dörr und Schulze-Berndt schreiben:

Stellen wir derartige Grenzen quantitativ orientierter wissenschaftlicher Forschung fest, müssen wir uns ernsthaft fragen, welche Aussagen anhand von Kontrollgruppen überhaupt reliabel und valide sind. Denn in der Kontrollgruppe der sogenannten nicht mißbrauchten Kinder können betroffene Kinder sein, die noch nicht die geeignete Vertrauensperson gefunden haben. Dieser Umstand wird allerdings durch die Definition «Kontrollgruppe der nicht mißbrauchten Kinder» ausgeschlossen. Aus diesem Grund ist dies für uns keine relevante Erhebung.

Diese anatomischen Puppen haben durch die für Kinder ungewohnte und darum auffallende Ausstattung mit sehr deutlichen Geschlechtsteilen einen erheblichen Aufforderungscharakter zum experimentierenden Spiel, das dann von phantasiereichen Erwachsenen als «sexualisiertes Spielverhalten» angesehen wird, nur weil sie mit dem Ineinanderstecken von Körperteilen Vorstellungen von sexuellen Tätigkeiten verbinden. Was jedoch im Kopf des Kindes vorgeht, steht auf einem ganz anderen Blatt.

Ich habe in meiner gutachterlichen Praxis zahlreiche Beispiele gesehen, in denen aufdeckungseifrige Erwachsene, an ihre Beobachtungen des kindlichen Spielverhaltens anknüpfend, das Kind in ein Gespräch verwickeln, das sehr zielgerichtet ist. Ein höchst bedenkliches Spiel ist in dem Buch von Ursula Enders (1991) zu finden. Enders spielt mit einem dreijährigen Mädchen:

Lena war ein ausgesprochen aufgewecktes Mädchen. Sie nahm schnell Kontakt mit mir auf und zeigte mir voller Stolz ihren Gruppenraum im Kindergarten. Dann interessierte sie sich für meine Handpuppen und die anatomisch getreuen Diagnosepuppen. Nach dem Motto «Zeigst du mir deine, zeig ich dir meine!» stellten wir uns gegenseitig unsere Puppen vor. Lena zog mit großem Interesse die Diagnosepuppen aus, untersuchte sie und benannte die Geschlechtsteile (Muschi und Pipimännchen). Dann machten wir ein «Ratespiel»: Wer hat eine Muschi? Wer hat einen Pipimann? Als ich unvermittelt den Namen des Täters nannte, schreckte das kleine Mädchen zusammen, beantwortete knapp die Frage und wechselte das Thema ...

Etwas später wandte sich die Kleine von selbst wieder der Puppenfamilie zu, nahm die Männerpuppe in die Hand und untersuchte den Penis mit dem Kommentar: «Der Pipimann ist blöd!» Auf meine Frage: «Wie groß ist denn der Pipimann von Günter?» antwortete sie: «So groß» und deutete einen relativ großen Penis an. Diesmal wich die Kleine nicht zurück; sie hatte Vertrauen zu mir gefaßt und selbst das Thema «Pipimann» angesprochen. Ich hatte durch meine Fragestellung den Namen des Täters nochmals vorgegeben, jedoch genügend Spielraum für eine Antwort gelassen, die auch vor Gericht Aussagekraft hat. Entsprechend auch meine nächste Vorgabe: Ich nahm die Mädchenpuppe in die Hand, streichelte sie liebevoll und sagte: «Dies ist Lena. Hat der Pipimann von Günter die Lena angepackt?» Diese Formulierung ging von einer aktiven Handlung des Täters und der passiven Rolle des Mädchens aus; sie stellte damit von vornherein die Verantwortlichkeiten klar und erleichterte es dem Kind, mir mehr zu erzählen. Lena nickte stumm. «Wo hat der Pipimann von Günter Lena angepackt?» Das Mädchen wich erschreckt zurück, diese Frage war für sie zu schmerzhaft, sie konnte sie mir nicht beantworten. Durch die klare Grenzziehung des Kindes wurde mir mein methodischer Fehler bewußt: Ein kleines Kind sollte niemals aufgefordert werden, «selbst» den Mißbrauch zu «verraten»; dies ist viel zu bedrohlich für das betroffene Mädchen (den Jungen). Ich nahm deshalb eine meiner Handpuppen und ließ auch Lena eine wählen. Die Kleine entschied sich für einen Teddy. In einem nächsten Schritt bat meine Handpuppe den Teddy, mir weiterzu-

helfen: Er sei doch Lenas Freund und Lena sei traurig; er könne mir bestimmt zeigen, wo Günters Pipimann Lena angepackt habe. Das kleine Mädchen zog die Handpuppe an und packte ganz eindeutig auf den Mund der «Lena-Puppe». Ich *sprach die Gefühle des Mädchens an, ohne den Tathergang in Worte zu fassen* ... (Hervorhebungen v. Verf.).

Scholz und Endres merken zu dieser Puppenbefragung an, sie sei ein Beispiel dafür, «wie Puppen in hochgradig suggestiver Form verwendet werden», und fügen hinzu:

Mehrere experimentelle Studien (Goodman & Aman, Saywitz, Goodman, Nicholas & Moan) haben gezeigt, daß zwar nicht der Einsatz anatomischer Puppen an sich, wohl aber ihre Kombination mit suggestiven Fragen der Häufigkeit von Falschangaben über eine körperliche Untersuchung oder die Häufigkeit sexualisierten Spielverhaltens erhöht.

In den zahlreichen Fällen, in denen ich in Gutachten oder Stellungnahmen Berichte über Ergebnisse, die durch Befragungen unter Verwendung anatomischer Puppen erzielt worden sind, gelesen habe, habe ich bis jetzt noch keinen Fall gefunden, in dem nicht die Verwendung der Puppen in verhängnisvoller Weise mit suggestiver Befragung verquickt gewesen wäre. Die gleichen Erfahrungen haben auch andere Sachverständige nahezu ausnahmslos gemacht. Aus der Fülle gleichlautender Äußerungen sei die von Ceci und Bruck herausgegriffen:

Maschinenschriftliche Übertragungen von Therapiestunden mit Kindern, bei denen der Verdacht besteht, daß sie sexuell mißbraucht worden seien, offenbaren, daß die Befrager verschiedene Techniken anwenden: Sie geben Puppen den Namen des Verdächtigten, beschimpfen die betreffende Puppe wegen des angeblich an dem Kind verübten Mißbrauchs, drohen mit dem Finger der Puppe, die den Namen des Verdächtigten erhalten hat, und schreien: «Du bist böse, weil du Jennifer wehgetan hast!»; Einführen von Phantasiefiguren in das Puppenspiel; Erzeugung einer Atmosphäre von andauernder Anklage.

Enders hält ihre Vorgehensweise hingegen für vorbildlich. Auf dem Beipackzettel zu dem genannten Buch, der eine Spendenaufforderung enthält, wird «Zartbitter Köln» vorgestellt als *eine*

Kontakt- und Informationsstelle gegen sexuellen Mißbrauch an Mädchen und Jungen, die betroffenen Kindern und ihren Vertrauenspersonen parteiliche Hilfe anbietet, Fortbildung für Pädagoginnen, Sozialarbeiterinnen, Ärztinnen usw. durchführt.

Es gehört wenig Phantasie dazu, sich auf Grund der zitierten Kostprobe ihrer Arbeitsweise vorzustellen, was bei solchen Fortbildungsveranstaltungen an methodisch falscher Vorgehensweise alles vermittelt wird.

Es liegt eine neueste experimentelle Untersuchung von Bruck, Ceci, Francœur und Renick vor. Ziel der Untersuchung war zu klären, ob die Darreichung anatomischer Puppen zu falschen Angaben über nicht stattgefundene sexuelle Berührungen eines Kindes führen kann. Versuchspersonen waren 70 dreijährige Kinder, die sich (aus anderem Anlaß) einer kinderärztlichen Untersuchung unterziehen mußten. Bei der einen Hälfte dieser Kinder erstreckte sich die ärztliche Untersuchung auch auf die Genitalregion, bei der anderen Hälfte hingegen nicht. Diese mußten den Unterleib auch nicht entblößen. Fünf Minuten nach dem Ende der ärztlichen Untersuchung wurde jedes der Kinder in Gegenwart seiner Mutter aufgefordert, mit seinen eigenen Worten anzugeben, wo der Arzt es berührt habe. Nachdem das Kind seine Angaben gemacht hatte, wurden ihm anatomische Puppen gereicht mit der Aufforderung, noch einmal anzugeben und zu demonstrieren, wo der Arzt es berührt habe.

Das Hauptergebnis der Untersuchung ist, daß Kinder dieser Altersstufe nicht unter Verwendung anatomischer Puppen befragt werden sollten. 55 Prozent der Kinder, bei denen keine Untersuchung der Genitalregion vorgenommen worden war, zeigten fälschlich Berührungen entweder der Genitalregion oder der Analregion, nachdem ihnen die Puppen für die Beantwortung der Fragen nach Berührungen des Arztes gegeben worden waren. Am häufigsten fanden sich diese falschen Angaben bei den Mädchen in dieser Gruppe. 75 Prozent der Mädchen, die keiner Untersuchung der Genitalregion unterzogen worden waren, zeigten mit Hilfe der Puppen, daß der Arzt ihre Genitalregion oder ihr Gesäß berührt habe.

Die Mehrzahl der Kinder, die während der Untersuchung nicht in der Genitalregion berührt worden waren, machte keine Äußerungen des Inhalts, daß sie dort berührt worden seien, aber nur solange sie ohne diese Puppen befragt worden sind. Wenn hingegen diese Puppen gereicht wurden, brachten fast 60 Prozent dieser Kinder zum Ausdruck, daß irgend etwas bei ihnen (in Scheide oder After) eingeführt worden sei oder irgend etwas mit ihnen gemacht worden sei, das als sittlich oder strafrechtlich bedenklich eingestuft werden muß. Irgendein Gewinn an Genauigkeit oder Zuverlässigkeit der Angaben über die Vorgänge bei der Untersuchung wurde durch die Verwendung der anatomischen Puppen nicht erreicht, vielmehr hatte die Verwendung der Puppen durchaus verhängnisvolle Folgen für die Richtigkeit der von den Kindern gemachten Angaben, insofern als sie die Kinder dazu provozierten, Angaben über erfahrene Berührungen der Genitalregion zu machen, die tatsächlich nicht stattgefunden hatten.

DIE ANALYSE DES AUSSAGEINHALTS

Die größte Zahl von Fehldiagnosen sexuellen Mißbrauchs, die je in kurzer Zeit produziert worden ist, geschah in dem kleinen Industriestädtchen Middlesbrough in der Grafschaft Cleveland im nordöstlichen England während der Monate Mai und Juni des Jahres 1987 durch zwei engagierte Kinderärzte, die bestimmte körperliche Befunde als spezifische Zeichen für sexuellen Mißbrauch ansahen, die es in Wahrheit nicht waren. Zwischen Mai und Juni 1987 hatten Dr. Marietta, eine erfahrene Kinderärztin, und ihr etwas jüngerer Kollege Dr. Geoffrey 121 Kinder, so sagt Lord-Richterin Butler-Sloss, oder sogar 197, wie der Unterhaus-Abgeordnete Steward Bell berichtete, in der Kinderstation des Middlesbrough General Hospital in Cleveland eingewiesen, weil sie an ihnen Zeichen sexuellen Mißbrauchs festgestellt hatten – zumeist den analen Dilationsreflex. 70 Prozent der Kinder waren sofort nach der (Fehl-)Diagnose auf der Kinderstation in Pflegestationen und Heime gegeben worden, oft mit der Auflage, daß die Eltern –

auch die Mütter – über längere Zeit keinen Kontakt zu ihren Kindern unterhalten durften.

Ein Jahr später waren 98 Kinder wieder bei ihren Eltern, 21 waren noch woanders. Die an den Kindern erhobenen Befunde, die von den Ärzten als Anzeichen sexuellen Mißbrauchs angesehen wurden, waren entweder im Normbereich liegende Varianten der Geschlechtsorgane und des Anus oder Befunde, die in der Mehrzahl der Fälle ganz andere, und zwar völlig harmlose Ursachen hatten als sexuellen Mißbrauch. Wie groß die Bandbreite der normalen Varianten in der Beschaffenheit der Geschlechtsorgane und der Analregion schon bei Kindern ist, ist erst bekannt geworden durch Reihenuntersuchungen des Ordinarius für Kinderheilkunde an der University of California in Davis (McCann, Wells, Simon und Voris; McCann, Voris, Simon und Wells). Leider sind auch bei uns zulande fachlich schlecht informierte Ärzte in großer Zahl schnell bereit, auf Grund aller möglichen, aber völlig unspezifischer Befunde und Verhaltensauffälligkeiten, die von der Mutter berichtet werden, bis hin zu harmlosen Rötungen in der Umgebung von Scheide oder After den von der Mutter vermuteten sexuellen Mißbrauch durch ein ärztliches Attest zu untermauern.

Die Folgen der massenhaften ärztlichen Fehldiagnosen in Cleveland waren für die Kinder, die Väter und die betroffenen Familien so verheerend, daß Unterhaus-Abgeordnete eine gründliche Untersuchung der Vorgänge, die zu diesem Skandal geführt hatten, verlangten. Es wurde ein Untersuchungsausschuß gebildet unter dem Vorsitz der Lord-Richterin Butler-Sloss, die zugleich auch den Auftrag erhielt, Vorschläge zu erarbeiten, die geeignet sind, in Zukunft derartige Fehldiagnosen zu verhindern. Die Kommission gab ihre Empfehlungen einstimmig. Die entscheidende Empfehlung lautete:

Die mit der Aufklärung befaßten Berufsvertreter sollten sorgfältig auf das hören, was das Kind zu sagen hat, und seine Aussage ernst nehmen.

Die überragende, ja ausschlaggebende Bedeutung der Aussage

der Zeugen, die als mögliche Opfer anzusehen sind, ist damit herausgestellt.

Für die Beurteilung des Wahrheitsgehalts von Aussagen habe ich seit 1948 Kriterien entwickelt, deren Vorhandensein in einer Aussage – je nach Zahl und Ausprägung – wahrscheinlich machen oder sicherstellen, daß die betreffende Aussage oder der betreffende Aussageteil die wahrheitsgemäße Wiedergabe eines selbsterlebten realen Vorganges ist. Die Anwendung dieser Kriterien ist inzwischen Gemeingut aller forensisch tätigen Aussagepsychologen in Deutschland und vielen anderen Ländern geworden. Sie hat sich auf breiter Front in der forensischen Praxis bewährt und ihre Treffsicherheit in wissenschaftlichen Untersuchungen bestätigt.

BEDEUTUNG VON GESCHICHTE UND ENTWICKLUNG DER AUSSAGE

Die zu beurteilende Aussage ist immer das momentane Endprodukt einer Aussagenentwicklung. Jede Aussage hat ihre Geschichte. Auf deren Bedeutung hat W. Stern von Anfang an und dann ausführlicher und nachdrücklicher in seinem ganz auf die forensische Praxis ausgerichteten Buch «Jugendliche Zeugen in Sittlichkeitsprozessen» hingewiesen. Er hebt besonders die soziopsychischen Prozesse hervor, die sich in den ersten Vernehmungen abspielen:

In diesen frühen Vernehmungen wird die flüssige Erinnerung in festen Wortlaut gepreßt; es werden Gesichtspunkte erst dargeboten, unter denen der erlebte Tatbestand logisch, sprachlich und wertend bewältigt werden kann. Es werden Suggestionen gesetzt, deren Wirkung eine entscheidende für alle künftigen Aussagen werden kann. Diese sind um so gefährlicher, als der Ursprung der aus Suggestionen stammenden Aussageelemente bald verdeckt wird. Denn die suggerierten Vorstellungen setzen sich allmählich so fest, daß sie in künftigen Aussagen ebenso spontan und sicher auftreten können wie die aus echten Wahrnehmungen stammenden Erinnerungen.

Von den ersten Vernehmungen hängt also geradezu die ganze Zukunft des Prozesses ab: In ihnen wird eigentlich fast immer der Sachverhalt endgültig geklärt oder endgültig verschleiert. Es kostet unendliche Mühe und gelingt fast nie völlig, in späteren Vernehmungen den Schaden wiedergutzumachen, den ungeschickte Erstvernehmungen angerichtet haben.

Leider finden nun meist die allerersten Vernehmungen unter Bedingungen statt, die sich ebenso der Kontrolle wie dem Reformieren entziehen. Denn noch ehe irgendeine amtliche Stelle Gelegenheit gewinnt, sich mit einem Vergehen an Kindern zu befassen, haben ja die Eltern oder andere Erziehungspersonen verhört. Und wie verhört!

Die verängstigte Mutter dringt mit immer bohrenderen Fragen in das Kind, was geschehen sei, ob nicht noch mehr geschehen sei, ob der Mann nicht das und das gemacht habe.

Villinger, der Vater der Jugendpsychiatrie in Deutschland, schrieb 1942, die Erforschung der Geschichte der Aussage sei geradezu die via regia der Glaubhaftigkeitsbeurteilung. Der schwedische Aussagepsychologe Trankell schrieb 1963:

Die Sachkunde des Aussagepsychologen ... besteht vielmehr darin, daß er mit Hilfe gewisser berufsspezifischer Methoden und spezieller Kenntnisse das faktische Wissen über die Entstehungsbedingungen einer zu beurteilenden Zeugenaussage erweitern kann. Durch Ausnützung dieser Sachkunde kann das Gericht seine Möglichkeiten erweitern, seine Beweiswürdigung auf einer sachlicheren und umfangreicheren Information über die Eigenschaften des Beweismaterials aufbauen, als dies der Fall zu sein pflegt bei seiner zuweilen willkürlichen Würdigung des Verhaltens des Zeugen in der Hauptverhandlung.

Es kann deshalb gesagt werden, daß die Aufgabe des Psychologen als Sachverständigen für Zeugenaussagen darin besteht, die Entstehungsbedingungen (Entstehungsgeschichte) bestimmter – vom Gericht näher bezeichneter – Aussagen klarzulegen.

Die hier von Trankell angesprochene berufsspezifische Methode ist die «textkritische Analyse».

Vorausgesetzt, daß authentische Aufnahmen aufbewahrt worden sind, kann man nämlich alle Arten von Befragungen einer textkriti-

schen Analyse unterziehen, welche in der Tat eines der wichtigsten Hilfsmittel im Methodenarsenal des Aussagepsychologen darstellt. … Als Methode kann die befragungspsychologische Textkritik als eine übergeordnete Technik betrachtet werden, deren Ziel darin besteht, allen anderen Techniken eine differenziertere und zuverlässigere Information abzugewinnen. Dies geschieht durch eine ins einzelne gehende Durchmusterung der Wechselwirkungen, die zwischen dem Vernehmenden und dem Vernommenen bestehen. In den meisten Fällen führt diese Durchmusterung dazu, daß man aus den Protokollen eine Anzahl künstlicher Produkte herauslösen kann, welche sich als Folgen der angewandten Vernehmungstechnik zu erkennen geben.

Die Rekonstruktion der Geschichte und der weiteren Entwicklung der Aussage hat durch die Intensivierung der Aufspürung sexuellen Mißbrauchs und durch die überschätzte Verbreitung dieses Deliktes gegenüber früheren Jahrzehnten ganz erheblich an Bedeutung gewonnen. Dank unermüdlicher Aufklärungs-, Fortbildungs- und Öffentlichkeitsarbeit «parteilich arbeitender Feministinnen» ist nicht nur in weiten Kreisen der Bevölkerung, sondern auch in den mit Kindern arbeitenden Berufskreisen (Kindergärtnerinnen, Mitarbeiterinnen der Sozialen Dienste, Erzieherinnen, Therapeutinnen usw.) die Vorstellung entstanden, Mißbrauch sei weit verbreitet, müsse deshalb überall und stets für möglich gehalten werden. Aufgrund der weiteren mit Fleiß verbreiteten Fehlinformation, daß zahlreiche Auffälligkeiten und Beobachtungen «Signale» für sexuellen Mißbrauch seien, sehen sie ihren Verdacht in einer Vielzahl von Fällen bestärkt und machen sich – aus ehrlichem Verantwortungsbewußtsein – daran, dem Verdacht nachzugehen.

Ein wahrer Aufspürungseifer grassiert in den genannten Berufsgruppen, soweit sie feministischer Ideologie erlegen sind. Ohne Spezialausbildung (als solche können Informations- und Fortbildungsveranstaltungen für Eltern, Erzieher und soziale Berufe, wie sie in großer Zahl von «Wildwasser», «Zartbitter», «Lawine», «Kobra» und vielen ähnlichen Beratungsstellen oder Selbsthilfegruppen flächendeckend durchgeführt werden, wahrlich nicht gelten) und ohne gesetzlichen Auftrag wird in Eigeninitiative eine umfassende Ermittlungstätigkeit zur Erhärtung des Verdachtes durchgeführt. Zweierlei ist dabei auffallend:

1. Jugendämter, Heime usw. suchen oft die Aufnahme polizeilicher Ermittlungen und Vernehmungen der Kinder hinauszuschieben, um Zeit zu gewinnen, zunächst selbst ermittelnd tätig zu werden in dem Glauben, sie könnten sowieso besser mit Kindern umgehen, ihre Techniken der «Aufdeckungsarbeit» könnten deshalb erfolgreicher sein. Selbst die frühzeitige Einschaltung von Sachverständigen scheint solchen Eiferern unerwünscht. Es gibt sogar Jugendamtsmitarbeiterinnen, die ihre Stellung als gesetzliche Vertreter des betroffenen Kindes oder als Ergänzungspfleger nach § 1909 BGB dazu benutzen, auf die Auswahl des Sachverständigen, die nach dem Willen des Gesetzgebers dem Richter (§ 73 Abs. 1 StPO) und im Vorverfahren der Staatsanwaltschaft (§ 161 a Abs. 1 StPO) obliegt, Einfluß zu nehmen. Die Ermittlungstätigkeit beim Verdacht des Vorliegens einer strafbaren Handlung ist nach dem Willen des Gesetzgebers der Staatsanwaltschaft (§ 160 StPO) und der Polizei als ihrem Hilfsorgan (§ 163 StPO) übertragen.

2. Diesem Ermittlungseifer und der behaupteten Fachkompetenz im Umgang mit Kindern seitens der Mitarbeiterinnen sozialer Dienste und berufsmäßiger Helferinnen in den Beratungsstellen gegen den Mißbrauch entspricht auf seiten der Polizei die Bereitschaft, diesen den Vortritt zu lassen. Es ist erstaunlich, in welchem Maße die Polizei in ihrem eigenen Zuständigkeitsbereich sich an den Rand drängen und die Anhörung von Kindern aus der Hand nehmen läßt.

In einem meiner Fälle kam der zuständige Kriminalbeamte zur Anhörung des Jungen ins Kinderheim. Die Anhörung fand im Dienstzimmer des ärztlichen Leiters der kinderpsychiatrischen Abteilung statt. Der nach § 52 Abs. 1 Ziff. 3 zeugnisverweigerungsberechtigte Junge brachte von Anfang der Anhörung an durch ständige Versuche, aus diesem Zimmer zu entkommen, unübersehbar und unmißverständlich und zu wiederholten Malen zum Ausdruck, daß er «nicht zur Aussage bereit» war (§ 52 Abs. 2 StPO). In dieser Situation hielt es der ärztliche Leiter für angebracht, sich mit seinem Stuhl vor die einzige Tür seines Dienstzimmers zu setzen, um auf diese Weise physisch den Jungen am Verlassen des Zimmers zu hindern. Obwohl der Junge offensichtlich nicht «zur Aussage bereit» war, wurde er vernommen durch den ärztlichen Leiter und einen Erzieher, wobei sich hin und wieder auch der Kriminalbeamte mit einer Frage einschaltete. Das Protokoll dieser Befragung kam als polizeiliche Anhörung in die Ermittlungsakte.

Auch die oben wiedergegebene hochsuggestive Befragung der dreijährigen Lena unter Zuhilfenahme anatomischer Puppen geschah im Rahmen eines Ermittlungsverfahrens:

Auf Anraten der Polizei meldete sich Lenas Mutter bei «Zartbitter». Die aufgeschlossenen Beamten wollten vorerst auf eine Vernehmung des kleinen Mädchens verzichten, wenn wir bereit wären, mit der Kleinen zu sprechen, einen Bericht für die Strafverfolgungsbehörden zu schreiben und gegebenenfalls als Zeuginnen vor Gericht auszusagen.

Es ist ein Mißstand, daß die Polizei, statt ihre Aufgabe selbst wahrzunehmen, den entscheidenden Teil der ihr aufgegebenen Ermittlungstätigkeit, die Anhörung des angeblich geschädigten Kindes, überträgt an

eine Kontakt- und Informationsstelle gegen sexuellen Mißbrauch an Mädchen und Jungen, die betroffenen Kindern und ihren Vertrauenspersonen parteiliche Hilfe anbietet (Spendenaufruf von «Zartbitter»).

Die Staatsanwaltschaft und die Polizei als ihr Hilfsorgan sind zu strikter Objektivität verpflichtet (§ 160 Abs. 2 StPO). Eine Beratungsstelle, die programmatisch «parteilich» arbeitet, ist zu Objektivität nicht verpflichtet und lehnt diese auch grundsätzlich für die eigene Arbeit ab. Deren «Bericht für die Strafverfolgungsbehörden» ist für diese wertlos, jedenfalls aber – wegen dieser Parteilichkeit – prinzipiell unbeachtlich.

Als Resultat dieser Entwicklung sind heute viele kindliche Zeugen durch professionelle Helfer auf die polizeiliche Anhörung, die Exploration des Sachverständigen und vor allem auf die Vernehmung in der Hauptverhandlung «vorbereitet». Aber auch Eltern und Verwandte befragen heute Kinder viel eindringlicher und häufiger und damit suggestiver als zu früheren Zeiten. Die Aussagen, die heute Sachverständige und Gerichte zu beurteilen haben, sind zumeist längst keine Originalprodukte des betreffenden Kindes mehr, sondern ein Konglomerat aus vielen Einflüssen, denen das Kind zuvor ausgesetzt gewesen ist.

Das gilt in erhöhtem Maße in den Fällen, in denen belastende Aussagen aus einer besonders engen Menschengemeinschaft heraus entstanden sind, in der auf irgendeine Weise ein Verdacht entstanden ist. Solche Gemeinschaften können bestehen aus Schulkindern und ihren Eltern oder aus einer Wohngemeinschaft oder aus Kindergartenkindern und ihren Eltern oder aus einer Dorfgemeinschaft. Die Gruppendynamik in solchen Gemeinschaften erzeugt stärkste suggestive Wirkungen auf die Kinder. Das war auch den früheren Aussagepsychologen bekannt. So schrieb Stern 1926:

Die Suggestivität der Umwelt. – Wenn die Atmosphäre, die das Kind umgibt, mit gewissen Meinungen, Gesinnungen und Erwartungen geschwängert ist, gehen diese auch auf das Kind selbst über, ohne daß dies etwas davon ahnt. Die Schulklasse, Familiengerede, herumschwirrende Gerüchte, Zeitungsberichte usw. üben hier Suggestionen aus, die um so gefährlicher sind, als ihr Ursprung im Dunklen bleibt und kein einzelner hierfür verantwortlich gemacht werden kann.

Der Psychiater Mönkemöller hat umfangreiche Erfahrungen aus dem Strafverfahren gegen den Frh. von Lützow, Leiter des Landerziehungsheimes Bad Berka bei Weimar in den zwanziger Jahren, in dem er als Sachverständiger tätig war. Die Anklageschrift umfaßte 75 Anklagefälle. Er schreibt hierüber:

Haben sich einmal solche Gerüchte um seine Person gerankt, so ist es um ihn geschehen. Nun bemüht sich der ganze Schülerkreis, alles, was man früher von ihm gesehen hat, durch dieselbe Brille zu sehen. Hat ein Knabe solch ein früheres Erlebnis in der Erinnerung umgebildet, dann gehen alle anderen schnell und mühelos denselben Weg. Man darf daher auch der Übereinstimmung einer größeren Zahl von Schülerzeugen keinen entscheidenden Wert beimessen, wenn sie alle demselben Kreise angehören, in dem sich die gemeinsame Befruchtung ihrer Phantasie vollziehen konnte.

Die Wirkungen gruppendynamischer suggestiver Einflüsse auf die Aussagen und auf die Erinnerung der solchen Einflüssen unterworfenen Kinder waren seit langem bekannt. Nur sind heute Fälle dieser Art infolge des überhitzten Klimas, das durch die erregte und aufgebrachte und unsachliche Diskussion über den sexuellen Mißbrauch entstanden ist, sehr viel häufiger.

DIE DIVERGENZ VON PSYCHOTHERAPIE UND WAHRHEITSFORSCHUNG

In den letzten Jahren kommt für die Aufklärung eines Verdachts auf sexuellen Mißbrauch eine weitere Komplikation hinzu: Das ist der Wunsch, beim Auftauchen eines solchen Verdachts das Kind schnell in Therapie zu geben. Das Ansinnen an die Therapeuten ist, den Kindern bei der Verarbeitung des vermeintlich erlittenen sexuellen Mißbrauchs zu helfen. Das ist ein Wunsch, der sehr verständlich ist, besonders dann, wenn man sexuellen Mißbrauch für das größte aller Übel hält und für das Schlimmste, was einem Kind widerfahren kann. Daß allerdings alle Kinder, die sexuellem Mißbrauch ausgesetzt waren, Therapie brauchen, ist wenig wahrscheinlich.

Es besteht ein Antagonismus zwischen Therapie und Wahrheitsfindung, der natürlich von den psychologischen Sachverständigen lange erkannt worden ist. In dem Buch von Underwager und Wakefield gibt es ein ganzes Kapitel mit der Überschrift: «Eine Sitzung beim Therapeuten und Ihr Kind ist verloren». Sehr nachdrücklich und ausführlich hat Wegener, selbst Arzt und Psychologe, auf die Divergenz zwischen Therapie und Sachaufklärung hingewiesen. Er schreibt:

In den USA wurde in der Tages- und Fachpresse über zahlreiche Fälle von Kindern berichtet, deren belastende Zeugenaussagen von den Gerichten als unbrauchbar beurteilt werden mußten, nachdem dieselben Personen zugleich die Rolle des helfenden Therapeuten und die des Ermittlers für das spätere Strafverfahren übernommen hatten. Der Verfasser hat ähnliche Fälle auch in der Bundesrepublik beobachten kön-

nen. Das Bemühen, als Therapeut dem Kind in seiner schwierigen psychischen Situation beizustehen und zugleich als Gutachter wie ein «Ermittler» strafrechtlich relevante Informationen zu sammeln, erwies sich als nicht durchführbar; beide Ziele erfordern im konkreten Fall vielmehr unterschiedliche Einstellungen und Vorgehensweisen.

Der Therapeut legt die subjektive Wahrheit seines Probanden zugrunde, der Sachverständige hat dagegen dabei den objektiven Sachverhalt aufzuklären. Jener geht – als Voraussetzung einer therapeutischen Beziehung – von den Angaben des Kindes aus, dieser muß die Möglichkeit einer Falschbeschuldigung in seine Übungen und Befragungen gezielt einbeziehen. Jede Rollendiffusion muß hier vermieden werden. Der Therapeut nimmt dem Kind im günstigen Falle die Angst und Unsicherheit, vermittelt ihm jedoch häufig auch erst die sprachlichen Begriffe und das Wissen zur Darstellung sexueller Handlungen. Dadurch aber verliert das Kind seine «Unbefangenheit», und die spätere Befragung reproduziert dann möglicherweise anstelle eigener unmittelbarer Erinnerungsvorstellungen an das kriminelle Ereignis die in der Therapie erlernten Termini und Vorgangsbeschreibungen.

Auch Rösner und Schade weisen darauf hin, daß Therapie der Wahrheitsfindung abträglich ist:

Indem bestimmte Verhaltensauffälligkeiten des Kindes als Hinweis auf eine bereits erlittene psychische Beschädigung aufgefaßt werden, veranlassen die am Verfahren beteiligten Sozialen Dienste oft nicht nur die bereits erwähnten massiven Interventionen, wie Trennung des Kindes von seinen Eltern und Heimeinweisung, sondern häufig auch eine psychotherapeutische Behandlung. Spätestens mit dieser, in solchen Fällen oft übertriebenen und unverhältnismäßigen, Wahrnehmung müssen sich zwangsläufig auch weniger dramatische sexuelle Erfahrungen mit einem Elternteil zu einem ungeheuerlichen Geschehen verzerren.

Der amerikanische Kinderpsychiater Richard Gardner, der außerordentlich große Erfahrung mit der Psychotherapie sexuell mißbrauchter Kinder hat und Autor zahlreicher Artikel und Bücher ist, charakterisiert die Situation wie folgt:

Ein anderes ernstes Problem, das durch solche Therapie hervorgeru-

fen wird, ist, daß die Fähigkeit des Kindes, zwischen Phantasie und Wirklichkeit zu unterscheiden, in schwerwiegender Weise erschüttert wird. Zu Beginn der Therapie wird das Kind dazu gebracht zu glauben, daß ihm sexueller Mißbrauch widerfahren sei, während das in Wirklichkeit nicht der Fall war. Aber die Therapie bleibt dabei nicht stehen. Der Therapeut wird typischerweise damit Erfolg haben, Schritt für Schritt mehr Einzelheiten «aufzudecken», die angeblich verdrängt waren und jetzt (als Ergebnis des Könnens des Therapeuten) dem Kind wieder zum Bewußtsein gebracht worden sind. Das Kind fängt an, auch diese Phantasien (sowohl seine eigenen als auch die vom Therapeuten in das Kind hineinprojizierten) als reale Ereignisse anzusehen, wodurch seine Fähigkeit, zwischen Phantasie und Wirklichkeit zu trennen, weiterhin untergraben wird.

Gardner vertritt als Therapeut den Grundsatz:

Ich nehme keine Therapie wegen sexuellen Mißbrauchs vor, solange ich nicht hundertprozentig überzeugt bin, daß ein solcher tatsächlich stattgefunden hat.

Aufdeckungsarbeit in der Therapie kann stärksten suggestiven Einfluß auf den Patienten ausüben. Von Aussagen, die während der und durch die Therapie entstanden sind, ist daher völlig fraglich, ob sie Wiedergaben realer selbsterlebter Vorgänge sind oder in der Therapie erzeugte «Scheinerinnerungen» (Loftus).

DIE ERGEBNISSE DER SUGGESTIBILITÄTSFORSCHUNG

Daß Scheinerinnerungen durch suggestive Einflüsse erzeugt werden können, ist selbstverständlich lange bekannt. Mönkemöller, der über reiche forensische Erfahrung aus dem ersten Massenbeschuldigungsverfahren in Deutschland, dem Lützow-Prozeß, verfügte, schrieb darüber:

Je nach dem Grade der Beeinflußbarkeit gestaltet sich auch die Wiedergabe des Erlebten oder vermeintlich Durchgemachten. Je größer die Beeinflußbarkeit ist, mit um so größerer Selbstverständlichkeit und mit um so eingehenderen Einzelheiten werden sie erfüllt. Noch mehr verstärken sie den Eindruck des tatsächlichen Erlebten, wenn sie in jeder

Beziehung einer normal entwickelten Erinnerung zu entsprechen scheinen, der man die Beeinflussung nicht anmerkt.

Je mehr sich in den suggerierten Geist die Wiederholungen der einmal gemachten Aussage eingraben, um so tiefer fassen diese Pseudo-Erinnerungen Fuß und verschlingen sich schließlich zu einem Aussagegestrüpp, das den Angeklagten ersticken muß.

Nun steht das suggestible Kind im Wirbel der Suggestion der Umwelt, die alles das, was sie denkt, fühlt, erwartet, auf das Kind überströmen läßt, ohne daß dieses auch nur etwas von diesen Einwirkungen ahnt, denen es unablässig ausgesetzt bleibt. Dieser im Dunklen wirkende Einfluß ist um so gefährlicher, als keiner der dabei aktiv Beteiligten sich bewußt ist, daß er suggestiv wirkt, geschweige denn, daß er dafür verantwortlich gemacht werden könnte.

Bestehen sonstige Gerüchte, die nach einer bestimmten Erinnerung drängen, so ist die Erinnerungsfälschung fertig.

Es gibt seit der Jahrhundertwende experimentelle Untersuchungen über den Einfluß der Suggestion auf Erinnerung und Aussage. Aber in keiner der Untersuchungen konnte annähernd die suggestive Dynamik entfaltet werden, der Kinder, bezüglich derer irgend jemand den Verdacht, daß sie sexuell mißbraucht worden sein könnten, aufgebracht hat, in der Wirklichkeit ausgesetzt sein können. Die suggestive Dynamik ergibt sich aus folgenden Umständen:

- → die Befragung geschieht durch dem Kind nahestehende Autoritätspersonen (einen Elternteil, eine Erzieherin, einen Therapeuten);
- → die Befragung wird mit großem Nachdruck und mit einer deutlichen Erwartungshaltung durchgeführt, mit gezielten Fragen und auf Konkretisierung drängenden Nachfragen;
- → die Befragungen werden wiederholt, in manchen Fällen schier unzählige Male, und
- → sie erstrecken sich über einen langen Zeitraum.

Auf Grund insbesondere der Erfahrungen in zahlreichen Massenbeschuldigungsverfahren sind in den letzten Jahren experimentelle Untersuchungen durchgeführt worden, die diese Umstände in die Untersuchungsbedingungen einbeziehen (zusammenfassender Bericht: Ceci und Bruck).

Gegen alle experimentellen Untersuchungen liegt aber der Einwand auf der Hand, daß sie sich in der Regel nur auf die Aussagen über verhältnismäßig periphere und triviale Ereignisse beziehen. Bezüglich solcher personal wenig bedeutsamen Ereignisse mag der Einfluß von Suggestion stark sein. Sexueller Mißbrauch berührt aber den Kernbereich der Persönlichkeit, verletzt die körperliche Integrität und ist für das Opfer stark belastend. Werden suggestive Einflüsse auch Aussagen über derartige Erlebnisse verändern oder sogar hervorbringen können?

Untersuchungen zu dieser Frage sind von Goodman, Hirschman, Hebps und Rudy sowie vor allem von Ceci und Bruck durchgeführt worden. Die Ergebnisse dieser Untersuchungen sind alarmierend. Schon die einfache Frage an einen Jugendlichen, ob er sich an ein bestimmtes Ereignis, das er in Wahrheit nie erlebt hat, erinnern könne, kann dazu führen, daß er eine lebhafte Erinnerung an das (in Wahrheit nie erlebte) Ereignis produziert, die subjektiv mit absoluter Realitätsgewißheit ausgestattet ist (Loftus & Coan). Erst recht die während eines längeren Zeitraums einmal wöchentlich gestellte – aussagepsychologisch ganz einwandfreie und gänzlich unvorgreifliche – schlichte Frage: «Hast du das (ein bestimmtes Vorkommnis) jemals erlebt?» zeitigt bei der Mehrzahl der Kinder Erinnerungen an Ereignisse, die sie in Wirklichkeit nie erlebt haben.

Die Kinder sind sogar in der Lage, eine konkrete Darstellung des Vorfalls zu geben, diese mit anscheinend sinnlich wahrgenommenen Einzelheiten auszustatten und sie mit dazu passender Gefühlsbeteiligung vorzutragen. Sie sind dabei selbst der festen Überzeugung, daß sie tatsächlich diesen Vorfall bzw. diese Vorfälle selbst erlebt hätten. Sie waren auch späterhin nicht mehr von dieser Überzeugung abzubringen. In den McMartin Pre-School

Cases waren nach den Freisprüchen 1990 aller sieben Angeklagten in den über das ganze Gebiet der USA ausgestrahlten nationalen Fernsehsendungen viele kindliche Zeugen zu sehen, die sich weinend darüber beklagten, daß die Gerichte ihren Behauptungen, satanisch-rituellem Mißbrauch ausgesetzt gewesen zu sein, den Glauben versagt hatten. Ob Kinder tatsächlich in dieser Weise mißbraucht worden sind und gegebenenfalls wie viele von denen, die glauben, in dieser Weise mißbraucht worden zu sein, tatsächlich Opfer gewesen sind, wird sich nie mehr aufklären lassen.

Besonders eindrucksvoll waren die Untersuchungen, in denen dem die Befragung der Kinder vornehmenden Erwachsenen vor der Befragung lediglich mitgeteilt worden war: «Es könnte auch dieses oder jenes geschehen sein.» Dadurch war ein «interviewer bias» überzeugt worden. Die in dieser Weise vorinformierten Interviewer erhielten sehr viele falsche Antworten, die in Richtung dieser Erwartungen lagen (Ceci, Leichtman & White). Auf der Grundlage dieser Erkenntnisse läßt sich leicht ermessen, welche verheerenden «Erfolge» der Irrglaube von der weiten Verbreitung sexuellen Mißbrauchs zeitigen kann.

Ebenso eindrucksvoll waren die Experimente, in denen bei den später befragten Kindern eine bestimmte Meinung von einem bestimmten Menschen erzeugt worden war (Leichtman & Ceci). Als dieser Mann später dem Kindergarten einen Besuch abstattete, erzählten hernach die Kinder konkrete Handlungen dieses Mannes, die er während seines Besuches vor ihren Augen vorgenommen habe, obwohl er in Wahrheit derartige Handlungen nicht ausgeführt hatte. Diese unzutreffenden Erzählungen schilderten Handlungen des Mannes, die in der Richtung des zuvor bei den Kindern entstandenen Bildes von dem Betragen des Mannes lagen. Auch diese Erzählungen waren zum Teil mit konkreten Details gut ausgestattet und wurden lebendig und überzeugend vorgetragen.

Ceci und seine Mitarbeiter zeigten die Videoaufnahmen dieser Interviews mehr als tausend Forschern und Praktikern, die beruflich mit Kindern arbeiten.

Ihnen wurde gesagt, daß alle Kinder den Besuch eines Mannes mit Namen Sam Stone in ihrer Kindertagesstätte erlebt hatten. Sie wurden aufgefordert, sich die Videoaufnahmen der mit den Kindern geführten Aufklärungsinterviews sorgfältig anzuschauen und anzuhören und dann ein Urteil darüber abzugeben, welche von den Kindern erzählten Vorkommnisse sich während des Besuches des Mannes in der Kindertagesstätte tatsächlich ereignet hatten und welche nicht. Sie sollten zuletzt die von den Kindern erzählten Geschichten in eine Rangfolge bringen im Hinblick auf die Gesamtglaubhaftigkeit (overall accuracy), und sie sollten die Aussagen der Kinder zu einzelnen der von ihnen berichteten Vorgänge hinsichtlich ihres Wahrheitsgehaltes einschätzen.

Die Mehrzahl dieser gut ausgebildeten Fachleute machte eine erstaunlich große Zahl von Fehlern.

Unsere Analysen führten zu dem Ergebnis, daß Fachleute, die als Wissenschaftler mit Forschungen über den Beweiswert von Kinderaussagen befaßt sind, die Therapie an Kindern durchführen, bei denen der Verdacht besteht, daß sie sexuell mißbraucht worden sind, und die in Ermittlungsverfahren oder familienrechtlichen Verfahren Anhörungen von Kindern durchführen, nicht in der Lage waren herauszufinden, welche Kinder zutreffend berichteten und welche nicht, obwohl sie sich in ihrem Urteil sicher fühlten. Die Einschätzung der Glaubwürdigkeit der einzelnen Kinder war höchst fehlerhaft. Gerade die Kinder, von denen die am wengisten zutreffenden Berichte stammten, wurden als die zuverlässigsten Zeugen eingestuft. Unsere Ergebnisse belegen die Tatsache, daß selbst eine lange Ausbildung es nicht immer ermöglicht, den Realitätsgehalt der Aussagen junger Kinder zutreffend zu beurteilen, wenn die Kinder anhaltenden, von falschen Annahmen getragenen Befragungen, die über einen längeren Zeitraum verteilt sind, ausgesetzt waren.

Die neueren experimentellen Untersuchungen, die hier in ihren Ergebnissen nur summarisch referiert werden können, belegen, was die forensische Erfahrung der psychologischen Sachverständigen nach dem Ersten Weltkrieg schon gelehrt hatten: daß suggestive Einflüsse verheerende Auswirkungen auf die autobiographische Erinnerung haben können. Im Lichte dieser Erfahrungen aus acht Jahrzehnten forensischer Gutachtertätigkeit und der Erkenntnisse aus früheren und neuesten experimentellen Untersuchungen gewinnt für die Beurteilung des Realitätsgehalts von Aussagen die Rekonstruktion der Geschichte der Aussage eine zunehmend größere Bedeutung. Die suggestiven Einflüsse auf Kinder sind heute viel stärker als in früheren Jahrzehnten.

Viel häufiger als früher sind wiederholte und eindringliche Befragungen. Viel häufiger als früher ist die Verwendung stark suggestiv wirkender «Aufdeckungs»-techniken (anatomische Puppen, Erzählungen «von einem anderen Kind», das sexuell angefaßt worden ist, hypothetische Fragen wie: «Was könnte X gemacht haben?», die Vorführung von sog. «Präventionsfilmen», in denen Kinder andeutungsweise, aber unmißverständlich von sexuellem Mißbrauch sprechen, die Veranstaltung von Gruppensitzungen mit vermeintlich sexuell mißbrauchten Kindern, in denen Kinder reihum von ihren – tatsächlichen oder vermeintlichen – Erlebnissen erzählen usw.).

Das alles hat eine Konsequenz: Daß die vor jeder Analyse der Aussage immer schon unverzichtbare Rekonstruktion der Geschichte der Aussage heute einen ganz anderen Stellenwert bei der Aussagebeurteilung hat als in früheren Zeiten. Bevor mit der Aussageanalyse begonnen werden kann, muß – genau wie bei chemischen Untersuchungen – zuvor eine Materialkritik vorgenommen werden, die der Frage dient: Wie ist die zu beurteilende Aussage zustandegekommen? Kann sie als authentische, unverfälschte Aussage des betreffenden Kindes angesehen werden oder ist sie das Produkt eines langen Entwicklungsvorganges, in den vielerlei Einflüsse eingegangen sind, oder ist sie gar das Produkt, das aus vielen Befragungen, Gesprächen, Therapiesitzungen unter Beteiligung vieler anderer Kinder und vieler Erwachsener einschließlich der professionellen Helfer zustandegekommen ist, ein Gemeinschaftsprodukt mit langer, aber im einzelnen undurchsichtiger und unaufklärbarer Vergangenheit?

Unter solchen Umständen kann eine Aussage bis zur Unbrauchbarkeit verdorben, in ihrer Beweiskraft vernichtet worden sein. Die Methoden der Analyse des Aussageinhalts auf das Vorhandensein der in Praxis und Forschung bewährten Realitätskriterien werden unanwendbar, wenn es sich statt der Originalaussage eines Zeugen um ein Gebräu handelt, das im Laufe der Zeit aus vielerlei Einflüssen entstanden ist. Auch die tausend Experten, denen die Videoaufnahmen der Erzählungen der Kinder aus der Untersuchung von Leichtman und Ceci vorgespielt worden sind, hätten die ihnen vorgespielten Erzählungen nicht als zuverlässige Wiedergaben selbsterlebter realer Vorgänge beurteilt, wenn sie über das Zustandekommen der Aussagen (durch bei den Kindern erzeugte Erwartungshaltungen und durch nachträgliche leicht suggestive Befragung) aufgeklärt gewesen wären.

DIE PRÜFUNG ALTERNATIVER HYPOTHESEN

Wissenschaftliche Forschung ist wesentlich Hypothesenprüfung. Der Forscher hat eine Hypothese, deren Gültigkeit er untersuchen und am liebsten beweisen möchte. Das methodische Vorgehen bei wissenschaftlichen Untersuchungen ist, daß Alternativhypothesen aufgestellt werden müssen und daß die vom Forscher aufgestellte Hypothese nur dann als angenommen (als erwiesen) gilt, wenn die Alternativhypothesen ausgeschlossen oder widerlegt werden können.

Auf Grund des Irrglaubens von der weiten Verbreitung des sexuellen Mißbrauchs und des weiteren Irrglaubens, daß Kindern geglaubt werden müsse, wenn sie von sexuellen Handlungen oder Berührungen erzählen (Dogma: «Children don't lie about sex»), wird heute von Angehörigen der sozialen Berufe, aber auch von Therapeuten, Ärzten und Psychologen häufig versäumt, alle im konkreten Fall möglichen Alternativhypothesen zu prüfen. Auf die Notwendigkeit der Prüfung von Alternativhypothesen auch in der forensischen Praxis haben die führenden Sachverständigen mit großer Einmütigkeit hingewiesen.

Nach Trankell besteht die Aufgabe des aussagepsychologischen Sachverständigen darin, *die Wirkungszusammenhänge systematisch aufzuzeigen und zu beschreiben, die bei der Entstehung der Aussage mitgewirkt haben. Das Ergebnis dieser Arbeit kann nicht in Form einer numerischen Wahrscheinlichkeit mitgeteilt werden. Die Ergebnismitteilung erfolgt statt dessen in Form von wahrscheinlichen Aussagen, wobei der Grad der Wahrscheinlichkeit nicht numerisch ausgedrückt wird, wobei aber deren Richtigkeit sich dadurch zu erkennen gibt, daß zum Beispiel denkbare Alternativhypothesen als offensichtlich nicht in Frage kommend ausscheiden.*

Heinz und Susanne Offe und Wetzels:

Unter «Besonnenheit im Denken» verstehen wir, daß die Mitarbeiter und Mitarbeiterinnen Sozialer Dienste als eine Möglichkeit erwägen, daß es sich um einen unzutreffenden Vorwurf handeln könnte. Diese Möglichkeit darf nicht vorschnell, d. h. nicht bevor sie sich tatsächlich als falsch erweist, zugunsten einer vermeintlichen Sicherheit beiseite geschoben werden. Es hilft gegen übereilte Urteile und voreilige Sicherheit, wenn man die Sichtweise, die man spontan nicht für die richtige hält, versuchsweise als richtige unterstellt, um dann zu prüfen, unter welchen Voraussetzungen auch diese Hypothese mit den vorhandenen Informationen zu vereinbaren ist. Das Aufrechterhalten und Aushalten der daraus folgenden Unsicherheit im eigenen Denken ist Teil einer professionellen Haltung, die zwar nicht von den beteiligten Müttern, wohl aber von den Mitarbeitern und Mitarbeiterinnen der Sozialen Dienste erwartet werden kann.

Rösner und Schade:

Liegen Verhaltensauffälligkeiten beim Kind vor, so muß vor der Suche nach weiteren Symptomen für den sexuellen Mißbrauch zunächst geprüft werden, ob diese Störungen nicht andere Ursachen haben können.

Ceci und Bruch:

Der Angehörige der Psycho-Berufe, der ein Gutachten zur Frage des Vorliegens sexuellen Mißbrauchs erstattet oder dem Gericht die Symptome beschreibt, die bei sexuellem Mißbrauch aufzutreten pflegen, muß auch alternative Hypothesen in Betracht ziehen, welche erklären können, warum das betreffende Kind oder Kinder im allgemeinen spezielle Symptome aufweisen oder Aussagen über sexuellen Mißbrauch machen. Eine der Alternativhypothesen, die in Betracht zu ziehen sind, ist die, daß die Aussagen oder die Symptome des betreffenden Kindes das Ergebnis suggestiver Einflüsse der oben beschriebenen Art sein können. Es ist wichtig, daß der Sachverständige eine solche Alternative in Betracht zieht, weil die gleichen Symptome, die bei sexuellem Mißbrauch auftreten können ... auch bei Kindern zu beobachten sind, die nicht sexuell mißbraucht worden sind, wohl aber suggestiven Einflüssen ausgesetzt waren.

Die Prüfung von Alternativhypothesen ist aus wissenschaftstheoretischen Gründen unverzichtbar. Es gibt aber auch einen ebenso zwingenden rechtlichen, sogar verfassungsrechtlichen Grund, worauf ich 1993 hingewiesen habe. Die Konvention zum Schutz der Menschenrechte und Grundfreiheiten vom 4. 11. 1950 (BGBl. II 1952, S. 686), die auf Grund des Gesetzes vom 24. 9. 1953 innerdeutsche Geltungskraft besitzt, enthält in Artikel 6 Absatz 2 den Grundsatz der Unschuldsvermutung. Alle belastenden Aussagen und alle sonstigen Hinweise auf möglichen sexuellen Mißbrauch müssen mit aller Sorgfalt daraufhin geprüft werden, ob es für ihr Vorliegen noch andere Erklärungsmöglichkeiten gibt als die, daß das Kind vom Verdächtigen mißbraucht worden ist. An dieser Prüfung lassen es die Stellungnahmen, Berichte usw. parteilich arbeitender Beratungsstellen durchweg fehlen. Aber auch Jugendämter und Familiengerichte sind allzu schnell damit bei der Hand, vage und vieldeutige Beobachtungen als gravierende Hinweise oder Beweise für sexuelle Verfehlungen des Verdächtigten anzusehen.

WAS WIR NICHT WOLLEN

Im September 1993 fand auf Initiative des US National Institute of Child Health and Human Development in Sätra Bruk (Schweden) eine Konferenz zu der Frage statt, wie bei aufgekommenem Verdacht des sexuellen Mißbrauchs die Sachaufklärung am besten geschehen könne. Es waren die führenden Sachverständigen aus einer großen Zahl von Ländern ausgewählt und eingeladen worden. Auf dieser Konferenz verkündete D. J. Besharov, der erste Direktor des US National Center on Child Abuse and Neglect, die Behandlung der Verdachtsfälle des Kindesmißbrauchs

hat ein krisenhaftes Ausmaß angenommen, da 65 Prozent aller Anzeigen nach Untersuchung als «unbegründet» beurteilt wurden. Außer daß diese Tatsache unzumutbar ist für die betroffenen Kinder und deren Eltern, droht sie die Fortsetzung der öffentlichen Unterstützung der im Interesse des Kinderschutzes gemachten Anstrengungen in Frage zu stellen.

Ich bin der Meinung, daß wir eine ausgewogene Haltung finden müßten, die sowohl den Schutz der Kinder vor sexuellem Mißbrauch fördert als auch die Rechte (und die Fähigkeiten) der Eltern respektiert, in angemessener Weise selbst darüber zu bestimmen, wie sie ihre Kinder erziehen wollen.

Insbesondere denke ich, daß wir eine sehr viel bessere Arbeit leisten müssen durch genauere Bestimmung

1. derjenigen Situationen, die den Behörden zur Anzeige gebracht werden sollte (und derjenigen, die nicht angezeigt werden sollten);

2. der Art und Weise, wie angezeigter Verdacht geklärt werden kann, sowohl unter Beachtung des wohlerwogenen Interesses aller Beteiligten als auch unter Beachtung der Unschuldsvermutung (bis zum Beweise des Gegenteils).

In dieser Hinsicht bereitet mir die größte Sorge, wenn bei Befragungen des Kindes Suggestivfragen verwendet werden, das Kind mehrfach befragt wird, unangemessenem Druck ausgesetzt wird, anatomische Puppen verwendet werden und anderes getan wird, das die Zuverlässigkeit der Aussage des Kindes untergräbt.

Die gegenwärtige Situation in Deutschland ist kaum weniger besorgniserregend. Forensisch tätige Lehrstuhlinhaber der Psychologie haben sich der Reihe nach zu Wort gemeldet: Schade, Scholz, Steller, Wegener und viele andere haben warnend ihre Stimme erhoben gegen die immer deutlicher sich abzeichnenden schädlichen Auswirkungen des in deutschen Landen grassierenden ungezügelten Aufklärungs- und Verfolgungsfanatismus.

Als solche unerwünschten, weil schädliche Folgen werden genannt:

1. Das Vorbringen von Beschuldigungen auf Grund völlig unspezifischer Beobachtungen, Befunde und Äußerungen.

2. Der verbreitete Einsatz ungeeigneter und hochsuggestiver Aufdeckungstechniken.

3. Die Aufdeckungsaktivitäten von weder ausreichend ausgebildeten noch dazu berufenen professionellen Helfern in Beratungsstellen, von Erziehern und Mitarbeitern in Jugendämtern.

4. Die häufig parteiliche Ausrichtung der sich in die Ermittlungstätigkeit hineindrängenden Personen und Berufsgruppen.

5. Die Instrumentalisierung des Mißbrauchsvorwurfs in familienrechtlichen Auseinandersetzungen.

6. Die wachsende Zahl von unfundierten Beschuldigungen.

7. Die Minderung oder Vernichtung des Beweiswertes ursprünglich vielleicht richtiger und brauchbarer Aussagen durch unsachgemäße Aufdeckungstechniken von hochsuggestiver Kraft und tendenziöse Befragungen.

8. Die Schädigung von sexuell mißbrauchten Kindern dadurch, daß ihre an sich möglichen guten und zuverlässigen Aussagen durch Anwendung von Aufdeckungstechniken, die die Gefahr der Erinnerungsfälschung und der Produktion von Scheinerinnerungen mit sich bringen, so sehr in ihrem Beweiswert gemindert werden, daß die Aussage der Kinder nicht mehr zur Grundlage von Entscheidungen gemacht werden kann und die Kinder als «unglaubwürdig» erscheinen («sekundäre Viktimisierung»).

9. Die vorschnelle Auflösung von Familienbanden, die allemal und mit Sicherheit einen unwiderruflichen Schaden für alle betroffenen Familienmitglieder herbeiführt.

10. Die Gefahr der Verurteilung Unschuldiger.

11. Die Stigmatisierung von Kindern als «mißbraucht» und die daraus folgende Unterlassung angemessener Hilfe bei anderen Personen.

Von vielen Seiten ist auf die auffallenden Parallelen zwischen der heutigen fanatischen und exzessiven Mißbrauchsvermutung und dem Hexenwahn vergangener Zeiten hingewiesen worden. Der Hexenwahn ist beseitigt worden durch die Aufklärung und den Rationalismus. Die gleichen Kräfte müssen heute eingesetzt werden, um den grassierenden Mißbrauchswahn zu vertreiben und gleichzeitig dem tatsächlichen Kindesmißbrauch mit allen Mitteln der modernen Psychologie und Therapie und mit dem Sanktionssystem des Strafrechts (als ultima ratio) begegnen zu können.

Literatur

Baurmann, M. (1991): Die offene, heimliche und verheimlichte Gewalt von Männern gegen Frauen sowie ein Aufruf an Männer, sich gegen Männergewalt zu wenden. In: D. Janshen (Hg.). *Sexuelle Gewalt*, S. 223–251.

Baurmann, M. (1991): Straftaten gegen die sexuelle Selbstbestimmung. Manuskript eines Vortrages, gehalten auf der Tagung «Sexualdelinquenz – Delinquence sexuelle» der Schweizerischen Arbeitsgruppe für Kriminologie, 13.–15. März 1991, Interlaken (Schweiz).

Bell, St. M. P. (1988, 10. Juli): Chaos in the Cleveland. *The Sunday Times*.

Brinkmann, W. (1987): Sexuelle Gewalt gegen Kinder und wie der Deutsche Kinderschutzbund damit umgehen kann. In: Deutscher Kinderschutzbund (Hg.). *Sexuelle Gewalt gegen Kinder*. Hannover: Deutscher Kinderschutzbund e. V., S. 7–26.

Bruck, M., Ceci, S. J., Francœur, E. & Renick (1994).

Butler-Sloss, E. (1988): Report of the Inquiry into Child Abuse in Cleveland 1987. Cm 412. London: Her Majesty's Stationary Office.

Ceci, S. J. & Bruck, M. (1993): The Suggestibility of the Child Witness. *Psychological Bulletin*, 113, S. 403–439.

Ceci, S. J. & Bruck, M. (1993): Child Witnesses: Translating Research into Policy. *Social Policy Report*. Society in Child Development, 8, No. 2, S. 1–31.

Ceci, S. J. (1994): Cognitive and social factors in children's testimony. In: B. Sales & G. Vandenbos (Eds.). *APA Master Lectures: Psychology and the Law.* Washington, D. C.: American Psychological Association.

Cohn, D. S. (1991): Anatomical doll play of preschoolers referred for sexual abuse and those not referred. *Child Sexual Abuse & Neglect*, 15, S. 455–466.

Crewdson, J. (1988): By silence betrayed. Sexual abuse of children in America. New York and London: Harper & Row.

Dörr, S. A. & Schulze-Berndt, A. (1992): Zum Umgang mit dem Verdacht des sexuellen Kindesmißbrauchs. Eine Gegenrede aus der fachfraulichen Praxis zu Offe / Offe / Wetzels, 1992. *neue praxis*, H. 5 / 1992, S. 434–439.

Enders, U. (1991): Zart war ich – bitter war's. Sexueller Mißbrauch an Jungen und Mädchen (6. Aufl.). Köln: Volksverlag.

Endres, J. & Scholz, O. B. (1994): Sexueller Mißbrauch aus psychologischer Sicht – Formen, Vorkommen, Nachweis. Neue Zeitschrift für Strafrecht (Oktober 1994).

Fischer, M. A. (1993): Instant Karma. Los Angeles Magazine, Okt. 1993, v 38 n 10 p. 48 (8).

Fürniß, T. (1991): The multi-professional handbook of child sexual abuse. London and New York: Routledge.

Fürniß, T. (1993): Kinder und Familien in traumaorganisierten Systemen von Sexringen. Familiendynamik, 18, S. 264–285.

Gardner, R. A. (1991): Sexual Abuse hysteria. Salem witch trials revisited. Cresstill, N. Y.: Creative Therapeut.

Goodmann, G. S. & Aman, C. J. (1990): Children's use of anatomically detailed dolls to recount an event. Child Development, 61, S. 1859–1871.

Leichtman, M. D. & Ceci, S. J. (1994): The effect of stereotypes and suggestions on preschoolers' reports. Developmental Psychology.

Loftus, E. F. & Coan, D. (1994): The construction of childhood memories. In: D. Peters (Hg.): The child witness in context: Cognitive, social and legal perspectives. Dordrecht, NL: Kluwer.

Loftus, E. F. (1993): The Reality of Repressed Memories. American Psychologist, Vol. 48, No. 5, S. 518–537.

McCann, J. & Simon, M. (1992): Genital injuries resulting from sexual abuse: a longitudinal study. Pediatrics, 89, S. 307–317.

McCann, J. & Voris, J. (1993): Perianal injuries resulting from sexual abuse: A longitudinal study. Pediatrics, 91, S. 390–397.

McCann, J. (1993): The colposcopic genital examination of sexually abused prepubertal female. Adolescent and Pediatric Gynecology, 6, S. 123–128.

McCann, J., Voris, J., Simon, M. & Wells, R. (1989): Perianal findings in prepubertal children selected for nonabuse: A descriptive study. Child Abuse & Neglect, 13, S. 179–193.

McCann, J., Voris, J., Simon, M. & Wells, R. (1990): Comparison of genital examination techniques in prepubertal girls. Pediatrics, 85, S. 182–187.

McCann, J., Wells, J., Simon, M. & Voris, J. (1990): Genital findings in prepubertal girls selected for nonabuse: A descriptive study. Pediatrics, 86, S. 428–438.

McIver II, Wakefield, H. & Underwager, R. (1989): Behavior of abused and non-abused children in interviews with anatomically-correct dolls. Issues in Child Abuse Accusations, 1, No. 1, S. 39–48.

Metzger, D. (1991): Besprechung des Buches von U. Wirtz: Seelenmord. Psychologie Heute, S. 73.

Money, J. (1985): Destroying angels. Buffalo, New York: Prometheus Books.

Mönkemöller, O. (1930): Psychologie und Psychopathologie der Aussage. Heidelberg: Carl Winters.

Offe, H., Offe, S. & Wetzels, P. (1992): Zum Umgang mit dem Verdacht des sexuellen Mißbrauchs. Neue Praxis, S. 240–256.

Roemer, A. & Wetzels, P. (1991): Zur Diagnostik sexuellen Mißbrauchs bei Kindern in der forensisch-psychologischen Praxis. Praxis der Forensischen Psychologie, 1, S. 22–31.

Rösner, S. & B. Schade (1993): Der Verdacht auf sexuellen Mißbrauch von Kindern in familiengerichtlichen Verfahren. Z. f. d. gesamte Familienrecht 40, S. 1133–1139.

Rutschky, K. (1992): Erregte Aufklärung, Kindesmißbrauch: Fakten und Fiktionen. Hamburg: Klein.

Saywitz, K. J., Goodman, G. S., Nicholas, E., Moan, S. F. (1991): Children's memory of a physical examination involving genital touch: Implications for reports of child sexual abuse. Journal of Consulting and Clinical Psychology, 59, S. 682–691.

Scholz, O. B. & Endres, J. (1994): Die Aufgaben des psychologischen Sachverständigen beim Verdacht des sexuellen Kindesmißbrauchs (Ms., eingesandt zur Veröff.).

Steinhage, R. (1989): Sexueller Mißbrauch an Mädchen. Ein Handbuch für Beratung und Therapie. Reinbek: Rowohlt Taschenbuch.

Stern, W. (1904): Die Aussage als geistige Leistung und Verhörsprodukt. Beiträge zur Psychologie der Aussage, 1.

Stern, W. (1926): Jugendliche Zeugen in Sittlichkeitsprozessen. Leipzig.

Trankell, A. (1963): Vittnespsykologins, arbetsmetoder. Stockholm: Bokförlaget Liber. Deutsche Übersetzung des erweiterten schwedischen Textes von U. Undeutsch (1971): Der Realitätsgehalt von Zeugenaussagen. Göttingen: Vandenhoeck & Ruprecht.

Underwager, R. & Wakefield, H. (1990): The real world of child interrogations. Springfield, Ill.: C. T. Thomas.

Undeutsch, U. (1993): Die aussagepsychologische Realitätsprüfung bei Behauptung sexuellen Mißbrauchs. In: S. Kraheck-Brägelmann: Die Anhörung von Kindern als Opfer sexuellen Mißbrauchs. Rostock & Bornheim-Roisdorf: Hanseatischer Fachverlag für Wirtschaft.

Wegener, H. (1992): Sexueller Mißbrauch: Zwischen Therapie und Strafverfolgung. psychomed, 4, S. 32–35.

Wirtz, U. (1989): Seelenmord. Zürich: Kreuzverlag.

SUSANNE OFFE UND HEINZ OFFE

DIE PRAXIS DER GLAUBWÜRDIGKEITSBEGUTACHTUNG BEIM VERDACHT DES SEXUELLEN MISSBRAUCHS

Der Begutachtung der Glaubwürdigkeit von Zeugenaussagen kommt in gerichtlichen Verfahren, in denen der Verdacht des sexuellen Mißbrauchs eine Rolle spielt, eine erhebliche und oft entscheidende Bedeutung zu. Wir werden im folgenden darstellen, welche Aufgaben und welche Probleme sich einem Gutachter in diesem Bereich stellen und welche methodischen Anforderungen ein Gutachten unserer Meinung nach erfüllen muß. Wir stützen uns bei dieser Darstellung auf unsere eigenen Erfahrungen, die wir als Gutachter im Rahmen von Strafsachen, Vormundschaftssachen und Familiensachen bei der Abklärung eines Verdachts des sexuellen Mißbrauchs gemacht haben. Außerdem wurden uns in den letzten Jahren eine Reihe von Gutachten von Betroffenen mit der Bitte zugesandt, zu prüfen, ob die Schlußfolgerungen in den Gutachten auf Grund des methodischen Vorgehens der Gutachter und der erhobenen Informationen als belegt gelten können. Bei der Überprüfung dieser Gutachten stellten wir fest, daß das Vorgehen von Gutachtern bei der Glaubwürdigkeitsbegutachtung eine große Variationsbreite aufweist und daß die uns vorgelegten Gutachten häufig erhebliche methodische Mängel aufwiesen.

ENTSTEHUNG UND BEGRÜNDUNG EINES VERDACHTS

Es gibt eine hohe Anzahl von Mißbrauchsfällen; es gibt aber auch eine nicht unerhebliche Anzahl von Fällen eines unzutreffenden Verdachts. Für Gutachter besteht die Aufgabe darin, bei einem bestehenden Verdacht zu prüfen, ob er sich mit psychologischen Methoden als wahrscheinlich oder sicher zutreffend erweisen läßt. Bevor im einzelnen darauf eingegangen wird, welche Aufgaben sich dem Gutachter bei dieser Prüfung stellen, soll zunächst die Entstehung eines Mißbrauchsverdachts näher betrachtet werden.

Gutachter werden beauftragt, wenn in einem konkreten Fall der Verdacht entstanden ist, daß ein Kind sexuell mißbraucht worden ist. Dieser Verdacht ist, bevor er in einem gerichtlichen Verfahren Bedeutung erlangte, *bei anderen Personen entstanden in der Interaktion eines Kindes mit diesen Personen.* Meist waren in den Prozeß der Entstehung, Ausformulierung und Begründung dieses Verdachts Familienangehörige oder Mitarbeiter sozialer Institutionen (Kindergärten, Jugendämter, Schulen, Beratungsstellen, z. T. auch Kriminalpolizei) einbezogen, bevor ein Gutachter von einem Gericht den Auftrag bekommt zu klären, ob es sich um einen zutreffenden Verdacht handelt.

Wir haben versucht zu kategorisieren, auf welche Weise in den uns vorliegenden Fällen der Verdacht des sexuellen Mißbrauchs begründet wurde:

Konkrete Aussagen über sexuelle Handlungen (z. B.: «Er hat mir die Hose ausgezogen, sich auf mich draufgelegt und ist dann mit seinem Penis immer an meiner Scheide rauf und runter»).

→ Aussagen (oft im Zusammenhang mit anderen Verhaltensweisen), die von Erwachsenen als Hinweise auf sexuelle Handlungen gedeutet werden (z. B. eine fünfjährige Tochter getrenntlebender Eltern greift im Schwimmbad der Mutter in das Bikini-Unterteil; auf die Zurechtweisung der Mutter, daß sie das nicht tun solle, erklärt sie, «das darf ich bei Papa auch»; oder: Aussage eines dreieinhalbjährigen Mädchens gegenüber der Mutter: «Ich hab den Pillermann vom Papa gesehen»).

→ Stark sexualisierte oder sexuelle Verhaltensweisen (z. B. exzessive Doktorspiele, Nachspielen von Geschlechtsverkehr u. ä.).

→ Andere Hinweise (Zeichnungen, emotionale und Verhaltensauffälligkeiten, Aussagen über «Geheimnisse» ohne deren Preisgabe, Rötung der Scheide u. ä.).

Die Übergänge zwischen diesen Kategorien sind fließend. Zudem sind im Einzelfall oft Verdachtsbegründungen aus mehreren Kategorien vorhanden. Noch vor der Behandlung der Frage, wie man vorgehen könnte, um zu prüfen, ob die so begründeten Verdächte zutreffend sind, soll zunächst der Prozeß der Verdachtsentstehung – getrennt nach den vier genannten Kategorien – betrachtet werden:

Dem Verdacht liegen in jedem Fall Verhaltensweisen der Kinder zugrunde. Während in den ersten beiden Kategorien *Kommunikations-Intentionen* der Kinder bestehen, ist dies bei den letzten beiden Kategorien zumindest sehr fraglich und müßte im Einzelfall begründet werden. Die Tendenz, solche Verhaltensweisen als «Signale» zu bezeichnen, verwischt diese Unterscheidung; sie unterstellt allen diesen Verhaltensweisen eine – möglicherweise verborgene oder unbewußte – Kommunikations-Intention. Sofern eine solche unterstellt wird, müßte diese Annahme durch zusätzliche Beobachtungen belegt und begründet werden. Wenn man nicht annimmt, daß das Kind mit seinem Verhalten auf einen stattgefundenen Mißbrauch hinweisen will, das Verhalten aber dennoch für einen Hinweis auf Mißbrauch hält, sollte man besser von einem Indikator sprechen.

Wenn bei einer der Personen, mit der das Kind interagiert, der Verdacht entsteht, daß das Kind sexuell mißbraucht worden sein könnte, so setzt dies einen *Prozeß des Verstehens* des sprachlichen oder nicht-sprachlichen Verhaltens voraus. Diese Prozesse des Verstehens sind in unterschiedlichem Maße anfällig für Fehlinterpretationen:

→ Bei konkreten Aussagen über sexuelle Handlungen sind diese Fehlermöglichkeiten für kompetente Sprachbenutzer am geringsten. Als Problem ergibt sich hier allenfalls, daß sehr kleine oder geistig behinderte Kinder manchmal nicht zu den kompetenten Sprachbenutzern gehören. Bei den konkreten Aussagen kommt als weitere Fehlerquelle die Möglichkeit hinzu, daß diese konkreten Aussagen wissentlich oder unwissentlich falsch sein können.

→ Andere Äußerungen, oft im Zusammenhang mit bestimmten Verhaltensweisen, bedürfen wesentlich größerer Interpretationsleistungen auf seiten des Empfängers, um als Aussagen über Mißbrauchshandlungen verstanden zu werden. Die Kommunikations-Intention liegt hier gerade nicht darin, über Mißbrauch zu berichten. Auch das, was «nebenbei», abseits von der offensichtlichen Kommunikations-Intention mitgeteilt wird, sind keine Berichte über konkrete Mißbrauchshandlungen, sondern Angaben, die der Hörer in seiner Vorstellung mit möglichen Mißbrauchssituationen in Zusammenhang bringt. In diesem Interpretationsprozeß liegen erhebliche Fehlermöglichkeiten.

→ Bei sexualisiertem Verhalten ohne Aussagen über sexuelle Handlungen liegt ebenfalls nicht die Intention vor, über sexuellen Mißbrauch zu berichten. Die Indikatorfunktion sexualisierten Verhaltens für Mißbrauchserfahrungen wird dadurch begründet, daß in solchen Verhaltensweisen ein ungewöhnliches Interesse an und / oder ein ungewöhnliches Wissen über sexuelle Verhaltensweisen Erwachsener zum Ausdruck kommt, die das Kind möglicherweise durch Mißbrauchserfahrungen erworben haben kann. Dabei ist es allerdings stark von der Perspektive des Beobachters abhängig, was als sexualisiertes Verhalten wahrgenommen wird.

In einem uns vorliegenden Gutachten wurde die Tatsache, daß ein fünfjähriges Mädchen in der Straßenbahn den Rock hochgehoben hat, so daß man die Unterhose sehen konnte, als sexualisiertes Verhalten und damit als Hinweis auf Mißbrauchserfahrungen gedeutet. Das Beispiel zeigt, wie groß bei dieser Verdachtsbegründung die Möglichkeiten für Fehlinterpretationen sind. Darüber hinaus ist die Annahme, daß nicht mißbrauchte Kinder keinerlei sexuelles Verhalten zeigen, unzutreffend. Nur vor dem Hintergrund üblicher sexueller Verhaltensweisen von Kindern läßt sich aber feststellen, was als ungewöhnlich sexualisiertes Verhalten gelten kann. Entwicklungspsychologische Kenntnisse darüber, was als altersangemessenes sexuelles Verhalten oder sexuelles Wissen angesehen werden kann, fehlen oft und werden durch sehr subjektive Beurteilungen ersetzt.

→ Bei den «anderen Hinweisen» ist eine Kommunikations-Intention ebenfalls nicht gegeben. Sie sind auch als Indikatoren nicht brauchbar, da es nach inzwischen weitgehend übereinstimmender Auffassung keine Symptome gibt, die einen einigermaßen validen Schluß auf einen stattgefundenen Mißbrauch zulassen. Es gibt keine Symptome, die hinreichend spezifisch für sexuellen Mißbrauch sind; aufgetretene Symptome können auch eine Vielzahl anderer Ursachen haben. Wenn z. B. Sprachstörungen oder Stummheit eines Kindes als generalisierte Folgen des Schweigegebots eines Mißbrauchstäters aufgefaßt werden, so wird in solchen Interpretationen dem Verhalten eine Bedeutung verliehen, die aus dem Symptom selbst nicht ableitbar ist. Ähnliches gilt für die Interpretation von Zeichnungen. Allerdings ist hier einzuschränken, daß Zeichnungen im Rahmen einer verbalen Kommunikation durchaus einer kommunikativen Intention, z. B. als Mittel der Verdeutlichung dienen können.

PROBLEME DER BEGUTACHTUNG – GRUNDLEGENDE ÜBERLEGUNGEN

Zur Begründbarkeit von Interpretationen

Nachdem der Verdacht auf Grund der beschriebenen Interpretationsprozesse bei einer Person aus dem Umfeld des Kindes aufgetreten ist und in einem gerichtlichen Verfahren verhandelt wird, soll ein Gutachter herausfinden, ob der Verdacht zutrifft oder nicht. Dabei befindet er sich grundsätzlich in der gleichen Position wie andere Personen, bei denen der Verdacht entstanden ist. Als Ausgangsmaterial stehen ihm Äußerungen und Verhaltensweisen des Kindes, Berichte über frühere Äußerungen und Verhaltensweisen und die Interpretation zur Verfügung, mit denen andere Personen ihren Verdacht begründet haben. Da es kein einfaches Verfahren im Sinne eines standardisierten Tests gibt, bei dessen methodisch korrekter Anwendung sich mit hoher Treffsicherheit entscheiden läßt, ob Mißbrauch stattgefunden hat, ist auch der Gutachter auf seine Interpretationen angewiesen. Die Begutachtung stellt also einen *Verstehensprozeß* der vielfältigen Äußerungen und Verhaltensweisen des Kindes und anderer Personen dar. Die dazu erforderlichen Interpretationen sollen allerdings – auf Grund des Sachverständigenstatus – *wissenschaftlich begründet* sein.

Verstehende (hermeneutische) Verfahren verlangen zu ihrer Begründung zumindest, zunächst mehrere unterschiedliche Interpretationsmöglichkeiten zu finden und im Blick zu behalten und nicht eine Interpretation vorschnell als zutreffend anzusehen. D. h. zum Beispiel, daß ein Gutachter sich ganz explizit *auch* die Frage stellen muß, ob und auf welche Weisen sich die vorliegenden Äußerungen und Verhaltensweisen verstehen ließen, wenn man davon ausgeht, daß kein sexueller Mißbrauch vorliegt. Ein umfassendes Verständnis der Situation setzt voraus, verschiedene Perspektiven einzunehmen und sich über die Möglichkeit unterschiedlicher Interpretationen klarzuwerden. Erst dann können auf Grund der vorliegenden Äußerungen oder zusätzlicher Informationen und auf Grund der Berücksichtigung des Kontextes der Aussagen und Verhaltensweisen, bestenfalls, eine Reihe dieser möglichen Interpretationen als unzutreffend ausgeschlossen werden. Die Ablehnung bestimmter Interpretationsmöglichkeiten mit der Begründung, daß sie mit den vorliegenden Informationen nicht in Übereinstimmung zu bringen sind, bedarf der expliziten Argumentation und Begründung.

In dem Verzicht auf diesen Anspruch einer an wissenschaftlichen Erkenntnissen orientierten Begründung der eigenen Interpretationen oder in der Unklarheit darüber, was als eine solche Begründung gelten kann, liegt das Problem bei vielen Gutachten.

In einem unserer Fälle berichtet eine Diplompsychologin über ein sechsjähriges Mädchen, das wegen des Verdachts des sexuellen Mißbrauchs in einem Heim untergebracht wurde, in einer Gerichtsverhandlung: In einem «speziell auf Verdachtsfälle sexuellen

Mißbrauchs zugeschnittenen Testverfahren habe (das Mädchen) in einer Weise ‹positiv› reagiert, wie es in ihrer bisherigen Praxis selten vorgekommen sei». In einer späteren Befragung teilt die Psychologin mit, sie habe mit dem speziellen Testverfahren den Sceno-Test gemeint, in dem das Mädchen im Spiel das Krokodil in den Unterleib der Prinzessin habe beißen lassen. Dieses Spielverhalten weise eindeutig auf einen sexuellen Mißbrauch hin.

Diese Interpretation ist zwar als eine von vielen möglichen denkbar, sie ist jedoch durch keinerlei methodisch begründete Erkenntnisse abgesichert: Weder liegen empirische Ergebnisse darüber vor, daß nahezu alle Kinder, die im Sceno ein solches Verhalten zeigen, mißbraucht worden sind (Indikatorfunktion), noch ist überprüft worden, ob das gezeigte Verhalten auch anders verstanden werden könnte oder ob es gar im Rahmen der normalen Variationsbreite kindlichen Spiels mit dem Sceno-Material liegt. Insofern kann diese Interpretation nicht als wissenschaftlich begründet angesehen werden.

Zur Entwicklung von Hypothesen darüber, ob Äußerungen und Verhaltensweisen von Kindern möglicherweise auch anders als durch die Annahme eines sexuellen Mißbrauchs erklärt werden können, ist es sinnvoll und hilfreich, die Sichtweisen und Erklärungen des Beschuldigten zu kennen. Dies läßt sich evtl. durch die Akte, sonst aber auch durch das direkte Gespräch mit ihm erreichen. Nur wenn diese Interpretationen bekannt sind, kann geprüft werden, ob sie auf Grund der erhobenen Informationen als unzutreffend ausgeschlossen werden können.

Zur Notwendigkeit der Erhebung konkreter Aussagen

Wie oben dargestellt, ist die Wahrscheinlichkeit von Fehlinterpretationen bei konkreten Aussagen des Kindes über Mißbrauchshandlungen am geringsten. Es muß also Ziel des Gutachters sein, solche Aussagen vom Kind zu gewinnen. Die Interpretation von nonverbalen Verhaltensweisen oder Symptomen des Kindes bietet so große Spielräume, daß allein darauf gegründet eine sichere Diagnose eines sexuellen Mißbrauchs nicht möglich ist. Die Ausgangsbedingungen dafür, in der Exploration konkrete Angaben des Kindes über Mißbrauchshandlungen zu gewinnen, sind je nach den Gründen, aus denen der Verdacht entstanden ist, sehr unterschiedlich:

- → Wenn der Verdacht schon auf konkreten Aussagen zu Mißbrauchshandlungen beruht, kann der Gutachter Hypothesen darüber haben, was genau vorgefallen sein könnte; er kann dementsprechend das Gespräch auf die schon berichteten Situationen zentrieren und nach zusätzlichen Situationen fragen (zur Befragungsmethode und dem Problem der Suggestion vgl. u.).
- → Bei anderen Aussagen des Kindes liegt zwar keine Beschreibung von Mißbrauchshandlungen durch das Kind vor. Diese Aussagen haben aber bei anderen Erwachsenen Vorstellungen von möglichen Mißbrauchshandlungen hervorgerufen. Wenn diese auch oft nicht sehr konkret sind, so bieten sie doch gewisse Anhaltspunkte für eine Exploration. Darüber hinaus kann versucht werden, im Gespräch mit dem Kind die Bedeutung seiner ursprünglichen Äußerung abzuklären.
- → Wesentlich ungünstiger ist die Ausgangslage, wenn der Verdacht sich ausschließlich auf Verhaltensbeobachtungen stützt. In diesen Fällen ist der Verdacht entstanden ohne die Vorstellung einer konkreten Mißbrauchssituation. Bisweilen richtet sich der Verdacht nicht einmal gegen eine konkrete Person. Die Exploration des Kindes muß daher sehr viel ungerichteter ablaufen. Hier kommt es darauf an, Gesprächssituationen herzustellen, die es dem Kind erleichtern, evtl. erlebte Mißbrauchssituationen zu berichten.

Möglichkeiten unzutreffender konkreter Aussagen

Wenn es gelingt, von einem Kind konkrete Aussagen über Mißbrauchshandlungen zu gewinnen, stellt sich die nächste Frage, ob diese Angaben realen Ereignissen entsprechen und somit zutreffend sind oder nicht. Dabei verschleiert die beliebte Simplifizierung «wahr oder gelogen» die Situation. Es gibt eine Vielzahl von

Möglichkeiten, wie eine subjektiv wahre, aber dennoch objektiv unzutreffende Aussage zustande kommen kann; hier sind insbesondere bewußte oder unbewußte suggestive Einflüsse zu erwähnen. Bei der Beurteilung des Realitätsgehalts konkreter Aussagen über Mißbrauchshandlungen sind vor allem zwei Arten unzutreffender Aussagen von Bedeutung:

- → bewußt falsche Aussagen
- → subjektiv wahre, aber unzutreffende Aussagen, die durch suggestive Einflüsse zustande kommen.

Suggestiv beeinflußte Aussagen

Besonders in den USA hat sich die forensische Psychologie bei der Frage, ob und in welchem Maße die Aussagen vor allem kindlicher Zeugen zutreffend sind, in den letzten 15 Jahren intensiv in vielen experimentellen Studien mit der Frage von Suggestion und Suggestibilität auseinandergesetzt. Wesentliche Ergebnisse sollen hier sehr knapp aufgelistet werden:

Die Anfälligkeit für suggestive Einflüsse ist eher ein Ergebnis der spezifischen Befragungssituation als eine Persönlichkeitseigenschaft; allerdings können sich solche suggestiven Situationsmerkmale je nach kognitiven und motivationalen Voraussetzungen bei den Befragten unterschiedlich auswirken.

Situative Bedingungen, die zu einer erhöhten Suggestibilität führen, sind:

- → *Kognitive Unsicherheit über den Gegenstand der Befragung:* Wenn ein Kind keine genaue Vorstellung oder Erinnerung von dem hat, wonach der Befrager fragt, neigt es eher dazu, bei seinen Antworten die in den Fragen enthaltenen Informationen zu nutzen und den Erwartungen des Befragers nachzukommen.
- → *Eine vertrauensvolle Beziehung zum Befrager:* Ein Kind vertraut den für es wichtigen Bezugspersonen und neigt dazu, die von ihnen vorgegebenen Informationen für zutreffend zu halten und ihren Erwartungen zu entsprechen.

- → *Der erlebte Druck, zu einer Frage Angaben machen zu müssen:* Wenn ein Kind sich stark gedrängt fühlt, zu einer Frage Angaben zu machen, neigt es dazu, solche Angaben zu machen und damit auch inhaltlich den wahrgenommenen Erwartungen des Befragers zu entsprechen. In solchen Situationen fällt es Kindern schwer zu sagen, daß sie zu der Frage nichts wissen oder keine Angaben machen können.
- → *Ein hohes Statusgefälle zwischen Befragtem und Befrager:* Ein hohes Statusgefälle wirkt sich beim Befragten in gleicher Weise aus wie der erlebte Druck, eine Angabe machen zu müssen. Dabei ist zu beachten, daß zwischen einem befragten Kind und einem befragenden Erwachsenen von vornherein ein erhebliches Statusgefälle besteht und auch vom Kind wahrgenommen wird.
- → *Die Art der Fragestellungen und der Rückmeldungen, die der Befrager gibt:* Es ist bekannt und leicht nachvollziehbar, daß die Art der Fragestellung, insbesondere ihre Informationshaltigkeit und die in ihr zum Ausdruck kommende Erwartung des Befragers, erhebliche Einflüsse auf die Antwort haben kann. Befragungssituationen sind Lernsituationen. Wenn der Befrager zurückmeldet, daß er mit den Antworten unzufrieden ist, indem er z. B. Antworten anzweifelt oder Fragen wiederholt, auf die bereits vorher eine Antwort gegeben worden ist, neigen Zeugen dazu, ihre Antworten den Erwartungen des Befragers anzupassen. Insbesondere wiederholte Befragungen erhöhen die Suggestionsmöglichkeiten erheblich.

Derartige situative Bedingungen führen auch bei Erwachsenen zu Suggestionseffekten. Bei kleinen Kindern sind diese Effekte jedoch besonders stark. Über die Altersabhängigkeit und die entwicklungspsychologischen Grundlagen der Suggestibilität gibt es unterschiedliche Ergebnisse. Vorschulkinder scheinen in höherem Maße suggestiven Einflüssen zu folgen, was mit dem Stand ihrer kognitiven Entwicklung zusammenhängt. Ob die auch bei Schulkindern festgestellte erhöhte Suggestibilität jüngerer Kinder ein Effekt der kognitiven Entwicklung oder eher ein Effekt des sich mit dem Alter verändernden wahrgenommenen Machtgefälles zwischen befragtem Kind und erwachsenem Befrager ist, wird unterschiedlich gesehen.

In welchem Ausmaß suggestive Effekte beim Zustandekommen von Beschuldigungen wegen sexuellen Mißbrauchs eine Rolle spielen, ist in der Literatur umstritten. Underwager & Wakefield geben in diesem Zusammenhang eine Reihe von Belegen und Beispielen von suggestiv zustande gekommenen Falschbeschuldigungen. Goodman und Mitarbeiter führen empirische Ergebnisse an, nach denen eine suggestiv zustande gekommene Falschbeschuldigung durch Kinder gerade beim Vorwurf des sexuellen Mißbrauchs unwahrscheinlich sein soll. Eine Diskussion der unterschiedlichen Ergebnisse findet sich bei Ceci & Bruck.

Diese Ergebnisse verweisen auf die *Wichtigkeit einer methodisch gut geplanten Gestaltung der Befragungssituation und der Befragung selbst* (vgl. u.). Um im Rahmen der Begutachtung suggestive Einflüsse auf das Zustandekommen der Beschuldigung abschätzen zu können, ist es darüber hinaus erforderlich, Informationen über die Aussagegenese, über Art und Häufigkeit vorangegangener Befragungen und die Voreinstellungen der jeweiligen Befrager zu erheben.

Bewußte Falschaussagen

Aufgabe des Gutachters ist es, an Hand der selbsterhobenen Aussagen festzustellen, ob sie reale Ereignisse beschreiben oder nicht. In Deutschland hat sich dazu ein Verfahren durchgesetzt, das weniger auf die Identifizierung von Suggestionseffekten, sondern eher auf die Unterscheidung von wahren und bewußt falschen Aussagen zielt. Der Grundgedanke dieses Verfahrens, das als *Aussageanalyse* bezeichnet wird, geht auf Undeutsch zurück: Eine erfundene Geschichte realistisch zu erzählen erfordert eine erheblich größere kognitive Leistung als die Wiedergabe eines tatsächlich erlebten Ereignisses. Deshalb weisen erfundene Geschichten unter sonst gleichen Bedingungen eine geringere Komplexität auf als erlebte Geschichten. Darüber hinaus sind unter der Bedingung einer bewußt falschen Darstellungsintention, also der Lüge, motivationale Faktoren wirksam, die die Art der erzählten Geschichte beeinflussen. Es ist wichtig, festzuhalten, daß nach diesem Verständnis Glaubwürdigkeit kein Merkmal einer Person, sondern ein Merkmal einer Aussage ist.

Auf dieser Grundüberlegung aufbauend, haben inzwischen weitere Autoren Listen von Aussagemerkmalen vorgelegt, in denen Geschichten über real erlebte Ereignisse stärkere Ausprägungen zeigen sollten als erfundene Geschichten. Die experimentelle Überprüfung solcher Kriterien steckt allerdings erst in den Anfängen. Ob das Verfahren der Aussageanalyse, das zur Unterscheidung von selbsterlebten und erfundenen Geschichten entwickelt wurde, auch in der Lage ist, zwischen selbsterlebten und subjektiv zwar wahren, objektiv aber unzutreffenden Berichten (also z. B. durch Suggestionseinflüsse zustande gekommenen Berichten) zu unterscheiden, ist gegenwärtig zumindest unklar.

METHODISCHE ANFORDERUNGEN UND TYPISCHE FEHLERQUELLEN BEI DER BEGUTACHTUNG

Die Aussageerhebung

Eine Aussageanalyse erfordert eine *Befragung* der Zeugen zu dem / den behaupteten Mißbrauchserlebnissen. Dies mag trivial erscheinen. Wir erwähnen diesen Punkt jedoch ausdrücklich, weil wir Gutachten kennen, in denen dies nicht geschehen ist:

In einem Fall stützte sich der Gutachter auf die Aussage der Pflegemutter darüber, was die Kinder nach der Herausnahme aus ihrer Ursprungsfamilie ihr gegenüber geäußert hatten. In einem anderen Fall stützte der Gutachter, nachdem das Kind ihm gegenüber keine Aussage über einen Mißbrauch gemacht hatte, seine Beurteilung der Glaubwürdigkeit der Aussagen eines behinderten Kindes auf die Ergebnisse eines Aufdeckungsgesprächs, das Kindergärtnerinnen im Kindergarten durchgeführt hatten. Diese

Vorgehensweise ermöglicht keine Glaubwürdigkeitsbeurteilung, da völlig ungeklärt ist, unter welchen Umständen die Aussage der Kinder zustande gekommen ist und welchen Einfluß dabei die Pflegemutter und die Kindergärtnerinnen eventuell genommen haben.

Als unabdingbare Voraussetzung für eine Glaubwürdigkeitsbegutachtung ist daher eine Aussage des Kindes anzusehen, die der Gutachter selbst bei dem Kind erhoben hat.

In bezug auf die Person des Gutachters ist festzuhalten, daß *Therapeuten* nicht zugleich Gutachter sein können. Ein therapeutisches Setting erfordert es, ein Vertrauensverhältnis zu dem Klienten herzustellen, das einer distanzierten und neutralen Position, die ein Gutachter einnehmen muß, um eine Aussage auf ihre Glaubwürdigkeit beurteilen zu können, widerspricht. In der therapeutischen Situation werden von Therapeut und Klient gemeinsame Realitätsdeutungen konstruiert, die es dem Therapeuten außerordentlich erschweren, auch nur probeweise eine abweichende Perspektive einzunehmen. Eine neutrale Position ist einem Therapeuten insbesondere dann nicht möglich, wenn das Kind wegen des vermuteten Mißbrauchs in eine Therapie gegeben wurde. Die Unterstellung, daß ein Mißbrauch stattgefunden habe, ist in diesem Fall Anlaß und Bestandteil der Therapeut-Klient-Beziehung.

In der Gutachterpraxis wird gegenwärtig nicht genügend beachtet, daß es bei Befragungen einen *Einfluß des Gutachters* auf die Aussage der Zeugen gibt. Dieser Einfluß besteht, weil die Befragung einen interaktiven Prozeß zwischen dem Zeugen und dem Gutachter darstellt. Um den Einfluß des Gutachters zu kontrollieren, erfordert die Befragung bestimmte Fragetechniken. Es müssen offene Fragen gestellt und Fragen vermieden werden, die nur eine Ja- oder Nein-Antwort erfordern, da der Informationswert dieser Antworten gering ist. Bei Kindern ist mit einer starken Ja-Sage-Tendenz zu rechnen, weil sie bestrebt sind, zu den Personen ihrer Umgebung eine positive Beziehung herzustellen. Auch die Autorität des Gutachters kann sie so beeindrucken, daß sie Fragen mit Ja beantworten, wobei nicht gewährleistet ist, daß es sich um eine inhaltlich richtige Antwort handelt.

Es ist besonders bei jüngeren Kindern naheliegend, ihnen Fragen zu stellen, in denen inhaltliche Vorgaben gemacht werden, da sie wenig ausführliche Angaben machen. Andererseits ist die Suggestibilität bei jüngeren Zeugen besonders hoch, so daß sich daraus das Dilemma ergibt, möglichst viele Angaben zu erhalten, ohne diese vorzugeben.

Ein vierjähriges Mädchen stimmte auf Befragen zu, daß es zu den verschiedensten sexuellen Praktiken gekommen sein soll. Auf immer erneutes Nachfragen nannte es eine große Anzahl von Verwandten als Täter. Die Gutachterin schloß daraus, daß regelrechte sexuelle Orgien in der Familie stattgefunden haben müssen. Die Eltern erklärten dazu, daß sie z. T. mit einigen dieser Verwandten seit längerer Zeit zerstritten seien und sie nicht mehr gesehen hätten. Es wird in diesem Fall kriminalistischer Arbeit bedürfen, um die Angaben des Kindes, die von einer Psychologin, allerdings in einem sog. Aufdeckungsgespräch und nicht in einer Glaubwürdigkeitsbeurteilung, sofort für wahr gehalten wurden, im einzelnen zu überprüfen.

In diesem Fall haben die wiederholten Fragen der Gutachterin, welche weiteren Personen noch an den Mißbrauchshandlungen teilgenommen hätten, zu einer willkürlich erscheinenden Aufzählung vieler Verwandter durch das Kind geführt, wodurch ein Mißbrauchsbericht entstanden ist, dessen Realitätsgehalt als fragwürdig anzusehen ist.

Inhaltliche Vorgaben tragen dazu bei, daß die Zeugen diese aufnehmen und in ihre Aussage integrieren können: Bei einem 15jährigen Mädchen, dessen Aussage Anlaß zu Zweifeln an der Glaubwürdigkeit bot, fragte der Gutachter danach, welche sexuelle Handlungen durchgeführt worden seien, wobei er sie inhaltlich benannte und der Reihe nach abfragte. Das Mädchen bejahte jeweils die Fragen, ohne daß es weitere Angaben zu den konkreten Situationen machte, in denen sich die Handlungen ereignet haben sollten. Die Beurteilung des Gutachters, daß die Zustimmung des Mädchens zu seinen Fragen auf das Erleben aller von ihm erfragten Handlungen hinweise, ist als fraglich anzusehen.

Auf diese Art zustande gekommene Angaben sind im Rahmen einer Glaubwürdigkeitsbegutachtung kaum verwertbar, da zu vermuten ist, daß hier erhebliche suggestive Einflüsse wirksam gewesen sind. Darüber hinaus hat eine solche Befragung, die als Lernsituation für das Mädchen zu verstehen ist, Auswirkungen auf zukünftige Befragungsergebnisse, so daß eine spätere Abklärung des Verdachtes dadurch zusätzlich erschwert wird.

Die *Anzahl der Befragungen* der Zeugen schwankt in den uns bekannten Gutachten zwischen eins und 14, wobei eine Anzahl von zwei bis drei Terminen die Regel zu sein scheint. Eine Befragung bei einem einzigen Termin halten wir für unzureichend. In besonderen Fällen, z. B. bei sprachbehinderten Kindern, sind mehrere Termine unbedingt erforderlich. Es ist bei behinderten wie bei sprachbehinderten Kindern für den Gutachter notwendig, sich zunächst mit den sprachlichen Ausdrucksmöglichkeiten des Kindes vertraut zu machen und sich an Hand von Berichten über unstreitige Ereignisse darüber zu vergewissern, was das Kind sprachlich auszudrücken in der Lage ist, bevor er eine Exploration zur Sache durchführt.

Da bei häufigen Befragungen mit suggestiven Einflüssen zu rechnen ist, sollte bei einer großen Zahl von Befragungen mitgeteilt werden, warum sie erforderlich war. In den uns vorliegenden Gutachten, in denen bis zu 14 Termine bei Kindern im Alter von vier bis fünf Jahren stattfanden, war nicht dokumentiert worden, was in den Sitzungen jeweils mit dem Kind gemacht worden war. Es wurden ausschließlich Aussagen der Kinder mitgeteilt, die belegen sollten, daß ein Mißbrauch stattgefunden haben soll. Die Glaubwürdigkeitsbeurteilung ist in diesen Fällen nicht verwertbar, da das Zustandekommen der Aussagen nicht nachvollziehbar und nicht in bezug auf suggestive Einflüsse überprüfbar ist. Es ist nicht mitgeteilt worden, was das Kind gefragt wurde, was ihm an Informationen gegeben wurde, ob es immer wieder, d. h. mindestens vierzehnmal oder öfter nach einem Mißbrauch befragt wurde und ob es am Anfang, im Verlauf oder erst am Ende von einem Mißbrauch berichtete, was für die Beurteilung der Glaubhaftigkeit der Aussage wesentlich ist.

Aussagedokumentation

Auf Grund der Bedeutung eines Einflusses des Gutachters auf die Aussage und um mögliche suggestive Einflüsse zu kontrollieren, ist es erforderlich, daß in einem Gutachten sowohl die Fragen wie die Antworten des Zeugen bei der Exploration zur Sache mitgeteilt werden. Es ist dagegen teilweise noch üblich, daß die Aussagen von Zeugen nur in der indirekten Rede wiedergegeben werden und die Fragen des Gutachters / der Gutachterin in dem Gutachten völlig fehlen. Diese Vorgehensweise ist zu kritisieren. Sowohl die Fragen des Gutachters wie die Antworten der Zeugen zur Sache sind wörtlich zu dokumentieren. Dies ist für den Gutachter unerläßlich, damit er an Hand des schriftlichen Protokolls eine genaue Beurteilung der Aussage hinsichtlich der Glaubwürdigkeitskriterien vornehmen kann. Die wörtliche Wiedergabe ist auch erforderlich, um dem Gericht, den Parteien und den Anwälten das Ergebnis der Begutachtung nachvollziehbar zu machen.

Es ist von entscheidender Bedeutung für die Bewertung von Aussagen, welche Informationen dem Kind durch die Fragen gegeben werden. Werden die Fragen des Gutachters nicht genannt, entsteht z. B. der Eindruck, als habe das Kind eine ausführliche Auskunft gegeben, während es eventuell nur eine Frage mit Ja beantwortet hat, was für den Beweiswert von erheblicher Bedeutung ist. Um diesen Problemen vorzubeugen, ist ein wörtliches Protokoll durch die Aufnahme mit einem Tonbandgerät unerläßlich. Gutachten, die keine wörtliche Rede, soweit es die Exploration zur Sache betrifft – in Form von Fragen und Antworten –, enthalten, sind bereits aus diesem Grund wertlos. In diesem Sinne schreibt Undeutsch: «In der Forderung nach der Aufzeichnung jeder Befragung auf Tonträger oder Videoband sind sich alle Sachverständigen rund um die Welt einig (abweichend allein Arntzen).»

Bei der Bewertung, ob eine Aussage auf Grund des Vorliegens von Realkennzeichen glaubwürdig ist oder nicht, gibt es keine festen und eindeutigen Regeln.

Unklar ist zunächst, *wie viele Kriterien bzw. Realkennzeichen* von einer Aussage erfüllt sein müssen, um sie als glaubwürdig zu beurteilen. Arntzen hat den Hinweis gegeben, daß mindestens drei Kriterien erfüllt sein müssen, jedoch ist eine Begründung dafür nicht gegeben worden. Es bleibt jedem Gutachter ein erheblicher Ermessensspielraum, beim Vorliegen wie vieler und welcher Realkennzeichen er zu der Beurteilung kommt, daß eine Aussage glaubwürdig sei. Bisher völlig unberücksichtigt geblieben ist in der Beurteilung nach den Kriterien, ob *alle Kriterien als gleich bedeutend* anzusehen sind. In der gegenwärtigen Begutachtungspraxis werden alle Kriterien gleichrangig behandelt.

Es gibt in der Gutachterpraxis auch keine eindeutigen Richtlinien dafür, *wann ein einzelnes Kriterium als erfüllt* anzusehen ist, so daß auch in dieser Hinsicht eine uneinheitliche Beurteilung zu finden ist. Z. B. fanden wir bei Gutachtern die Auffassung, daß bereits das Erwähnen einer raumzeitlichen Einordnung des Geschehens als ein Beleg für die Glaubwürdigkeit der Aussage angesehen wurde. Wann und wo ein Mißbrauch geschehen sein soll, wird jedoch auch jeder bewußt falsch aussagende Zeuge angeben, wenn er als glaubwürdig erscheinen will. Es sind daher bestimmte Mindestanforderungen an die Qualität der Aussage in bezug auf jedes einzelne Kriterium zu stellen. Die einfache Erwähnung von Sachverhalten ist nicht als ausreichender Nachweis eines Kriteriums anzusehen. Es sind weder einfache raumzeitliche Zuordnungen noch Äußerungen von Zeugen wie z. B. «Ich habe mich schlecht gefühlt» als Beleg für ein Erleben ausreichend, da sie keine hohen kognitiven Anforderungen erfüllen; derartige Äußerungen können auch von falsch aussagenden Zeugen vorgebracht werden.

Welche Anforderungen an eine Aussage z. B. in bezug auf das Kriterium der Detailliertheit zu stellen sind, wenn es als erfüllt zu beurteilen ist, ergibt sich aus dem folgenden Zitat von Arntzen:

«Unter quantitativem Aspekt ist es die erhebliche Anzahl der Einzelheiten, welche für die Beurteilung der Zuverlässigkeit von Aussagen von Bedeutung ist. Wenn genaue Ortsangaben gemacht werden, Personen in verschiedener Hinsicht beschrieben werden, die Abfolge ihrer Handlungen Schritt für Schritt wiedergegeben wird, Gespräche reproduziert und nicht nur das Kerngeschehen, sondern auch nebensächliche Umstände berichtet werden, dann kann man von einem hohen Detaillierungsgrad der Aussage in quantitativer Beziehung sprechen.»

Eine Beurteilung der Aussage danach, ob ein Sachverhalt, der für ein Kriterium relevant ist, überhaupt erwähnt wird, wird dadurch weiter relativiert, daß ein erheblicher *Zufallsfaktor* wirksam ist. Eine sichere Beurteilung kann sich nicht darauf stützen, ob ein Zeuge zufällig in seiner Aussage Informationen erwähnt.

Wir schlagen vor, Zeugen in einer offenen Frageform in bezug auf jede berichtete Mißbrauchssituation nach allen Realkennzeichen zu befragen, die erfragbar sind, d. h. nach der raumzeitlichen Einordnung, nach einer genauen Situationsbeschreibung, nach Interaktionen zwischen den beteiligten Personen, nach Gesprächen und nach dem subjektiven Empfinden des Zeugen. Die Beurteilung der Glaubwürdigkeit der Aussage kann sich dann darauf stützen, zu welchen Fragen und in welchem Umfang ein Zeuge Angaben zu machen in der Lage ist.

Entscheidend für die Beurteilung der Glaubwürdigkeit ist dann nicht, ob ein Zeuge spontan Informationen erwähnt, die als Realkennzeichen anzusehen sind, sondern die Qualität dieser Informationen, d. h. ob sie eine derartige Genauigkeit und Detailliertheit hat, daß die Aussage als glaubwürdig gelten kann. Bereits Arntzen legt eine derartige Auffassung nahe, wenn er einerseits die Ergänzbarkeit von Aussagen als Hinweis auf die Glaubwürdigkeit bewertet und andererseits das Vorliegen einer gesteigerten Form von Kriterien verlangt, so daß nur eine hohe Qualität der Aussage in bezug auf das jeweilige Kriterium als Beleg für die Glaubwürdigkeit gelten kann.

Eine über die Analyse der einzelnen Aussage hinausgehende Beurteilung bezieht sich auf den Vergleich der Aussage, die ein Zeuge gegenüber dem Gutachter macht, mit früheren Aussagen. Die Glaubwürdigkeitsprüfung beinhaltet daher außer der Überprüfung des Vorliegens der Realkennzeichen auch eine *Konstanzprüfung*. Dabei besteht die Erwartung, daß eine glaubwürdige Aussage zu verschiedenen Zeitpunkten in den wesentlichen Inhalten übereinstimmt, wobei zu berücksichtigen ist, daß Vergessensprozesse die Aussage verändern können. Unter Gutachtern besteht keine vollständige Übereinstimmung darin, wann eine Aussage als konstant anzusehen ist.

Viele Gutachter argumentieren damit, daß das sog. «Kerngeschehen» konstant geblieben sei, und plädieren deshalb für die Glaubwürdigkeit einer Aussage, was wir als nicht ausreichend ansehen, da der Begriff des «Kerngeschehens» inhaltlich vage ist und darunter in der Regel nur eine einfache Konstanz verstanden wird, die bereits Arntzen als nicht ausreichend für die Glaubwürdigkeitsbeurteilung ansieht. Insbesondere wird von vielen Gutachtern eine Wiederholung der Angaben über die sexuellen Handlungen als ausreichend angesehen, um von einer Konstanz der Aussage zu sprechen, ohne daß berücksichtigt wird, ob die Einbettung der Handlungen in konkrete Situationen konstant geblieben ist.

Es ist zwar auch bei wahren Aussagen nicht zu erwarten, daß die zu verschiedenen Zeitpunkten gemachten Angaben völlig identisch sind. Die Veränderungen müssen jedoch wahrgenommen und auf ihre Bedeutung hin diskutiert werden. Wir fanden, daß die beliebte Angabe von Gutachtern, daß das «Kerngeschehen» konstant sei, durchgehend der Bagatellisierung von Diskrepanzen diente. Beispielsweise kam eine Gutachterin in einem Glaubwürdigkeitsgutachten zu dem Schluß, daß für die folgende Situation eine Konstanz in den Aussagen einer Zeugin zu verschiedenen Zeitpunkten gegeben sei:

Eine 16jährige Zeugin hatte zu einem früheren Zeitpunkt über eine Jahre zurückliegende einmalige gewaltsame Mißbrauchssituation berichtet, ein Mißbrauch habe sich im Badezimmer ereignet, wo der Pflegevater und sie sich morgens gewaschen hätten. Gegenüber der Gutachterin hatte die Zeugin angegeben, das Ereignis habe stattgefunden, als sie an einem Nachmittag vom Spielen hereingekommen sei und auf die Toilette habe gehen wollen. Als sie von der Toilette aufgestanden sei, sei es zu den Mißbrauchshandlungen gekommen.

Beide Aussagen sind zwar in bezug auf den Ort der Handlung übereinstimmend, in bezug auf die – psychisch bedeutsame – Einbettung der Mißbrauchshandlungen in andere Situations- und Handlungszusammenhänge der Zeugin dagegen nicht. Da Erlebnisse vornehmlich im Rahmen ihres Ereigniszusammenhangs erinnert werden, ist dieser Unterschied in den Aussagen zumindest auffällig und bedarf einer genaueren Diskussion. Die pauschale Behauptung der Gutachterin, die berichteten Aussagen der Zeugin seien inhaltlich konstant, trifft nicht zu.

Individuelle Besonderheiten

Die Beurteilung der Glaubwürdigkeit der Zeugenaussagen erfordert immer auch, die individuellen Besonderheiten des Zeugen zu berücksichtigen. Es ist zu beurteilen, ob ein Zeuge in der Lage ist, eine verwertbare Aussage zu machen, was in der Glaubwürdigkeitsbegutachtung durch die Prüfung der *Zeugentüchtigkeit* geschieht, in der eine grobe Intelligenzschätzung vorgenommen sowie geprüft wird, ob auffallende psychische oder psychotische Besonderheiten einen stark gestörten Realitätsbezug nahelegen. Ist die Zeugeneignung gegeben, so wird gegenwärtig in der Regel zusätzlich die *Phantasiefähigkeit* des Zeugen geprüft, wobei die Überlegung zugrunde liegt, daß ein Zeuge, der über eine geringe Phantasiefähigkeit verfügt, kaum in der Lage ist, Beschuldigungen detailliert zu erfinden.

In den uns bekannten Gutachten gibt es kein einheitliches Vorgehen in bezug auf die Phantasieprüfungen. Grundsätzlich ist gegen derartige Prüfungen einzuwenden, daß sowohl die Phantasieprüfung wie die Art der Phantasieprüfung unzureichend sind, weil die Übertragbarkeit der Ergebnisse fraglich und die Vorgehensweise unsystematisch ist. Von manchen Gutachtern wird grundsätzlich nicht mitgeteilt, wie die Phantasieprüfung vorgenommen wurde. Als unzureichend sehen wir es an, wenn mit Hilfe des Rorschach-Tests die Phantasiefähigkeit der Zeugen geprüft wird. Es ist methodisch ungeklärt, in welchem Zusammenhang die Menge oder Originalität der Antworten auf Tintenklecks-Tafeln mit der Fähigkeit steht, erfundene Geschichten realitätsnah auszuschmücken.

Oft werden weitere individuelle Besonderheiten durch Erfassen der Suggestibilität, des Sexualwissens und der Erinnerungsfähigkeit erhoben. Undeutsch weist in bezug auf diese Prüfungen darauf hin, daß ihre Übertragbarkeit auf reale Lebenssituationen nicht gesichert ist: «Ein Kind, das ein ‹schlechtes Gedächtnis› für Schulwissen oder bei psychologischen Gedächtnistests hat, kann eine unauslöschbare Erinnerung für ein an ihm begangenes Verbrechen haben. Ein Kind, das bei Phantasieaufgaben nur sehr spärliche Phantasieleistungen erbringt, kann ein ausschweifendes Phantasieleben auf sexuellem Gebiet haben. Ein Kind wird auch sein Sexualwissen und seine sexuellen Erfahrungen nicht auf Abruf in einem Prüfgespräch dem Untersucher in vollem Umfang preisgeben. Auch kann ein Kind, das gegenüber den – für seine persönliche Existenz – belanglosen Suggestionen im Suggestibilitätstest ausgesprochen nachgiebig ist, sehr wohl widerstandsfähig sein gegenüber der Suggestion einschneidender Lebensereignisse, wie es umgekehrt auch sein kann, daß ein Kind zwar den vergleichsweise harmlosen Suggestionen, denen es in der Untersuchungssituation ausgesetzt wird, gegenüber widerstandsfähig ist, aber nicht gegenüber der suggestiven Überzeugungskraft einer ganzen Gruppe von Autoritäts- oder Bezugspersonen (Mutter, deren Freundinnen, Verwandte, Erzieher / innen, Ärzte / innen, Therapeuten / innen), daß es sexuellem Mißbrauch ausgesetzt gewesen sein ‹muß›.»

Die verschiedenen Prüfungen der Phantasiefähigkeit, Merkfähigkeit etc. beinhalten das Problem, daß die Übertragbarkeit der

Ergebnisse wegen der Verschiedenheit der Untersuchungssituation und der realen Lebenssituation der Kinder fraglich ist. Methodisch gesehen sollen bei den verschiedenen Prüfungen der individuellen Fähigkeiten generalisierte Persönlichkeitsmerkmale erfaßt werden, von denen man annimmt, daß sie sich in allen Äußerungen des Zeugen in gleicher Weise dokumentieren werden. Ob diese Voraussetzung zutrifft, ist sehr zweifelhaft.

Wir schlagen ein anderes Verfahren zur Prüfung der individuellen Besonderheiten vor. Die Aussagen des Zeugen zur Sache werden bei diesem Vorgehen mit weiteren Berichten des Zeugen verglichen. Dazu werden Berichte erhoben:

- → über unstreitige andere Ereignisse, die die Kinder tatsächlich erlebt haben, was man durch Befragung der Eltern feststellen kann;
- → über Sachverhalte, deren Inhalt vom Gutachter vorgegeben wird und bei denen sichergestellt ist, daß die Person die Situation nicht erlebt hat (z. B. Operation, Unfall o. ä.).

Die Berichte sollten jeweils über positive und negative tatsächliche Erlebnisse und erfundene Sachverhalte gegeben werden, um ausreichende Vergleichsmöglichkeiten zu haben. Darüber hinaus sollten die Kinder zu diesen Berichten in vergleichbarer Weise exploriert werden wie zu ihren Aussagen zu den in Frage stehenden Mißbrauchshandlungen, da nur so ein sinnvoller Vergleich zwischen den verschiedenen Berichten möglich ist.

Bei der vorgeschlagenen Vorgehensweise werden verschiedene Aussagen der Zeugen zu unterschiedlichen Sachverhalten miteinander verglichen. Das Verfahren bezieht sich damit auf verbale Stichproben, deren Ähnlichkeit mit der Zeugenaussage gesichert und deren Vergleichbarkeit daher gegeben ist. Der Vergleich der Berichte über erfundene Ereignisse einerseits und reale Erlebnisse andererseits mit den Aussagen über Mißbrauchshandlungen ermöglicht es, die jeweiligen Unterschiede oder Übereinstimmungen im Rahmen des individuellen Erzählstils festzustellen und daraus Schlußfolgerungen in bezug auf die Glaubwürdigkeit der Aussage zu ziehen.

Mit diesem Verfahren erübrigt sich die herkömmliche Phantasie- und Merkfähigkeitsprüfung, da die Phantasietätigkeit Grundlage des Berichts der Zeugen über erfundene Ereignisse und die Erinnerungsfähigkeit sich an Hand der Berichte der Zeugen über reale Ereignisse feststellen läßt.

Rekonstruktion der Aussagengenese und Aussageentwicklung

Ergänzende Aufschlüsse zur Aussagenanalyse bieten die Untersuchung der Aussagengenese und der Aussagenentwicklung für die Prüfung, ob *suggestive Einflüsse bei der Aussagegenese und Aussageentwicklung* vorgelegen haben, die ein Kind beeinflußt haben können.

Die Rekonstruktion der Situation der Erstaussage eines Zeugen läßt erkennen, unter welchen Umständen die Aussage entstanden ist, ob sie z. B. von einer Mutter oder von einer Kindergärtnerin initiiert worden ist oder vom Kind spontan an eine erwachsene Person herangetragen worden ist. Protokolle von Aufdeckungsgesprächen lassen häufig suggestive Einflüsse erkennen, ebenso die Befragung, die Mütter mit ihren Kindern durchführen, wenn sie von dem Mißbrauch z. B. auf Grund eines ihnen auffällig erscheinenden Verhaltens überzeugt sind, noch bevor das Kind sich darüber geäußert hat.

Die Aussageentwicklung von der Erstaussage bis zur Begutachtung zu verfolgen ist auch erforderlich, um Einflüsse weiterer Personen auf die Aussage beurteilen zu können, die eventuell ebenfalls das Kind bereits befragt haben. In mehreren Fällen fanden wir, daß Kinder bereits mehrfache Befragungen oder sogar Therapien hinter sich hatten, wenn eine Begutachtung von einem Gericht in Auftrag gegeben wurde. Es ist erforderlich, über Art und Inhalt der Befragung und Voreinstellung des Befragers verläßliche Informationen zu gewinnen. Derartige Einflußfaktoren sind in ihren Auswirkungen auf eine Aussage oft schwer abzuschätzen.

Ceci & Bruck fassen die Bedeutung der Rekonstruktion der Aussagegenese und der Aussageentwicklung in ähnlicher Weise zusammen: «Es erscheint besonders wichtig, die Umstände zu kennen, unter denen die Erstaussage gemacht wurde, wie oft das Kind befragt wurde, welche Hypothesen die Interviewer bei der Befragung hatten, die Art der Fragen, die dem Kind gestellt wurden, und die Konsistenz der Aussage des Kindes im Verlauf der Zeit. Wenn die Aussage vom Kind in einer nicht-bedrohlichen, nicht-suggestiven Atmosphäre gemacht wurde, wenn die Aussage nicht die Folge wiederholter Interviews ist, wenn die Erwachsenen, die mit dem Kind vor der Aussage zu tun hatten, nicht motiviert waren, die Angaben des Kindes durch starke Suggestionen und durch Drillen zu erreichen, und die Erstaussage des Kindes im Verlauf der Zeit sehr konsistent bleibt, dann ist das junge Kind ein brauchbarer Zeuge.»

Eine Rekonstruktion der Erstaussage und ihres situativen Zusammenhanges ist auch erforderlich, um die Frage *möglicher Motive für eine bewußte Falschaussage* zu klären. Anhaltspunkte in bezug auf motivationale Faktoren lassen sich zwar schon aus der Aussagenanalyse gewinnen, da einige motivationsbezogene Realkennzeichen in bewußten Falschaussagen seltener als in einer wahren Aussage zu erwarten sind. Aufschlüsse über mögliche Motive für eine wahre oder eine falsche Aussage ergeben sich darüber hinaus auch aus der psychodynamischen Situation der Zeugen zum Zeitpunkt der Erstaussage. Dies erfordert eine Analyse der Beziehungen, die die Zeugen zu dem Beschuldigten zum Zeitpunkt der Beschuldigung und vorher gehabt haben.

In den Gutachten, die wir kennen, ist die Klärung des Aussagemotivs im Hinblick auf eine mögliche Falschaussage oft ungenügend. Es sind hier Überlegungen, die zur Klinischen Psychologie gehören, notwendig, während die Spezialisierung der Gerichtsgutachter ihre Überlegungen stark auf die Aussage und die Situation beschränkt, in der die Aussage gemacht worden ist. Z. B. argumentiert eine Gutachterin, daß bei einer 17jährigen Zeugin ein Motiv dafür nicht erkennbar sei, daß sie mit einer Beschuldigung erreichen konnte, die Pflegefamilie zu verlassen, da sie die Aussage erst nach dem Verlassen der Pflegefamilie gemacht hatte. Es wird hier übersehen, daß ein Motiv für eine Falschaussage darin bestanden haben kann, daß die Zeugin die Pflegefamilie auf Wunsch der Pflegeeltern hat verlassen müssen und sich von ihnen im Stich gelassen gefühlt hat, nachdem bereits ihre Mutter und ihr Vater aus unterschiedlichen Gründen nicht für sie hatten sorgen können.

Es ist wichtig, Hypothesen über Motive auch für den Fall einer möglichen Falschaussage zu entwickeln, um sie dann sowohl in der Aussageanalyse wie in der Erfassung der Situation der Erstaussage und an Hand der Lebenssituation der Zeugen überprüfen zu können.

MÖGLICHKEITEN UND GRENZEN DER GLAUBWÜRDIGKEITSBEGUTACHTUNG

Es sollte deutlich geworden sein, daß zur Klärung der Frage, ob ein Mißbrauch stattgefunden hat, vielfältige Informationen einbezogen und gewichtet werden müssen. Dabei gibt es auf Grund der Literatur und der Erfahrung viele Hinweise darauf, welche Aspekte berücksichtigt werden müssen; es gibt jedoch kein standardisiertes Verfahren, dessen methodisch korrekte Befolgung zu einer sicheren Schlußfolgerung führen würde. Es handelt sich bei der Glaubwürdigkeitsbegutachtung immer um einen fallspezifischen subjektiven Bewertungsprozeß des Gutachters, bei dem dieser einen erheblichen Beurteilungsspielraum hat. Dementsprechend beinhaltet der Prozeß der Begutachtung auch Möglichkeiten, Fehler zu machen. Unerläßlich ist daher, daß die Interpretationen und Argumentationen, die letztlich zur Schlußfolgerung des Gutachters führen, explizit gemacht, ausführlich dargestellt und gegeneinander abgewogen werden.

Selbst ein noch so sorgfältiges und gut begründetes Gutachten führt nicht immer zu einem eindeutigen Ergebnis. Es gibt Fälle, in denen mit hoher Sicherheit festgestellt werden kann, daß ein sexueller Mißbrauch stattgefunden hat. Es gibt Fälle, in denen einige Hinweise darauf vorhanden sind, in denen sich aber auch andere Interpretationen der vorliegenden Informationen nicht ausschließen lassen.

In manchen Fällen lassen sich im Rahmen der Begutachtung keine deutlichen Hinweise auf einen sexuellen Mißbrauch finden. Auch in diesen Fällen ist damit nicht bewiesen, daß kein Mißbrauch stattgefunden hat; dieser Beweis ist grundsätzlich nicht möglich. Dennoch erscheint in solchen Fällen die – formal sicher korrekte – Schlußfolgerung eines Gutachtens, daß sich der Verdacht des Mißbrauchs nicht erhärten, aber auch nicht widerlegen ließ, bedenklich, zumal wenn er mit der Empfehlung verbunden wird, im Zweifelsfall das Kind zu seinem Schutz aus der Familie herauszunehmen. Wenn sich im Rahmen eines sorgfältigen Begutachtungsprozesses keine Hinweise auf einen sexuellen Mißbrauch ergeben haben, so muß dies auch als Ergebnis des Gutachtens festgehalten werden.

Angesichts der benannten Probleme möchten wir vor einer diagnostischen Selbstüberschätzung der Gutachter warnen. Es gehört auch zum Auftrag eines Sachverständigen, die fachlichen Grenzen der Erkenntnismöglichkeiten deutlich zu machen. Ein geschärftes Bewußtsein dafür, welche Schlußfolgerungen als wissenschaftlich begründet gelten können und welche methodischen Vorgehensweisen erforderlich sind, um zu solchen Schlußfolgerungen zu kommen, erscheint notwendig.

Nach unserem Eindruck räumen die Gerichte – vor allem in Strafverfahren – einem Glaubwürdigkeitsgutachten einen zu hohen Stellenwert ein mit der Folge, daß andere Strategien zur Aufklärung des Sachverhalts, die eher auf traditionell kriminalistischer Ebene liegen, nicht hinreichend genutzt und berücksichtigt werden. Manche Aussagen lassen sich durch unabhängige Zeugen leichter als zutreffend oder unzutreffend erweisen als durch die Aussageanalyse. Das Glaubwürdigkeitsgutachten ist *ein* Erkenntnismittel im gerichtlichen Verfahren, das andere Erkenntnismittel nicht ersetzen, sondern ergänzen sollte.

Literatur

Arntzen, F. (1970, 1982[2]): Psychologie der Zeugenaussage. Eine Einführung in die forensische Aussagepsychologie. Göttingen: Hogrefe.

Baxter, J. S. (1990): The Suggestibility of Child Witnesses: A Review. Applied cognitive psychology, 4, S. 393–407.

Ceci, St. J. & Bruck, M. (1993): Suggestibility of the Child Witness: A Historical Review and Synthesis. Psychological Bulletin, 113, S. 403–439.

Goodman, G. S. & Clarke-Stewart, A. (1991): Suggestibility in children's testimony: Implications for child sexual abuse investigations. In: Doris, J. L. (Hg.): The suggestibility of children's recollections. Washington: American Psychological Association.

Gudjonsson, G. H. & Clark, N. K. (1986): Suggestibility in police interrogation: a social psychological model. Social Behavior, 1, S. 83–104.

Gudjonsson, G. H. (1992): Theoretical and empirical aspects of interrogative suggestibility. In: Gudjonsson, G. H. (Hg.): The psychology of interrogation, confession and testimony. Chichester: Wiley.

Littmann, E. & Sczewczyk, H. (1983): Zu einigen Kriterien und Ergebnissen forensisch-psychologischer Glaubwürdigkeitsbegutachtung von sexuell mißbrauchten Kindern und Jugendlichen. Forensia, 4, S. 55–72.

Rudy, L. & Goodman, G. S. (1991): Effects of participation on children's reports: Implications for children's testimony. Developmental Psychology, 27, S. 527–538.

Steller, M. & Köhnken, G. (1989): Criteria-based statement analysis. Credibility assessment of children's statements in sexual abuse cases. In: Raskin, D. C. (Hg.): Psychological methods for investigation and evidence. New York: Springer, S. 217–245.

Steller, M., Wellershaus, P. & Wolf, Th. (1992): Realkennzeichen in Kinderaussagen: Empirische Grundlagen der kriterienorientierten Aussageanalyse. Zeitschrift für experimentelle und angewandte Psychologie, 39, S. 151–170.

Underwager, R. & Wakefield, H. (1990): The real world of child interrogations. Springfield, Ill.: Charles Thomas.

Undeutsch, U. (1967): Beurteilung der Glaubhaftigkeit von Aussagen. In: Undeutsch, U. (Hg.): Handbuch der Psychologie, Band 11: Forensische Psychologie. Göttingen: Hogrefe, S. 26–181.

Undeutsch, U. (1993): Die aussagepsychologische Realitätsprüfung bei Behauptung sexuellen Mißbrauchs. In: Kraheck-Brägelmann, S. (Hg.): Die Anhörung von Kindern als Opfer sexuellen Mißbrauchs. Rostock: Hanseatischer Fachverlag für Wirtschaft.

Volbert, R. (1994): Sexuelles Verhalten und Wissen von Kindern – Normale Entwicklung oder Indikatoren für sexuellen Mißbrauch? Manuskript eines Vortrags, gehalten auf dem 10. Kongreß für Klinische Psychologie und Psychotherapie, 20.–25. 2. 94, Berlin.

HARTMUT BÖHM

KINDERZEICHNUNGEN IN DER DIAGNOSTIK

Bevor ich an einigen in der Sexuellen-Mißbrauchs-Literatur vorgelegten Zeichnungsanalysen deren Problematik erörtere, sei einiges Grundsätzliche zu Kinderzeichnungen vorweggeschickt.

Daß Kinderzeichnungen eine dauerhafte materielle Existenz haben, ist historisch gesehen eher ein neues Phänomen und hängt ab vom Grad der Verbreitung von Papier und Stiften. Currado Ricci, ein Kunsthistoriker, befaßte sich als einer der ersten gegen Ende des vorigen Jahrhunderts angeregt durch Kindergraffiti mit dem Kunstschaffen von Kindern. Seither haben viele Hunderte Arbeiten die unterschiedlichsten Aspekte beleuchtet. Diskutiert wurde etwa, ob es einen phylo-ontogenetischen Parallelismus gibt, ob der Zeichenstil der Kinder dem Realismus zuzuordnen ist, nach welchen Gesetzmäßigkeiten sich die Kinderzeichnung entwickelt usw. usw. Als Grundlagenliteratur betrachte ich Mühle, Widlöcher und Richter.

ZUR ENTFALTUNG DER KINDERZEICHNUNG

Zu irgendeinem Zeitpunkt bemerkt das noch sehr kleine Kind seine Fähigkeit, in oder mit Materialien Spuren zu bilden. Im frühen Kritzelstadium entstehen Liniengebilde vorwiegend aus motorischen Impulsen. Mit der Entfaltung der Motorik differenzieren sich Kritzelcharakteristika aus, es entsteht eine Tendenz zur Formenreduktion, an deren relativem Ende Rundform und Linie so etwas wie eine erste Zeichentechnik konstituieren. In der Kombination von Rundform und Strich werden die ersten «Körperformen» aufgebaut und zu Schematisierungen verfestigt.

Zunächst wird im eigentlichen Sinne nicht die Hervorbringung eines figuralen Produktes intendiert. Meist erst durch Fragen anderer wird der Aspekt «Was ist das» aufgeworfen; das Kind gibt dann nachträgliche Benennungen, die nicht unbedingt einen inneren Bezug zu dem Gebilde aufweisen. Erst langsam konstituiert sich ein relativ stabiler Zusammenhang von Formqualität und Bedeutung.

Dem Fortschritt der bildnerischen Gestaltung geht die Differenzierung des sprachlichen Ausdrucks voran. Eine objektbestimmte zeichnerische Äußerung setzt voraus, daß das Kind sprachlich-begrifflich das Bezeichnen von Gegenständen gelernt hat. Das Bewußtsein über die Bedeutungsfunktion des Gezeichneten ist ein Resultat der sprachlichen Entwicklung.

Erst langsam lernt das Kind, das «Männchenartige» einer Gestalt zu individualisieren, etwa durch verschiedene Kleidungen oder Attribute beruflicher Tätigkeit. Eine echte, intendierte expressive Charakterisierung ist dem Kind nicht möglich. Ein späterer und schwieriger Weg ist dann der der individualisierenden Modifikationen der Umrißformen, also etwa die Überwindung der darstellerischen Grenzen einer Frontalansicht durch Hervorbringen von Profilversuchen. Die Gestaltung eines Profils setzt eine reifere analytische Auffassung voraus als das Zeichnen eines Mondgesichtsschemas.

Die Wahl von Farben hat vor allem in der frühen Kinderzeichnung eine relativ untergeordnete Bedeutung. Viele Kinder neigen lebhaften Farben zu, sie begnügen sich aber z. B. bei Graffiti mit den Farben, die unter den gegebenen Umständen hervorgebracht werden können. Über lange Zeit bleibt die «echte» Farbgebung weitgehend unberücksichtigt.

Jede kindliche Zeichnung markiert ein bestimmtes Entwicklungsniveau und bringt eine bestimmte kindliche Weltsicht zum Ausdruck.

Wie im einzelnen zu zeigen ist, geht es nun bei den Versuchen der diagnostischen Interpretation kindlicher Zeichnungen im Kontext der aktuellen Literatur über sexuellen Mißbrauch weniger um die unmittelbar betrachtbaren Darstellungen, es wird vielmehr eine «tieferliegende Enthüllung» erwartet, nämlich durch den offensichtlichen Sinn einer Botschaft hindurch einen zweiten Sinn entdecken zu wollen, für den es nur den Schlüssel zu finden gelte, um etwa ein Mißbrauchserlebnis aufzudecken. Dabei wird aber gerade nicht an bekannte tiefenhermeneutische Ansätze, wie sie etwa Pickford vorgelegt hat, angeknüpft.

KINDERZEICHNUNG – EIN TATSACHENBEWEIS?

Spätestens Baumgardt führt die Kinderzeichnung als «Tatsachenbeweis» in die Debatte ein und zwar im Sinne der indirekten Offenbarung tatsächlicher Ereignisse auf dem Wege der Zeichnung und zwar unter der gedachten Voraussetzung, daß die Möglichkeit der lautsprachlichen Offenbarung verstellt ist.

Widlöcher hält dieser Art «Geheimnisenträtselung» ironisierend entgegen: «Aber wir werden dabei vielmehr die Unklarheiten und die Schwierigkeiten der Interpretation als ihre unmittelbaren Verwendungsmöglichkeiten entdecken. Der alte Traum, eine kabbalistische Sprache zu finden, wird ein weiteres Mal enttäuscht werden. Letztendlich offenbart die Kinderzeichnung, wie jede andere menschliche Ausdrucksform, ihre Reichtümer demjenigen, der eine naive und kluge Haltung einzunehmen versteht. Man muß die Zeichnung als das nehmen, was sie ist, nämlich ein Bild und nichts anderes als ein Bild ... Man muß beachten, was das Kind zu tun behauptet, wenn es zeichnet: uns nämlich eine Geschichte zu erzählen und nur eine Geschichte; aber man muß bei dieser Intention auch die vielfältigen Wege erkennen, deren es sich bedient, um dem anderen den Gang seiner Wünsche, seiner Konflikte und seiner Ängste verständlich zu machen.»

ELISABETH STELLT DIE «ZERRISSENHEIT» DER FAMILIE DAR

Baumgardt schildert den Fall der viereinhalbjährigen Elisabeth, die im Kindergarten nach den Ferien als «verhaltensverändert» aufgefallen war. Die Kindergärtnerin hatte sie daraufhin aufgefordert, ihre Familie mit Farbstiften auf ein Blatt Papier zu zeichnen. Die Autorin greift nun diesen Fall auf und trifft eine grundsätzliche Feststellung: «Darstellungen des Menschen geben Aufschluß über das Menschenbild, das der Zeichner hat. Dies gilt für Künstler wie für Laien, für Maler wie für Analysanden und Patienten, für Erwachsene wie für Kinder. Wenn also ein Kind Menschen, insbesondere seine Familie zeichnet, wird aus der Art der Darstellung ersichtlich, wie es das einzelne Familienmitglied oder eben die ganze Familie und deren Beziehungen untereinander erlebt und erfaßt.»

Diese Aussage ist zunächst insofern fragwürdig, als daß das Bildschaffen so unterschiedlicher Personen nicht umstandslos unter den gemeinsamen Aspekt des Menschenbildes subsumiert werden kann. Man würde Kindern, wie etwa der viereinhalbjährigen Elisabeth unrecht tun, wollte man ihr Bemühen um zeichnerische Formen mit dem «Bild» von Menschen etwa im Sinne eines Oberbegriffes gleichsetzen, den sie wahrscheinlich schon entwickelt hat. Sie erlebt die anderen und sich ja durchaus in ihrer Weise als Menschen, nicht als «Strichmännchen», sie bemüht sich zeichnerisch erst in Anfängen, ihrer Vorstellung vom Menschen Gestalt zu geben.

Ob aus der Art der Darstellung eines Kindes dieses Alters ersichtlich werden kann, wie es das einzelne Familienmitglied oder eben die ganze Familie und deren Beziehungen untereinander erlebt und erfaßt, ist fragwürdig, denn es müßte belegt werden – was hier logisch zwingend vorausgesetzt ist –, daß bereits bei Beginn des Zeichenaktes eine räumlich-kompositionelle Ordnung intendiert wurde.

Eines Tages nun legt die Erzieherin Elisabeth ein Blatt Papier und Farbstifte hin und fordert sie auf, ihre Familie zu zeichnen. Elisabeth zeichnet je eine Person auf ein Blatt (s. S. 307, 308).

Baumgardt: «Das Auffälligste an Elisabeths Familienbild ist die Tatsache, daß sie es nicht fertigbringt, die Familie auf ein einziges Blatt zu zeichnen; sie scheint die Familie gefühlsmäßig nicht als ein zusammengehörendes Ganzes, als Einheit zu erleben. Sie

Mutter

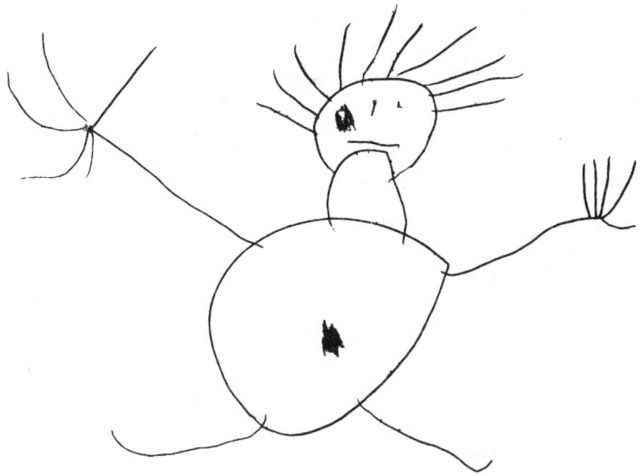

Elisabeth

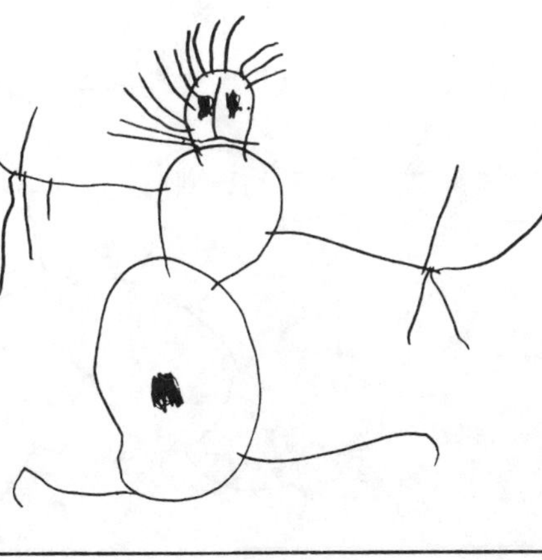

Vater

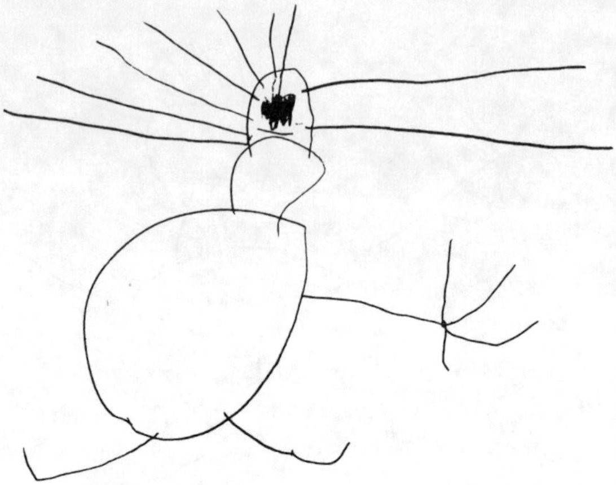

Bruder

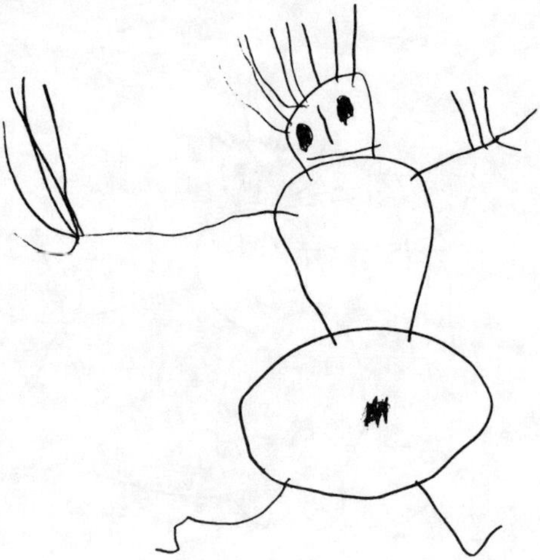

stellt die Zerrissenheit der Familie u. a. dadurch dar, daß sie jedem Familienmitglied ein eigenes Blatt zuordnet.»

Elisabeth kann viele Gründe gehabt haben, die Familie so und nicht anders zu zeichnen. Baumgardt kann keinen dieser Gründe kennen, sie kann lediglich Hypothesen zur Interpretation aufstellen. Eine derartige Verengung der Hypothesenbildung ist aber aus dem vorgelegten Material keinesfalls gerechtfertigt. Genauso umstandslos, wie Baumgardt hier aus der Art der Zuordnung Person / Blatt auf die Zerrissenheit der Familie schließt, könnte man natürlich auch die Aussage formulieren: Jeder in der Familie hat seinen Platz. Aber durch das spezifische Vorgehen Baumgardts ist der Anfangsverdacht bereits konstituiert.

«SCHWARZ IST KEINE KINDERTÜMLICHE FARBE»

Aus der vollständigen Farbstiftschachtel hatte Elisabeth nur Violett und Rot gewählt.

Dazu Baumgardt: «Rot ist immer Ausdruck starker Emotionalität. Das Rot in der Verwendung für diese drei Figuren [Vater und die beiden Kinder; H. B.] symbolisiert ein gemeinsames, stark emotional gefärbtes Erleben, von dem die Mutter ausgeschlossen ist ...» Die Mutter hatte Elisabeth nämlich in Violett gezeichnet: «Violett als Mischfarbe von Rot und Blau – dies sind von ihrem Symbolgehalt her zwei gegensätzliche Farben – weist auf eine versöhnende Extreme vereinigende Haltung hin.»

An anderer Stelle heißt es: «Schwarz ist keine kindertümliche Farbe; wenn sie vom Kind dennoch verwendet wird, drückt es damit seine innere Not von Angst und Traurigkeit aus.»

Neben dem hier durch nicht belegten «Symbolgehalt» von Farben erstaunt die Gewißheit, mit der eine solche Feinheiten intendierende Farbwahl von Kindern unterstellt wird. Eine derartige «Symbolwahl» konnte in den wissenschaftlichen Untersuchungen zu Kinderzeichnungen nie bestätigt werden: Ganz früh nehmen Kinder irgendeinen Stift als «spurbildendes Etwas», später wählen sie gerne farbintensive Stifte, also etwa rote, aber auch zur Konturbildung schwarze und meist erst viel später, als dem Alter Elisabeths entspricht, bemüht sich das Kind um «richtige» Farbgebung, etwa Braun für einen Baumstamm, Grün für die Baumkrone.

ZAHLENSYMBOLIK

Symbolisch sollen nicht nur die Farben, sondern auch die Zahlen sein. Die Vaterfigur habe neun «Haare» (s. S. 308). Die Neun (3×3) drückt in der Symbolik der Zahlen allgemein eine dynamische Kraft aus. Wieso die Drei in ihrer Multiplikation mit Drei (insgesamt Neun) dynamische Kraft ausdrückt, bleibt von der Autorin unerläutert. Hat hier ein mathematisches Unbewußtes den Stift geführt? «Die Neun ist im Bild mit den Haaren verbunden, die im Bereich der Symbolik u. a. als Ausdruck des Geistes – sie entwachsen dem Kopf als dem Sitz des Geistes – gelten.»

Und auch «Nicht-Gezeichnetes» ist für Baumgardt ohne weitere Begründung bedeutsam: Ein fehlender «rechter Arm» drücke Angstbesetztheit durch das Kind aus, ein fehlender «Bauchnabel» bedeute, daß die Zone des väterlichen Bauchnabels emotional als gefährlich erlebt werde!

Elisabeth malt in ihren Bildern überwiegend ein dreigegliedertes, also über den «Kopffüßler» hinausweisendes Menschenschema, das sie, wie alle Kinder, deren Schemata nicht zu Schablonen erstarrt sind, variiert. Und wie in vielen anderen Kinderzeichnungen variieren auch Zahl und Ort der Extremitäten. Die irgendwie «unten» angebrachten Striche sind als «Beinartiges» gemeint, seitwärtige Striche meistens als «Armartiges». Keineswegs hat das «Menschenartige» des Schemas «anatomische Orte», wie Baumgardt meint. Es ist abwegig, aus dem Vorhandensein von drei Strichen im Sinne des «Beinartigen» auf das Gemeintsein eines männlichen Geschlechtsteils zu schließen, zumal Elisabeth in einem Bild «sich» ebenfalls mit drei beinartigen Strichen malt.

Hier etabliert Baumgardt ein Interpretationsschema, das in vielen Veröffentlichungen zum sexuellen Mißbrauch als Vorlage gedient hat, denn wenn ein Strich als Geschlechtsteil identifiziert werden kann, wird alsbald die Frage aufgeworfen, ob es sich hier um «Sexualisiertes» handelt, das dann insbesondere aus einem vermuteten Mißbrauch zu erklären wäre.

Dann aber wieder weisen «Dreibeinigkeit» von Vater und Tochter auf etwas «Gemeinsames» zwischen Vater und Tochter hin, «worüber sich das Kind nur mit dem Mittel der bildlichen Darstellung, nicht aber mit dem Mittel der Sprache ausdrücken kann». Warum dies so ist, wird nicht ausgeführt. Sollte es auch hier das «Unbewußte» sein, das den Zeichenstift führt? Aber auch dem «Unbewußten» wäre Zeichenkompetenz nicht voraussetzungslos gegeben, neben den «technischen» Modalitäten der feinmotorischen Steuerung müßte sich auch ein Verhältnis zwischen Zeichnen und Bezeichnen entwickelt haben. Eine Bilddarstellung kann unentfaltete Sprache nicht substituieren, denn die Entwicklung der Zeichenkompetenz folgt der Entwicklung der Sprachkompetenz und nicht umgekehrt.

In einem fünften Bild, das Baumgardt «Elisabeths Schlüsselerlebnis» untertitelt, wird «eindeutig [! H. B.] eine sexuelle Handlung des Vaters an seiner Tochter im Schlafzimmer des Ferienhäuschens dargestellt».

Ein Strich «zwischen den Beinen» wird klar als Penis identifiziert, zumal er «bis zum Wandregal» verlängert ist.

In der immer wieder abgesetzten Strichführung bei der roten Linie drücke Elisabeth ihre Hemmung und ebenso ihre Angst vor dem Dargestellten aus. Daß Kinder dieses Alters meist einfach noch motorische Schwierigkeiten haben, eine Linie «unabgesetzt» zu zeichnen, kommt gar nicht erst ins Gesichtsfeld.

Die Autorin hält sich auch nicht damit auf, von Vermutungen oder Hypothesen zu sprechen; Striche und andere Elemente einer Zeichnung werden interpretativ zwingend zu symbolisierenden Darstellungen sexueller Handlungen verdichtet. Die besondere Problematik dieser Falldarstellung liegt darin, daß die absurde und durchgängig unbegründete Konstrukthaftigkeit der Interpretationen Baumgardts der jüngeren Literatur über sexuellen

Elisabeths Schlüsselerlebnis

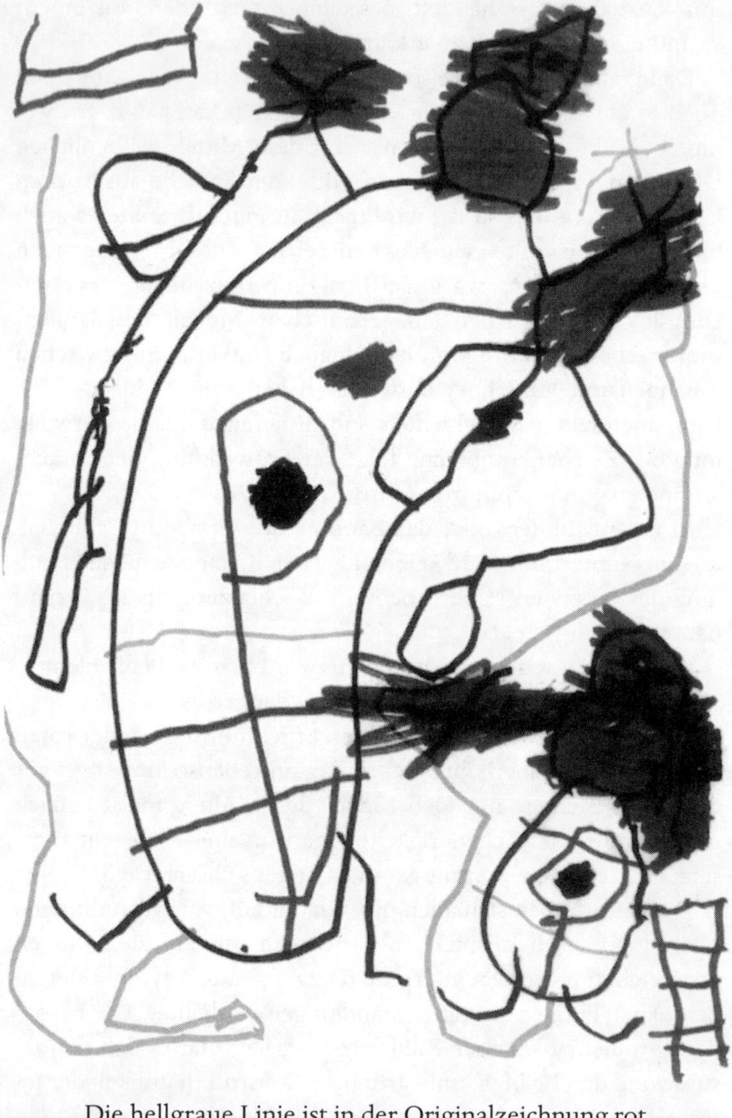

Die hellgraue Linie ist in der Originalzeichnung rot

Mißbrauch vielfach als Vorbild gedient hat und dort kritiklos übernommen wurde.

KINDERZEICHNUNGEN UND IHRE BETRACHTUNG DURCH EINE GERICHTSGUTACHTERIN

So bezieht sich etwa Raack (in: Enders) in ihrem Literaturverzeichnis und auch inhaltlich auf Baumgardt. Sie stellt den Fall der vierjährigen Heike und zwei von deren Zeichnungen vor, in denen die Mißbrauchsproblematik deutlich zu erkennen sei.

Folgt man Mühle, so handelt es sich bei Bild 1 um eine Zeichnung auf Kritzelniveau mit der Tendenz zur Formenreduktion. Das Bild trägt noch deutlich grobmotorische Bewegungszüge, feinmotorische Beteiligungen differenzierender Fingerbewegungen sind nur in Ansätzen zu erkennen.

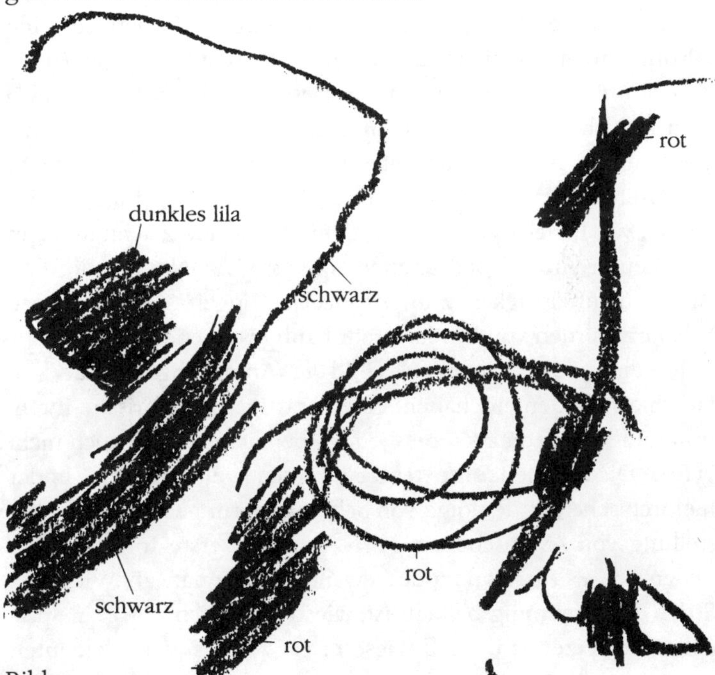

Bild 1

Raack interpretiert das Bild wie folgt: «Auf diesem Bild drückt Heike das Mißbrauchsgeschehen als Vorgang zwischen Körperteilen aus: Auf der rechten Bildfläche stellt sie die männlichen Geschlechtsteile mit erigiertem Glied dar, für das sie die Farbe Rot wählt – die Farbe der bedrohenden Aggressivität. Die linke Bildhälfte zeigt Gesäß und After des Mädchens. Der After hat an einer Seite spitze Zacken – zeichnerischer Ausdruck für Schmerzen des Kindes. Die Dynamik zwischen Täter und Opfer stellt die Vierjährige durch den breiten im kräftigen Schwarz gemalten Trennungsbalken zwischen den Körperteilen der beiden Personen dar. In Sprache umgesetzt könnte hier ein ‹dickes Nein› stehen. Schwarz ist keine kindertypische Farbe. Verwenden Kinder sie, so bringen sie damit ihre Notsituation zum Ausdruck. Hier: Angst, Schutzlosigkeit. Das Mädchen leistet Widerstand, erlebt aber trotzdem ihre ‹Ohn-Macht›.»

Die Gutachterin sieht in dieser Zeichnung gewissermaßen eine «Profilaufnahme», die im Sinne einer «Ausschnittvergrößerung» kopulationsbeteiligte Körperteile darstellen. Sie unterstellt also dem Kind hier umstandslos eine zeichnerische Kompetenz, die eher auf dem Niveau einer reifen Karikatur liegen dürfte.

Wären Schwarz und Rot in ihrer Symbolik tatsächlich so eindeutig, wie Raack es hier schreibt, müßten Kinderzeichnungen in ungeheurer Anzahl bedrohende Aggressivität, Notsituationen / Angst / Schutzlosigkeit zum Ausdruck bringen, denn Rot und Schwarz werden von Kindern sehr häufig verwendet.

Für die Gutachterin mag das Bild die «Anmutungsqualität» von Geschlechtsteilen etc. haben; eine derartige zeichnerische Intention und Kompetenz kann es jedoch bei diesem Kind noch nicht geben. Die Zeichenkompetenz bildet sich ja erst langsam; in der hierarchischen Stufenfolge von Schematisierungen wird die Darstellung von «Menschenartigem» versucht, erste Interaktionen bilden sich als Zueinander der jeweiligen Schemata ab. Wieso ein Strich ein «Trennungsbalken» ist, wieso und durch wen er in Sprache umzusetzen wäre und wieso er ein «dickes Nein» bedeutet, begründet die Autorin nicht.

Stutzig kann man werden bei Bild 2, das angeblich in der Untersuchungssituation von Heike gemalt worden ist. Zu Bild 1 besteht ein zeitlicher Abstand von maximal drei Monaten. In den dicken, groben Strichen von Bild 2 ist das Verharren im Kritzelniveau zu erkennen; die Formen scheinen eher etwas weniger differenziert zu sein. Auffällig abgesetzt dagegen sind die feinstrichigen Elemente in der Zeichnung, nämlich Sonne, Stern und Teile der Figur.

Zwischen beiden Zeichenniveaus liegen «Welten». Der Rumpf der Figur ist – soweit zu erkennen – in einem Schwung gemalt, die rundliche, unten flacher gestaltete Form wird an der Schulter geschlossen, der Strich ist fein und gradlinig. Auch die Gradlinigkeit und Winkligkeit der angesetzten Beine verweisen auf eine Zeichenkompetenz weit jenseits des Niveaus von Bild 1. Die Art des Ansatzes der Arme, die Fingerdifferenzierung und auch die Proportionsdifferenzierung Kopf zu Rumpf sind untypisch für Kinder in der frühen Phase der Zeichenkompetenz. Ebenfalls in «flottem Strich» und in auf Anhieb gelungener Geschlossenheit die Sonne und – noch schwieriger zu realisieren – die Geschlossenheit des Sterns mit seinen zahlreichen Wendepunkten.

Als authentisch im Sinne gleicher Autorenschaft von Bild 1 und Bild 2 können nur die grobzügigen Kritzelbestandteile angesehen werden. Die feinzügigen Elemente in Bild 2 stammen nicht aus der gleichen Autorenschaft wie Bild 1.

Es wurde bei Bild 2 eine verfälschende Ergänzung vorgenommen, die die bei Raack diskutierte Sinngebung erst konstituiert.

Raack gibt nun Heikes Kommentierung zu Bild 2 wieder: «Sie zeigt als erstes auf die Sonne am oberen Bildrand und fährt mit ihrem Finger über die Sonnenstrahlen. Dazu erklärt sie: ‹Das sind die Beine, die sind zum Weglaufen.› In diesem Augenblick identifiziert sich Heike offensichtlich mit der Sonne und vollzieht das Weglaufen innerlich für sich selbst nach.»

Die Berechtigung dieser Interpretation wird nicht weiter begründet. Immerhin gibt es hier noch die Einschränkung durch das Wort «offensichtlich». Etwas weiter unten im Text wird dann die

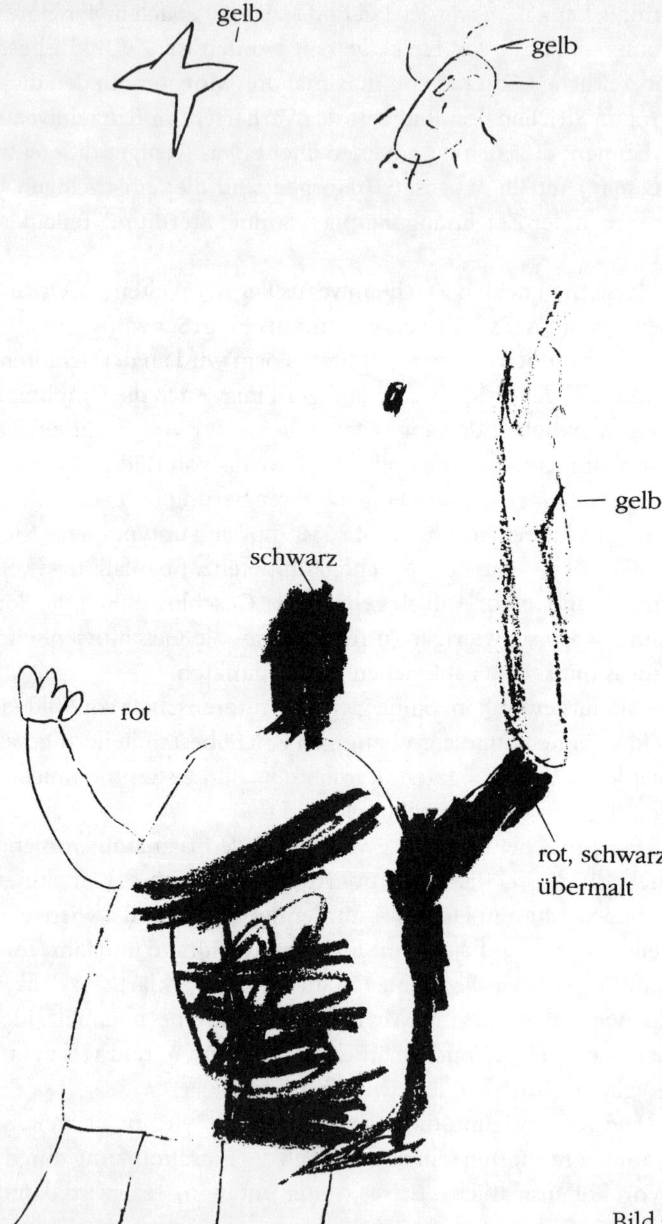

Bild 2

bloße Anmutung zum Faktum: «Die Tatsache, daß Heike sich als Sonne an den oberen Rand des Bildes gemalt hat, ist ein weiterer Hinweis dafür, daß sie zwischenzeitlich die gewaltsamen Übergriffe mit mehr Abstand erleben kann. Sie zeichnet sich nicht mehr auf die gleiche Ebene mit dem Aggressor [wie angeblich in Bild 1, H. B.], sondern nimmt eine Position weit über ihm ein, wo sie seinem Zugriff nicht mehr ausgeliefert ist. An Stelle der schwarzen Barriere in Bild 1 taucht hier ein gelber Streifen zwischen Heike und dem Mann auf. Es gibt wieder Lichtseiten im Leben des Mädchens ...»

Hier wird eine intendierende, symbolisierende Raumordnung unterstellt, die sich aus dem vorgelegten Bildmaterial nicht belegen läßt. Auch bleibt unbegründet, wieso Gelb «Lichtseiten» im Leben des «Mädchens» darstellt und etwa nicht im Leben des «Mannes».

Erste Erklärungen des Mißbrauchsverdachts hätten sich durch Heikes Kommentar zu Bild 1 kurz nach der Heimeinweisung ergeben. Damals habe sie gesagt: «Papa Rolf, auf dem Sofa gefickt, da konnte ich gar nicht weggehen, im Popo und Scheide mit Pipimann – da konnte ich nicht mehr Aa machen, weil das so weh getan hat.»

Ebenso wie die «Anmutungsinterpretation» von Bild 1 ist auch eine derartige Äußerung mit Zurückhaltung zu bewerten. Ein Kindervergewaltiger wird seinem Opfer identifizierbare termini technici wohl kaum an die Hand geben. Soweit ein Kind etwa aus dem Kindergarten derartige Ausdrücke bereits kennt, dürfte es von sich aus diese Begriffe kaum auf die in Rede stehenden Sexualhandlungen beziehen können, weil die Unmittelbarkeit und Bedrohlichkeit der schmerzhaften Erlebensdimension das Erinnerungsbild und damit auch die sprachliche Fassung prägt. Das Buch, in dem sich dieser Beitrag von Raack findet, hat inzwischen eine sehr große Verbreitung als «Lehrbuch» gefunden.

FRANZISKA ATMET «UNGEWÖHNLICH»

Steinhage hat eine Sammlung von mehr als 120 Kinderzeichnungen von insgesamt neun Kindern vorgelegt, die, so die Autorin, eindringlich kommentieren, wie klar und deutlich Kinder sich über die ihnen angetane Gewalt äußern. Am vorgestellten Fall der 2;9 bis 3;5 Jahre alten Franziska kann deutlich werden, wie Steinhage schlußfolgert:

Von Franziska ist durch Berichte der Erzieherinnen und durch wiedergegebene Kommentare zu eigenen Zeichnungen bekannt, daß sie «ungewöhnlich» atmete, manchmal den Atem anhielt und dann wieder plötzlich nach Luft rang. Solche Situationen traten vorwiegend auf, wenn ihr ein Schal angelegt oder die Jacke zugeknöpft wurde. Auf Befragen hatte Franziska gesagt, ihr liege nachts etwas auf dem Gesicht, sie dürfe nicht sagen, was.

Hieraus wird bei Steinhage: «Wahrscheinlich wurde sie – überwiegend nachts – sexuell mißbraucht ... Vermutlich legte Franziskas Vater ihr ein Kissen oder die Hand auf den Mund, damit sie während des Mißbrauchs nicht schrie.» Und jetzt, ohne jede Einschränkung im Indikativ: «Franziska wird im Schlaf gestört, spürt im Halbwachsein etwas, kann und darf aber nicht genau erkennen, was es ist und wer ihr etwas antut. Gleichzeitig muß sie um ihr Leben fürchten, weil sie keine Luft mehr bekommt. Ihre Orientierungslosigkeit und Verwirrung muß unendlich groß sein, weil ihr im Dunkeln etwas geschieht, was sie nicht genau erkennen kann. Die Absicht des mißbrauchenden Vaters beinhaltet tatsächlich, daß die Tochter nicht wahrnehmen soll, was geschieht, und vor allem, daß sie den Vater nicht als ihren Vater erkennen soll, weshalb er den Ort und Zeitpunkt für seine Übergriffe so und nicht anders auswählt. Franziska weiß genau, daß ihr jemand etwas auf ihr Gesicht legte, das ihr die Luft zum Atmen nimmt. Sie darf jedoch nicht bemerken, wer es ist. Franziska starrt mit leerem Blick, was als Anzeichen für Spaltungsprozesse zu werten ist.»

Steinhage hält sich also nicht mit Vermutungen und Arbeitshypothesen etc. auf, sie konstruiert aus vagen und vieldeutigen Hinweisen eine regelrechte Tatsachenbehauptung.

MELANIE MALT «ZWANGHAFT»

Von der 4;4 bis 5;2 Jahre alten Melanie werden insgesamt 16 Bilder vorgestellt. Steinhage geht davon aus, daß sexuell mißbrauchte Kinder «zwanghaft» «ihr» Thema malen, so auch Melanie, nämlich: «Zungen, Münder, Buchstaben und vor allem Gespenster bzw. Ungeheuer». Umstandslos wird daraus bei Steinhage: «Es ist davon auszugehen, daß Melanies sexuelle Traumatisierungen in ihrem Zimmer und in ihrem Bett stattfanden.»

Ich will an dieser Stelle nicht weiter auf den forschen Behauptungsduktus von Steinhage eingehen, sondern mich mit drei weiteren Zeichnungen befassen (A, B + C):

Es handelt sich bei Zeichnung A vermutlich um eine authentische Kinderzeichnung mit vielerlei Strichansätzen, kindgemäßer Raumordnung etc.

Melanie sagt hierzu: «Das Gespenst war heut nacht wieder da ... es hat sich entschuldigt ... ganz bestimmt, es hat sich entschuldigt.»

Stellen wir nun diesem Bild ein weiteres (Zeichnung B) unmittelbar gegenüber

ZWEIFEL AN DER AUTHENTIZITÄT

Bereits in der Gegenüberstellung wird vielleicht deutlich, daß bei dieser zweiten Zeichnung Zweifel angebracht sind, ob es sich um eine authentische Kinderzeichnung handelt. Es findet sich kein «Fleck», kein «fehlerhafter» Strichansatz, die Zeichnung ist durch ein hohes Ebenmaß charakterisiert.

Die im Original gelben Punkte sind fast kreisförmig angeordnet, die schwarze Linie drumherum und die durch Punkte angedeutete Kreiskonfiguration sind nahezu konzentrisch angeordnet. Verblüffend aber auch die Ähnlichkeit von Zeichnungsbestandteilen zu der vorhergehenden Zeichnung. Das «Anhängsel» links unten zeigt von Krümmungsradius, Länge und Parallelität her die gleichen Merkmale, wobei bei der Zeichnung B an Stelle

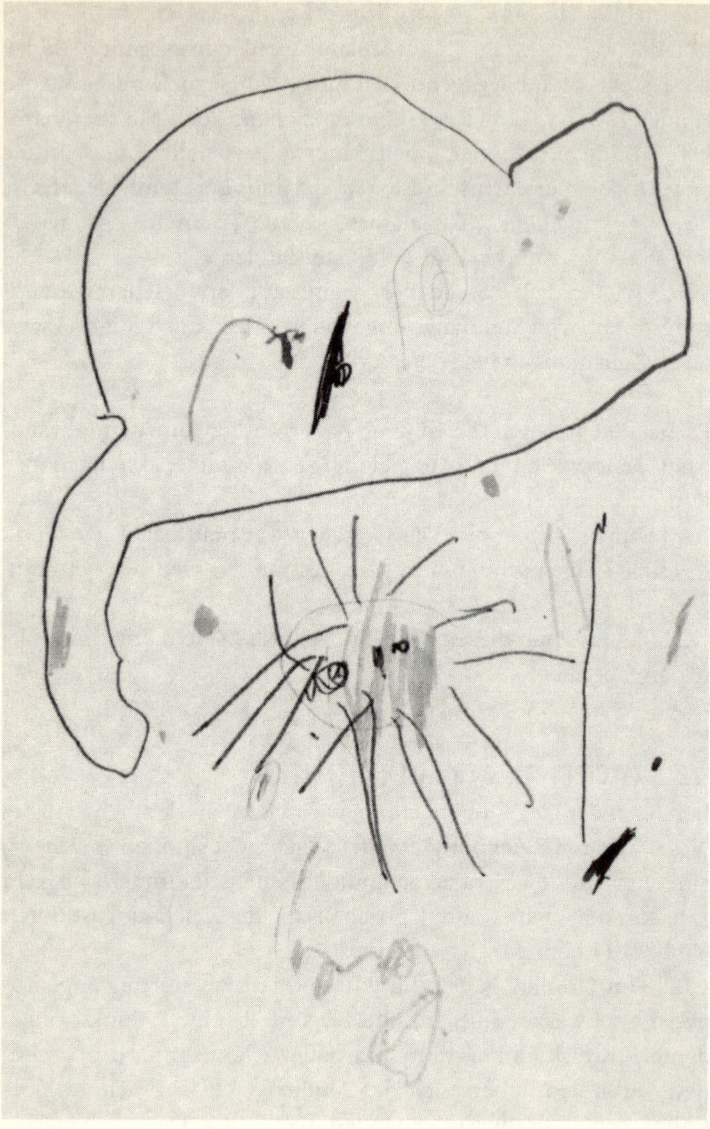

Zeichnung A

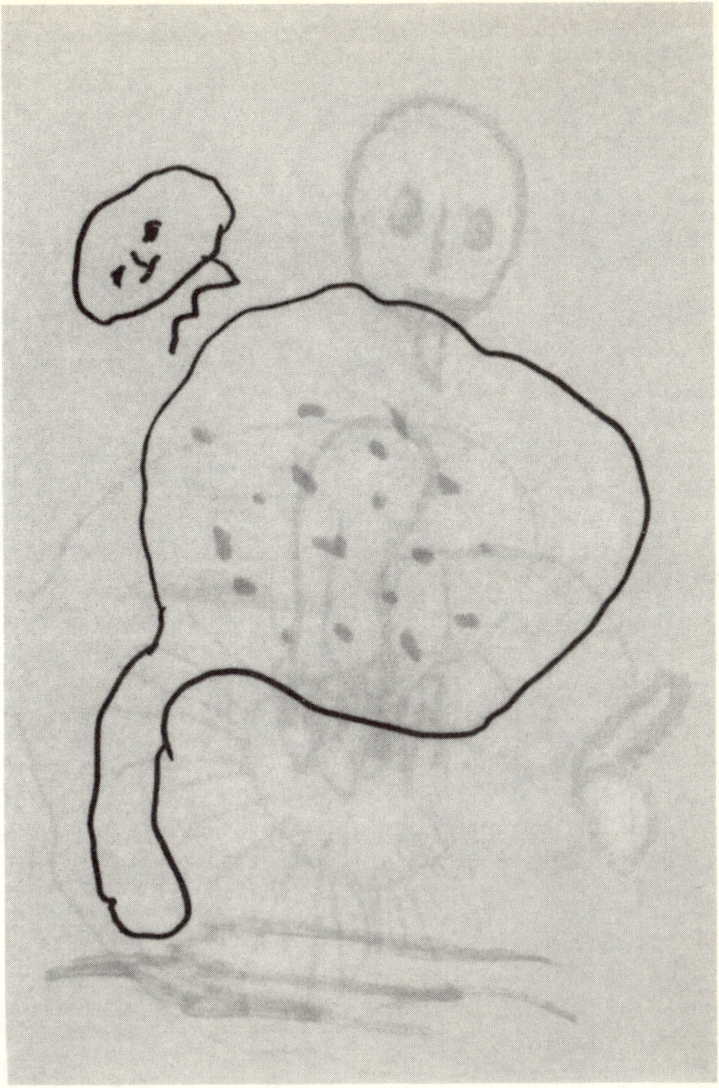

Zeichnung B

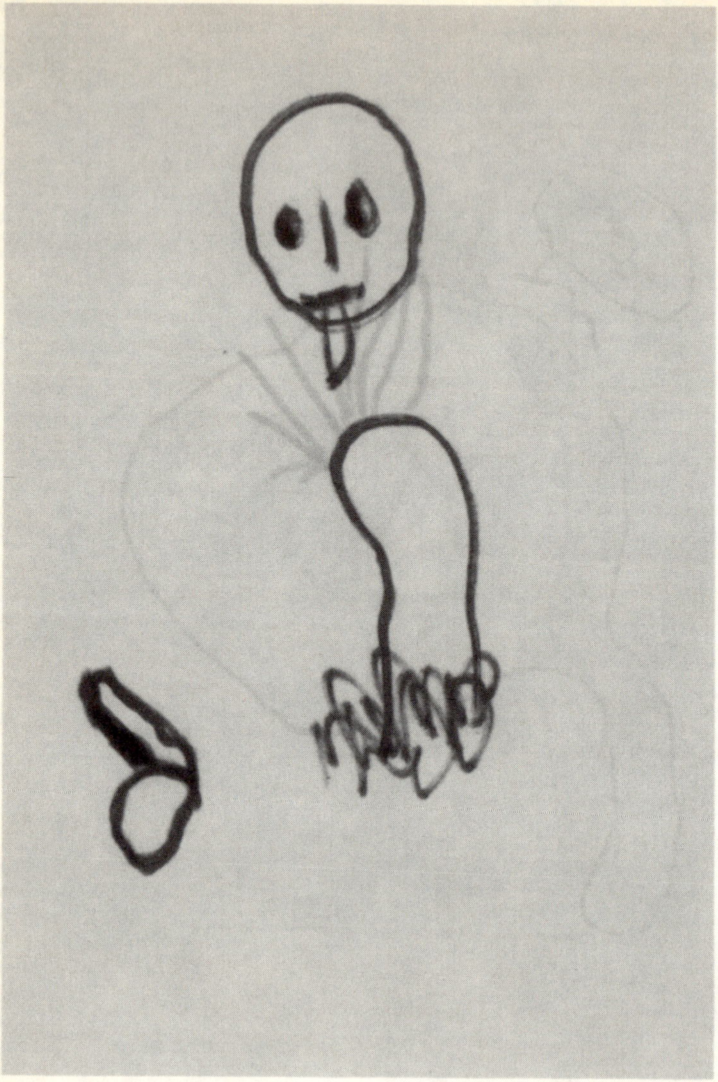

Zeichnung C

des Punktes noch eine Einkerbung zu finden ist, die die Assoziation «Eichel» verstärkt.*

Noch einmal überverdeutlicht sind im Vergleich zu Zeichnung A die im Original gelben Striche, die wohl die Assoziation «Sperma» hervorbringen dürften.

Das Ebenmaß in der Zeichnung B ist ein typisches Kennzeichen von Erwachsenenzeichnungen; ein Konzept zur Raumordnung, wie es hier auch in den Abständen zum Bildrand usw. zum Ausdruck kommt, ist einem Kind zu Beginn der Zeichnungsentwicklung und insbesondere diesem Kind, von dem ja andere und wahrscheinlich authentische Zeichnungen vorliegen, nicht gegeben.

Auch bei der Zeichnung C sind Zweifel angebracht, ob sie tatsächlich der Autorenschaft der fünf Jahre alten Melanie entstammt. Kein «fehlerhafter» Strich, kein «Fleck», keine mangelhafte Geschlossenheit, aber ein erwachsenentypischer Grad an Ebenmaß. Der Kopf ist im Bereich der «Wangen» symmetrisch eingebuchtet, die Verlängerung der Achse der Nase geht genau durch die Mitte des «Schamhaares»; diese Achse bildet mit der der Unterkante der Augen genau einen rechten Winkel.

Auch die Art der Gestaltung der im Original gelben Striche, die dem «penisartigen» Gebilde entwachsen, läßt Zweifel an der Hervorbringung durch dieses Kind entstehen. Die nach links degressiv verkürzten und insgesamt eine nach oben gleichmäßige Grenze bildenden Striche, die wohl auf das Assoziationsfeld «Sperma / Ejakulation» verweisen, sind gegenüber der «Zunge» genau mittig angeordnet. Die Zeichnungen C wie B legen die Vermutung nahe, daß hier zum Zwecke der größeren «Klarheit» Kinderzeichnungen «nachempfunden» wurden. Es ist gewissermaßen die Perfektionierung des von Baumgardt eingeführten «Tatsachenbeweises» im Rahmen der m. E. recht naiven Auffassung, daß nämlich mißbrauchte Kinder «Phallisches», «Ejakulati-

* Der Leser / die Leserin möge einmal auf Zeichnung A eine durchsichtige Folie legen, die große Konfiguration nachzeichnen und die Folie dann auf die Konfiguration von Zeichnung B legen

ves» oder sonstwie «eindeutig» Sexuelles in ihren Zeichnungen zum Ausdruck bringen, um ein meist fraglos unterstelltes «Schweigegebot» zu «durchbrechen».

Von der Interpretation von Baumgardt über die Arbeit von Raack ist bis zu Steinhage eine deutliche Intensivierung dieser Auffassung zu vermerken, die aber durch authentische Kinderzeichnungen kaum belegbar sein dürfte. Hier könnte ein Motiv liegen, Kinderzeichnungen «nachzuempfinden» oder vielleicht authentische Zeichnungsbestandteile aus anderen Kinderzeichnungen neu und vor allem deutlicher zusammenzustellen.

Soweit aber authentische Kinderzeichnungen kommentiert werden, muß man sicherlich Richter recht geben, wenn er das bissige Wort von Curtius aufgreift, «daß viele Interpretationen einer ‹weitverbreiteten Neigung› folgen, ‹unbekannte Konkretheiten durch inexistente Abstraktionen zu ersetzen› ... Einige dieser Ansätze gleichen einer auf die Spitze gesetzten Pyramide; d. h. über die wenigen bildnerischen Tatbestände werden immer neue Lagen von weit ausgreifenden Deutungsbrocken aufgeschichtet, ohne daß auf die Tektonik des Interpratationsgebildes geachtet würde.»

Das semantische Feld bildhafter Konfigurationen ist fraglos ein Gegenstand der Psychologie und hat seinen festen Platz in Therapien. Eine Deutung bleibt aber eine Deutung, sie kann die Qualität eines Tatsachenbeweises nie erreichen.

Literatur

Baumgardt, Ursula (1985): Kinderzeichnungen – Spiegel der Seele, Zürich.

Enders, Ursula (1990): Zart war ich, bitter war's, Köln.

Mühle, Günter, (1975): Entwicklungspsychologie des zeichnerischen Gestaltens, Berlin, Heidelberg, New York.

Pickford, R. W. (1967): Studies in Psychiatric Art, Springfield / Illinois.

Richter, H.-G. (1987): Die Kinderzeichnung, Entwicklung – Interpretation – Ästhetik, Düsseldorf.

Stienhage, Rosemarie (1992): Sexuelle Gewalt – Kinderzeichnungen als Signal, Reinbek.

Widlöcher, Daniel (1984): Was eine Kinderzeichnung verrät, Frankfurt / Main 1984.

RAINER OLLMANN

MISSBRAUCHSVERDÄCHTIGUNG UND JUSTIZ

Fälle, in denen es um den Verdacht auf sexuellen Kindesmißbrauch geht, haben die Gerichte schon immer beschäftigt. Während sich die Fallzahlen bei den Strafgerichten nur unwesentlich verändert haben, sind sie bei den Familien- und Vormundschaftsgerichten seit etwa 1990 stark angestiegen. Der Anstieg geht einher mit einer veränderten Qualität des Materials, mit dem die Justiz konfrontiert wird.

In vielen Fällen hat vor deren Einschaltung bereits eine zeitaufwendige «Aufdeckungsarbeit» durch Mitarbeiterinnen von Beratungsstellen oder anderen Einrichtungen stattgefunden, die umfangreich dokumentiert ist. Wenn sich dann noch das Jugendamt als Fachbehörde den Ermittlungsergebnissen anschließt und einen Antrag auf sofortige Herausnahme des Kindes aus der Familie stellt, entwickelt der Fall eine Dynamik, der sich mancher Richter kaum zu entziehen vermag. Von der (für das Strafverfahren vorgeschlagenen) Idealprozedur der auf Videoband aufgezeichneten tatnahen Erstaussage des Kindes vor dem Richter, möglichst unter gleichzeitiger Anwesenheit eines aussagepsychologisch versierten Kinderpsychologen, ist die Realität noch weit entfernt.

SCHULTERSCHLUSS- UND PERSEVERANZEFFEKT

Der Zeitdruck, unter dem das Gericht in Eilverfahren steht, begünstigt ein Verhalten, das in der Rechtsliteratur als Schulterschlußeffekt beschrieben worden ist. In einer Situation, die er aus eigenem Vermögen nicht sicher beurteilen kann, ist der Richter – wie jeder andere Mensch – geneigt, sich an der Einschätzung von

Personen zu orientieren, die er für kompetent und objektiv hält. Eine solche Person ist in Verfahren, in denen es um einen Eingriff in das elterliche Sorge- oder Umgangsrecht geht, der Mitarbeiter des zuständigen Jugendamtes. Die Neigung zum Schulterschluß mit ihm dürfte durch ein bereits vorhandenes oder erwartetes Medieninteresse an dem zu entscheidenden Fall noch verstärkt werden.

In Strafverfahren ist der Schulterschlußpartner des Richters die Staatsanwaltschaft. Diese läßt ihre Aufgaben in den Verfahren wegen sexuellen Kindesmißbrauchs in manchen Gerichtsbezirken von Sonderdezernaten wahrnehmen, in denen vorzugsweise Frauen arbeiten. Deren Qualifikation und Einstellung ist im Hinblick auf den Schulterschlußeffekt von besonderem Interesse. In der im Auftrag der Justizministerkonferenz vom Juni 1995 erarbeiteten «Handreichung für die Bearbeitung von Strafverfahren wegen sexueller Straftaten an Kindern» heißt es hierzu, daß die Ermittlungsverfahren «von sachkundigen, engagierten, fachspezifisch ausgebildeten, mit Erfahrung und Sonderwissen für die anfallenden spezifischen Probleme ausgestatteten Dezernenten bearbeitet werden» sollen.

Zu diesem Anforderungsprofil bedarf es einer Klarstellung. Der Begriff «engagiert» enthält nämlich nach dem Sprachverständnis mancher Zeitgenossen Elemente von Parteilichkeit. Die Staatsanwaltschaft, die nach der deutschen Strafprozeßordnung bei der Aufklärung des Sachverhalts auch die Interessen des Beschuldigten zu wahren hat, muß aber selbst den geringsten Anschein von Parteilichkeit peinlich vermeiden. Insofern ist auch der in der Handreichung enthaltene Hinweis, daß bei Betreuungs- und Hilfebedarf des Opfers «Kontakt zum Jugendamt und [!] einer Opferschutzinstitution herzustellen» ist, nicht unbedenklich. Als Opferschutzinstitutionen können auch eindeutig parteiliche Einrichtungen angesehen werden, deren Einschaltung Zweifel an der Unparteilichkeit der Staatsanwaltschaft erwecken könnte. Im übrigen wäre die Einschaltung einer derartigen Institution vor Abschluß des Strafverfahrens auch deshalb problematisch, weil dort das Opfer in einer Weise beeinflußt werden könnte, die eventuell nötige weitere Aussagen unbrauchbar machen würde.

Der Schulterschlußeffekt beruht darauf, daß der Richter sich und den Verfahrensbeteiligten, an dem er sich orientiert, auf das gleiche Ziel verpflichtet weiß. In Sorge- und Umgangsrechtsverfahren sieht er den für das Jugendamt tätigen Sozialarbeiter wie sich selbst dem Kindeswohl verpflichtet. Handelt es sich um ein Strafverfahren, so kann die Gemeinsamkeit zwischen Richter und Staatsanwalt in der Verpflichtung auf Wahrheit und Gerechtigkeit gesehen werden. Der Verteidiger kommt demgegenüber für einen Schulterschluß nicht in Betracht, weil er ganz überwiegend den Interessen des Verdächtigten verpflichtet erscheint.

Den in dieser Ausgangslage begründeten Nachteil muß der Verteidiger durch Kompetenz wettzumachen versuchen. Diese ist nicht etwa nur im Hinblick auf Rechtsfragen (Zeugnisverweigerungsrecht u. a.) vonnöten. Sie ist besonders dann gefordert, wenn es gilt, ein Sachverständigengutachten zur Glaubhaftigkeit der kindlichen Aussage unter die Lupe zu nehmen und notfalls einen weiteren Sachverständigen zu präsentieren. Das hierzu notwendige Fachwissen und eine entsprechende Erfahrung sind bei den meisten Rechtsanwälten nicht vorhanden. Bereitschaft und Zeit, sich beim ersten Mandat in die einschlägige Literatur einzulesen, können ebenfalls nicht vorausgesetzt werden. So nimmt es denn nicht wunder, daß gerade von den eines sexuellen Kindesmißbrauchs Verdächtigten im Laufe des Verfahrens mehrere Anwälte «verschlissen» werden.

Neben dem Schulterschlußeffekt kann sich in Gerichtsverfahren, die einen Mißbrauchsvorwurf zum Gegenstand haben, noch ein weiterer Effekt ungünstig für den Betroffenen auswirken. Es handelt sich um den Perseveranz (= Verharrungs)effekt, der experimentell bei Strafrichtern untersucht worden ist, und zwar durch die computergestützte Simulation einer Hauptverhandlung. Strafrichter halten tendenziell an dem Tatbild fest, das sie aus den Ermittlungsakten übernommen haben. In der Hauptverhandlung suchen sie bevorzugt nach Informationen, die dieses

Bild bestätigen, und sind geneigt, sie zu überschätzen. Dazu in Widerspruch tretende Informationen werden von ihnen nicht nur unterschätzt, sondern häufig nicht einmal wahrgenommen. Psychologisch kann dies durch die bevorzugte Aufnahme und Speicherung redundanter, d. h. bereits bekannter Informationen erklärt werden, die mit dem aus den Akten gewonnenen ersten Eindruck übereinstimmen.

Was im Strafverfahren die Ermittlungsakten sind, ist in Verfahren, in denen es um die Herausnahme des Kindes aus seiner Familie geht, der Bericht des Jugendamtes. Diesem kommt besondere Bedeutung in den Verfahren zu, in denen auf eine Anhörung der betroffenen Eltern und Kinder häufig verzichtet wird. Das sind die Eilverfahren, die auf eine vorläufige Anordnung gerichtet sind. Für eine solche Anordnung ist nach der Rechtsprechung ausreichend, daß das Jugendamt eine akute Gefahrenlage glaubhaft macht, die zum Schutz des Kindes ein unverzügliches Einschreiten erfordert.

Wenn eine Entscheidung im Wege der vorläufigen Anordnung ergangen ist, kann sich der Perseveranzeffekt in besonderer Weise im anschließenden Hauptverfahren auswirken. Hat der Richter erst einmal eine den Sorgerechtseingriff rechtfertigende Gefahr für das Kindeswohl angenommen, ist er leicht geneigt, Informationen, die das Vorliegen dieser Gefahr untermauern, intensiver nachzugehen und sie stärker zu gewichten als Informationen, die der Annahme einer Gefährdung entgegenstehen.

STANDARDS RICHTERLICHER ENTSCHEIDUNGSFINDUNG

Gerade in Fällen, in denen ihm eine schnelle Entscheidung angesonnen wird, muß der Richter achtgeben, daß er nicht von der durch die vorangegangene Behandlung des Falles entstandenen Dynamik mitgerissen wird. Eilentscheidungen sind beim Strafgericht die über den Erlaß eines Haftbefehls und beim Familiengericht vor allem Entscheidungen über die Herausnahme eines Kindes aus der Familie. In beiden Fällen geht es um schwerwiegende

Eingriffe in Grundrechte der Betroffenen. Je schwerwiegender aber der Eingriff in grundrechtlich geschützte Bereiche ist, desto höhere Anforderungen sind nach der Rechtsprechung des BVerfG an die zur Rechtfertigung des Eingriffs getroffenen Tatsachenfeststellungen und an das dabei zu praktizierende Verfahren zu stellen.

Wird Explorationsmaterial unterbreitet, das vom sozialpädagogischen Personal einer Jugendhilfeeinrichtung zubereitet worden ist, darf sich der Richter nicht vom Anschein des auf professionelle Art Bewiesenen blenden lassen. In den meisten Einrichtungen ist die für eine sachgerechte Exploration erforderliche Ausbildung und Erfahrung nicht vorhanden. Auch dadurch, daß sich das zuständige Jugendamt den von anderen durchgeführten Ermittlungen anschließt, erhalten diese kein Gütesiegel. Soweit es um den Verdacht auf sexuellen Kindesmißbrauch geht, kann keineswegs davon ausgegangen werden, daß in den Jugendämtern regelmäßig genügend Kompetenz vorhanden ist, um entsprechende Sachverhalte zureichend beurteilen zu können.

Auch durch dramatische Dunkelziffern, die in den Medien herumgereicht werden, darf sich der Richter nicht beeindrucken lassen. Für den zur Entscheidung anstehenden konkreten Einzelfall bedeutet selbst die höchste Dunkelziffer rein gar nichts. Die strafprozessuale Unschuldsvermutung darf durch sie keine faktische Schwächung erfahren. Im übrigen hat z. B. Baurmann, dem allein oder in Verbindung mit dem Bundeskriminalamt die geläufigste Dunkelziffer zugeschrieben wurde (jährlich 300 000 Kinder als Opfer sexueller Gewalttaten), wiederholt versucht, diese Angabe zu korrigieren – leider ohne durchschlagenden Erfolg.

Als erstes sollte der Richter den ihm unterbreiteten Sachverhalt einer Plausibilitätskontrolle unterziehen. Es hat Sachverhaltsschilderungen gegeben, die derart phantastisch waren, daß gesunder Menschenverstand ausgereicht hätte, um nachhaltig stutzig zu werden. Der Richter muß sich einer Offenheit des Denkens befleißigen, zu der insbesondere die Mitarbeiterinnen von Beratungsstellen mit erklärtermaßen parteilicher Orientierung nicht in der Lage sein können. Ein solches offenes Denken ist unter anderem dadurch ausgezeichnet, daß es Alternativhypothesen zuläßt.

In diesem Zusammenhang ist – worauf wiederholt auch der BGH hingewiesen hat – der Entstehungsgeschichte der Beschuldigung besondere Bedeutung beizumessen. Wenn z. B. bei einem Kind im Vorschulalter vor Einschaltung der Justiz zahlreiche «private Befragungen» zu den Tatvorwürfen erfolgt sind, ist der Beweiswert belastender Angaben besonders kritisch zu prüfen. Das gleiche gilt auch dann, wenn die Angaben vor dem Hintergrund von Streitigkeiten über das Sorge- oder Umgangsrecht gemacht werden.

Entgegen einer verbreiteten Praxis sollte der Richter auch vor Eilentscheidungen über Eingriffe in das Sorgerecht regelmäßig wenigstens die Eltern anhören. Von den im Vorfeld des gerichtlichen Verfahrens tätig gewordenen Institutionen sind die Eltern nämlich meistens nicht angehört worden. Diese Vorgehensweise wird gewöhnlich mit dem Hinweis auf die Gefahr einer Vertuschung der Tat, namentlich durch Ausübung von Druck auf das Kind, gerechtfertigt. Wer davon absieht, die Eltern zu hören, läßt aber ein wichtiges Mittel zur Vermeidung von Fehlentscheidungen ungenutzt. Wiederholt hat die Befragung der Eltern eine ebenso banale wie überzeugende Erklärung für verdachterwekkende Äußerungen oder Verhaltensweisen eines Kindes geliefert. Sieht das Gericht ausnahmsweise von einer Anhörung der Eltern ab, muß es wegen der Bedeutung der Anhörung die Gründe dafür darlegen. Die unterbliebene Anhörung ist unverzüglich nachzuholen.

Bei der eigentlichen Entscheidung über die sofortige Herausnahme eines Kindes aus der Familie ist der Richter aus rechtsstaatlichen Gründen gehalten, die am wenigsten schädliche Alternative zu wählen. Er muß also sorgfältig abwägen, ob eine sofortige Herausnahme für das Kind weniger belastend ist als ein Verbleiben in der möglicherweise schädigenden Elternbeziehung. Dabei wird es oft zunächst nur um den Verbleib für den begrenzten Zeitraum weiterer Sachverhaltsaufklärung gehen. Während die Trennung eines kleinen Kindes von seiner Familie stets ein traumatisierendes Erlebnis darstellt, kann von psychischen Traumata nach jedweder Form von sexuellem Mißbrauch nicht ausgegangen werden.

Hinzu kommt, daß die Trennung geeignet ist, Tatsachen zu schaffen, die später nur schwer rückgängig zu machen sind. Auch wegen dieser Auswirkungen ist der Richter verpflichtet, den Sachverhalt schon vor dem Erlaß einer vorläufigen Anordnung so weit wie möglich aufzuklären (BVerfG, FamRZ 1994 S. 223). Herausnahmeentscheidungen haben sich in der Vergangenheit zuweilen erst nach längerer Zeit als Fehlentscheidung herausgestellt. Wenn die betroffenen Kinder bei Pflegeeltern untergebracht sind, wächst aber mit der Dauer der Unterbringung die Gefahr, daß die leiblichen Eltern an ihrer umgehenden Rückholung durch eine gerichtliche Verbleibensanordnung gehindert werden (§ 1632 Abs. 4 BGB).

Diese kann dann getroffen werden, wenn ein Kind in der Pflegefamilie seine Bezugswelt gefunden hat und eine Herausnahme aus ihr die Gefahr schwerer und nachhaltiger psychischer Schäden mit sich brächte. In einem solchen Fall wäre eine Rückholung erst nach einer längeren und für alle Beteiligten quälenden Umgewöhnungsphase möglich. Für die emotionale Verwurzelung in der Pflegefamilie ist der kindliche Zeitbegriff maßgebend. Für jüngere Kinder werden Pflegeeltern schneller zu sog. faktischen Eltern als für ältere. Die Entstehung faktischer Elternschaft bei den Pflegeeltern wird begünstigt, wenn die leiblichen Eltern einen Ausschluß oder eine Beschränkung ihres Besuchsrechts hinnehmen.

Den rechtsstaatlichen Grundsatz der Verhältnismäßigkeit der Mittel (Übermaßverbot) muß der Richter auch dann beachten, wenn der Mißbrauchsverdacht im Zusammenhang mit einem Streit über das Umgangsrecht des Elternteils geäußert wird, der nicht mit dem Kind zusammen lebt. Wie z. B. das OLG Frankfurt (FamRZ 1995 S. 1432) zutreffend ausgeführt hat, darf allein die Tatsache, daß gegen den Vater ein staatsanwaltschaftliches Ermittlungsverfahren wegen des Verdachts auf sexuellen Kindesmißbrauch läuft, weder zum Ausschluß noch zur Einschränkung der Umgangsbefugnis führen. Andernfalls hätte es nämlich ein Elternteil auf recht einfache Weise in der Hand, den anderen Elternteil vom Kontakt mit seinem Kind auszuschließen. Das Familiengericht muß daher in jedem Einzelfall das Gewicht des Tatverdachts und der möglichen Gefahren für das Kindeswohl selbständig prüfen und abwägen. In die Abwägung einzubeziehen ist auch der Folgeschaden eines abrupten Kontaktabbruchs für die Entwicklung des Kindes.

Selbst dann, wenn das staatsanwaltschaftliche Ermittlungsverfahren eingestellt wurde, kann das Familiengericht zu der Annahme gelangen, daß für den Mißbrauch ein «erhöhter Grad von Wahrscheinlichkeit» besteht, und das Umgangsrecht ausschließen (OLG Bamberg, FamRZ 1994 S. 719). Der strafprozessuale Verfahrensgrundsatz «im Zweifel für den Angeklagten» gilt in Verfahren vor dem Familiengericht nicht! Vor Ausschluß der Umgangsbefugnis muß allerdings stets geprüft werden, ob nicht als mildere Maßnahme die Anordnung in Betracht kommt, daß der Umgang nur in Anwesenheit eines Dritten stattfinden darf. Dies gilt jedenfalls dann, wenn das Kind den Kontakt mit dem beschuldigten Elternteil nicht ablehnt.

Dritter kann insbesondere ein Mitarbeiter des Jugendamtes oder eines privaten Vereins sein. Ein solcher (kostenloser) beschützter Umgang ist seit 1.7.1998 in § 1684 Abs. 4 S. 3 und 4 BGB ausdrücklich vorgesehen. Leider ist es schon vorgekommen, daß die Anordnung eines beschützten Umgangs an der mangelnden Mitwirkungsbereitschaft der vom Gericht angesprochenen Dritten gescheitert ist.

MÖGLICHKEITEN FINANZIELLER GENUGTUUNG

Wenn sich am Ende eines gerichtlichen Verfahrens der Mißbrauchsverdacht nicht bestätigt oder gar als eindeutig ungerechtfertigt erweist, stellt sich für viele Betroffene die Frage nach einem finanziellen Ausgleich für die erlittenen materiellen Einbußen und psychischen Beeinträchtigungen. Auch von Organisationen, die sich die Unterstützung von Betroffenen zum Ziel gesetzt haben, werden in dieser Hinsicht Hoffnungen genährt. Die Möglichkeiten, in dem Bestreben nach finanzieller Genugtuung bei der Justiz Unterstützung zu finden, sind indes sehr begrenzt.

Von Privatpersonen, die ihren Verdacht dem Jugendamt oder der Polizei mitgeteilt haben, kann Schadenersatz und Schmerzensgeld in der Regel nicht gefordert werden. Ausnahmen gelten dann, wenn die Verdächtigung wissentlich falsch oder leichtfertig, d. h. ohne vernünftigen Grund erfolgt ist. Sozialpädagogische Fachkräfte in vereinszugehörigen Kindertagesstätten und Beratungsstellen setzen den Träger der Einrichtung und sich selbst einer Schadenersatzpflicht allenfalls dann aus, wenn sie sich in Verkennung ihrer Kompetenz als Sachverständige aufspielen und in ungeeigneter Weise weitreichende Explorationen durchführen. Dies wäre etwa dann der Fall, wenn über eine Beobachtung und wenige behutsame Fragen in der Phase eines konkreten Anfangsverdachts hinausgegangen wird, z. B. mit systematischer, suggestiver Befragung oder Spielen mit anatomisch korrekten Puppen.

Mitarbeiter eines Jugendamtes (und anderer Einrichtungen in öffentlicher Trägerschaft) können von einem Geschädigten auf Grund von speziellen gesetzlichen Bestimmungen überhaupt nicht haftbar gemacht werden. Der Träger des Jugendamtes wäre nur bei Vorliegen besonderer Umstände zum Schadenersatz verpflichtet. Der zuständige Mitarbeiter müßte z. B. vor Weiterleitung des von anderen überreichten Datenmaterials an das Familiengericht eine weitere Aufklärung des Sachverhalts im Rahmen des Zumutbaren unterlassen haben. Hier wie in allen anderen Schadenersatzprozessen käme es entscheidend auf die Umstände des Einzelfalles an.

Literatur

Bölter, Herbert (1996): Handreichung für die Bearbeitung von Strafverfahren wegen sexueller Straftaten an Kindern. Deutsche Richterzeitung, S. 273–280.

Carl, Eberhard (1995): Die Aufklärung des Verdachts eines sexuellen Mißbrauchs in familien- und vormundschaftsgerichtlichen Verfahren. Zeitschrift für das gesamte Familienrecht, S. 1183–1192.

Deckers, Rüdiger (1996): Verteidigung in Verfahren wegen sexuellen Mißbrauchs von Kindern. Neue Juristische Wochenschrift, S. 3105–3111.

Deckers, Rüdiger (1997): Probleme bei der juristischen Aufarbeitung von Mißbrauchsfällen im Familien- und Strafprozeß. Familie Partnerschaft Recht, S. 211–218.

Ollmann, Rainer (1994): Rechtliche Aspekte der Aufdeckung von sexuellem Mißbrauch. Zentralblatt für Jugendrecht, S. 151–159.

Ollmann, Rainer (1997): Einflußfaktoren in familien- und vormundschaftsgerichtlichen Verfahren. Zeitschrift für das gesamte Familienrecht, S. 321–326.

Rakete-Dombek, Ingeborg (1997): Familienrecht und Strafrecht – Unterschiede und Zusammenhänge am Beispiel des Mißbrauchsverdachts. Familie Partnerschaft Recht, S. 218–225.

Zschockelt, Alfons / Wegner, Birgit (1996): Opferschutz und Wahrheitsfindung bei der Vernehmung von Kindern in Verfahren wegen sexuellen Mißbrauchs. Neue Zeitschrift für Strafrecht, S. 305–309.

DERK RÖTTGERING

DER MISSBRAUCHSVERDACHT AUS JURISTISCHER SICHT

Mit der Feststellung, daß ein Verdacht keine Gewißheit ist, leitete der Sachverständige Böhm sein Gutachten im Sinne einer psychologischen Analyse der Entstehung und Entwicklung der Verdachtsentwicklung bezüglich der in Rede stehenden Delikte sexuellen Mißbrauchs durch einen Angeklagten vor dem Landgericht Osnabrück ein.

In Fällen des sexuellen Mißbrauchs an Kindern scheint gleichwohl dieser an sich selbstverständliche Ausgangspunkt oftmals keine Geltung zu haben. Wer einmal in den Verdacht geraten ist, der gilt in vielen Fällen als schuldig, denn «irgend etwas wird schon drangewesen sein».

In der Regel wird sich die Staatsanwaltschaft oder das Gericht (auch in familiengerichtlichen Verfahren) eines Sachverständigen zur Abklärung der Glaubhaftigkeit der beschuldigenden kindlichen Aussage bedienen. Diese Glaubwürdigkeitsgutachten bestimmen das Schicksal eines Betroffenen, wenn es weitere Beweise nicht gibt. Auf der Grundlage eines solchen Gutachtens wird regelmäßig Anklage erhoben oder das Verfahren eingestellt, die Eröffnung der Anklage abgelehnt, verurteilt oder das Sorgerecht entzogen bzw. das Umgangsrecht unterbunden.

Diesen Gutachten kommt also eine entscheidende Bedeutung im Rahmen des bestehenden Verdachts zu, so daß der vorliegende Beitrag sich auf den Umgang mit diesen Gutachten konzentriert, wobei von einem im Strafverfahren eingeholten / einzuholenden Gutachten ausgegangen wird. Die wissenschaftlichen Anforderungen an ein im familien-gerichtlichen Verfahren eingeholtes Glaubwürdigkeitsgutachten zeigen keine Unterschiede.

Im Strafverfahren bzw. im strafrechtlichen Ermittlungsverfahren ist es im Rahmen der Erstellung eines Glaubwürdigkeitsgutachtens nicht die Aufgabe des Sachverständigen, den Verdacht des sexuellen Mißbrauchs gegen einen Beschuldigten zu verifizieren bzw. den Verdacht zu falsifizieren. Es geht ausschließlich um die Beurteilung der Glaubwürdigkeit des Zeugen, der als Beweismittel im Strafverfahren benötigt wird. Hieraus ergeben sich die nachfolgenden Anforderungen an ein lege artis erstelltes Gutachten aus der Sicht des Verteidigers.

Der Verteidiger in einem Verfahren wegen sexuellen Mißbrauchs an Kindern ist mit Beauftragung des Sachverständigen zur Erstattung eines Gutachtens zur Glaubhaftigkeit der kindlichen Aussagen durch die Staatsanwaltschaft oder das Gericht gefordert. Bereits zu diesem Zeitpunkt muß er sich über die Kompetenz des Sachverständigen, über dessen Erfahrungen in der Glaubwürdigkeitsbegutachtung und sein bisheriges Tätigkeitsfeld Kenntnis verschaffen, um ggfs. Einwände gegen die Beauftragung dieses Sachverständigen vorbringen zu können. Jedes Gericht und jede Staatsanwaltschaft sollte vernünftige und sachliche Kritik berücksichtigen und bemüht sein, in Übereinstimmung mit der Verteidigung einen Sachverständigen zu finden, der dann beauftragt wird. Allein um spätere berechtigte Einwände in der Hauptverhandlung zur Vermeidung ggfs. erforderlich werdender weiterer Explorationen der kindlichen Zeugen zu vermeiden. Aber auch vor dem Hintergrund, daß weder der Beschuldigte noch der Verteidiger an einer Exploration teilnehmen, ist die Auswahl und das Vertrauen im Hinblick auf die Kompetenz des Sachverständigen so wichtig.

Einen Anspruch auf Beteiligung an der Auswahl des Sachverständigen hat der Beschuldigte nicht. Die Staatsanwaltschaft gibt lediglich die Auswahl eines Sachverständigen bekannt und Gelegenheit zur Stellungnahme. Die Praxis zeigt, daß nur schwerwiegende Gründe bzw. Bedenken dazu führen können, daß die Staatsanwaltschaft von «ihrem Sachverständigen» abweicht.

Die Schwierigkeiten in der Auseinandersetzung mit dem Gutachter zeigen sich in mehrfacher Hinsicht:

a) Der in der Regel psychologisch nicht vorgebildete Verteidiger ist kaum in der Lage, sich mit dem Gutachten qualifiziert auseinanderzusetzen.

b) Die Überprüfung des Gutachtens durch einen Sachverständigen der Verteidigung erfordert zum einen finanzielle Mittel des Mandanten, die dieser oft nicht aufbringen kann.

c) Zum anderen muß überhaupt ein kompetenter Sachverständiger gefunden werden, der bereit ist, das Gutachten zu überprüfen. Auch kann ein eigener Gutachter sich oftmals nur auf formale Gesichtspunkte beziehen, da er an der Exploration des Zeugen nicht beteiligt war. Eine inhaltliche Kritik wird darüber hinaus überhaupt nur in Grenzen möglich sein, wenn ein Transkript der gesamten Exploration vorhanden ist.

Der mit Glaubwürdigkeitsfragen befaßte Verteidiger sollte selbst in der Lage sein, das vorgelegte Gutachten auf etwaige Unzulänglichkeiten zu überprüfen. Für die forensisch psychologische Begutachtung bestehen seit langem wissenschaftlich anerkannte standardisierte psychologische Diagnostiken.[1] Bereits seit 1986 gibt es «Richtlinien für die Erstellung psychologischer Gutachten» durch die Föderation Deutscher Psychologenvereinigung.[2] Hier heißt es: «Ein solches psychologisches Gutachten ist eine wissenschaftliche Leistung, die darin besteht, auf Grund wissenschaftlich anerkannter Methoden und Kriterien nach feststehenden Regeln der Gewinnung und Interpretation von Daten zu konkreten Fragestellungen Aussagen zu machen. Es handelt sich um die Antwort eines Experten, des Dipl.-Psychologen, auf Fragen, zu denen er auf Grund seines Fachwissens, des aktuellen Forschungsstandes und seiner Erfahrungen Stellung nimmt. Ein solches Gutachten muß umfassen: die Fragestellung, die Untersuchungsverfahren, die relevanten Daten, deren Interpretation und die Schlußfolgerung des Gutachtens.»

Zu den Erhebungs- und Darstellungsprinzipien wird festgestellt: «Gutachten sollen in der Regel nicht auf einer einzigen, sondern auf mehreren von einander unabhängigen Datenquellen beruhen (z. B. Exploration, Verhaltensbeobachtung, unterschiedliche Tests, Akteninhalte). Alle Befunde, auf die sich die Schlußfolgerungen des Gutachtens stützen, müssen mit ihrer Dokumentationsquelle genannt werden. Aussagen von Dritten sind deutlich von den eigenen Aussagen abzuheben. Für die Darstellung von Ergebnissen aus Einzelverfahren wird folgende Gliederung vorgeschlagen: Kurzbeschreibung der angewandten psychodiagnostischen Instrumente, Beschreibung der für die Fragestellung relevanten Verhaltensweisen des Probanden, Mitteilung der Ergebnisse, die für die Beantwortung der Fragestellung wichtig sind, Interpretation der Ergebnisse nach den wissenschaftlich-psychologisch gegebenen Regeln (und, soweit notwendig, Hinweise auf Grenzen der Interpretierbarkeit der Daten).» Wie der Gutachter zu Befund und Stellungnahme kommt, muß klar erkennbar sein. Folgende Einzelangaben soll ein psychologisches Gutachten enthalten: Präzise Formulierung der Fragestellung, von der das Gutachten ausgeht, Nennung des Auftraggebers bzw. Fragestellers, Nennung der Untersucher (ggfs. je nach Bereich, den sie untersucht haben), Nennung der Untersuchungstermine, -dauer und -orte, Referierung vorliegender Informationen, z. B. aus Akten oder Vorgutachten, Nennung und Charakterisierung der Untersuchungsmethoden, vollständige Darstellung der für die Fragestellung relevanten Untersuchungsergebnisse, soweit nicht rechtliche oder ethische Bedenken entgegenstehen, Interpretation und Diskussion der Befunde, explizite Stellungnahme zur Fragestellung, Unterschrift der verantwortlich zeichnenden Dipl.-Psychologen.

Hieraus folgt für ein im Strafverfahren eingeholtes psychologisches Glaubwürdigkeitsgutachten:

a) Das Gutachten hat zu beginnen mit der Auftragserteilung der Wiedergabe der juristischen Fragestellung. Die Einleitung hat mitzuteilen, welches Aktenmaterial zugrunde gelegt wurde, wann, wo und wie (in Anwesenheit welcher Personen) die Exploration des Zeugen stattgefunden hat, welche Untersuchungsmethoden angewandt wurden.

b) Es folgt eine Wiedergabe des Sachverhalts auf der Grundlage der Aktenanalyse. Von welch zentraler Bedeutung die exakte chronologische Wiedergabe der Entstehungsgeschichte (vom Entstehen der Aussage über die laufenden Ermittlungen bis zur Anklage) ist, zeigt in exemplarischer Art und Weise das vor dem Landgericht Münster verhandelte sogenannte «Montessori-Verfahren», in dem der Verfasser verteidigt hatte. Hier waren zunächst ein Erzieher und später eine Vielzahl von weiteren Erwachsenen, die in irgendeinem Zusammenhang mit dem Kindergarten standen, von einer Vielzahl von Kindern des sexuellen Mißbrauchs beschuldigt worden. Zur Hauptverhandlung war es gekommen nach Erstellung von ca. 50 Glaubwürdigkeitsgutachten im Rahmen des staatsanwaltschaftlichen Ermittlungsverfahrens noch vor Eröffnung des Hauptverfahrens. Nachdem die Beweisaufnahme nach zeugenschaftlicher Einvernahme der Kinder und nach Erstattung der Glaubwürdigkeitsgutachten bereits geschlossen war, beauftragte das Gericht auf Antrag der Verteidigung einen «weiteren» Sachverständigen. Ausgangspunkt der Untersuchungen des «weiteren» Sachverständigen war die Frage, ob die Aussagen der betroffenen Kinder auch anders als durch die Annahme, daß sie die berichteten Ereignisse selbst erlebt hatten, erklärt werden könnten. Vor diesem Hintergrund hat der Sachverständige zunächst aussage-psychologisch relevante Vorgänge aus der Entstehungsgeschichte der Aussagen (an Hand der Akten!) zusammengestellt. Sodann wurden Forschungsergebnisse vorgestellt, die für die Beurteilung der Vorgänge und somit für die Abwägung der Ausgangshypothesen wesentlich waren und die von den beiden bisher tätigen Sachverständigen nicht berücksichtigt worden waren.

Der «weitere» Sachverständige, Prof. Köhnken, stellt in seinem Gutachten vom 27. 2. 1995[3] zur Entstehungsgeschichte der Aussagen in diesem Verfahren vor dem Landgericht Münster fest:

aa) Sehr frühzeitig fand eine nahezu unumstößliche Überzeugungsbildung vom später Angeklagten als potentieller Täter bei Eltern und Mitarbeitern der Beratungsstelle statt. Verhaltensauffälligkeiten wurden folglich im Sinne stattgefundenen Mißbrauchs gedeutet.

bb) Unter den Eltern fand ein Solidarisierungsdruck statt.

cc) Informationen von Eltern aus verschiedenen Kindergärten, in denen der Angeklagte gearbeitet hatte, wurden frühzeitig auf regelmäßigen Elternabenden ausgetauscht, mit der Folge entstehenden sozialen Drucks, «auch neue Erkenntnisse zu berichten».

dd) Die Kinder tauschten erhaltene Informationen untereinander aus.

ee) Kinder, die keine Angaben machten, wurden wiederholt befragt. Es wurde positiv und negativ verstärkt.

ff) Informationen, die Eltern über andere Kinder erhalten hatten, wurden an die eigenen Kinder weitergegeben.

gg) Bei den Kindern wurden Lerneffekte festgestellt, zu antworten, was von den Erwachsenen gewünscht wurde.

hh) Mit Beginn des Verdachts gegen den Erzieher korrespondierte eine erhöhte Aufmerksamkeitszuwendung durch die Erwachsenen.

ii) Es fanden Konditionierungsprozesse statt, in denen eine Aufmerksamkeitszuwendung auf «erwartete Antworten» erfolgte. Nicht erwartungskonforme Aussagen wurden als Blokkade interpretiert. Negativantworten wurden bestenfalls ignoriert, häufig folgte eine Steigerung des Befragungsdrucks, dem die Kinder sich durch Flucht («Weiß ich nicht» oder durch «erwartete Antworten») zu entziehen versucht haben. Diese Feststellungen beruhen auf reiner Aktenanalyse und machen deutlich, wie wichtig die exakte und saubere Klärung der Entstehungsgeschichte ist. Daß die Abklärung der Entstehungsgeschichte nicht nur eine zentrale Bedeutung bei Massenbeschuldigungen, sondern auch bei einer Einzelbeschuldigung besitzt, entspricht wissenschaftlichem Standard.

c) Der sich anschließende Untersuchungsbericht enthält: Die Exploration des Zeugen zu seiner Lebenssituation, zur Persönlichkeit und zum Tatgeschehen mit dem Ziel, unter kontrollierten Bedingungen eine möglichst umfassende Aussage zu erhalten[4], die Darstellung der systematischen Verhaltensbeobachtung bei der Untersuchung, die Wiedergabe informatorischer Gespräche mit Dritten, die Beschreibung der Einstellung des Probanden zur Untersuchung und dessen «Gesamtverhalten», die Beschreibung der Untersuchungsbedingungen.

Die Wiedergabe des gesamten Explorationsgesprächs einschließlich der Wiedergabe informatorischer Gespräche mit Dritten in wörtlicher Rede gehört zur unabdingbaren Voraussetzung eines brauchbaren und überprüfungsfähigen wissenschaftlichen Glaubwürdigkeitsgutachtens, insbesondere vor dem Hintergrund des rechtlichen Gehörs zu den gegen den Beschuldigten erhobenen Vorwürfen. Ohne diese «Rohdaten» ist eine inhaltliche Überprüfung in Form der Gutachtenkritik im nachhinein nicht möglich. Die Wichtigkeit eines Transkripts der Exploration zeigt sich daran, daß nur so z. B. Suggestivfragen, Vorhaltfragen, Fragen Dritter, die an der Exploration teilgenommen haben und der Weg zur eigentlichen Aussage hin etc. nachvollzogen werden können. Ebenso wichtig ist die Schilderung des Verhaltens des Zeugen während der Exploration. Wenn z. B. aus dem Gesprächsduktus, dem rein assoziativen Berichten, dem Umfang der Spontanäußerungen des Zeugen, der Beschreibung begleitender Affekte usw. Rückschlüsse auf die Glaubhaftigkeit der Zeugenaussagen vorgenommen werden, dann ist unter dem Gesichtspunkt der intersubjektiven Überprüfbarkeit der von dem Gutachter vorgenommenen Interpretation die Bezugnahme auf die Exploration nach Auffassung des Verfassers unerläßlich. Die wörtliche Wiedergabe informatorischer Gespräche, z. B. mit Familienangehörigen, ist ebenfalls unabdingbar, allein um auch verfälschende Einflüsse, denen ein Gutachter ausgesetzt ist, auszuschließen. Es ist deutlich zu machen, ob und ggfs. in welchem Umfang das soziale Umfeld, eine Befragung durch Familienangehörige oder Gespräche mit diesen über die in Rede stehende Tat, den Täter etc., Einfluß auf die Aussage genommen haben können. Selbstverständlich ist auch anzumerken, ob das informatorische Gespräch vor oder nach der Exploration stattgefunden hat und ob ggfs. der Proband zugegen war. In diesem Zusammenhang ist darauf hinzuweisen, daß die Induzierung eines Stereotyps z. B. vom vermeintlichen Täter als bösartigem Mensch dazu geführt haben kann, daß die Aussage hierdurch so verändert wurde, daß sie mit dem suggerierten Stereotyp in Einklang steht. Wenn einem Kind z. B. wiederholt gesagt wird, daß jemand böse Dinge getan habe, besteht die Gefahr, daß die Anfälligkeit für bestimmte Suggestivfragen noch erhöht wird.[5] Die Wiedergabe all dieser «Rohdaten» hat wertfrei und ohne jegliche Interpretation zu erfolgen.

d) Soweit bestimmte Testverfahren angewandt werden, wobei Ergebnisse aus projektiven Verfahren allenfalls Anlaß sein können, die Hypothese eines sexuellen Mißbrauchs zu stützen[6], so wird dies zu Beginn des Untersuchungsberichts jeweils kurz in bezug auf die Zielsetzung und Güte des Verfahrens beschrieben, ehe sich daran die Ergebnisdarstellungen anschließen.

e) Auf diesen Grundlagen und diesen Erhebungsteil schließt sich der interpretative Teil des Gutachtens an, nämlich die Beurteilung der Glaubhaftigkeit der Bekundungen des Zeugen. Die Begutachtung der Glaubhaftigkeit des Realitätsgehaltes der Aussage folgt neben den Grundsätzen der psychologischen Diagnostik den empirischen Ergebnissen aussage-psychologischer Forschungen.[7] Die juristische Fragestellung nach der Glaubhaftigkeit der Aussage des Zeugen wird für das Gutachten umformuliert in die psychologische Fragestellung nach der Aussagetüchtigkeit des Zeugen und dem Realitätsgehalt der Zeugenaussage, wobei das Explorationsergebnis der kriteriengeleiteten Aussageanalyse[8] unterzogen wird, in der die Aussagequalität daran gemessen wird, inwieweit die Bekundungen aussage-psychologisch relevante Merkmale einer glaubhaften, das heißt erlebnis-fundierten Aussage aufweisen.

3. Die Aktenanalyse spiegelt das bisherige Ermittlungsergebnis wider. Sie beinhaltet in erster Linie die Aussage von Zeugen, speziell des Zeugen, dessen Aussage auf seinen Realitätsgehalt hin überprüft werden soll. Sie beinhaltet daneben aber auch objektive

Ermittlungsergebnisse (ärztliche Untersuchungen, Spuren, Feststellungen usw.). In besonderem Maße ist an dieser Stelle zu beobachten, von wem die erste Aussage (Beschuldigung) vor wem in welcher Form gemacht wurde, da für die Beurteilung des Realitätsgehalts der Zeugenaussage die erste Aussage und ihre Entstehungsgeschichte von entscheidender und zentraler Bedeutung sind.

a) Im Rahmen der Untersuchung besteht für den Gutachter heute nicht das Problem der frei erfundenen Falschaussage[9], der praktisch gar keine Bedeutung zukommt. Zu untersuchen ist vielmehr die sogenannte irrtümliche Falschaussage[10]. Dieses Kind lügt nicht. Auf Grund bestimmter Einflüsse (suggestive Befragung, Induzierung, erkannte Erwartungshaltung usw.) können sich Realität und nachträgliche Informationen mit der Folge vermischen, daß das Kind tatsächlich nicht Erlebtes als real Wahrgenommenes schildert (weil es subjektiv davon überzeugt ist).[11]

b) Im Rahmen der lege artis durchgeführten «Untersuchung» wird der Sachverständige deshalb auch zu untersuchen haben, ob bei entsprechendem Anlaß (Anhaltspunkte aus den Akten oder aus Gesprächen mit Dritten) einzugehen ist auf geschilderte / beschriebene Verhaltensauffälligkeiten, auf Grund derer auf einen stattgehabten sexuellen Mißbrauch geschlossen werden kann / worden ist. Es ist insoweit wissenschaftlich anerkannt, daß ein Rückschluß aus Verhaltensauffälligkeiten allein nicht möglich ist.[12] Soweit sich der – möglicherweise sogar erste – Verdacht auf Kinderzeichnungen begründete, muß der Sachverständige feststellen, daß es sich insoweit ebenfalls um diagnostisch untaugliche Informationen handelt.[13] Daß das Spielen mit sogenannten anatomisch korrekten Puppen im Rahmen der Diagnostik mehr Schaden als Nutzen und die spätere Abklärung der Glaubhaftigkeit der Aussage nicht nur erschwert, sondern sogar unmöglich machen kann, ist ebenfalls zwischenzeitlich anerkannt.[14]

c) Im Rahmen der Abklärung der Entstehungsgeschichte der Aussage ist zu klären, ob, wann und in welchem Umfang suggestive Einflußfaktoren durch wen eine Rolle gespielt haben bzw.

haben können. Hier wird der nur scheinbare Widerspruch zwischen der Behauptung, daß Kinder zuverlässige Zeugen sein können und der Behauptung, daß auf Grund von Suggestibilität bei Kindern an der Glaubhaftigkeit ihrer Aussagen zu zweifeln sei, deutlich. Je geringer der Einfluß durch Fragen der Erwachsenen ist, desto zuverlässiger sind die Aussagen kindlicher Zeugen.[15]

d) Zu klären ist, soweit möglich, inwieweit suggestive Frageeinflüsse zu der Aussage geführt haben können (Verwendung sogenannter geschlossener Fragen mit lediglich einer möglichen Ja-/Nein-Antwort, Verwendung von sogenannten Vorhaltfragen oder Voraussetzungsfragen, bei denen ein Detail gefragt wird, bevor der Sachverhalt von dem Kind überhaupt geschildert wurde).

e) Verfälschungen von Aussagen können aber auch zurückzuführen sein auf sozialpsychologische Prozesse und Bedingungen im Rahmen der ersten Befragung / Untersuchung (positives oder negatives Verstärken bei der Befragung durch den Interviewer).

f) Von entscheidender Bedeutung für die Abklärung der Entstehungsgeschichte ist auch, wem gegenüber das Kind die erste Aussage / Beschuldigung gemacht hat. Je «voreingenommener» der Befragende ist, desto höher ist die Wahrscheinlichkeit der Anwendung suggestiver Techniken, denn der Befragende wird so interviewen, daß seine Grundhypothese (daß sexueller Mißbrauch vorliegt) bestätigt wird. Fallrelevante Alternativhypothesen wird er gar nicht mehr oder in vernachlässigter Form in Betracht ziehen bzw. gezogen haben. Wegener[16] hat in bezug auf eine vor der Exploration stattgefundenen Therapie bereits 1992 darauf hingewiesen, «daß das Bemühen als Therapeut dem Kinde in seiner schwierigen psychischen Situation beizustehen und zugleich als Gutachter wie ein ‹Ermittler› strafrechtlich relevante Informationen zu sammeln, sich als undurchführbar erwies. Der Therapeut legt die subjektive Wahrheit seines Probanden zugrunde, der Sachverständige hat dagegen dabei den objektiven Sachverhalt aufzuklären. Jener geht – als Voraussetzung einer therapeutischen Beziehung – von den Angaben des Kindes aus, dieser muß die Möglichkeit einer Falschbeschuldigung in seine Überlegungen und Befragungen gezielt einbeziehen …

Der Therapeut nimmt dem Kind im günstigsten Fall die Angst und Unsicherheit, vermittelt ihm jedoch häufig auch erst die sprachlichen Begriffe und das Wissen zur Darstellung sexueller Handlungen. Dadurch aber verliert das Kind seine Unbefangenheit, und die spätere Befragung reproduziert dann möglicherweise anstelle eigener unmittelbarer Erinnerungsvorstellungen an das kriminelle Ereignis die in der Therapie erlernten Termini und Vorgangsbeschreibungen.»

Diese Erkenntnisse gelten aber nicht nur für Therapien zum Zwecke der Aufdeckung. Sie gelten unmittelbar auch für den Aufdeckungseifer bestimmter sozialer Beratungseinrichtungen wie «Wildwasser», «Zartbitter» usw., deren Arbeit, wozu man sich auch bekennt, parteilich ist. Wo immer «professionelle» Laienhelfer an der Aufdeckung beteiligt sind, ist erhöhte Vorsicht geboten. Gerade im Rahmen der möglicherweise aus anderer Sicht berechtigten Parteilichkeit kann möglicherweise die Saat ausgebracht werden, die später in suggerierten Beschuldigungen gigantisch aufgeht, wobei im nachhinein kaum noch zu klären sein wird, was objektiv erlebt und was nur als subjektiv empfunden wird. Daß von derartigem – zugegebenermaßen möglicherweise auch unbewußtem – Aufdeckungseifer auch Jugendämter und sonstige Beratungsstellen, Staatsanwaltschaften, Richter, Nebenklagevertreter und sicherlich auch Sachverständige nicht verschont bleiben müssen, versteht sich von selbst.[17]

g) Schließlich sind zu klären die sogenannten nachträglichen Informationen auf die kindliche Zeugenaussage. Hierdurch kann eine Verfälschung tatsächlich wahrgenommener Ereignisse eintreten.[18]

h) Diese Anknüpfungstatsachen sind die Grundlage der Hypothesen, die die Planung und Durchführung der einzelfallbezogenen Untersuchungen steuern bzw. gesteuert haben. Im Rahmen der Exploration neu aufgetauchte Informationen müssen zu neuen Hypothesen bzw. Untersuchungen geführt haben. Neben der Realitätshypothese (diese Aussage könnte erlebnisbezogen sein) sind Alternativhypothesen aufzustellen und zu überprüfen (z. B. die Aussage ist das Produkt der freien Phantasie, von Dritten induziert oder fälschlich auf den Beschuldigten bezogen usw.). Immer muß es sich um einzelfallbezogene Hypothesen handeln, standardisierte Hypothesen gibt es nicht.

4. Die so gewonnenen Informationen werden dann der kriteriengeleiteten Aussageanalyse[19] unterzogen, in der untersucht wird, ob die Aussage sogenannte Glaubwürdigkeitskriterien enthält. Hierbei ist zu unterscheiden zwischen inhaltlichen Merkmalen der Aussage, Ergänzbarkeit der Aussage, Homogenität der Aussage, Konstanz und Inkonstanz der Aussage im besonderen Hinblick auf die Entwicklung der Aussage im zeitlichen Verlauf (Abgleich der zu unterschiedlichen Zeitpunkten gemachten Aussagen), Gefühlsbeteiligung während der Aussage, ungesteuerte Aussageweise, Inkontinenz der Aussage, Objektivität der Aussage / Aussagemotivation, wobei letztere, wenn sie in bezug auf eine Falschaussage fehlt, keinen schlüssigen Hinweis darauf darstellt, daß es sich um eine wahre Aussage handeln muß. Im Anschluß an die Analyse der Aussage an Hand der Kriterien, die dann Aufschluß über die Qualität der Aussage gibt, folgt die Überprüfung der Aussagezuverlässigkeit vor dem Hintergrund personenbezogener und situativer Fallbesonderheiten. Die systematische Interpretation dieser Ergebnisse führt dann schließlich zu dem gutachterlichen Urteil über die Glaubhaftigkeit der Aussage bzw. der Aussageteile. Wenn die Informationen aus der Exploration korrekt an Hand der Realitätskriterien geprüft wurden, erreichen die diagnostischen Bemühungen das Niveau einer quasi objektiven Methode.[20]

Der mit einem Sachverständigen konfrontierte Beschuldigte, der ein aus seiner Sicht fehlerhaftes Gutachten erstattet hat, hat nunmehr nur die Möglichkeit, selbst einen Sachverständigen zu laden oder ein weiteres Gutachten zu beantragen. Oft wird es erforderlich sein, schon während des Ermittlungsverfahrens Kontakt mit einem Sachverständigen aufzunehmen, um die Frage einer Gutachtenerstattung und eine Ladung zu erörtern. Problematisch könnte dies unter dem Gesichtspunkt einer späteren Befangenheit sein. Da aber die Bestellung und Kontaktierung in Vorverfahren durch die Staatsanwaltschaft grundsätzlich nicht zu einer Befangenheit des Sachverständigen führt, kann für den Beschuldigten selbstverständlich nichts anderes gelten.

Die Information des Sachverständigen durch den Verteidiger auf Grund der Ermittlungsakten ist nicht unzulässig, soweit dies eine sachgerechte Verteidigung erfordert. Die besondere Problematik des «eigenen» Sachverständigen zeigte sich anschaulich in dem «Montessori-Verfahren» vor dem Landgericht Münster. Unabhängig von der Nichtfinanzierbarkeit eines «eigenen» Sachverständigen war auch kein Sachverständiger zu finden, der bereit war, als präsentes Beweismittel aufzutreten. Häufig wehren sich nämlich Sachverständige dagegen, durch den Verteidiger geladen zu werden, weil sie meinen, dadurch leide ihr «Renommee» oder sie kämen in den Ruf der Parteilichkeit. Solche Vorbehalte sind unbegründet. Der durch einen Gerichtsbeschluß bestellte «eigene» Sachverständige ist nicht Sachverständiger der Verteidigung. Er ist präsentes Beweismittel. Da ein Sachverständiger als präsentes Beweismittel also in dem «Montessori-Verfahren» nicht aufzubieten war, blieb nur der Beweisantrag auf Hinzuziehung eines weiteren Sachverständigen mit der Folge, daß es dem Gericht hier deutlich leichter fiel, den Antrag der Verteidigung insoweit abzulehnen. Bei Präsentierung eines Sachverständigen ist die Ablehnung der Anhörung auf Grund eigener Sachkunde des Gerichts dagegen nicht zulässig. Der präsente Sachverständige kann auch nicht durch einen anderen Sachverständigen ersetzt werden. Insbesondere aber darf seine Vernehmung nicht die im Rahmen eines Antrages auf Anhörung eines weiteren Sachverständigen mit der Begründung abgelehnt werden, durch ein anderes Gutachten sei bereits das Gegenteil der behaupteten und durch den Sachverständigen unter Beweis gestellten Tatsache erwiesen. Einen Ablehnungsgrund für den präsenten Sachverständigen stellt nur die völlige Ungeeignetheit des geladenen und erschienenen Sachverständigen dar. Dazu müßte aber die Sachkunde völlig fehlen. Zweifel an der Sachkunde allein genügen nicht.[21]

Um zu verhindern, daß es dem aufzubietenden Sachverständigen an der erforderlichen Sachverhaltskenntnis fehlt, ist dieser so früh wie möglich hinzuzuziehen. Ein Recht auf Durchführung der Vernehmung weiterer Zeugen oder auf Akteneinsicht hat er jedoch nicht. Für seine Vorbereitung können ihm aber durch den Verteidiger beispielsweise die Verfahrensakten problemlos zur Verfügung gestellt werden.

In Fällen fehlerhaft erstellter Sachverständigen-Gutachten ergibt sich die Frage nach der Haftung des Sachverständigen. Als alleinige Anspruchsgrundlage kommt § 823 Abs. 1 BGB in Betracht. Erforderlich ist, daß ein objektiv fehlerhaftes Gutachten zu einer Rechtsgutverletzung geführt hat, wobei das fehlerhafte Gutachten unmittelbare Ursache für die Rechtsgutverletzung gewesen sein muß.

Dem Argument, es sei eine Unterbrechung des Kausalzusammenhangs dadurch eingetreten, daß die Täterschaft auf Grund eigener Überzeugungsbildung durch die StA oder das Gericht festgestellt worden sei, ist das OLG Hamm in einem Urteil vom 10. 02. 1998 entgegengetreten.[22] Das OLG Hamm sieht hier die Parallele zu den sogenannten «Herausforderungsfällen» im Bereich der psychisch vermittelten Kausalität. Unter Heranziehung dieser Kriterien erscheint die Handlung der Staatsanwaltschaft / des Gerichts durch den Sachverständigen als «herausgefordert» und stellt keine ungewöhnliche Reaktion auf dessen Gutachten dar. Ein ggfs. falsches Gutachten ist für gewöhnlich geeignet, eine unzutreffende Entscheidung zu veranlassen. Der Umstand, daß die Staatsanwaltschaft / das Gericht rechtmäßig und «freiwillig» gehandelt hat, ist insoweit unerheblich.[23]

Eine Haftung setzt voraus, daß die Verletzung des Rechtsgutes auf einer grob-fahrlässigen Falschbegutachtung beruht, die in Anlehnung an die gefestigten Definitionen beim groben Behandlungsfehler eines Arztes dann vorliegt, wenn einfachste, ganz naheliegende Überlegungen nicht angestellt wurden und bei der Befunderhebung und Bewertung des Zustandes des Zeugen nicht beachtet wird, was im gegebenen Fall jedem (also hier dem Psychologen) einleuchten müßte. Bei der groben Fahrlässigkeit handelt es sich insoweit um eine subjektiv schlechthin unentschuldbare Pflichtverletzung, die das gewöhnliche Maß der Fahrlässigkeit erheblich übersteigt[24] (OLG Hamm, a. a. O., unter Hinweis auf BGH NJW 1992, 3235, 3246 m. W. Nw.). Entscheidend ist somit, ob der Sachverständige vor dem Hintergrund des Erkenntnisstandes der Psychologie zum Zeitpunkt der Erstattung des Gutachtens ein wissenschaftlich vertretbares Gutachten erstattet hat oder ob dies nicht de lege artis war und ihm dabei aus rechtlicher Sicht grobe Fahrlässigkeit vorzuwerfen ist.

Dem Verdacht des Mißbrauchs muß zum Schutz der Opfer nachgegangen werden. Er ist aber zunächst einmal eben noch keine Gewißheit. Deshalb muß ebenfalls zum Schutz der Verdächtigten mit einem solchen Verdacht sehr sorgsam umgegangen werden. Beim Verdacht auf sexuellen Mißbrauch ausschließlich auf der Grundlage einer Aussage insbesondere eines kindlichen Zeugen bedarf es einer komplexen wissenschaftlichen Abklärung der Glaubwürdigkeit des Zeugen und der Glaubhaftigkeit seiner Aussage. Nur wenn es sich um ein lege artis erstelltes Gutachten handelt, kann es unter anderem Grundlage der Überzeugungsbildung sein. Deshalb bedarf es des besonders kritischen Umgangs mit diesen Gutachten. Welche verheerenden Folgen fehlerhafte Gutachten hatten, zeigen das «Montessori-Verfahren», die Wormser Verfahren sowie einzelne nicht so spektakuläre Verfahren anschaulich, wobei die verheerenden Folgen nicht nur die Beschuldigten betrafen, sondern insbesondere auch die beschuldigenden Kinder und deren Familien.

Anmerkungen

1 *Thomae, H.* (1967): Prinzipien und Formen der Gestaltung psychologischer Gutachten. In: Undeutsch, U. (Hg.) (1967): Forensische Psychologie, Handbuch der Psychologie Band 11, Göttingen: Verlag für Psychologie, S. 743–776; Wegener, H. (1992), Einführung in die forensische Psychologie, Darmstadt: Wissenschaftliche Buchgesellschaft; Westhoff, K., und Kluck, M.-L. (1991), Psychologische Gutachten schreiben und beurteilen, Berlin: Springer.

2 Berufsverband Deutscher Psychologen (1986), Richtlinien für die Erstellung psychologischer Gutachten, Bonn, Deutscher Psychologenverlag 1985.

3 AZ: LG Münster 1 KW 14 / 92.

4 *Kluck, M.-L.* (1995): Verdacht auf sexuellen Mißbrauch und familiengerichtliches Verfahren – Probleme der Entstehung und der Prüfung. Familie-Partnerschaft-Recht, 3, S. 56 ff.

5 *Tobey, A., und Goodmann, G.* (1992): Children's eyewitness memory: Effects of partipation and forensic content. Child Abuse & Neglect, 769–779.

6 *Schade, Erben, Schade*: Möglichkeiten und Grenzen diagnostischen Vorgehens bei Verdacht auf sexuellen Mißbrauch eines Kindes, n. n. v.

7 *Undeutsch, U.* (1967): vgl. oben; Wellershaus, P. (1992): Glaubhaftigkeit kindlicher Zeugenaussagen – zur Begutachtung in Fällen des sexuellen Mißbrauchs. psychomet 4 / 1, S. 20–24.

8 *Steller, M., und Köhnken, G.* (1989): Statements analysis: Credibility assessment of children's testimonies in sexual abuse cases. In: D. C. Reskin (Hg.), Psychological methods in criminal investigation and evidence, S. 217–245, New York: Springer.

9 *Rösener, S., und Schade, B.* (1993): Der Verdacht auf sexuellen Mißbrauch von Kindern in familiengerichtlichen Verfahren, Zeitschrift für das gesamte Familienrecht, 10, S. 1133–1139; Steller, M., Folbert, R., und Wellershaus, P. (1993), Zur Beurteilung von Zeugenaussagen: Aussagepsychologische Konstrukte und methodische Strategien, in L. Montada (Hg.), Bericht über den 38. Kongreß der DGP in Trief 1992, Göttingen: Hogrefe; Undeutsch, U. (1993), Die aussage-psychologische Realitätsprüfung bei Behauptung sexuellen Mißbrauchs, in S. Kraheck-Brägelmann (Hg.), Die Anhörung von Kindern als Opfer sexuellen Mißbrauchs, Rostock: Bornheim.

10 *Steller, Volbert und Wellershaus*, a. a. O.

11 *Schade, Erben, Schade*, a. a. O.

12 *Scholz, O. B., und Endres, J.* (1995): Aufgaben des psychologischen Sachverständigen beim Verdacht des sexuellen Kindesmißbrauchs – Befunde, Diagnostiken, Begutachtungen. Neue Zeitschrift für Strafrecht 1, S. 2–12; Steller, M., (1995), Verdacht des sexuellen Mißbrauchs – Begutachtung in familien- und vormundschaftlichen Verfahren. Familie-Partnerschaft-Recht, 3, S. 60–62; Rösener, S., und Schade, B. (1993), a. a. O.

13 *Scholz und Endres* (1995): a. a. O.; Böhm in Handbuch Sexueller Mißbrauch.

14 *Greuel, L.* (1994): Anatomische Puppen. Diagnostische Hilfsmittel im Brennpunkt der Kritik. Report Psychologie, 19, S. 16–33.

15 *Undeutsch, U.* (1993): a. a. O.; Underwager, R., und Wakefield, H. (1989), Real World of Child interrogations. Springfield, Ill.: Charles Thomas.

16 *Wegener* (1992): Psychomed 4, S. 32–35.

17 *Erben, R., und Schade, B.* (1994): Position und Einfluß des Jugendamtes in familiengerichtlichen Verfahren. Eine empirische Untersuchung. Zentralblatt für Jugendrecht, 5, S. 209–214.

18 *Köhnken, G.* (1987): Nachträgliche Informationen und Erinnerung komplexer Sachverhalte – impierische Befunde und theoretische Kontroversen. Psychologische Rundschau, 38, S. 190–203.

19 *Undeutsch, U.* (1993): Die aussagepsychologische Realitätsprüfung bei Behauptung sexuellen Mißbrauchs in S. Kraheck-Brägelmann (Hg.), Die Anhörung von Kindern als Opfer sexuellen Mißbrauchs, Rostock: Bornheim; Steller, M., Wellershaus, P., und Wolf, T. (1992). Realkennzeichen in Kinderaussagen: Empirische Grundlagen der kritikorientierten Aussageanalyse. Zeitschrift für experimentelle und angewandte Psychologie, 39, S. 151–170; Köhnken, G., und Wegener, H. (1992), Zur Glaubwürdigkeit von Zeugenaussagen: Experimentelle Überprüfung ausgewählter Glaubwürdigkeitskriterien. Zeitschrift für experimentelle und angewandte Psychologie, 29, S. 92–111.

20 *Undeutsch* (1993): a. a. O.; Wellershaus, P. (1992), Glaubhaftigkeit kindlicher Zeugenaussagen. Zur Begutachtung in Fällen sexuellen Mißbrauchs. Psychomed 4, S. 20–24.

21 Vgl. *Detter*, Der von der Verteidigung geladene Sachverständige (Probleme des § 245, Abs. 2 StPO) in: Festschrift für Hannskarl Salger.

22 OLG Hamm vom 10. 2. 1998, 27 U 168 / 97 – nicht veröffentlicht.

23 Vgl. OLG Hamm, a. a. O., S. 13 unter Hinweis auf Münchener Kommentar / Grunski, 12. Aufl. vor § 249 BGB Rd.-Nr. 57.

24 OLG Hamm, a. a. O., unter Hinweis auf BGH NJW 1992, 3235, 3246, m. w. Nw.

5. MÖGLICHKEITEN UND GRENZEN DER HILFE

HEINRICH KUPFFER

SEHNSUCHT NACH PRÄVENTION

Es geht in diesem Beitrag nicht darum, die wirksamste Form der Prävention ausfindig zu machen, sondern um eine kritische Betrachtung der Erwartungen und Ansprüche, die sich an Prävention richten. Meine Frage zielt darauf, wo die Möglichkeiten und Grenzen von Prävention liegen, zu welchen unerwarteten Auswirkungen vorbeugende Bemühungen führen können, wie das Problem der Prävention in unserer Gesellschaft verhandelt wird. Meine These lautet: Alle Prävention, die sich nicht auf abgegrenzte, übersichtliche und bekannte Felder beschränkt, sondern in die Bereiche des Handelns, der Kommunikation und der sozialen Beziehungen eingreift, enthält folgende eigentümliche Dialektik: In einer komplexen Konstellation löst jede Aktivität, die an einer Stelle ansetzt, an vielen anderen Stellen Folgen aus, die nicht berechenbar sind. Bevor ich auf den sexuellen Mißbrauch zu sprechen komme, muß ich daher ein wenig ausholen, um diesen Zusammenhang zu erläutern.

SEHNSUCHT NACH PRÄVENTION

Der Drang nach Prävention ist ein konstitutives Merkmal unserer heutigen Gesellschaft. Wo immer wir uns bedroht fühlen, wo etwas geschieht, was unsere Empörung weckt, rufen wir sofort nach Prävention. Das gilt besonders für Gewalttaten aller Art, aber auch für Unfälle und akute Schädigungen der Umwelt. Man fragt in solchen Fällen: Wie war das möglich, wer hat es verschuldet, was können wir tun, um eine Wiederholung ein für allemal auszuschließen? Dieses Verlangen nach sicher wirkender Vorbeugung, dieser Glaube, Gefahren und Mißstände in unserer Welt ließen sich bei zielgerichteter Bemühung verhindern, hat mit den Strukturprinzipien unserer Gesellschaft und als deren Folge auch mit unserem Verständnis von Gefahr zu tun. Wir leben in einer Industriekultur, die auf das Funktionieren einer komplexen Infrastruktur angewiesen und daher gegen Störungen des Betriebs hochempfindlich ist. So liegt der Impuls nahe, jede Gefahr möglichst früh zu erkennen und mit flächendeckenden Maßnahmen abzuwehren. Diese bewegen sich dann auf derselben Ebene wie der «Fehler» selbst.

Bemerkenswert ist unsere Vorstellung davon, was als vordringliche Gefahr einzustufen ist. Wie Untersuchungen gezeigt haben, stellen wir uns auf die Wahrnehmung von Gefahren selektiv ein: «Selbstgewählte Gefahren erscheinen geringer als aufgezwungene – die Risiken bestimmter Sportarten wie Skifahren oder Reiten gehen wir bewußt ein, dagegen wehren wir uns gegen Konservierungsstoffe in unserer Nahrung ... Katastrophen alarmieren uns mehr als der alltägliche Wahnsinn – werden nach einem Schiffsunglück Giftbeutel oder Ölklumpen an die Strände geschwemmt, ist die Aufregung groß, während die schleichende Vergiftung der Meere kaum zur Kenntnis genommen wird ...»

Schon hier wird ein Mechanismus deutlich, der unsere Einstellung zur Gefahr bestimmt. Da wir entweder die Komplexität unserer Welt im ganzen nicht begreifen oder dort, wo wir wenigstens ansatzweise einen gewissen Durchblick erlangen könnten, diese Chance selten nutzen, beißen wir uns an spektakulären einzelnen Gefahren fest. Dabei erwecken wir vor anderen wie vor uns selbst den Eindruck, als könnten wir diese Gefahren psychisch bewältigen und materiell in den Griff nehmen: fördert doch das herausragende Ereignis sowohl unsere Bereitschaft zur Entrüstung als auch unseren Tatendrang. Mit der Fokussierung auf einzelne Gefahren gewöhnen wir uns zugleich daran, andere, diffuse, schwerer verständliche Bedrohungen zu ignorieren. Daß unsere Kinder nach Tschernobyl eine Zeitlang kein Gemüse essen durften, hat die Bevölkerung mehr aufgeregt als die jährlich oder monatlich bekannt werdende Anzahl der verkehrstoten Kinder.

Die Nachfrage nach Prävention richtet sich auf Lebensgebiete, die einzelne Höhepunkte aufweisen, als abgegrenzte «feindliche» Aktionen faßbar sind und es erlauben, die schuldigen Verursacher mit einiger Sicherheit zu fixieren. Allgemeinere Vorgänge, die zum Alltagsleben gehören und nicht sonderlich auffallen, eignen sich für die psychische Wahrnehmung von Gefahr weniger gut. So kalkulieren wir aus Gewohnheit schon vorher, worüber eine Entrüstung sich «lohnt». In gewissem Sinne bringt also unser Wille zur Prävention, der sich teils aus unserem Sicherheitsstreben, teils aus dem Vertrauen in die Verfügbarkeit geeigneter Abwehrmechanismen nährt, die jeweilige Gefahr erst hervor. Damit ist nicht gesagt, daß es alle diese Bedrohungen in Wirklichkeit gar nicht gibt (denn daß es sie gibt, wird niemand bestreiten), sondern nur, daß wir uns auf diejenigen Übel zu konzentrieren pflegen, mit denen wir auch etwas «anfangen» können.

Der erwartete sensationelle Charakter von Gefahr kann sich über das Alltagsleben hinaus auch auf das politische Gebiet erstrecken. So war die gesamte politische Bildung nach 1945 zunächst präventiv ausgerichtet. Man sagte: Ein zerstörerisches System wie der Nationalsozialismus darf niemals wiederkommen; wir müssen daher vorsorglich dessen etwa noch vorhandenen Keime beseitigen. Dieses Konzept einer Prävention durch Aufklärung und pädagogische Beeinflussung war sogar eine Zeitlang relativ erfolgreich. Heute scheint dergleichen nicht mehr zu funktionieren, aber nicht nur wegen des Inhalts selbst, sondern wegen der gewandelten gesellschaftlichen Voraussetzungen. Die herkömmliche Prävention gegen den Nationalsozialismus setzte voraus, daß der didaktisch-pädagogische Zugriff prinzipiell funktioniert, daß Erfahrungen der Älteren sich an Jüngere vermitteln lassen, daß Kinder und Jugendliche lernwillig und bildungsfähig sind; aber auch, daß die ökonomischen Verhältnisse den Bürgern Sicherheit und Zukunftsaussichten bieten und ihnen mit der materiellen auch eine gewisse mentale Freiheit gewährleisten.

Da alle diese Prämissen heute fragwürdig geworden sind, läßt sich Prävention nach dem herkömmlichen Muster kaum noch betreiben. Auf den ersten Blick scheint es ganz einfach zu sein, etwa die Neonazis präventiv zu «verbieten» und den jungen Leuten das Absurde solcher Bewegungen klarzumachen. Deswegen wird auch immer noch nach besserer Aufklärung, strafferer Erziehung und wirkungsvollerem Unterricht gerufen. Aber das gesamte soziale Umfeld und die psychische Befindlichkeit der jungen Generation haben sich so sehr verselbständigt, daß der direkte Einfluß von Erwachsenen auf Kinder immer geringer wird.

Bereits nach diesen Vorüberlegungen ahnen wir einige Schwierigkeiten der Prävention, die auch für den sexuellen Mißbrauch gelten dürften. Zwar folgt daraus nicht, daß vorbeugendes Handeln sinnlos ist. Aber wir müssen aufpassen, daß wir mit unserem Bemühen um Prävention nicht bei den Gefahren von gestern ansetzen, nur weil sie uns greifbar vor Augen zu liegen scheinen. Die Absicht der Prävention ist zweifellos edel. Man will alle Kraft aufbieten, um ein erkanntes Übel zu verhindern und der jungen Generation dessen Auswirkungen zu ersparen. Aber dieser Anspruch vereinfacht das Problem, denn er orientiert sich vielfach noch immer am Modell einer abzuwehrenden Rattenplage oder eines Befalls unserer Behausungen mit Küchenschaben. Damit verharrt man jedoch in einer Kammerjäger-Mentalität, die den wirklichen Gefahren nicht gewachsen ist.

SEXUELLER MISSBRAUCH ALS GESELLSCHAFTLICHES THEMA

Bei einer Beschäftigung mit der Sexualität fällt auf, daß Sex ein geradezu prototypisches Beispielfeld für Prävention war und ist. Weil der sexuelle Trieb zweifellos eine starke «Natur»-Gewalt ausdrückt, lag die Vermutung nahe, die gesamte Existenz des Menschen sei von Hause aus um Sex zentriert. So war die «Bewahrung» junger Mädchen vor noch nicht allzu langer Zeit eine wesentliche Sorge der Eltern. Unter der Voraussetzung, daß das Sexuelle das Lebenselixier des Mädchens ausmacht, mußte frühzeitiger Kontakt mit Männern vermieden und die sexuelle Betätigung für das intendierte eheliche und Familienleben aufgespart werden. Von Männern erwartete man umgekehrt, daß sie zunächst einmal den ihnen zugebilligten Trieb irgendwo auslebten, damit sie dann später in der Ehe zur Ruhe kommen und sich auf die Verantwortung für ihre Familie konzentrieren können.

Das war noch nicht das technokratische, auf effektverheißende Maßnahmen vertrauende Modell der Prävention, sondern mehr ein in den Familien und in der Nachbarschaft wirksames Aufsichts- und Kontrollsystem. Gestützt wurde dieses Verfahren vor allem in kleinstädtischen und ländlichen Regionen durch den Einfluß der Kirche. Besonders nach katholischer Auffassung war jede sexuelle Betätigung, die nicht innerhalb der Ehe der Fortpflanzung diente, bereits «Mißbrauch». Was der rechte Gebrauch sei, wurde durch eine fundamentalistische Anthropologie begründet und durch soziale Normierung aufrechterhalten.

Auch heute ist Prävention auf sexuellem Gebiet hochaktuell. Allerdings hat sich der Kontext dieses Problems grundlegend gewandelt. Die Befürchtung richtet sich weniger darauf, daß junge Menschen durch sexuelle Verführung aus der gültigen Sozialordnung herausfallen könnten, als auf eine Beeinträchtigung ihrer Persönlichkeit, auf eine Fremdbestimmung und Ausbeutung im Interesse einzelner Erwachsener. Kinder (vor allem Mädchen) werden also, wenigstens im Prinzip, nicht mehr lediglich als Sexualwesen gesehen, die ihre Geschlechtlichkeit nach den gesellschaftlich fixierten Erfordernissen realisieren sollen, sondern als kleine, selbständige Personen, die durch verfrühte, ungewollte und mit Gewalt erzwungene sexuelle Betätigung an ihrer Entfaltung gehindert werden. Ob sich darin das gleiche herkömmliche Verlangen nach «Reinheit» nur in moderner Variante ausdrückt, ist eine schwierige Frage, die hier nicht untersucht, sondern nur angedeutet wird.

Soviel aber läßt sich sagen: Wie heute sexueller Mißbrauch definiert werden kann, ist unklar, weil die konsensfähigen Prämissen für eine Zuordnung fehlen. Gleichwohl besteht ein deutliches Gefühl dafür, daß da etwas passiert, was eigentlich nicht sein darf.

Um dieses Unerlaubte zu verbalisieren, begnügt man sich mit dem Begriff des sexuellen Mißbrauchs, der überall gebräuchlich ist, ohne daß geprüft wird, ob alle Gruppen der Gesellschaft darunter das gleiche verstehen. Der Drang zur Präzision richtet sich daher weniger auf die Definition selbst als auf die Beschreibung der Handlungskonzepte.

Für meinen spezifischen Frageansatz ist es nicht erforderlich, die Formen von Prävention, wie sie in der Literatur und in didaktischen Programmen vorgelegt werden, im einzelnen zu rekapitulieren. Die Schriften zur Prävention nehmen innerhalb des breiten Spektrums der mehr deskriptiven Analysen zum sexuellen Mißbrauch einen relativ kleinen Raum ein. Etwas vereinfacht könnten wir sagen: Man weiß heute schon sehr viel über das Vorkommen des sexuellen Mißbrauchs, ist aber ratlos, wie diese Gefahr abzuwehren sei. Wenn wir von einer «Generalprävention» durch strenge Strafen und Drohung mit gesellschaftlicher Isolierung im Stil früherer Epochen einmal absehen, dann läßt sich zusammenfassend feststellen, daß Prävention in der Literatur im wesentlichen unter vier Aspekten diskutiert wird:

1. als Arbeit mit Eltern als potentiellen Tätern oder Zuschauern;

2. als Fortbildung von Pädagog/innen zur «Aufdeckung» vor Ort;

3. als Belehrung und Aufklärung von Kindern innerhalb wie außerhalb der Schule;

4. als Konditionierung von Kindern durch Programme zur Einübung des «richtigen» Verhaltens.

Die hier genannten Aspekte wählen fast durchweg einen kritischen Zugang und stellen die Fragwürdigkeit kurzschrittiger Bemühungen heraus. Was ich in diese Diskussion als weiteren Gesichtspunkt einbringen möchte, ist jedoch *eine grundsätzliche Auseinandersetzung mit Präventionsversuchen überhaupt.* Mir geht es daher nicht um eine weitere Empfehlung dafür, den uns bekannt gewordenen sexuellen Mißbrauch verhindern zu können. Vielmehr will ich wissen, *was an den Versuchen zur Prävention des sexuellen Mißbrauchs als gesellschaftliche Wirklichkeit und als Denk- und Verhaltensmuster sichtbar wird.* Diese Problematik wird jetzt in drei Kapiteln behandelt, die auf verschiedenen Ebenen die eingangs angesprochene Dialektik vorführen.

HANDLUNGSEBENE: INTERAKTION STATT KAUSALITÄT

In einigen Bereichen hat Prävention einen guten Sinn und konnte beträchtliche Erfolge erzielen. Das gilt vor allem für die Medizin. Es ist möglich, ganze Populationen vor gefährlichen Krankheiten zu schützen, indem man sie vorsorglich impft. Die Bedingung des Gelingens ist ein klarer Überblick über den gesamten Vorgang, die genaue Kenntnis des Erregers und das Beherrschen der Abwehrmittel. Vorausgesetzt wird ein relativ einfaches Modell, nämlich das Entstehen von Gefahr als kausaler, aus feststellbaren und isolierfähigen Ursachen entstehender Vorgang.

Die hier erzielten Fortschritte legen es nahe, die erwünschte Prävention auch auf anderen Lebensgebieten nach dem gleichen Prinzip zu konzipieren. Wird dieses Modell auf die Prävention gegen sexuellen Mißbrauch übertragen, dann impliziert dies, daß man diesen Vorgang so ähnlich sieht wie eine tückische Krankheit. Aber eben hier beginnen die Kategorienfehler. Diese Selbsttäuschung, dieses undialektische, gesellschaftsferne, am Labormodell orientierte Denken unterliegt einer dreifachen Fehleinschätzung.

Diese betrifft erstens den Bezug von *Eltern und Kind*. Man verfährt so, als gelte noch immer die klassische Erziehungssituation, in der die Eltern ihre Kinder voll im Griff haben, ihnen bestimmte Verhaltensweisen beibringen können und über Maßnahmen verfügen, die den Weg des Kindes in eine bestimmte Richtung lenken. Zwar will man, daß die Kinder selbst «richtig» entscheiden und sich gegen den drohenden sexuellen Mißbrauch zur Wehr setzen; aber dabei sollen sie doch immer noch auf ihre Eltern hören und sich Wichtiges von ihnen sagen lassen. Als Vorbild dient das pflegeleichte, aufgeweckte Kind, das in einer optimalen Mischung aus Autorität und Freiheit aufwächst. Der sexuelle Mißbrauch wird bekämpft unter der Devise «ceteris paribus», also in der Annahme, daß alle anderen Faktoren bekannt sind, unverändert bleiben und von den Erwachsenen beherrscht werden.

In der heutigen pluralistischen Gesellschaft laufen aber solche Vorgänge ganz anders. Da Eltern Kindern nur noch wenig sagen und ihnen auch ihre eigenen sexuellen Erfahrungen nicht adäquat vermitteln können, läßt sich für den sexuellen Mißbrauch eine direkte Prävention in diesem Stil nicht treffen. Denn nun wirkt die Dialektik, die sich darin ausdrückt, daß bei den zielorientierten Maßnahmen der Eltern immer auch das Gegenteil dessen eintreten kann, was beabsichtigt war. Das ohnehin selbstbewußte Kind kann, gerade wenn es auf Abwehr gegen sexuellen Mißbrauch trainiert wird, das ihm beigebrachte «Neinsagen» auch gegen die Anweisungen der Eltern selbst richten, denn warum sollte es, wenn es schon «Nein» sagt, damit an einer bestimmten Grenze aufhören! Das ängstliche Kind kann durch die nämliche Verteidigungsdressur ein irrationales Verhältnis zur Gefahr aufbauen und den Anweisungen der Erwachsenen gegenüber noch unsicherer werden.

Die zweite Fehleinschätzung liegt in der *Verwechslung einfacher und komplexer Situationen.* Da ein kausales, programmbezogenes Denken im Zentrum steht, wird in der Tat versucht, Kinder so zu konditionieren, daß sie sich gegen sexuellen Mißbrauch wehren können. Falls das Kind also bestimmte, genau angegebene Erscheinungen wahrnimmt, soll es so oder so reagieren. Man stellt sich das so vor, als ob da bei den zuvor im Übungsfeld gelegten Tretminen Signallampen aufleuchten, die dem Kind anzeigen, was jetzt zu tun sei. Damit reduziert man aber das Kind auf ein Wesen, das eben vor allem auf Zeichen reagiert und reflexartig das befolgt, was jetzt gerade angesagt ist. Hinzu kommt, daß man vorher nicht weiß, in welcher Gestalt die Gefahr tatsächlich auftreten wird. Die eingeübte Standardsituation kommt (fast) nie genau in dieser Form vor. Im menschlichen Zusammenleben allgemein wie auch in der Sexualität im besonderen ist alles prinzipiell anders als bei der Abwehr von Krankheiten oder klar definierten, von außen kommenden Gefahren. Schon daß das Thema des sexuellen Mißbrauchs überhaupt diese Bedeutung erlangen und daß der Mißbrauch mit dem Mißbrauch die sich heute abzeichnenden Ausmaße annehmen würde, hat noch vor wenigen Jahren kaum jemand geahnt. Und man weiß vorher auch niemals, wie ein solches Thema, wenn es einmal hochkocht, in der Öffentlichkeit verhandelt wird.

Angesichts dieser Dialektik auf der Handlungsebene ist eine wirksame Prävention außerordentlich schwer. An Prävention wird im allgemeinen die Anforderung gestellt, sie solle möglichst effektiv sein und das Übel wirklich vernichten oder doch wenigstens verhindern. Aber je präziser man Prävention im zwischenmenschlichen Zusammenhang betreiben will, desto wirkungsloser wird sie, weil eben das wirkliche Lebensfeld viel komplizierter ist und sich nicht auf einzelne Vorgänge reduzieren läßt. Eine praktische Folge lautet: Selbst wenn ein Kind lernt, bei Annäherung eines potentiellen Sexualtäters mit dieser oder jener Abwehrhaltung zu reagieren, so ist es doch hilflos, wenn sich die Gefahrensituation etwas anders, nicht wie am Modell gelernt, und auch durch andere Personen und in anderen Verhältnissen darstellt. Daher kann das Kind, wenn es auf die einzige ihm aufgenötigte Konditionierung vertraut, gerade um so leichter Opfer von sexuellem Mißbrauch werden.

Schließlich beruht die dritte Fehleinschätzung darauf, daß *zwischenmenschliche Vorgänge nicht als Interaktion begriffen*, sondern als gradlinige Prozesse konzipiert werden. Das greift zu kurz, denn im sozialen Zusammenleben beeinflußt jedes Handeln einer Person in einem Bezugsgeflecht das Handeln aller anderen und läßt dieses wiederum auf die auslösende Person zurückwirken. In vielen Fällen machen sich die Täter oder deren Anwälte dieses Prinzip der Interaktion zunutze, so mit der Behauptung, das Opfer habe den Täter provoziert. Dies mag für den konkreten Einzelfall eine magere Entschuldigung sein, aber es zeigt, daß hier in der Tat mehrere Personen beteiligt sind, meist auch Dritte, vor allem etwa Familienangehörige, die entweder eingreifen oder tatenlos verharren. Jedenfalls handelt es sich bei diesem Problem um Gestaltungen des Zusammenlebens, nicht um eindimensionale Kausalvorgänge.

Daraus folgt, daß ein klarer «Erfolg» solcher Prävention nicht nachzuweisen ist. Denn anders als auf dem medizinischen Gebiet stehen hier ja keine Kontrollgruppen zur Verfügung, an denen abgelesen werden könnte, ob es ohne diese oder jene Präventionsmaßnahme mehr oder weniger sexuellen Mißbrauch gegeben hätte. Die Prävention ist daher im Handlungsfeld nicht Mittel zum Zweck, sondern gewinnt eine eigene soziale Realität und verselbständigt sich als Interaktion. Zum Beispiel, wenn wir auf die Erfahrungen von «street-workern» hören, die offiziell Prävention gegen Gewalt (auch sexuelle Gewalt) unter Jugendlichen im Kiez leisten sollen, faktisch aber einen allgemeinen Kontakt zu ihrer Klientel aufbauen und für diese zu Ansprechpartnern werden, ohne daß damit noch ein bestimmtes «Ziel» verfolgt werden kann.

GESELLSCHAFTLICHE EBENE: SICHERHEIT ODER FREIHEIT

Das Problem nicht nur des sexuellen Mißbrauchs selbst, sondern vor allem der Behandlung dieses Themas in der Öffentlichkeit und der Erwartung an die erfolgreiche Bekämpfung ist wesentlich ein gesellschaftliches Problem. Dieses entzündet sich am Zusammenwirken konträrer Komponenten wie Sicherheit und Freiheit. Auf der einen Seite will unsere Gesellschaft maximale Sicherheit und fordert überall Vorkehrungen gegen Gefahren. Es darf nichts Unvorhergesehenes passieren, denn der Bürger will vor Überraschungen geschützt sein. Auf der anderen Seite beansprucht derselbe Bürger maximale Freiheit der Selbstentfaltung, wie sie ja auch im Grundgesetz als essential einer offenen, demokratischen Gesellschaft niedergelegt ist. Offenbar fällt es uns sehr schwer, mit dieser Spannung fertig zu werden und zu erfassen, daß hier gerade ein Feld für die Selbstbestimmung liegt. Daher haben viele Erwachsene Angst, mit ihren Kindern etwas falsch zu machen, und halten Ausschau nach einem gerade herrschenden Trend, dem sie sich anschließen können. Als Folge dieser Unsicherheit und dieses Verzichts auf eigene Entscheidung schwingt das Pendel der öffentlichen Meinung immer von einem Extrem zum anderen.

Auf unser Thema bezogen heißt das, daß auf sexuellem Gebiet Verhaltensformen und Denkweisen von gesellschaftlicher Relevanz zu beobachten sind. Das Streben nach Prävention gegen sexuellen Mißbrauch steht daher beispielhaft für unser Verständnis von der Gesellschaft im ganzen. Diese Dialektik, in der immer wieder die Grundspannung von Sicherheit und Freiheit durchschlägt, zeigt sich in drei Bereichen.

1. Der erste ist der Bereich der *Politik*. Sex wirkt hier als Metapher, die weitergreifende öffentliche Belange zusammenfaßt, denn die Handhabung der Sexualität gilt als Ausweis für das «richtige» öffentliche und private Verhalten. Gesellschaftliche Repression wurde (von Autoren wie Wilhelm Reich) an sexueller Unterdrückung festgemacht. Nach dieser Auffassung erfüllt die herkömmliche autoritäre Niederhaltung der Sexualität den Tatbestand des sexuellen Mißbrauchs. Indem der junge Mensch an der Entfaltung seiner Sexualität gehindert wird, gerät er unaufhaltsam zum verklemmten, gewaltbereiten kleinen Faschisten, der dann später als Erwachsener seine unterdrückten Aggressionen durch Anschluß an fundamentalistische Bewegungen ausagieren wird. Dagegen galt sexuelle Freiheit für junge Menschen als Kennzeichen einer auch politisch freien Gesellschaft. Prävention gegen sexuellen Mißbrauch war zugleich wirksames Mittel zur Verhinderung neuer totalitärer Systeme. Man traute sich zu, von diesem Angelpunkt aus eine flächendeckende Veränderung des politischen Bewußtseins und des gesamten Verhaltens im öffentlichen Raum zu induzieren. So forderte man sexuelle Freiheit als Modell politischer Freiheit, um dadurch mit Sicherheit eine gewaltfreie Welt zu etablieren.

2. Im zweiten Bereich geht es um *gesellschaftliche* Mechanismen im Spannungsfeld von Toleranz und Ausgrenzung. Auch hier eignet sich das Sexuelle als Schlüsselthema und als Beispielfeld für dialektische Prozesse. Auf der einen Seite sehen wir den Kampf von Homosexuellen und anderen, die bislang als sexuell abartig bezeichnet wurden, um Geltung und Anerkennung. Auf der anderen Seite eignet sich der Vorwurf, jemand habe ein Kind sexuell mißbraucht und sei insofern sexuell abartig, besonders gut für die öffentliche Hexenjagd. Die Menschen wollen zwar in einer freien, pluralistischen Welt leben, in der jeder sich «verwirklichen» und seine besonderen Bedürfnisse befriedigen darf. Aber diese Freiheit soll zugleich auch «fehlerfrei» angewendet werden. Aus dem Wunsch nach Klarheit darüber, nach welchen Normen man eigentlich zusammenlebt, kommt es zum Rückgriff auf Tabus, die als Markierungsbojen in dem unübersichtlichen, von Untiefen durchsetzten Gewässern des freien öffentlichen Lebens verankert werden. Wer eine schlichtere Formulierung bevorzugt, könnte sagen: Einerseits ist Sex das, was am meisten Spaß macht; andererseits muß man da höllisch aufpassen, denn beim «falschen» Sex hört der Spaß sofort auf. Eine «Prävention» könnte hier vielleicht darin bestehen, daß man seine Mitbürger vor fundamentalistischem Denken warnt und ihnen klarmacht, daß sie Sex meist als Metapher für Lebensfragen gebrauchen, die sich nur schwer verbalisieren lassen.

3. Schließlich gibt es den *pädagogischen* Bereich. Als Stichwort eignet sich hier die Angst der Eltern. Sex war die bevorzugte Ausdrucksform, an der sich gesellschaftlich bedingte Schwankungen der pädagogischen Ziele und Ideologien darstellen ließen. Eine emanzipatorische Erziehung wollte auch die sexuelle Befreiung. Sie unterstützte ein Gebaren des Kindes, das sich ungehindert entfaltet und den Vorschriften der Erwachsenen nicht Folge leistet.

Diese vermeintliche Befreiung berief sich auf die Legitimität von «Bedürfnissen». War in alten Zeiten eine frühe Sexualerfahrung Kennzeichen einer proletarischen Jugend, die – wenigstens in bürgerlicher Sicht – nicht gelernt hatte, die Befriedigung ihrer

Bedürfnisse aufzuschieben, so wurde nun umgekehrt vor der Unterdrückung der Triebe gewarnt. Erinnern wir uns in diesem Zusammenhang daran, daß ein freizügiges Miteinanderleben in der Familie mit Zärtlichkeit und Nacktheit, wie es heute Anlaß zum Verdacht gibt, noch vor wenigen Jahren als fortschrittliche Sexualerziehung verkauft wurde. Man glaubte, schon in der Familie sexuelle Verklemmungen präventiv abbauen zu können, um dadurch einer falschen und gefährlichen Einstellung im zwischenmenschlichen Leben insgesamt vorzubeugen. Im übrigen sollte sichergestellt werden, daß das Kind so etwas nicht erst von anderen oder auf der Straße lernen muß, sondern ganz «natürlich» in die Sexualität hineinwächst.

Wo diese Tendenz ins Extrem getrieben wurde, kam auch hier der dialektische Umschlag. Manche «aufgeklärten» Eltern bekamen es nun mit der Angst zu tun, daß ihr Kind etwas für seine Entwicklung Wesentliches verpassen könnte. In Erinnerung ist mir der Fall einer Mutter, die völlig verzweifelt war, weil ihre fünfjährige Tochter noch nicht mit den Schwänzen gleichaltriger Jungen spielen wollte. Sie hatte die in den Medien und in der einschlägigen Beratungsliteratur verbreitete öffentliche Meinung so kritiklos verinnerlicht, daß sie fürchtete, eine irreversible Fehlentwicklung ihres Kindes zu verschulden.

Wenn heute manche Eltern die gleichen tiefsitzenden Ängste vor dem Gegenteil empfinden, nämlich davor, daß das Kind allzu früh mit Sex in Berührung kommen könnte, dann ist das Pendel wieder einmal zur anderen Seite ausgeschlagen. Daran zeigt sich, daß das dialektische Prinzip hier in zwei Ordnungen auftritt. Die erste Ordnung betrifft die «Sachebene», auf der unterschiedliche Positionen zur Sexualität aufeinandertreffen oder ineinander umschlagen. Die zweite Ordnung betrifft die «soziale Ebene», wo die Sehnsucht der Erwachsenen nach Richtigkeit, Sicherheit und Emanzipation mit einer gewissen inneren Logik zu Angst vor Fehlverhalten, Unsicherheit und Mangel an Authentizität führt.

Für unser Thema ist diese zweite Ordnung noch wichtiger als die erste. Prävention wird mißverstanden als vorauseilender Gehorsam und als Eintauchen in eine gerade gängige Strömung. Welches pädagogische Ziel damit erreicht werden soll, ist beinahe gleichgültig, denn jedes denkbare Ziel wird von vornherein schon durch das subalterne Denken der Erziehungsberechtigten verfehlt. Wenn hier dennoch von «Prävention» gesprochen werden könnte, dann sollte man sich auf die soziale Ebene konzentrieren und durch Bewußtmachen der Dialektik versuchen, das Selbstbewußtsein und die Entscheidungsfreudigkeit der Erwachsenen zu stärken.

ANTHROPOLOGISCHE EBENE: REDUKTION DES MENSCHEN

Wenn Prävention einen Sinn haben soll, dann ist schließlich zu klären, von welchem Menschenbild man dabei ausgeht. Dieses anthropologische Problem, wie wir den Menschen mit seiner Sexualität überhaupt einschätzen, zeigt sich auf dreifache Weise und stellt dem naiven Impuls zum direkten Zugriff gewisse Schwierigkeiten entgegen.

1. Die erste Schwierigkeit ergibt sich schon daraus, daß wir sexuellen Mißbrauch *nicht exakt definieren können*. Alle bisherigen Definitionsversuche sind unbefriedigend und spiegeln eine tiefe Verlegenheit. Diese folgt aus der Diskrepanz zwischen dem Anspruch auf Klarheit, Eindeutigkeit, Verbindlichkeit und der Wirklichkeit des komplexen, sich dem ordnenden Zugriff entziehenden sozialen Zusammenlebens. Darf das kleine Töchterchen Papis Piepmatz anfassen? Eine Antwort aus dem Lager derer, die das zu wissen glauben (etwa in populärwissenschaftlichen Medienbeiträgen), lautet: Wenn damit eine legitime Neugier befriedigt wird, so daß wir von einem «pädagogisch wertvollen» Lernprozeß sprechen können, und wenn das eben zum Umgangsstil in der Familie gehört, wobei sich niemand etwas «Schlimmes» denkt, dann sei das kein sexueller Mißbrauch; von einem solchen könne man erst dann sprechen, wenn Papi etwa dabei Spaß empfindet und nur kurzschrittig an sein eigenes Vergnügen denkt,

nicht an die ganzheitliche, auf Dauer angelegte Sexualerziehung seines Töchterchens, wenn also die ganze Szene selbstgenügsam wird und keine «pädagogische» Dimension mehr aufweist.

In diesem Fall wird die Definition des sexuellen Mißbrauchs vom subjektiven Empfinden und von nervlichen Reaktionen einzelner Personen abhängig gemacht. Eine solche Zuordnung ist zwar untauglich und in ihrer Hilflosigkeit fast rührend. Aber sie zeigt doch, daß sexueller Mißbrauch eben nicht als «Tatsache» aus einer eindeutigen Funktionsbestimmung von Sex abgeleitet werden kann, sondern der Interpretation unterliegt. Da wir den Stellenwert von Sex im menschlichen Leben nicht genau «kennen», muß es auch über den sexuellen Mißbrauch je nach den zugrunde gelegten gesellschaftlichen und anthropologischen Prämissen unterschiedliche Ansichten geben.

2. Eine zweite Schwierigkeit ergibt sich daraus, daß manche Experten sich auf das weite Feld der Interpretation nicht einlassen, sondern *mit klaren Auskünften aufwarten*, die ihre Fachkompetenz erhärten sollen. Wer aus diesem Anspruch heraus Prävention anbietet, gibt vor, einen Gesamtvorgang zweifelsfrei zu überblicken, und glaubt sich imstande, die Auswirkungen bestimmter Vorgänge eindeutig vorhersagen zu können. Er muß die Abläufe kennen und wissen, an welcher Stelle ein Riegel vorgeschoben werden muß, um eine schädliche Entwicklung zu verhindern. Aber in unserer hochkomplexen, schnellebigen Welt ist das unmöglich, weil niemand von sich selbst Abstand nehmen und eine gültige Aussage über den heutigen Menschen insgesamt treffen kann.

Gleichwohl gibt es genügend Experten, die sich eine schlüssige Aussage zur Prävention zutrauen, weil sie die Schwierigkeiten unterschätzen. Sie reklamieren zwar für sich ein Herrschaftswissen und einen weiten Überblick; aber da der überzeugende Beleg nicht beizubringen ist, dient die vorgeschlagene Prävention im Grunde nur dem Experten selbst. Er will verhindern, daß er selber unsicher wird und an seiner Kompetenz zu zweifeln beginnt. Aus seinem Fachwissen schöpft er eine unumstößliche Gewißheit, denn er meint, an diesem Punkt auf den Boden der Wirklichkeit gelangt zu sein. Mit seinem Glauben, wirksame Prävention leisten oder doch wenigstens die richtigen Ratschläge erteilen zu können, sichert er sich ab und stellt sich unter das Diktat der Prävention.

Ein Beispiel für diese Selbstüberschätzung von Experten für den Kinderschutz bietet H. Petri, der genau weiß, «warum ein Klaps schadet». Petri reklamiert – zweifellos in bester Absicht und von großem Engagement für den Schutz des Kindes bewegt – für sich selbst einen Standort, der auch dem besten Experten versperrt ist; denn er trifft Aussagen von absoluter Gültigkeit, ohne zu berücksichtigen, daß der Mensch sich in der Gesellschaft entwickelt und nicht als Folge einzelner in der Kindheit liegender «Ursachen»; er ignoriert damit die Komplexität gesellschaftlicher Einflüsse und sozialer Interaktionen – ganz abgesehen davon, daß von «Schaden» oder «Nutzen» nur gesprochen werden kann, wenn ein konsensfähigr Maßstab vorhanden ist.

3. Daraus folgt die *Rückstufung des Menschen* auf das Niveau eines triebabhängigen, fremdbestimmten, «naturhaften» Wesens, das nur reagieren, aber nicht agieren kann. Die eine Seite dieser anthropologischen Medaille wird vom Experten vertreten, die andere vom Sexualtäter. Wer sicher wirkende Prävention anbietet, neigt dazu, seiner Klientel gegenüber eine dominierende Position zu beziehen. Er leitet für sich selbst aus seinem Expertentum einen moralischen Anspruch ab, denn er kann von sich sagen, er übernehme Verantwortung, blicke in die Zukunft und sehe die Gefahren, vor denen gewarnt werden muß. Mit dieser Selbstgewißheit spielt er den «aktiven» Part gegenüber einer «passiven», berechenbaren Klientel. Die komplementäre, aber nicht minder bornierte Position beziehen Sexualtäter, wenn sie geltend machen, sie seien verführt worden und hätten sich nicht anders als gerade so verhalten «können», denn sie seien ja gewohnt, lediglich reflexiv auf Signale zu reagieren. Damit reduzieren sie sich selbst auf Naturwesen, die auf sexuelle Reaktion programmiert sind. Indem solche Täter versuchen, sich durch Regreß auf ein primitiveres Stadium zu exkulpieren, erfüllen sie eben das, was ihnen von den Experten vorgegeben wurde.

Diese anthropologische Reduktion scheint es zu erlauben, die Interpretation des komplexen menschlichen Verhaltens auf ein einziges Merkmal zu fokussieren, eben auf das der Sexualität. Die Versuche zur Prävention blenden daher alle anderen Aspekte dieses Verhaltens aus. Sie amputieren den Menschen um seine personale, gesellschaftsbezogene Existenz und behandeln ihn wie einen Roboter, dem eine einzelne Macke abtrainiert werden soll. Auch damit entkommt man aber der Dialektik nicht: denn selbst wenn eine solche Prävention gelänge, würde sie sich kaum «lohnen», weil der Mensch, den sie beträfe, infolge dieser radikalen Reduktion völlig uninteressant geworden wäre.

FAZIT FÜR DEN KINDERSCHUTZ

Der Kinderschutz arbeitet vielfach mit der programmatisch formulierten Absicht, vorbeugende Hilfe, Abwehr von Gefahr und Verhinderung von sexuellem Mißbrauch zu leisten. Das kann als sinnvoll akzeptiert werden, wenn dabei die «Dialektik der Prävention» berücksichtigt wird. Dazu vier abschließende Bemerkungen:

1. Wenn es so etwas wie Prävention gibt, dann erschöpft sie sich nicht in einzelnen Maßnahmen, die als erste Schritte einen ganzen weiteren Vorgang bestimmen sollen. Prävention im Sinne des Kinderschutzes gegen sexuellen Mißbrauch wirkt vielmehr durch Präsenz der mit diesem Problem befaßten Institutionen, durch gefächerte Hilfsangebote für unterschiedliche Gruppen der möglichen Klientel und durch Bekanntmachung dieses Problemfeldes in Medien und Öffentlichkeitsarbeit. Von Prävention in diesem Verständnis kann man sprechen, wenn eine ganzheitliche Beschäftigung mit der Familie gemeint ist; wenn man dieser Familie Hilfe anbietet, sobald sie zur Gewalt neigt; oder wenn gefährdete Erwachsene selber solche Hilfe suchen.

Da in diesen Fällen eine gewisse Einwirkung und Überzeugungsarbeit möglich ist, gibt es unter solchen Voraussetzungen auch die Chance zu Ansätzen von Sexualerziehung. Man kann

Kindern beibringen, was Sexualität bedeutet, und sie auf die in ihr liegenden Gefahren hinweisen. Bedingung dafür ist, daß in dieser Familie überhaupt kommuniziert wird, daß die Mitglieder nicht gleichgültig aneinander vorbeigehen. Wo dagegen das Klima in der Familie dumpf ist, wo die Mitglieder nicht miteinander sprechen, wo alle nur stumpfsinnig auf sprachlosen Konsum aus sind, wo chronisch der Druck von Armut und Enge lastet, dort findet auch ein präventiver Kinderschutz mit seinem Bemühen um Sexualerziehung keinen Zugang.

2. Prävention in diesem Verständnis ist ein Interaktionsprozeß, der nicht selbstgenügsam ein Programm durchführt, sondern sich gleichsam Zug um Zug mit den jeweiligen Verhältnissen entwickelt. Da niemand die Gesellschaft im ganzen überblicken oder ihre Entwicklung in der Zeit von außen erfassen kann, vollzieht sich das, was man hier Prävention nennen könnte, immer nur innerhalb solcher Vorgänge. Natürlich kommen Phänomene wie der organisierte sexuelle Mißbrauch, vor allem in Gestalt von Kinder-Porno, keineswegs von ungefähr; sie brechen nicht aus wie eine Seuche, sondern wachsen aus dem Zusammenspiel vieler gesellschaftlicher und ökonomischer Bedingungen.

Aber auch der wachsamste Kinderschützer kann kein vorausblickendes Marketing treiben, das ihm effektive Maßnahmen gegen bestimmte zukünftige Gefahren erlaubt. Vielmehr weiß er, daß der Markt im Prinzip frei ist, daß nahezu jedes Bedürfnis auf Befriedigung rechnen kann, daß kein Produkt zu abwegig ist, um noch Abnehmer zu finden. So etwas wie Kinder-Porno hätte man daher nicht durch Prävention flächendeckend verhindern können, selbst wenn man seine Verbreitung vor Jahren schon geahnt hätte. Prävention als primäre Vorbeugung «auf alle Fälle» ist nicht möglich. Im übrigen gehört zur Dialektik auch, daß ein verfrühtes Vorgehen gegen eine noch kaum wahrnehmbare Gefahr deren Kommen beschleunigen kann.

3. Wenn wir begriffen haben, daß vorbeugende Hilfe nicht als im Planungsbüro entworfene Aktion, sondern nur als Angebot (im weitesten Sinne) möglich ist, da wir gesellschaftliche Vor-

gänge nicht mit Sicherheit voraussehen können, dann wird es Zeit, unsere mentale Disposition auf diesem Feld zu überprüfen. Kinderschutz allgemein wie auch die Abwehr von sexuellem Mißbrauch im besonderen beginnt im Kopf. Es ist allerdings für den Kinderschützer ziemlich schwer, den aus der Öffentlichkeit an ihn herangetragenen Zumutungen zu widerstehen. Die Gesellschaft sagt ihm: Es gibt sexuellen Mißbrauch, also tu etwas dagegen! Befolgt er diese Aufforderung, ohne zu reflektieren, dann verfängt er sich bald in den Schlingen eines naiv-mechanistischen, schein-logischen, «digitalen» Denkens. Ihm wird ja laufend eine Karte hingehalten, die er sofort bedienen soll. Läßt er sich darauf ein, so beschränkt er sich auf das Hantieren mit einem Schalter, der nur die Position a oder die Position b kennt. Diese binäre Mentalität, die in vielen Gemütern, auch in Behörden, bei Trägern von Projekten und bei Sponsoren herrschen mag, drückt sich in holzschnittartigen Zuordnungen wie etwa den folgenden aus:

Sexueller Mißbrauch ist ein Problem entweder *a* des Kindes selbst oder *b* des sozialen Umfelds. Wenn *a*, ist das Kind von Hause aus entweder *a 1* aktiv oder *a 2* passiv. Wenn *a 1*, dann muß das Kind kein Opfer sein, also «empowerment», Training, Stärkung der Durchsetzungskompetenz. Wenn *a 2*, dann muß das Kind Opfer sein, also Therapie, Behebung des Schadens. Wenn *b*, dann ist die Familie entweder *b 1* der ursprüngliche und gute Lebensraum des Kindes oder *b 2* gerade der Raum seiner größten Gefährdung. Wenn *b 1*, dann Stabilisierung der Familie, sekundäre Prävention durch Arbeit mit Eltern und Bekannten. Wenn *b 2*, dann Trennung der Familie, Bestrafung des Täters. Und so ad infinitum. Das gleiche Schema herrscht in der Auseinandersetzung um die «richtige» Einstellung. Du mußt beim sexuellen Mißbrauch Partei ergreifen. Wenn du sofort strategisch effektiv reagierst, wenn du ohne Zögern zum Rundumschlag ausholst, wenn du jedes Symptom als Anzeichen für möglichen sexuellen Mißbrauch deutest, bist du auf unserer Seite *a*. Wenn du bei Verdacht nachfragst, wenn du Zahlen prüfen willst, wenn du Tatsachen forderst, bist du auf der Gegenseite *b*. Und so ebenfalls ad infinitum.

Bleiben wir in diesem digitalen Denken stecken, dann können wir immer nur den Schalter auf die eine oder auf die andere Stellung drehen. Damit festigen wir die in der Öffentlichkeit vertretenen Meinungsmuster und tummeln uns im Vorfeld der wirklichen Probleme, da wir uns den Zugang zur Komplexität präventiven Handelns selbst versperren.

4. Schließlich wäre zu untersuchen, ob der Ruf nach Prävention und die Bereitschaft, solche Prävention zu treiben, nicht immer auch der moralischen Selbstentlastung dienen. Es geht ja darum, wie man ein Übel, über das alle sich aufregen, verhindern kann. Man will stolz sagen können, man habe nicht erst gehandelt, als das Kind schon in den Brunnen gefallen war, sondern diesen schon vorher abgedeckt. Aber in einer solchen agrarischen Gesellschaft, wo man die für Kinder gefährlichen Brunnen noch mit dem bloßen Auge sieht, leben wir eben nicht. Vielleicht ist die Frage nach der Prävention bei sexuellem Mißbrauch überhaupt mißverständlich gestellt. Man bewegt sich ja meist auf der Ebene der Worte, nicht der Tatsachen. Man verkündet seinen Horror vor sexuellem Mißbrauch und erklärt seine Absicht, präventiv dagegen einzuschreiten; denn man weiß, daß schon der Begriff «Mißbrauch» auf etwas Verbotenes hinweist und daß es immer einen guten Eindruck macht, wenn man verläßliche Vorbeugung gegen Verbotenes verspricht. Hinzu kommt, daß sich die Appelle zur Prävention vorwiegend auf handfeste Sekundärtugenden wie Vorsicht, Wachsamkeit, Leistungsbereitschaft und Kompetenz im Einsatz der richtigen Maßnahmen beziehen und damit die gesellschaftliche Dimension dieses ganzen Fragenkreises verfehlen.

Literatur

Braecker, S. / Wirtz-Weinrich, W. (1991): Sexueller Mißbrauch von Mädchen und Jungen. Interventions- und Präventionsmöglichkeiten. Weinheim.

Clemens, H. / Bean, C. (1991): Selbstbewußte Kinder. Wie Eltern und Pädagogen dazu beitragen können. Reinbek.

Deutscher Kinderschutzbund (Hg.) (1991): DKSB-Standpunkte. Zum CAPP-Programm. Hannover.

«Das ist unser Geheimnis». Kinderschutz aktuell (KSA) 2 / 1989.

Eck, M. / Lohaus, A. (1993): Entwicklung und Evaluation eines Präventionsprogramms zum sexuellen Mißbrauch im Vorschulalter. In: Praxis Kinderpsychologie und Kinderpsychiatrie, S. 285 ff.

Fürniss, T. (1993): Arbeit mit Familien. In: Ramm, G. (Hg.): Inzest und sexueller Mißbrauch. Paderborn, S. 31 ff.

Johns, I. (1993): Zeit alleine heilt nicht. Freiburg.

Johns, I. / Kirchhofer, F. / Kupffer, H. (Hg.) (1993): Nicht länger Opfer sein. Neumünster.

Kentler, H. (1993): Gutachten in der Familienrechtssache J. G. und P. K. (Ms). Hannover.

Kinderschutz-Zentrum Kiel (1994): Sexuelle Kindesmißhandlung im familiären Umfeld. Forschungsbericht. Kiel.

Knappe, A. / Selg, H. (1993): Prävention von sexuellem Mißbrauch an Mädchen und Jungen. Forschungsbericht. München.

Marquardt-Mau, B. (1992): Sexueller Mißbrauch von Kindern als Thema für den Sachunterricht. In: Lauterbach et al. (Hg.): Brennpunkte des Sachunterrichts. Kiel (IPN), S. 177 ff.

Petri, H. (1990): Warum ein Klaps schadet (Interview). KSA 4, S. 19 ff.

Rutschky, K. (1992): Erregte Aufklärung. Hamburg.

Rutschky, K. (10 / 1993): Was ist eigentlich «Sexuelle Belästigung am Arbeitsplatz» und wie wird sie korrekt kuriert? In: Zitty (Berlin), S. 23 ff.

Saller, H. (1990): Prävention von sexueller Ausbeutung von Kindern – Möglichkeiten und Grenzen. In: Die Frauenministerin des Landes Schleswig-Holstein / Kinderschutz-Zentrum Kiel (Hg.), Sexuelle Mißhandlung von Kindern. Kiel.

Wehnert-Franke, N. / Richter-Appelt, H. / Gaenslen-Jordan, C. (1 / 1992): Wie präventiv sind Präventionsprogramme zum sexuellen Mißbrauch von Kindern? In: Zeitschrift für Sexualforschung. Stuttgart, S. 41 ff.

Weymayr, C. (18. 2. 1994): Blinder Alarm der Angst. In: Die Zeit, S. 37.

KARIN WALSER

SEXUELLER MISSBRAUCH UND FEMINISMUS

Eine Kritik am Modellprojekt «Wildwasser»

Zu diesem Aufsatz habe ich mich entschlossen, weil ich durch die Art, wie der feministische Kampf gegen sexuellen Mißbrauch geführt wird, zutiefst beunruhigt bin. Nach meinen Erfahrungen mit Studentinnen und Praktikerinnen der Sozialarbeit und Sozialpädagogik hat die Aufklärung über sexuellen Mißbrauch einen Prozeß in Gang gesetzt, der die Entfaltung der weiblichen Produktivkräfte blockiert, statt sie zu befördern. Das Denken verengt sich auf das eine Thema, und in der Praxis wird bei allen Mädchen und Frauen nur noch nach dem einen Mißbrauchsgeschehen gefahndet, das angeblich für nahezu alles Problematische im weiblichen Leben verantwortlich sei. Sexueller Mißbrauch *ist* ein schweres Trauma, aber es findet, bei seriöser Sichtung aller Untersuchungen, weit seltener statt, als dies gegenwärtig suggeriert wird.

Weil eine ernsthafte Diskussion nur an Hand von konkretem Material möglich ist, und um meine Argumente überprüfbar zu machen, habe ich mich dazu entschlossen, an Hand des Berichts von «‹Wildwasser› – Arbeitsgemeinschaft gegen sexuellen Mißbrauch an Mädchen e. V., Berlin» über das Modellprojekt «Beratungsstelle und Zufluchtswohnung für sexuell mißbrauchte Mädchen» meine Kritik an der feministischen Beratungsarbeit gegen sexuellen Mißbrauch zu formulieren. Dieser Bericht gewährt den umfassendsten Einblick in die Praxis und ist als durchaus exemplarisch auch für viele andere Projekte anzusehen. Andere feministische Projekte mögen vielleicht differenzierter sein. Meinem Kenntnisstand nach handelt es sich dabei aber eher um Nuancen, weniger um prinzipielle Differenzen in der Sichtweise und im Vorgehen.

Meine Absicht ist, den Mädchen und Frauen eine Stimme zu geben, denen durch die Art, wie feministische Arbeit gegen sexuellen Mißbrauch überwiegend praktiziert wird, nicht geholfen wird, sondern die in ihren Entwicklungsmöglichkeiten blockiert, die verwirrt und verunsichert werden. Entsprechend scharf, auch wütend, fällt meine Kritik aus. Sie ist der vielleicht verzweifelte Versuch, an ein feministisches Gewissen zu appellieren, das ohne die Fähigkeit zur Selbstreflexion zu verkümmern droht.

Der Bericht, um den es im folgenden geht, ist vom Bundesministerium für Frauen und Jugend 1993 herausgegeben worden. Die Autorinnen sind Roswitha Günther, Barbara Kavemann und Dagmar Ohl, Projektleiterin war Christina Thürmer-Rohr, Professorin im Studienschwerpunkt «Frauenforschung» am Institut für Sozialpädagogik der TU Berlin. Der Bericht ist Ergebnis der wissenschaftlichen Begleitung des seit 1987 für dreieinhalb Jahre vom Bundesministerium Jugend, Familie, Gesundheit und dem Berliner Senat finanzierten Modellprojekts «Wildwasser», das aus der autonomen Frauenbewegung stammt und das eine Beratungsstelle mit vier Sozialarbeiterinnen, einer Psychologin und einer Verwaltungsangestellten mit jeweils 30 Wochenstunden sowie eine Zufluchtswohnung für Mädchen mit zweieinhalb Erzieherinnenstellen umfaßt. Der Verein «Wildwasser» existiert seit 1983.

Der Bericht umfaßt 414 Seiten und beginnt programmatisch: Auf knapp fünf Seiten wird als «Grundverständnis der Arbeit» das feministische Konzept der «Parteilichkeit» vorgestellt und für das Projekt «umgesetzt». Der Begriff «Parteilichkeit» diene den Mitarbeiterinnen von «Wildwasser» als «Haltung» und «Standortbestimmung» in «dieser Männergesellschaft». Vertreterinnen und Vertreter der Kinderschutzbewegung hätten den Begriff seiner «ursprünglich gesellschaftspolitischen Dimension beraubt» und für eine Arbeitspraxis «benutzt», die nicht im Sinne der Erfinderinnen sei. Die Kinderschutzbewegung und der sogenannte familienorientierte Ansatz sind eine Art äußerer Feind, gegen den sich «Wildwasser» absetzt.

Der Bericht folgt leider eher der Dramaturgie eines Theaterstücks als der einer wissenschaftlichen Abhandlung, denn *es fehlt jede Ebene der Reflexion*. Die Begleitforscherinnen teilen die Sichtweisen der Mitarbeiterinnen von «Wildwasser» in allen Punkten. Sie wollten sich durch ihre Untersuchung jenen als «nützlich» erweisen. Vermutlich deshalb wird in dem Bericht nichts analysiert, sondern alles, was erzählt wird, bloß wiedergegeben. Es treten nacheinander verschiedene Personengruppen auf, deren schriftliche oder mündliche Äußerungen untereinander verknüpft und wiedergegeben werden. Wissenschaftliche Debatten, soweit sie in dem Bericht vorkommen, werden zwar kurz angetippt, dann aber sofort wieder fallengelassen. Zum Beispiel wird auf die «intensiven Auseinandersetzungen in der Frauenbewegung und -forschung» verwiesen über die Frage, ob Frauen als Opfer von Geschichte und Gesellschaft anzusehen seien. Als Quintessenz aus dieser Debatte gelte, daß Frauen «insbesondere durch ihre psychische Abhängigkeit und Definition über den Mann sich in ihren Handlungsalternativen begrenzen und damit zum Ausdruck bringen, in welchem Ausmaß das Leben in dieser gesellschaftlichen Hierarchie die individuelle Persönlichkeit der Frau» durchdringe. Ganz im Gegensatz dazu aber hatte diese Debatte ihren Sinn einzig und allein darin, Frauen als Akteurinnen ins Blickfeld feministischen Denkens zu rücken. Genau das aber wird in dem ganzen Bericht über das Modellprojekt «Wildwasser» vermieden. Eine Strategie hierbei ist das Arrangement mit den Müttern, auf die nicht geschaut werden soll: «Es verlangt ständige Aufmerksamkeit, um nicht aus der (Töchter-)Position heraus und vielleicht der Erfahrung eigener Verletzungen in der Kindheit, für die die Mutter verantwortlich gemacht wurde, den patriarchalen, beschuldigenden Blick z. B. auf die Mutter zu übernehmen, sondern den Blick auf ihre gesellschaftliche Lebenssituation beizubehalten.» Treffender könnte man es nicht formulieren, was den Kern dieser Art feministischer Theoriebildung ausmacht: Wenn uns am eigenen Geschlecht etwas schmerzt, was wir sehen, schauen wir einfach weg von der Frau auf die Situation um sie herum.

Neben dem Begriff der Parteilichkeit hat sich im feministischen Diskurs der Begriff des «Überlebens» eingebürgert, und auch der wird gleich auf den ersten Seiten eingeführt. Mit Überlebenden sind hierzulande gemeinhin diejenigen Verfolgten des Nationalsozialismus gemeint, die bei der Befreiung noch am Leben waren, insbesondere in den Konzentrationslagern. Hier wird das Wort für Mädchen gebraucht, die sexuell mißbraucht wurden und «durch mannigfaltige Überlebensstrategien und Widerstandsformen versucht haben, sich dem Mißbraucher zu entziehen, mit und trotz dieser Erfahrung zu überleben». Es ist die Projektleiterin Christina Thürmer-Rohr, die hierzulande zur Theorie der Frau als «Überlebender» angeregt hat. Der Begriff sei gegen den der «Frau als Opfer» gebildet worden und solle diesen ablösen. In dem vom Studienschwerpunkt «Frauenforschung» am Institut für Sozialpädagogik der TU Berlin herausgegebenen Band «Mittäterschaft und Entdeckungslust» schreibt dazu beispielsweise Susanne Kappeler folgendes: «Eine Frau mag sich wohl dazu entscheiden, KZ-Wächterin zu werden, um im Nationalsozialismus zu ‹überleben›. Das ist metaphorisch ausgedrückt und weniger eine Frage von Leben und Tod als von Lebensqualität. Die Frau verspricht sich eine bessere Lebensqualität als KZ-Wächterin.» Diese unglaublichen Sätze seien hier zitiert, um zu zeigen, daß der Begriff der Frau als Überlebender keinen Erkenntnisfortschritt bedeutet, sondern, im Gegenteil, die Sicht der Frau als Opfer bestärkt und radikalisiert. Die Einigung auf den Begriff der Überlebenden erweist sich demnach bloß als eine weitere Strategie, sich Beunruhigendem am eigenen Geschlecht zu entziehen.

Die empirische Untersuchung basiert auf der Auswertung von Fragebogen für Mädchen, Mütter und Professionelle, die in die Beratungsstelle kamen, und auf einer Reihe qualitativer Interviews mit diesen drei Personengruppen, außerdem auf der Auswertung von Teamsitzungen der Mitarbeiterinnen und Interviews mit Mitarbeiterinnen. Darüber hinaus dienten als Materialquelle ein Aufnahmebuch und Arbeitstagebücher von Mitarbeiterinnen, teilnehmende Beobachtung und Gruppendiskussionen. Es waren im

Untersuchungszeitraum von 18 Monaten lediglich 140 Mädchen persönlich bei Mitarbeiterinnen von «Wildwasser» in der Beratung (davon rund die Hälfte zu ein bis drei Terminen) und 118 Mütter, aber 268 Professionelle, überwiegend Sozialarbeiterinnen und Erzieherinnen.

Obwohl angeblich die soziale Situation der Mädchen im Vordergrund des Untersuchungsinteresses steht, erfährt die Leserin darüber so gut wie gar nichts. Es gibt in dem Bericht nicht eine einzige Fallanalyse. Alles, was zum Verständnis der Beratungsfälle nötig wäre, bleibt vollkommen im dunkeln. Auch die qualitativen Interviews (16 mit Mädchen zwischen 14 und 20, zehn mit Müttern, zehn mit Professionellen) werden nicht so ausgewertet, daß sich Biographisches und Soziales erhellen würde. Vielmehr werden einzelne Textpassagen zusammenhanglos jeweils bloß als Illustrationen und zur Untermauerung der Meinungen, Behauptungen und Sichtweisen der Mitarbeiterinnen von «Wildwasser» und ihrer wissenschaftlichen Begleiterinnen verwendet.

DAS DESINTERESSE DER PROFESSIONELLEN AN DER SITUATION DER MÄDCHEN

Der erste Teil der Untersuchung trägt die Überschrift «Lebenssituation sexuell mißbrauchter Mädchen». Die Formel der Mitarbeiterinnen dazu lautet: «Sexueller Mißbrauch als Totalangriff auf das Menschensein». Unter dem Stichwort «Angriff auf die Persönlichkeit» werden Zitate von Mädchen versammelt, die davon handeln, daß sie sexuelle Übergriffe seitens erwachsener Männer als «nicht normal», «unangenehm», «irgendwie komisch» empfanden, daß sie keine Worte dafür hatten und nicht verstanden, was passierte, und daß sie nicht dachten, daß andere das auch erlebten.

Von den insgesamt 261 Beratungsfällen werden 187 als «aufgedeckt» bezeichnet. Als Täter oder vermuteter Täter wird bei den Fällen bei etwas über der Hälfte einer aus der Kernfamilie bzw. bei etwas über einem Drittel der biologische Vater angegeben, bei den sogenannten aufgedeckten Fällen war der entsprechende Anteil genau die Hälfte bzw. 28 Prozent. Eine weitere große Gruppe sind erwachsene Bekannte (14 bzw. 17 Prozent). In acht Fällen handelte es sich um Erzieher, in drei Fällen um Lehrer.

Klar wird daran, daß «Wildwasser» insbesondere Menschen anzieht, die sich mit Inzest auseinandersetzen, nicht aber, wie suggeriert wird, daß Inzest generell besonders häufig ist. Es wird nämlich nicht verraten, ob es sich bei den 187 «aufgedeckten» Fällen um «erwiesene» Fälle im Sinne einer empirischen Standards genügenden Beweisführung handelt. Zu vermuten ist vielmehr, daß nicht wenige «Aufdeckungen» durch mehr als zweifelhafte indirekte Schlußfolgerungen mit Hilfe willkürlicher Deutungen sogenannter «Signale» sexuellen Mißbrauchs zustande kamen. Das aber hieße nichts anderes, als daß die Grundvoraussetzung des ganzen Berichts von Beginn an auf tönernen Füßen steht. Eine solche Vermutung stützt sich insbesondere auf Schilderungen, wie die Mitarbeiterinnen von «Wildwasser» mit den Mädchen umgehen und wie sie die «Aufdeckungsarbeit» betreiben.

Zurück zu den Mädchen, aus deren Mitteilungen hervorgeht, daß sie die betreffenden Väter oder Stiefväter liebten.

Über das Leben der Mädchen erfährt man so gut wie nichts, und die Forscherinnen scheinen sich dafür auch gar nicht näher zu interessieren. Wie könnten sie sonst Aussagen von Mädchen zitieren, nach denen diese die Väter und Stiefväter liebten, aber 70 Seiten später behaupten, «keine Anhaltspunkte für die von einigen Autoren vertretene These gefunden zu haben, daß Mädchen immer auch eine positive Beziehung zum Täter hätten»?? Es wird ein Fall erwähnt, bei dem ein Mädchen weg wollte von der Mutter zum Vater, und einer, bei dem die Mutter im Gefängnis war. Auch diesen Hinweisen wird nicht weiter nachgegangen, wohl weil das genaue Hinschauen das vereinfachende Weltbild der Autorinnen stören würde.

«Strategien des Täters» und die «Wirksamkeit des Geheimnisdrucks» sind weitere Gesichtspunkte, die mit Aussagen von Mädchen und zum Teil von Müttern illustriert werden. Im Mittelpunkt steht dabei die Frage, warum die Mädchen mit ihrer Mutter über den sexuellen Mißbrauch nicht sprechen. Es überrascht nicht, daß uns hierzu die Geschichte von den unbeteiligten Frauen zu erzählen versucht wird, die angeblich nie selbst Teil der interessierenden Szene sind, sondern immer erst im nachhinein davon Betroffene. Obwohl es von Hinweisen auf Problematisches im Mutter-Tochter-Verhältnis nur so wimmelt, wollen die Beraterinnen und die Forscherinnen davon nichts wissen. Nichts kann sie rühren, weder beispielsweise der Traum eines Mädchens von einer Mutter, die auf ihre Schreie nicht reagiert, noch der Bericht eines Mädchens darüber, daß ihre Mutter, seit sie sechs gewesen sei, sie nicht mehr in den Arm genommen habe, noch das Mädchen, das erzählt, ihre Mutter habe sie zum Sündenbock gemacht.

Unzählige Zitate des Berichtes bringen die mangelhafte Beziehung der Mädchen zur Mutter überdeutlich zum Ausdruck. Die Mädchen berichten von depressiven Müttern und von solchen, die den Rat der Tochter brauchen. Aber die Beraterinnen und die Wissenschaftlerinnen stellen sich taub. Sie verhalten sich exakt wie die Mutter im Traum eines Mädchens, in dem diese mit der Freundin am Gartentor plaudert und auf die Tochter nicht reagiert! Es sei nämlich nicht so, wie manche Forscher behaupteten, daß Mädchen «durch die Mutter in die Erwachsenenrolle gedrängt [würden], sondern durch das Verhalten des Mißbrauchers». Es sei «Rücksichtnahme und Verantwortungsgefühl» gegenüber der Mutter, die bei jugendlichen Mädchen ausschlaggebend seien für ihr Schweigen und: ob ein Mädchen sich ihrer Mutter anvertraue, hänge «nur bedingt von der Qualität oder der Tragfähigkeit der Beziehung zwischen Tochter und Mutter ab». Kaum ein Mädchen habe die Mutter dafür verantwortlich gemacht, daß sie mit ihr nicht über den Mißbrauch sprechen konnte. Die meisten der jugendlichen Gesprächspartnerinnen hätten sich «liebevoll und positiv» über sie geäußert.

In der Sprache der Autorinnen geraten die «Strategien des Täters» zu einem Bedrohungs- und Verfolgungskosmos, aus dem es kein Entrinnen gibt, sobald die Mutter weg ist, schläft oder mit anderem beschäftigt ist. Die Mädchen sind «an keinem Ort der Wohnung sicher. So dringt der Mißbraucher nachts in ihr Zimmer, mißbraucht sie im Wohn-, Schlaf- oder Badezimmer oder auch im Kellerraum der Wohnung.»

Die Forscherinnen erwähnen, die Mädchen hätten ihnen wenig über das gezielte Vorgehen der Täter erzählt. Flugs wird dazu erklärt, es hänge eben «vom Stand der Verarbeitung der Mißbrauchserfahrung [ab], inwieweit Mädchen darüber sprechen und erkennen können, daß der Täter gezielt vorgegangen ist ...». So nehmen es die Beraterinnen von «Wildwasser» selbst in die Hand, den Forscherinnen die Zielstrebigkeit des Mißbrauchers deutlich zu machen. Ein Mann sei zum Beispiel nur deshalb eine Beziehung zu einer Frau eingegangen, um «an die Tochter heranzukommen», ein anderer habe die eigene Tochter bereits im Mutterleib als zukünftiges Sexualobjekt für sich bezeichnet.

Das ist starker Tobak, und es bleibt völlig im dunkeln, woher die Beraterinnen ihr Wissen beziehen. Möglicherweise sind es die *eigenen aggressiven Phantasien* der Mitarbeiterinnen von «Wildwasser», die hier, als objektive Tatsachen verkleidet, zur Sprache gebracht werden.

Statt dem Widerspruch zwischen dem, was die Mädchen und dem, was die Mitarbeiterinnen sagen, nachzugehen, definieren die Forscherinnen vorschnell als wahr, was die Mitarbeiterinnen äußern. Auf jeden Fall aber heißt, den «Mißbrauch zu verarbeiten», bei «Wildwasser» nichts anderes, als sich die Sicht von «Wildwasser» anzueignen. Jedes Mädchen, das eine andere Sicht zum Ausdruck bringt, hat dann eben alles nur noch nicht richtig verarbeitet.

Die Parteilichkeit vom Anfang reduziert sich so darauf, daß Mädchen nachsagen sollen, was die Beraterinnen ihnen vorsagen, während die Forscherinnen bloß wiedergeben, was die Mitarbeiterinnen sagen. Keine der Frauen aber hört wirklich hin, keine bemüht sich um Verstehen auch von Widersprüchlichem, Verborgenem, und keine interessiert sich für das Eigene der Mädchen, das sich vielleicht von dem der Beraterinnen und der Forscherinnen unterscheidet. Wenn der Mann sie bloß ließe, wäre die weibliche Welt heil: Das ist die Legende, die uns erzählt wird. So werden Männer als gefühllose Monster dargestellt, über die frau nur noch den Kopf schütteln kann. Die weibliche Erkenntnis à la «Wildwasser» über den Mann an sich gipfelt schließlich darin, daß Vergewaltigung und orale Penetration die «allgemein von Männern bevorzugten Sexualpraktiken» seien!

Bei den von «Wildwasser» so genannten «Überlebensstrategien», von denen eingangs die Rede war, handelt es sich um die Versuche der Mädchen, sich dem sexuellen Mißbrauch zu entziehen, sich zu verstecken, zu verstellen, wegzugehen, nicht alleine zu sein. Es ist das *Verhalten*, das interessiert, nicht das *Erleben* der Mädchen.

Am meisten interessieren sich die Forscherinnen und die Mitarbeiterinnen aber ohnehin für *Signale*, die mißbrauchte Mädchen aussenden würden und die andere auf den Mißbrauch aufmerksam machen könnten. Dazu gibt es eine Tabelle, in der als häufigste Signale «Kontaktprobleme / Auffälligkeiten in zwischenmenschlichen Reaktionen» und «sexualisiertes Verhalten» aufgeführt werden (68 Prozent bzw. 47 Prozent). Diese Auflistung basiert *nicht* etwa auf Angaben der Mädchen selbst, sondern es sind «Signale, die von Personen beobachtet wurden, die wegen eines *Verdachts* auf sexuellen Mißbrauch Beratung suchten» (Hervorh. K. W.).

Als Signal wird demnach alles bezeichnet, was Kinder bewegt und ihnen eigen ist. Zu den bereits genannten kommen noch hinzu: «gesteigerte Nervosität, Angst, Scham, Gleichgültigkeit, Sprach- und Kommunikationsstörungen» usw. Abgesehen davon, daß generalisierbare Relationen zwischen Trauma und Verhalten auf Grund der Komplexität der menschlichen Psyche gar nicht existieren können, ist, was als Erkenntnis ausgegeben wird, in Wahrheit ein Zirkelschluß. Denn die zu den Signalen befragten Sozialarbeiterinnen und Erzieherinnen hatten, bevor sie wegen eines Verdachts zu «Wildwasser» kamen, meist bereits entsprechende Fortbildungen zu sexuellem Mißbrauch hinter sich, nicht zuletzt bei «Wildwasser» selbst. Das Auflisten angeblicher Signale sexuellen Mißbrauchs belegt nicht sexuellen Mißbrauch, sondern lediglich die Bereitschaft der Beteiligten, die auch massenmedial verbreitete Botschaft immensen sexuellen Mißbrauchs umzusetzen. Spätestens an dieser Stelle beginnt das Ganze verantwortungslos, fahrlässig und gefährlich zu werden.

Meine Erfahrung mit Erzieherinnen ist, daß sie, nach entsprechenden Fortbildungen oder angeleitet von spezialisierten Psychologinnen vollkommen unreflektiert beginnen, in ihren Kindergärten das Verhalten von Kindern sexuell zu deuten und nach Kindern zu «fahnden», die zu den Signalen passen. Wie die Praxis zeigt, werden solche Kinder immer gefunden, denn die angeblichen Verhaltenssignale sind so diffus gefaßt, daß sie auf nahezu alle Heranwachsenden irgendwann einmal zutreffen. Es werden nach meiner Erfahrung allerdings typischerweise solche Kinder herausgegriffen, zu denen und zu deren Eltern es bislang nicht möglich war, Kontakt herzustellen. Das herrschende Beziehungsvakuum zwischen den Personen wird hier wie in Inzestfamilien sexuell aufgefüllt, nicht real, aber mittels des Verdachts auf sexuellen Mißbrauch. Wenn nichts geht, erreichen die Erzieherinnen damit auf jeden Fall die Kinder und deren Familien und bekommen als Antwort dramatische Reaktionen. Zu solcherart unüberlegten Verdächtigungen wird im Bericht von «Wildwasser» eindeutig aufgefordert, dadurch noch unterstützt, daß die angeblichen Signale als identisch mit den angeblich sichtbaren und gleichförmigen psychischen Folgen sexuellen Mißbrauchs ausgegeben werden.

Die Mädchen geben Hinweise darauf, daß es eher nicht so ist, wie «Wildwasser» behauptet, daß nämlich der Mißbrauch, wo er stattfindet oder stattgefunden hat, die Ursache und das Unglück die Folge ist, sondern daß die Lebenssituation insgesamt so unerträglich ist, daß der Mißbrauch als Ausdruck und Symptom eines allgemeinen Desasters zu gelten hat. Zum Beispiel erzählt ein Mädchen: «Na, das war alles so schlimm, also zu Hause sein. Also die Familie, das Familienleben war halt das schlimmste. Also auch die Konsequenzen vom Mißbrauch, also auch das Leben rundrum, das hat mich ja fast noch viel fertiger gemacht. Aber das hängt ja echt eng damit zusammen, das läßt sich ja gar nicht trennen. Also kann ich nicht sagen, der Mißbrauch selbst war nicht so schlimm, die Folgen war'n es – weil das ist eins.»

Klar ist, daß die Mitarbeiterinnen und die Begleitforscherinnen von «Wildwasser» eine Entdramatisierung des «sexuellen Verbrechens» nicht dulden und nichts, was den Mädchen das spätere Leben damit leichter machen würde. «Wenn ein Mädchen in einer Gruppe sagt: ‹Ach, ich bin ja froh, daß mein Mißbrauch nicht so schwer gewesen ist wie der von den anderen›», erzählt die Beraterin, würde sie «das zum Thema machen, weil sie [das Mädchen] sich selbst an diesem Punkt vielleicht nicht so ernst nimmt. Für jedes Mädchen ist das, was sie erlebt hat, *das Schlimmste*, was ihr hat passieren können, und sie *muß* es eine Zeitlang auch so sehen, um ihr Leid annehmen und integrieren zu können» (Hervorh. K. W.). Eine solche Beraterin bietet dem Mädchen keine Hilfe, mit seiner Geschichte zu leben, sondern verschlimmert seine Situation noch zusätzlich.

Halten wir als Zwischenbilanz fest: Von der Lebenssituation der Mädchen erfahren wir so gut wie nichts. Viel dagegen davon, wie die Frauen von «Wildwasser» mit dem, was Mädchen ihnen erzählen, umgehen und wie sie, ebenso wie die wissenschaftlichen Begleiterinnen, angebliche Erkenntnisse als Zirkelschlüsse wie von Geisterhand aus sich selbst heraus produzieren.

So wird auch nicht unterschieden in Fälle, bei denen die Mädchen anwesend und anderen, die nur vom Hörensagen bekannt waren. Letztere machen immerhin fast die Hälfte der Beratungsfälle aus (121 von 261). Die von Dritten stammenden Informationen dazu werden im Bericht einfach verwendet, als handele es sich um Primärdaten. Die Fragen und Antwortkategorien bei allen Instrumenten und Fällen folgen der Problemdefinition von «Wildwasser», und es sind überwiegend die Beraterinnen selbst, die ihrem Raster die Aussagen der Befragten unterordnen. Was dazu nicht paßt, fällt unter den Tisch.

Der Bericht ist keinesfalls eine sozialwissenschaftliche Untersuchung, sondern er ist die Bebilderung einer Weltanschauung mit irgendwie gewonnenem und dazu passend gemachtem Material.

DIE PERFIDIE DER «AUFDECKUNGSARBEIT»

Die Beratungsarbeit bei «Wildwasser» folgt autoritären Mustern. Sie ist nicht auf Verstehen, sondern auf Handeln, meist unter Zeitdruck, ausgerichtet. Notfalls soll ein Mädchen der Mutter auch «gegen ihren Willen entzogen» werden. Vertraulichkeit ist in der Beratung nicht garantiert. Den Klientinnen wird erklärt, ihre Informationen würden im Team weitergereicht und eventuell weitere Einrichtungen und Personen «eingeschaltet». Mütter werden über die Gespräche mit den Mädchen informiert, häufig auch umgekehrt.

Ein erklärter Schwerpunkt der Beratungsstelle, neben Prozeßbegleitung, Mütterarbeit und Beratung von Professionellen, ist die sogenannte «Aufdeckungsarbeit» bei kleinen Mädchen, bei denen «naturgemäß» der Prozentsatz an vermutetem sexuellem Mißbrauch sehr hoch sei. Um Vermutungen handelt es sich bei den unter Sechsjährigen in zwei Drittel der Fälle!

Aufdeckung spielt laut Bericht in der Beratung aber auch dann noch eine Rolle, wenn der sexuelle Mißbrauch bereits aufgedeckt sei; dann ginge es darum, weitere Mißbrauchserfahrungen «aufzudecken». Die wissenschaftliche Begleitung formuliert das so: «Eine längerfristige Beratung ist somit ein andauernder Aufdekkungsprozeß.» Und fügt hinzu: «Nur selten sagt ein Mädchen, sie habe sich bei ‹Wildwasser› sofort wohl gefühlt und alles erzählt.» «Alles erzählen» heißt bei «Wildwasser» immer: «Mißbrauchserfahrungen erzählen.» Und wenn die Mädchen das nicht von allein tun, dann legt die Beraterin es ihr in den Mund, wie folgender Bericht einer Beraterin zeigt: «Eine 18jährige ist hierher gekommen mit der Information, wir sind eine Beratungsstelle zum sexuellen Mißbrauch. Sie redete immer von Mißhandlung durch den Vater, sagte aber auch, es könnte sein, daß sie mißbraucht worden ist. Sie hat mit sieben Jahren einen Selbstmordversuch gemacht, und es gab Hinweise. Ich habe zu ihr gesagt: ‹Du, ich denke, daß dein Vater dich auch sexuell mißbraucht hat, daß er dich angefaßt hat, Sachen mit dir gemacht hat, die du nicht wolltest. Und wie ist das, ist *mein* Gefühl richtig?› Und sie hat dann ‹Ja› gesagt. Ich habe gefragt: ‹Kannst du darüber reden?› – ‹Nein›.» (Hervorh. K. W.)

Ein anderes Beispiel: «Bei den älteren Mädchen ist es wichtig, aktuelle Probleme zu thematisieren. Es kann sein, daß (die Mädchen) an einem Punkt sind in ihrem Leben, wo der Mißbrauch eine Rolle spielt, aber nicht im Vordergrund steht. Wo es um Berufswahl geht oder auch um Beziehungen. Probleme, die sie mit dem Mißbrauch überhaupt nicht in Verbindung setzen. Ich muß ihre Situation wahrnehmen. Und dann muß ich fragen: ‹Kennst du das Gefühl irgendwoher?› oder *für sie* aussprechen: ‹Ich denke, das erinnert dich vielleicht an den Mißbrauch.› Diese Rückschlüsse müssen *wir* oft für die Mädchen ziehen.» (Hervor. K. W.) Ein drittes Beispiel: «Sie sind in einer Beratungsstelle, wo es um sexuellen Mißbrauch geht. Vieles, womit Sie heute zu tun haben, hat mit diesen Erfahrungen zu tun.»

Frappierend an den Darstellungen solcherart Beratungen ist, wie unbekümmert die Beraterinnen sich in die Position von Magierinnen setzen: *Sie* sind es, die die Rückschlüsse ziehen, und *sie* sind es, die wissen, womit alles zusammenhängt. So etwas ist nicht Beratung, sondern Zauberei, oder unfreundlicher ausgedrückt: nicht weit entfernt von Gehirnwäsche, die so weit geht, daß Mädchen und Frauen nicht nur das in den Mund gelegt wird, was die Beraterin hören will, daß *ihre* Rückschlüsse den Mädchen aufgedrängt werden, nein, es geht sogar so weit, daß die «Erinnerungen» der Mädchen «*korrigiert*» werden (Hervorh. K. W.). Durch *Erinnerungskorrekturen* sollen den Mädchen die Schuldgefühle genommen und ihnen klargemacht werden, «wie der Mißbraucher alles geplant und inszeniert» habe.

Dazu ein Mädchen: «Na ja, vor allem hat sie [die Beraterin] mir zu verstehen gegeben mit der Zeit, woran ich jetzt auch glaube, daß ich eigentlich überhaupt keine Schuld habe, daß ich nicht schlecht bin.» Das klingt zwar vordergründig frauen- und mädchenfreundlich, ist es aber ganz und gar nicht. Freundlich wäre, wenn die Beraterinnen sich tatsächlich mit den Mädchen und ihren Schuldgefühlen beschäftigen würden. Dann würden sie nämlich darauf kommen, daß diese mit der Geplantheit oder Nicht-Geplantheit der Tat durch den Mann erst mal nichts zu tun haben, sondern mit psychischen Mechanismen in den Mädchen selbst: Sie schämen sich, weil sie dem sexuellen Mißbrauch ihr kindliches Selbst opfern, und sie haben Schuldgefühle, weil sie auf die Beziehung zu den es mißbrauchenden Erwachsenen nicht verzichten können und in ihren Augen «selbstsüchtig» und wider besseres Wissen darin verharren. Statt diesem psychischen Dilemma zur Sprache zu verhelfen, lenken die Beraterinnen davon ab und blokkieren so den Zugang zum Inneren der Mädchen. Schlimmer noch: Dadurch, daß den Mädchen klargemacht wird, die Beraterinnen wüßten es besser, und daß ihnen vor Augen geführt wird, wie der Täter alles inszeniert und geplant habe, werden die Mädchen noch hilfloser gemacht, als sie es ohnehin schon sind. Die Scham- und Schuldgefühle verstärken sich nämlich, wenn die Mädchen einsehen müssen, einer lange geplanten Tat zum Opfer gefallen zu sein. Das ganze Beratungsverfahren entpuppt sich als eine wahre Perfidie: Zuerst wird den Mädchen die Perspektive der Beraterinnen aufgedrängt, sie werden von ihren eigenen Erinnerungen entfremdet und es wird Öl ins Feuer gegossen. Danach bieten sich die Beraterinnen, mit gespielter Unschuld, als Befreierinnen an. Während der ganzen Zeit aber beschäftigen sich die Beraterinnen vor allem mit sich selbst, mit *ihren* Gefühlen und mit *ihren* aggressiven Vorstellungen vom sogenannten Mißbraucher. Nur weil sie so ihr Gegenüber dazu zwingen, sich statt mit sich mit den Ansichten der Beraterinnen zu beschäftigen, fühlen die Mädchen sich, situativ und vorübergehend, entlastet. Wenn sie danach sich wiederfinden, werden sie verzweifelt feststellen, daß sie in den Sumpf, aus dem sie herauswollten, nur noch tiefer hineingeraten sind.

Ich treffe in meinen Seminaren an der Fachhochschule zuweilen auf Studentinnen, denen feministische Therapeutinnen gesagt haben, sie müßten in ihrer Kindheit sexuell mißbraucht worden sein, auch wenn sie selbst sich nicht daran erinnerten. Es werde ihnen erst besser gehen, wenn sie darüber sprechen könnten. Diese Studentinnen sind verzweifelt und wie gelähmt. Perfide ist, daß solche Therapeutinnen sich mit solchen haltlosen geistigen Übergriffen exakt nach dem Muster mißbrauchender Erwachsener verhalten, die ihr Gegenüber sexuell überwältigen und behaupten, das tue ihm gut.

Gewiß hat es eine Bedeutung, wenn ein Mädchen in eine Beratungsstelle gegen sexuellen Mißbrauch geht, nur: Welche Bedeutung dies hat, kann niemals von vornherein feststehen. Es könnte auch die Bedeutung haben, daß sich, wie mir schon berichtet wurde, Sozialarbeiterinnen für ein Mädchen schlicht nicht interessieren, wenn es keinen sexuellen Mißbrauch anzubieten hat, sondern bloß das gewöhnliche Elend schlechter Lebensverhältnisse.

Wenn die Beraterinnen alles, was die Mädchen und Frauen sagen, durch das Nadelöhr des vermuteten oder tatsächlichen sexuellen Mißbrauchs pressen und Erinnerungen «korrigieren», verwirren und lähmen sie sie. Statt Entwicklungsprozesse zu fördern und den Übergang von der Familie in die Kultur zu erleichtern, bindet «Wildwasser» die Klientinnen nebulös an die Vergangenheit in der Herkunftsfamilie. Die Klientinnen werden außerdem mit einer Diagnose belegt, die zwangsläufig zu einem lebenslangen Stigma wird.

Damit zusammen hängt, daß die Frauen von «Wildwasser» und ihre wissenschaftlichen Begleiterinnen sich die Welt als durchgängig gleichen und nach dem Muster des sexuellen Mißbrauchs strukturierten Kosmos vorstellen, in dem Kultur nichts anderes ist als Familie. Es ist ein vormodernes Weltbild, in dem die Menschen nur auf Erlösung hoffen können, auf Befreiung durch eine Macht, die von außerhalb kommt, und als solche bietet sich «Wildwasser» an. In den Kreis aufgenommen werden diejenigen, die in der Beratung «Zeugnis» abgelegt haben. Die zum Teil recht militanten Gruppen bilden sich nach dem Muster von Sekten.

Von kleinen Mädchen läßt sich ein «Bekenntnis» naturgemäß leichter bekommen als von Jugendlichen. Vielleicht interessiert sich «Wildwasser» deshalb ganz besonders für sie. Zur Erinnerung: Der Prozentsatz an Vermutungen war bei den kleinen Mädchen besonders hoch und bei vermutetem sexuellem Mißbrauch durch Väter oder Lebenspartner lebten die Mütter überwiegend von dem Mann, den sie verdächtigten, getrennt. Zum Teil ging es um Sorgerechtsverfahren, bei denen ein Mißbrauchsverdacht, wie die Erfahrung zeigt, besonders sorgsam zu prüfen wäre.

Es ist logisch, daß bei der Arbeit mit kleinen Mädchen das «Signale Deuten» im Vordergrund steht. Die wissenschaftlichen Begleiterinnen formulieren das so: «Aufdeckung kann bei sehr kleinen Mädchen auch bedeuten, daß die Vorgänge nicht verbal ausgedrückt, sondern durch Symbole, bildliche Darstellungen deutlich gemacht, körperlich ausgedrückt oder im Verhalten dargestellt werden», und weiter: «Mit diesem Verhalten umzugehen, erfordert von der Beraterin Übung und Kenntnis, denn sie muß dem Mädchen möglichst viel Raum geben, andererseits das Gespräch immer wieder konzentrieren, ohne sie zu bedrängen.»

Wie das in der Praxis aussieht, zeigt ein Bericht einer Mitarbeiterin von «Wildwasser» für das Jugendamt oder Familiengericht über die Sitzungen mit einer Zweijährigen, die bekanntlich gerade anfangen, Begriffe zu bilden:

Die Geschlechtsorgane wurden durch T. altersgemäß benannt. Sie verwandte das Wort «Mene» für Penis und «Popo» für Vagina. Als sie ein Bild anfertigte, das ausschließlich aus Deckweiß und Klebstoff bestand, äußerte sie spontan: «Papas Mene klebrig». Um mich zu vergewissern, ob ich sie richtig verstanden hatte, fragte ich, ob er auch genauso klebrig gewesen sei, wie auf dem Bild dargestellt. Sie bestätigte dies. Sie malte noch ein weiteres Bild dieser Art und befestigte darauf ein zerknülltes, klebriges Papiertaschentuch. Dazu kommentierte sie: «Mene macht Aua». Auf die Frage, wo der Penis denn weh tue, antwor-

tete sie: «Aua an Popo» und zeigte dabei auf ihre Scheide. Sie wiederholte mehrmals: «Hab nein gesagt». Als sie ein weiteres Klebebild mit Farbe, Tesafilm und Klebe fabrizierte, wiederholte sie die oben genannten Äußerungen, zeigte zusätzlich auf ihren Mund: «Mene hier Aua». Bei weiteren Nachfragen wehrte sie ab: «Mußt du nicht wissen». Zu einem anderen Bild, bei dem sie Deckweiß mit Gelb mischte, beschmierte sie sich die Finger mit Deckweiß und nannte das «Aua». Dadurch wurde klar, daß sie mit Deckweiß Sperma verbindet. Sie wiederholte mehrfach dazu, daß das nicht schmecke. Zu einem anderen Bild, das sie mit Klebstoff eingestrichen hatte und darauf ein längliches, orangenes Knetestück anbrachte, kommentierte sie: «Mene klebrig, Papa Ferkel». Beim Spiel im Puppenhaus, wo sie ein Badezimmer aufgebaut hatte, erläuterte sie: «Papa, mene, kommt rausgespritzt. Kotzen, kotzen, kotzen». In einem früheren Spiel hatte sie ein Zimmer mit Fernseher und einem Bett ausgestattet, dazu eine Männer- und Mädchenbiegepuppe ausgewählt und zeigte, wie der Vater zu ihr ins Bett gekommen sei und sich dabei über sie gelegt habe. Sie nannte dies: «Mit Papa schlafen». Später legte sie in dieses Schlafzimmer ein mit Klebe beschmiertes Papiertaschentuch ... Die von T. geschilderten Erlebnisse bezüglich des sexuellen Mißbrauchs durch ihren Vater drücken sich bei ihr auch körperlich aus. Deutlich tritt ein übersexualisiertes Verhalten zutage. So versuchte sie, das Mißbrauchsgeschehen an ihrem eigenen Körper zu demonstrieren. Sie faßte sich häufig an die Scheide und an den Mund. Als sie auch versuchte, sich auszuziehen, wurde das von mir unterbunden. Ebenfalls legte sie sich Stifte oder Pinsel zwischen die Beine, worauf ich sie aufforderte, sie wieder auf den Tisch zu legen.

Was in diesem Bericht kraß hervortritt, ist nicht die Persönlichkeit des Mädchens, sondern der Wille zur Aufdeckung bei der Beraterin. Wir lernen *ihre* sexuellen Bilder über Penisse, Taschentücher und Sperma kennen und *ihre* Vorstellungen, mit welchen Ersatzstoffen, -formen und -farben sich das darstellen ließe. Der Bezug zu dem Mädchen bleibt dagegen ausgesprochen rätselhaft. Warum ein zweijähriges Mädchen, wenn es den Finger mit Deckweiß vollmacht und Aua sagt, mit Deckweiß Sperma verbinden soll, warum es, wenn es sich ausziehen will oder sich an Mund und Scheide faßt, ein Mißbrauchsgeschehen körperlich demonstrieren wolle, bleibt schleierhaft. Eine Beraterin, die dem Mädchen unvoreingenommen gegenübertreten würde, würde auf Grund von Deckweiß und Klebstoff, Knete und Sich-ausziehen-Wollen – alles bei Zweijährigen sehr beliebt – nicht darauf kommen, sexuelle Fragen zu stellen, sondern das Spiel mit den Entwicklungsvorgängen einer Zweijährigen in Verbindung bringen. Vielleicht ist es so, wie die Mitarbeiterin von «Wildwasser» sagt, vielleicht ist alles aber auch ganz anders, und das wäre genauso plausibel und eher wahrscheinlich.

Auch alle anderen Szenen mit kleinen Mädchen, die in dem Bericht geschildert werden, folgen der Choreographie der Beraterin. Immer ist *sie* es, die, suggestiv und selektiv, die kleinen Mädchen dahin lenkt, wo *sie* sie haben will. So auch beim Fall einer Dreijährigen, über die eine Mitarbeiterin berichtet, sie habe «eine Zeichnung an die Tafel gemacht, zwei Schlangen, die nebeneinander standen. Einer Schlange hat sie eine Scheide eingezeichnet und hat kommentiert: ‹Die eine Schlange hat einen Schwanz, die andere hat eine Scheide, und der Schwanz tut der Scheide weh.›» Die Beraterin kommentiert im Team: «Sie hat ihre Äußerungen nicht auf sich bezogen, aber trotzdem ist der Mißbrauch *für mich* aufgedeckt.» (Hervorh. K. W.)

Daß die Beraterinnen und die wissenschaftlichen Begleiterinnen nicht ein einziges Mal erwähnen, die Spiele der kleinen Mädchen könnten auch anders interpretiert werden, ist angesichts der zur Verfügung stehenden Literatur über die suggestive Wirkung wiederholter Befragungen von Kindern skandalös. Wenn die kleinen Mädchen, wie die Mitarbeiterinnen berichten, aus dem Zimmer laufen und das Thema wechseln oder wenn die größeren die Beratung abbrechen, gilt das den Mitarbeiterinnen nur immer als Beweis dafür, daß sie vor dem fliehen wollen, was die Beraterinnen vermuten und was sie aufdecken wollen. Dabei wäre doch naheliegend, das Verhalten der Mädchen auch auf die aktuelle Situation mit der Beraterin selbst zu beziehen. Möglicherweise fliehen sie ja vor ihr und ihren Vermutungen, nicht deshalb, weil sie zutreffen, sondern weil sie *nicht* zutreffen.

Das Gnadenlose dieser Beraterinnen zeigt sich auch an anderen Stellen, z. B. da, wo ein Mädchen schildert, der Stiefvater, angeklagt wegen sexuellen Mißbrauchs, habe sich vor der Gerichtsverhandlung umgebracht. Das Mädchen: «Ich habe gedacht, er kriegt dafür die Todesstrafe. ... Eigentlich hat er ja die Todesstrafe bekommen. Ich freue mich darüber – ich weiß auch nicht ... aber ich habe immer gedacht, er taucht wieder auf. Wenn ich in der U-Bahn sitze, dann ist es ganz schlimm. Dann sieht ihm jemand ähnlich. Und dann denke ich immer, das ist er ... Also ich habe da immer richtige Horrorvisionen, auch jetzt noch.» Die wissenschaftlichen Begleiterinnen sahen in diesen Sätzen die Illustration dafür, «wie ängstigend die aggressiven Phantasien [der Mädchen] wirken» könnten. Daß das Mädchen den Mann in seiner U-Bahn-Phantasie wieder lebendig macht, daß es offenbar den Selbstmord des Mannes doch nicht so leicht verkraftet, interessiert nicht.

Im Laufe der Beratungsarbeit mit den Mädchen sind die Mitarbeiterinnen, wie im Bericht geschildert wird, immer mehr dazu übergegangen, die Mädchen in Gruppen zusammenzufassen und dort, streng strukturiert und nach klaren Vorgaben durch die Beraterinnen, mit ihnen zu arbeiten. Ansonsten scheint in den Gruppen die gleiche Willkür zu herrschen wie vordem. Ein Beispiel: «In der Gruppe arbeiten wir manchmal mit dem Märchen ‹Der Wolf und die sieben Geißlein›. Wir erzählen das Märchen und überlegen mit den Mädchen: Wie hat die Mutter ihre Kinder geschützt, war das ausreichend? Was ist mit den Kindern? Wir tragen zusammen: ‹Sie haben den Wolf nicht hereingelassen und haben sich die Pfote zeigen lassen.› So kommen wir zu der Frage, ob Kinder überhaupt am Mißbrauch Schuld haben können. Da passiert etwas in ihnen.»

Mir ist es ein Rätsel, wie man von diesem Märchen umstandslos auf sexuellen Mißbrauch kommen kann. Der Wolf, der sich die vielen Kinder in den Bauch stopft, symbolisiert doch viel eher die einverleibende Mutter als den Mann. So gesehen wäre vielleicht das Märchen eher auf «Wildwasser» selbst zu beziehen. Die Mitarbeiterinnen wären dann die «Wölfinnen», die mit verstellter Stimme sich Zutritt zu den Mädchen verschaffen, um sie sich (ihren Ideen) einzuverleiben.

DAS RITUAL MIT DEN MÜTTERN

Weiteres Kernstück der Arbeit von «Wildwasser» ist die «Arbeit mit den Müttern». Die Szene, die die Mitarbeiterinnen gestalten, sieht grob folgendermaßen aus: Mädchen und Mütter werden getrennt und zur gleichen Zeit parallel beraten, bevorzugt in Gruppen. Die Mütter werden über das, was in der Mädchengruppe besprochen wurde, informiert. Die Struktur dieses Arrangements ist, die Dreiersituation und das individuelle Einzelne gleichzeitig zu vermeiden. Das Mutter-Tochter-Paar wird ins Kollektive aufgelöst und die Beraterinnen von «Wildwasser», die ja für Mutter und Tochter potentielle Dritte wären, spalten sich auf. Wenn Einzelgespräche stattfinden, bekommen Mutter und Tochter jeweils verschiedene Beraterinnen. Vor- und nachher treffen sie sich jeweils zu viert.

Logisch, daß Männer im Prinzip keinen Zutritt haben. Sie sind hier als potentielle Dritte grundsätzlich Feind der Zweier-Beziehung. Im professionellen Feld wird die Rolle des Dritten als Feind dem sogenannten familienorientierten Ansatz zugedacht, den laut «Wildwasser» insbesondere Männer bevorzugen würden. Es gelte, die Mütter vor dem familienorientierten Ansatz zu schützen, bei dem diese als Personen angesehen würden, «die zur Störung des Familiensystems und damit zur Entwicklung des Mißbrauchs beitragen». So wie es erklärtes Ziel von «Wildwasser» ist, Mädchen vor sexuellem Mißbrauch zu schützen, sollen Mütter vor der Einsicht geschützt werden, daß sie das Leben, das sie und ihre Töchter führen, selbst mitgestalten.

Eine solche Geringschätzung der Bedeutung von Müttern und die Ansicht, Mütter seien gänzlich fremdgesteuert, ist nur vordergründig frauenfreundlich. «Wildwasser» erreicht damit bei den

Müttern kurzfristig zwar Entlastung von Schuldgefühlen, aber um den Preis, sie als Wesen ohne Selbst zu beschämen. Denn weibliches Selbstbewußtsein ist ohne Bewußtsein für das eigene Selbst nicht zu haben. Anders als «Wildwasser» sollten feministische Beraterinnen gleichzeitig Mitgefühl mit Müttern haben *und* sich dafür interessieren, welche Rolle diese in ihrem eigenen Leben und dem ihrer Töchter spielen.

Konkret sehen die Gespräche mit den Müttern so aus, daß diese auf sexuellen Mißbrauch und den Mann als sexuelle Gefahr eingeschworen werden und auf die Kunst, alles sexuell zu deuten. So wird z. B. eine Mutter zustimmend zitiert, die erzählt, ihre Tochter habe einen Alptraum gehabt, «wo sie offensichtlich eine Vergewaltigung spielte, aber sie schlief dabei». Wie eine Mutter sehen soll, was ihre Tochter träumt, ohne daß diese es ihr erzählt, bleibt uns, wie vermutlich auch der Mutter, verborgen. Dazu muß man wissen, daß laut Bericht Anlässe für Mütter, «Wildwasser» aufzusuchen, nicht selten eine Fernsehsendung über «Wildwasser», Bücher über sexuellen Mißbrauch oder Berichte in anderen Medien sind. Wenn dort stets von horrenden Zahlen sexuellen Mißbrauchs ausgegangen wird, ist klar, daß jede sich irgendwie überfordert fühlende Frau sich fragt, ob nicht womöglich auch sie oder die Tochter eine Betroffene sei.

Geht es bei den Mädchen darum, sexuellen Mißbrauch aufzudecken, so bei den Müttern darum, diesen anzuerkennen. Die Mütter sollen daran glauben, damit sie danach von den Beraterinnen von jeder Schuld freigesprochen werden können. Bevor die «Absolution» erteilt werden kann, brauchen die Beraterinnen von der Mutter ein Geständnis und ein Bekenntnis zum Glauben. «Eine Frau aus der Müttergruppe hat, nachdem der Mißbrauch an ihrer fünfjährigen Tochter von einer Mitarbeiterin der Beratungsstelle aufgedeckt worden war, erkennen müssen, daß sie trotz starker Verdachtsmomente und größter Anstrengung nicht in der Lage war, den Mißbrauch zu verhindern.»

Ein anderes Zitat: «Sobald das Mädchen vor weiteren Übergriffen sicher ist, kann die Mitarbeiterin den Prozeß der schrittweisen

Anerkennung eines Mißbrauchs leichter begleiten und unterstützen als bei einer fortgesetzten akuten Gefährdung des Mädchens. Im Fall der weiteren Bedrohung kreist jede Beratungsstunde um *die Frage des Glaubens*, weil die Mitarbeiterin nur sicher sein kann, daß eine Mutter ihr Kind schützt, wenn sie den Mißbrauch als Tatsache begreift.»

Eine Mutter (weichgekocht?): «Was man braucht, sind immer wieder Gespräche darüber, daß man selbst glauben kann.» (Hervorh. K. W.)

Eine andere Mutter hatte den Eindruck, «am liebsten würden die Mitarbeiterinnen von ‹Wildwasser› es sehen, wenn ich meine Sachen nehmen und erst gar nicht mehr nach Hause gehen würde. Gleich abhauen, gleich von hier aus ins Frauenhaus, ins Auffangheim, in den Kindernotdienst oder irgendwas.» – Würde diese Mutter nicht glauben, würde sie vielleicht sich und die Tochter vor «Wildwasser» schützen. Sie bekäme dann zwar keine Absolution, aber vielleicht ihre Würde zurück. So aber werden die Mädchen in einem Zimmer verwirrt, während nebenan die Mütter erst geängstigt, dann freigesprochen werden. Erkenntnis aber, die doch, anders als der Glaube, als einziges die Subjektwerdung bei Mutter und Tochter ermöglichen könnte, findet nicht statt.

Eine andere Mutter wird zitiert, die über den sogenannten familienorientierten Ansatz berichtet, man habe dabei nicht versucht, «ihr die Schuldgefühle zu nehmen und das als gesellschaftliches Problem hinzustellen», sondern man habe bei ihr selbst nach sexuellem Mißbrauch geforscht und insgesamt «es doch mehr mit ihrer Person verbunden». Außerdem habe diese Gruppe Wert darauf gelegt, daß der Großvater sich bei der Tochter entschuldige. Das aber habe sie auf keinen Fall gewollt, denn dann hätte die Tochter den Opa wieder geliebt, und «da wäre Mitleid gewesen», und «die Tochter hätte gedacht, nun ist alles wieder gut». Abgesehen davon, daß sicher nichts davon zu halten ist, vorschnell bei Müttern nach sexuellem Mißbrauch zu fahnden, erstaunt doch, daß die Idee von Versöhnung und Mitleid diese Mutter genauso wie «Wildwasser» von sich weist, als wäre es Gift.

Die Bearbeitung von Konflikten im Verhältnis mit der Mutter ist für die weibliche Identitätsbildung von ausschlaggebender Bedeutung. Dieser Aspekt aber findet bei «Wildwasser» keinerlei Berücksichtigung. Die Mädchen und Frauen werden damit alleingelassen. Die Frauen von «Wildwasser» und ihre wissenschaftlichen Begleiterinnen stellen sich die Welt nämlich so vor, daß in ihr Mütter und Töchter ein ursprüngliches Paar bilden, das von feindlichen Männern getrennt wird: «Es ist notwendig, der Trennung, die der Täter angefangen hat, ein positives Zusammenwachsen entgegenzusetzen.» Weil ja aber Töchter aus Müttern nicht parthenogenetisch entstehen, existiert Trennendes zwischen Mutter und Tochter von allem Anfang an. Die Tochter ist immer auch anders als die Mutter, weil sie von Beginn an nicht nur eine Mutter, sondern auch einen Vater in sich hat, sonst wäre sie ja gar nicht am Leben. Insofern ist Konflikthaftes in jeder Mutter-Tochter-Beziehung von vornherein enthalten. Es kann gar nicht erst durch den Mann dort hineingelegt werden.

Was den Berichtsteil über die Beratung von Professionellen und die Zufluchtswohnung betrifft, fasse ich mich kurz. Zu den Professionellen: Wie gesagt handelt es sich überwiegend um Sozialarbeiterinnen und Erzieherinnen, die in Aus- und Fortbildung auf das angeblich riesige, stets verschwiegene Ausmaß sexuellen Mißbrauchs aufmerksam gemacht wurden und die, meist mit Vermutungen, seltener mit Gewißheiten, sich an «Wildwasser» wenden. Im Untersuchungszeitraum stellten sie *die größte Besuchergruppe*. Auch hier wird Gruppenarbeit bevorzugt und die im Bericht beispielhaften Fälle, die dort besprochen wurden, hängen genauso in der Luft wie alle anderen.

Zur Zufluchtswohnung: Hervorzuheben ist hier, daß ein nicht geringer Teil der überwiegend unter 14jährigen Mädchen per Gerichtsbeschluß und zwangsweise dort untergebracht werden, weil Professionelle sexuellen Mißbrauch aufgedeckt haben oder zu haben glauben. Zu zwei Dritteln führte der Weg in die Zufluchtswohnung über staatliche Jugendhilfe. Die Parallele drängt sich auf zur Internierung von früher sogenannten «sexuell verwahrlosten» Mädchen durch mitleidlose Fürsorgerinnen, denen jedes Gespür für das Traumatische einer Zwangsunterbringung abhanden gekommen ist.

WIE WEITERDENKEN?

An soziale Arbeit ist der Anspruch zu stellen, daß sie sich nicht zum Teil des Problems macht, das sie lösen will. Gegen die Tendenzen der Familie, ihre Mitglieder inzestuös an sich zu binden, hilft nur, dem etwas anderes entgegenzusetzen. Die einzige Chance, die soziale Arbeit hat, besteht darin, die Möglichkeiten zu nutzen und den Klientinnen und Klienten zugänglich zu machen, das die Kultur bereitstellt, um jenseits inzestuöser Bindungen an der Veränderung der Gesellschaft mitzuarbeiten. Dazu gehört die Fähigkeit zur Selbstreflexion und Selbsterkenntnis, dazu gehören komplexe statt eindimensionaler Strukturen, und dazu gehören Frauen und Männer, die wissen, daß es ein Leben jenseits von Glauben, Bekenntnis und Freispruch gibt.

Die Frauen von «Wildwasser» und ihre wissenschaftlichen Begleiterinnen schaffen dagegen einen Kosmos, aus dem es kein Entrinnen gibt. Sie wiederholen bloß das, was Familien, insbesondere inzestuöse oder inzestuös aufgeladene, eh schon tun. Eine Alternative dazu sind sie nicht.

Wenn Frauen wie die von «Wildwasser» alles, was Mädchen und Frauen erleben, bedrückt, beschäftigt, irritiert, zum Anlaß nehmen, das weibliche Leben zurückzubinden an vermutete oder wirkliche Erfahrungen in der Familie, führen sie meines Erachtens den Titel feministisch-parteiliche Sozialarbeit zu Unrecht. Eine soziale Arbeit, die diesen Namen verdient, müßte doch versuchen, alles, was Frauen und Mädchen bewegt, für die Entfaltung eines weiblichen Selbst nutzbar zu machen, damit sich das in der gesamten Kultur verankern kann. «Wildwasser» und ähnliche Gruppierungen stilisieren dagegen ständig sexuellen Mißbrauch zur Urerfahrung nahezu jeder weiblichen Entwicklung. Damit wird gerade Sexualität als etwas eigenständig Weibliches, das unabhängig vom Mann existiert, das also nicht erst vom Mann geweckt werden muß, zum Verschwinden gebracht. Das ist immer schon eine der wirksamsten Strategien gegen die Entfaltung der weiblichen Produktivkräfte gewesen. Auch bei den sexuellen Belästigungskampagnen scheint es mir vordringlich um die Behauptung zu gehen, daß es das Sexuelle in weiblicher Form nicht gebe und nie gegeben habe.

Ob der sogenannte familienorientierte Ansatz vor der Gefahr gefeit ist, weibliche Entwicklungspotentiale zuzuschütten, statt sie zu fördern, kann ich nicht beurteilen. Manchmal kann man an den anderen erkennen, was man bei sich selbst noch nicht ausreichend verstanden hat. Wenn solche Spaltungen im Helfersystem auftreten wie hier zwischen dem «parteilichen» und dem «familienorientierten» Ansatz, könnte man durchaus, in altbewährter Tradition, versuchen, ihre Dynamik zu ergründen. Allgemein gesprochen habe ich den Eindruck, daß Frausein, Muttersein, Tochtersein und die ganze eigene Dynamik des Mutter-Tochter-Konfliktes in seinen kulturellen, über die Familien hinausweisenden Dimensionen auch im familienorientierten Ansatz, wie der Name schon sagt, nicht hinreichend begriffen ist.

Solange diese Leerstelle existiert, solange werden Frauen versuchen, sich in diesem Vakuum einen Raum und eine Bühne zu schaffen, in dem und auf der die für das weibliche genauso wie für das männliche Geschlecht existentiellen Fragen von Schuld und Verantwortung, Begehren und Enttäuschung, Glaube und Wahrheit, Liebe und Aggression, wenigstens gestellt und dargestellt werden können. Daß dabei am Schluß dann doch wieder die Frau zum Schattenwesen gemacht wird, ändert nichts daran, daß die Fragen gestellt sind – und auf *bessere* Antworten, auf *bessere* Stücke und auf Bretter, die *wirklich* die Welt bedeuten, warten. «Wildwasser» zeigt uns insofern, was passiert, wenn Frauen mit ihren existentiellen Fragen an das Leben in der Kultur allein gelassen und allein der Familie überantwortet werden.

Ist es nicht merkwürdig, daß auch im wissenschaftlichen Diskurs kaum einer sich darum kümmert, was die Frauenforscherinnen eigentlich treiben und was sie verhandeln, ganz so, als wäre es gefährlich, mit diesem Weiblichen in Berührung zu kommen? Vom Baume weiblicher Erkenntnis zu essen ist bekanntlich ein Tabu, das sich sogar darauf erstreckt, Frauen und ihr Tun zum Gegenstand des Nachdenkens zu machen. So ahnen wir, statt es genauer zu wissen, daß bei beiden Geschlechtern der regressive Wahn, die Nation vor der Invasion durch die Fremden und der Wahn, das Mutter-Tochter-Paar vor der Invasion durch das fremde Männliche schützen zu müssen, sich parallel entwickelt. Das eine wird vorzugsweise von Männern, das andere von Frauen artikuliert.

Richtig deuten ist in der Tat eine Kunst. Wie sind die erfundenen Opferzahlen zu deuten, die 300 000 in Deutschland, die sechs Millionen, die auch schon genannt wurden, und das Drittel der weiblichen Weltbevölkerung? Und was hat das mit Töchtern zu tun, die Schutz brauchen, und was mit Müttern, denen Absolution erteilt wird? Und was mit Taten, die aufgedeckt werden und nie verjähren sollen; was mit Fakten, die anerkannt werden müssen, und mit Müttern, die alles wußten, aber nichts dagegen taten; was mit Töchtern, die überleben, aber sich schuldig fühlen und sich schämen für etwas, für das sie nichts können? Was mit dem «Totalangriff auf das Menschensein», von dem «Wildwasser» spricht, und was mit den «Vätern als Tätern»?

Wenn der Bezug des Themas zur jüngsten Vergangenheit, zugegeben, erst mal rein assoziativ hergestellt ist, so zwingt einen die riesige Diskrepanz zwischen dem Ausmaß sexuellen Mißbrauchs in der Realität und dem in der Phantasie ernsthaft nachzudenken. Wie ist der Wahn epidemischen sexuellen Mißbrauchs insbesondere in der Familie, der sich in Deutschland breitmacht, zu erklären, und wie macht er Sinn?

Ich beschränke mich im folgenden auf die Frage, warum die Protagonisten der sexuellen Mißbrauchsbewegung überwiegend weiblich sind. Dieses Faktum hängt vermutlich mit der genannten Leerstelle in unserer Kultur zusammen, in der es, im Gegensatz zur Verantwortung des Vaters und zum Vater-Sohn-Konflikt, keinen öffentlichen Ort der Inszenierung und symbolischen Bearbeitung des Mutter-Tochter-Konfliktes gibt, keinen Ort der Thematisierung weiblicher Schuld und Verantwortung und keinen Ort für die Gestaltung weiblicher Aggression. Das ist die Kehrseite der Moderne, die eine für das weibliche Bewußtsein fatale Psychologisierung zur Folge hatte. Nicht umsonst kommt die Frau als Akteurin in keiner modernen Wissenschaft vom Menschen vor, mit Ausnahme der Psychologie, die um die Mutter im Privaten sich gruppiert hat, und der Gynäkologie, die sich für das Medizinische der Fortpflanzung interessiert, aber von der gesellschaftsbildenden Bedeutung dieses Vorgangs nichts mehr weiß.

Eigentlich ist es nicht überraschend, daß ein solches psychologisches Krisenbewußtsein dazu tendiert, maßlos zu werden. Eine lediglich in der Psychologie, aber nicht mehr in der Realität um sie herum verankerte Mutterschaft läßt sich nicht leben, sondern stürzt das weibliche Bewußtsein, und zwar das von Mutter *und* Tochter, in eine tiefe Krise, aus der keine Therapie der Selbstsuche es herausführen kann. Eingesperrt in den psychologischen Käfig der gehemmten Aggression, bei dem es keinen Punkt außerhalb gibt, droht das weibliche Bewußtsein sich im Kreis zu drehen. Es kann dann nichts mehr bearbeiten, sondern alles nur noch umsetzen. Die Realität erscheint als eins mit der Phantasie und umgekehrt.

Es kann kein Zufall sein, daß gerade in hochpsychologischen Situationen von Trennungs- und Scheidungsfällen und in hochpsychologisierten Milieus von Kindergärten die ganze unfaßbare, weil bloß psychologische Bedeutung der Mutter (und des Mutter-Ersatzes), ihrer Schuld und Aggression, in Form des Verdachts sexuellen Mißbrauchs dem Mann vor die Füße geworfen wird. Eigenartig bei all dem ist, daß der männliche Diskurs – mit Ausnahme der Psychologie – blind darauf setzt, daß nur das männliche Geschlecht agiere, sei es im Rechtsradikalismus oder anderswo, während über das weibliche Geschlecht anscheinend die Vorstellung herrscht, es werde, psychologisch gebannt, den Stürmen der Zeit zu widerstehen imstande sein. Das aber ist ein großer Irrtum, von dem selbst einer wie Klaus Theweleit nicht frei ist. Durch einen einzigen Blick in die Geschichte ließe er sich allerdings leicht korrigieren.

Aber wer sich nicht traut, vom weiblichen Baum der Erkenntnis zu essen und stets nur das männliche, nie aber das «andere Geschlecht» zum Gegenstand der Analyse macht, wird irgendwann einmal blind. Das gilt ebenso für den feministischen Diskurs, in dem immer nur der Mann analysiert, das Eigene aber bloß gespiegelt wird.

So fehlt dem weiblichen Bewußt-Sein offenbar das Wissen, daß in Deutschland von «Totalangriff auf das Menschensein» und von «Überlebenden» zu sprechen mehr als problematisch ist, wenn es in einem anderen Zusammenhang als dem der Judenverfolgung und -vernichtung geschieht. Mitnichten ist es nämlich so, daß diejenigen, die sich um eine differenzierte Sicht und um die Unterscheidung zwischen Realität und Phantasie bemühen, den Mißbrauch verharmlosen würden, wie es von den Vertreterinnen und Vertretern der Bewegung gegen sexuellen Mißbrauch immer wieder, notfalls mit Gewalt, behauptet wird. Von «Totalangriff auf das Menschsein» und der «Frau als Überlebender» in *ihrem* Zusammenhang zu sprechen, bedeutet vielmehr umgekehrt eine ungeheure Verharmlosung der Leiden und der Vernichtung in Auschwitz.

CATHERINE MARNEFFE

MODERNER KINDERSCHUTZ

Jenseits von Strafverfolgung und Skandal: das Brüsseler Zentrum «Kind in Not»

Anfang der achtziger Jahre waren Kindesmißhandlung und -vernachlässigung in Belgien noch kein Thema. Heute gibt die öffentliche Hand sechs Millionen DM aus für 17 multidisziplinäre Teams, denen Fälle von CAN (child abuse and neglect) gemeldet werden können; das heißt, es besteht keine Verpflichtung dazu. In Belgien leben 1,8 Millionen Kinder bei einer Gesamtbevölkerung von zehn Millionen. Die Regierung hat sich klar entschieden für ein kind- und familienorientiertes, medizinisch-psychologisch-soziales Modell, dessen Hauptaufgabe darin besteht, Familien zu betreuen mit dem Ziel, daß Kinder bei den Eltern bleiben. In der Rechtsprechung ist diesbezüglich hingegen wenig unternommen worden. Die meisten Teams arbeiten ohne gesetzlichen Rahmen, obwohl ihnen mitunter – wenn auch selten (3 bis 7 Prozent) – Fälle angezeigt werden, denen ihrer Einschätzung nach keine therapeutische Lösung angeboten werden kann.

Dennoch hat sich in letzter Zeit vieles geändert, vor allem im Hinblick auf sexuellen Kindesmißbrauch. Zwar lassen die auf diesem Gebiet tätigen Spezialisten nach wie vor mildernde Umstände gelten, doch kaum einer ist bereit, den Täter selbst als ein Opfer widriger sozialer Umstände zu begreifen, die sich persönlicher Kontrolle oder Verantwortung entziehen. In der Regel wird sexueller Kindesmißbrauch geahndet durch Strafverfolgung, Inhaftierung oder – wenn Milde angezeigt ist – durch kontrollierende Supervision des Täters.

Es zeichnet sich ab, daß dieser praktizierten Regel in Kürze auch Gesetzeskraft verliehen wird: Sexueller Kindesmißbrauch gilt als kriminelle Tat, und es ist darum verständlich, daß viele Menschen lautstark nach unverzüglicher Strafverfolgung und ernster Bestrafung rufen, ohne die psychotherapeutische Maßnahmen unmöglich wären. Plötzlich findet wieder eine Debatte über die Notwendigkeit der Pflichtmeldung statt; gleichzeitig wird ein besonderes Interesse geäußert an der Suche nach Fakten, Beweisen und geeigneten Sanktionen für die Eltern.

Sexuelle Kindesmißhandlung stellt natürlich ein besorgniserregendes Problem dar, dem mit objektiven und analytischen Mitteln nur schwer zu begegnen ist. Es weckt moralische Empörung und andere intensive Emotionen, verbunden mit einer Reihe von unterschwelligen Vorurteilen und Ängsten. Was an dem sogearteten Diskurs besonders auffällt, ist das Fehlen einer systematischen Analyse und der Mangel an theoretischen Grundlagen. Es besteht ein logischer Zusammenhang zwischen dem Grad der Aufklärung über eine Sache und der Fähigkeit, in dieser Sache wirksam arbeiten zu können. Konkret: Das Wissen um sexuellen Mißbrauch ist immer noch relativ gering, und die Fachleute sind schlecht vorbereitet auf den Umgang mit diesem Problem. Sie unterwerfen Familien einer genauen Überprüfung und involvieren von Anfang an die Polizei, weil sie den Schutz des sexuell mißbrauchten Opfers für sehr viel wichtiger erachten als den Bedarf an Hilfe für Kinder und Familien, gerade in kritischer Zeit, wenn therapeutische Maßnahmen einen weitaus größeren Nutzen hätten.

Schon zu Beginn der Bemühungen um Abhilfe bei Mißbrauch und Vernachlässigung von Kindern gab es unterschiedliche Ansätze für die Kinderschutzarbeit, die sich im juristischen Modell einerseits und im medizinisch-psychologisch-sozialen Modell andererseits manifestierten.

Kindesmißbrauch als kriminelles Delikt oder aber als ein Resultat familiärer Störungen aufzufassen führt zu jeweils unterschiedlichen Reaktionen auf die Mißhandlung von Kindern. Im Kern der Kontroverse über eine angemessene Rolle der Justiz in diesem Komplex steckt die Frage: In welchem Ausmaß stellt Kindesmißbrauch die Verletzung eines Strafgesetzes dar?

Dem *juristischen Modell* gemäß werden Mißhandlung und Vernachlässigung eines Kindes durch seine Eltern als kriminelle Akte gewertet, die in erster Linie eine Bestrafung der Delinquenten nach sich ziehen müssen. Ein Verzicht auf Strafe würde den Eltern gleichsam das Recht zubilligen, ihre Kinder zu quälen. Davor muß das Kind unverzüglich geschützt werden, und sei es durch eine Heimunterbringung. Dieses System impliziert außerdem eine klar erkennbare Beweislage.

Mehrere amerikanische Untersuchungen weisen nach, daß die Einführung einer Pflichtmeldung zu einer sprunghaften Häufung von Anzeigen führt, von denen allzu viele unbegründet sind und allzu viele Ermittlungen nach sich ziehen, die in ihren Konsequenzen für Kind und Eltern äußerst schädlich sind, während Kindern in Gefahr kaum wirklich geholfen wird. Trotzdem wird ein solches Modell nicht in Frage gestellt, das mehr Wert legt auf Anzeige und Ermittlung als auf Toleranz, Mitgefühl und das Bestreben, Kindern und Eltern in ihren schwierigen Beziehungen Hilfestellung zu leisten.

Wenn tatsächlich zutrifft, daß das juristische Modell inzwischen einen sozial-erzieherischen Charakter angenommen hat und die soziale Bedeutung von Familie und Kind berücksichtigt, ist zu erwarten, daß es verstärkt eingesetzt wird, um das mißbrauchte Kind und / oder die Familie mit Rat und Tat zu unterstützen.

Nach dem *medizinisch-psychologisch-sozialen Modell* werden Kindesmißhandlung und -vernachlässigung verstanden als Resultate gestörter Familienverhältnisse; sowohl der Mißhandelnde als auch das Kind sind in diesem Sinne als Opfer anzusehen, beeinflußt von sozialen und psychologischen Faktoren, die jenseits ihrer persönlichen Kontrolle liegen (Gelles, 1979). Den Eltern sollte geholfen werden, um ihre Beziehung untereinander und zu den Kindern zu normalisieren. Der Schutz des mißbrauchten Kindes ist gleichfalls oberstes Anliegen, doch beläßt man es, wenn nur eben möglich, im Kreis der Familie und sorgt für Maßnahmen, die die Lage der Eltern und deren Verhältnisse zum Kind verbessern helfen. Doch auch dann, wenn Therapie sinnvoll erscheint, ist nicht gesagt, daß die Eltern mit der vorgeschlagenen Intervention einverstanden sind. In solchen Fällen wird die professionelle Intervention zu einem gleichsam juristischen Eingriff inquisitorischer, moralisierender, mitunter auch stigmatisierender Art – entgegen der Modellvorstellung einer urteilsfreien, familienberatenden Hilfestellung. Solche Eingriffe führen zur Verstärkung sozialer Kontrolle, forciert durch die Androhung, Fehlverhalten den Behörden anzuzeigen, ohne für Gerechtigkeit garantieren zu können.

Viele Fachleute zweifeln am Sinn der Forderung, sowohl Agent sozialer Kontrolle als auch Helfer zu sein. Obwohl Wohlfahrtsinstitutionen zerrütteten Familien Unterstützung anbieten sollten, treten sie de facto allzuoft als verkleidete Büttel der Gerichtsbarkeit auf. Die von Fachleuten erwartete Haltung zwischen Mitgefühl und Kontrolle versetzt nicht nur sie, sondern auch die Familien in eine ausweglose Situation. Die Abhängigkeit der Fachleute von Administration und Rechtssystematik ruft Verwirrung hervor und führt zum Verlust von Glaubwürdigkeit und Vertrauen sowie zu einer verständlichen Zögerlichkeit seitens der Eltern, Hilfsdienste in Anspruch zu nehmen.

Das juristische und das mediznisch-psychologisch-soziale Modell sind darum kaum mehr voneinander zu unterscheiden: Behörden, die für soziale Kontrolle zuständig sind, schlagen oft therapeutische Lösungen vor, während Soziale Dienste allzuoft Kontrollfunktionen wahrnehmen und zuwenig therapeutisch wirken. Die Rollenaufteilung ist unklar; auf der einen Seite drohen Sozialarbeiter häufig mit Paragraphen und setzen sich an die Stelle von Richtern; auf der anderen Seite zögern die Gerichte nicht selten in ihren Entscheidungen und versuchen, in die Bresche mangelnder Therapie zu springen.

Oft und schnell wird zur Maßnahme der Heimunterbringung gegriffen, aber nur ein Drittel der untergebrachten Kinder kommt in den Genuß einer medizinischen Betreuung. Bietet sich eine Therapie an, stehen nicht genügend Therapeuten zur Verfügung, die willens und zu einer erfolgreichen Behandlung in der Lage wären. Auch fehlt es den meisten Eltern an Zeit, Geld oder Bereitschaft für eine längerfristige Beteiligung an therapeutischen Maßnahmen.

Unter diesen Umständen läßt sich angemessene Hilfe kaum verwirklichen; ja, es greifen nicht einmal klare Strafmaßnahmen wie Gerichtsverfahren oder Pflegeunterbringung. In der Wohlstandsgesellschaft sind die meisten Kinder auf die eine oder andere Weise mißbraucht. Aber aus Furcht vor Konsequenzen wird vielen mißbrauchten Kindern und deren Eltern nicht geholfen. Sozialarbeitern, Ärzten, Therapeuten und Lehrern mangelt es oft an spezieller Ausbildung und an Mitteln. Dies gilt insgesondere auch im Hinblick auf das Problemfeld sexuellen Kindesmißbrauchs.

Das Vertrauensärztezentrum «Kind in Not» stellt aus diesen Gründen die traditionellen Ansätze – etwa die der Strafverfolgung und engen Zusammenarbeit zwischen Therapeuten und Vertretern des Rechtssystems – in Frage: Wollen wir Kindern helfen oder das Rechtssystem stützen?

Nach der Begegnung 1985 mit Reinhart Wolff und der Philosophie der «Kinderschutzzentren» wurde uns plötzlich klar, daß die Kollaboration zwischen schlecht vorbereiteten Medizinern und Vertretern der Rechtsprechung nicht etwa zur Beilegung des Problems geführt, sondern den Kindesmißbrauch geradezu begünstigt hat, nicht zuletzt sogar den sexuellen Kindesmißbrauch. Konsequenzen wie die Inhaftierung der Täter oder der vom Opfer zu erleidende Verlust oft beider Elternteile und des Freundeskreises sind alles andere als befriedigende Lösungen. Außerdem bietet eine Unterbringung in Pflegefamilie oder Heim, und mögen sie noch so gut sein, keinen hinreichenden Ersatz für die eigene Familie.

Auch dann, wenn zum Schutz des Kindes eine Fremdunterbringung notwendig ist, bleibt die Frage bestehen, wie radikal eine Trennung von der Familie sein darf. Die Art der familiären Beziehung und ihrer Entwicklung wird nämlich darüber entscheiden, ob das Kind «damit leben kann», glücklich wird und sein Leben meistert oder aber zutiefst unglücklich bleibt. Bindungen sind für den Menschen von fundamentaler Bedeutung, was nicht heißen soll, daß diese für die Entwicklung des Kindes so wichtigen Bindungen auch als fesselnde Ketten dieser Aufgabe nachkommen können – wohl aber, daß Trennung an sich niemals therapeutisch ist.

Eine solche Wirkung kann nur der Dialog mit allen Familienmitgliedern erbringen. Eine zum Schutz des Kindes erwirkte Heimunterbringung führt zur Zerrüttung der Familie oder verschärft diese. Wird der Vater oder der Mann in der Familie dem Haushalt entzogen, ist das Ergebnis oft noch schlimmer: Arbeitslosigkeit und wirtschaftliche Not schüren die Schuldkomplexe des Kindes, das sich für die familiären Schwierigkeiten verantwortlich fühlt. Es überrascht nicht, daß ein solches Strafverhalten alle beteiligten Personen dazu bewegt, sich erhobenen Vorwürfen zu verschließen.

Darüber hinaus muß konstatiert werden, daß unsere Gerichte oft genug nicht in der Lage oder nicht willens sind, den angeklagten Familienvater zu verurteilen, es sei denn, die Beweise gegen ihn lassen keinen anderen Schluß zu. Zumeist bleiben sowohl das Kind als auch der Täter in unklaren, gefährdenden Verhältnissen zurück. Es droht nicht nur fortgesetzter, sondern verschärfter Mißbrauch, weil dem Vater Unschuld beschieden und gleichsam ein «Persilschein» ausgestellt, dem Kind aber Lüge unterstellt wurde. Psychotherapeutische Hilfe ist nun qua Rechtsprechung unmöglich und das Kind isoliert und ungeschützter denn je.

Konfrontiert mit den Risiken einer für Kind und Familie meist nachteiligen Intervention, hat das Zentrum der Vertrauensärzte vor sieben Jahren einen Alternativansatz zum Komplex der Kindesmißhandlung allgemein entwickelt, der speziell auch den sexuellen Mißbrauch ins Auge faßt. Dieser Ansatz basiert im wesentlichen auf der Überzeugung, daß Eltern, die in Schwierigkeiten sind oder ihre Kinder gefährden, Gelegenheit haben sollten, spontan und aus freien Stücken Einrichtungen aufzusuchen, von denen Hilfe, aber keine Verurteilung oder Strafe zu erwarten ist. Wir sind der Meinung, daß auf Kindesmißbrauch, durch den ein gestörtes Generationenverhältnis zum Ausdruck kommt, nur mit dem Angebot an Hilfe zur Verbesserung persönlicher Beziehungen geantwortet werden kann, einer Hilfe, die auf Urteil oder Gewaltanwendung verzichtet. Diesem Ansatz liegt die Auffassung zugrunde, daß Kindesmißhandlung ein Extremfall dessen ist, was in den meisten Familien vorkommt. Mißbrauchende Familien unterscheiden sich quantitativ, nicht aber qualitativ von Durchschnittsfamilien. Ähnliches gilt im erweiterten Kontext. Die Ausnutzung der Schwachen ist in unserer Gesellschaft weit verbreitet und akzeptiert. Einige von uns sind in hohem Maße privilegiert, während zwei Drittel der Menschheit in Armut leben. Was im politischen und gesellschaftlichen Rahmen gang und gäbe ist, wird auf individueller Ebene, in unseren familiären Beziehungen plötzlich nicht toleriert.

Das Vertrauensärztezentrum «Kind in Not» hat erkannt, daß durch repressive Maßnahmen mißbrauchsstiftende Strukturen nur reproduziert und jene Störungen nachvollzogen werden, die zwischen den Generationen in einer zerrütteten Familie zu beobachten sind. Darum wurde alles unternommen, das Zentrum so offen wie möglich zu halten und Eltern zu ermutigen, von seinen Angeboten Gebrauch zu machen.

Der Organisation nach ist «Kind in Not» ein multidisziplinäres, der Universitätsklinik für Kinder angegliedertes Kinderschutzzentrum. Das gesamte Personal, vom Facharzt über den Krankenpfleger bis hin zur Sekretärin, wurde eingestimmt auf die Mißbrauchsproblematik und den Umgang mit schwierigen Eltern und Kindern. Kinder können stationär über einen Zeitraum von einer Woche bis zu drei Monaten versorgt werden, wenn ihre physische oder emotionale Verfassung dies notwendig macht, wenn längere Untersuchungen durchgeführt werden müssen, wenn die Kinder in Gefahr sind oder wenn die Eltern mit der Situation allein nicht fertig werden. Im allgemeinen leiden Kinder unter einem Krankenhausaufenthalt; dies ist hier nicht der Fall.

Die Kinderklinik ist ein sehr gut ausgestatteter Wohnkomplex mit Schule, Garten, Spielzimmern und Möglichkeiten für die Eltern, sich frei zu bewegen. Die Privatsphäre bleibt unangetastet, da auch nach außen keine Trennung von Kind und Eltern vollzogen wird. Außerdem erwirbt das Kind einen neuen Status, nicht zuletzt auch in den Augen der Eltern, die ihr Kind, sonst als «Klotz am Bein» empfunden, hier umsorgt und dadurch aufgewertet sehen. Darüber hinaus bietet das Zentrum schnelles Eingreifen in akuten Krisenfällen an, Telefonberatung, Kinder-, Eltern- und Familientherapie, Rat und Unterstützung für Sozialarbeiter, die mit Kindesmißhandlung und -vernachlässigung zu tun haben, Ausbildung und Supervision, Forschung und Lehre sowie Angebote zur Vorbeugung durch Information (Flugblattaktionen, Konferenzen, Kurse etc.).

Das Zentrum kümmert sich um alle Arten von Mißbrauch, im Durchschnitt jährlich um 372 Fälle; 24 Prozent davon sind Fälle sexuellen Mißbrauchs. In mehr als der Hälfte aller Fälle wenden sich Eltern oder nahe Verwandte direkt an das Zentrum, ansonsten werden sie von Ärzten oder Sozialarbeitern an uns überwiesen.

In 35 Prozent der Fälle melden sich Mißbrauchsopfer bzw. deren Eltern selbst; früher jedoch, als das Zentrum noch mit den Behörden zusammenarbeitete, kamen nur 3 Prozent der Eltern auf eigene Initiative.

Tatsächlich schaltete damals das Zentrum die Gerichte ein, wenn Therapie nicht fruchtete, anstatt die Arbeit des Teams in Frage zu stellen. Eltern waren aggressiv, Teammitglieder verzweifelten und Kinder wurden gegen den ärztlichen Rat nach Hause zurückgeholt. Das Team erkannte schließlich, daß die elterliche Weigerung zur Zusammenarbeit auf unzureichende Unterstützung und unser einschüchterndes Verhalten ihnen gegenüber zurückzuführen war. Weitere Analysen erbrachten, daß es auch in Fällen sexuellen Kindesmißbrauchs darauf ankommt, auf Gewalt, sexuelle Repression, Geschlechterungleichheit und gestörte Familienstrukturen (also auf jenen Hintergrund, vor dem sexueller Kindesmißbrauch geschieht) nicht anders zu antworten als mit dem Angebot einer anderen Form von Beziehung, die sich auszeichnet durch Offenheit, Verständnis und Vertrauen für jede Familie.

Ein Kind ist keine «black box», das heißt ohne Entwicklung, Wahrnehmung und sexuelle Bedürfnisse. Ebenso an der Realität vorbei geht das Klischee von der Mutter als liebevoller Beschützerin, ein Verständnis, das deren Sexualität und Aggressivität schlichtweg leugnet. Andererseits ist auch der Täter nicht als «Unmensch» zu begreifen, der einer anderen Spezies angehört und nur durch Strafverfolgung unter Kontrolle zu bringen ist.

In erster Linie stellt sich also nicht die Frage, wie sexueller Kindesmißbrauch gänzlich zu verhindern wäre – ein solches Vorhaben ist zum Scheitern verurteilt; es kommt vielmehr darauf an, den Eltern untereinander und in ihrer Beziehung zum Kind weiterzuhelfen.

Für die Arbeit des Vertrauensärztezentrums «Kind in Not» sind folgende Prinzipien grundlegend:

1. Bereitstellung attraktiver, frei zugänglicher, multidisziplinärer und qualitativ hochstehender Therapieeinrichtungen (sowohl medizinische als auch psychologische) sowie sozialer Dienste, die kostenlos rund um die Uhr und an allen Tagen der Woche in Anspruch zu nehmen sind;

2. Garantie der Wahrung von Anonymität. Das Zentrum leitet selbst keine gerichtlichen Schritte ein, unterstützt aber diejenigen, die bei der Polizei Anzeige erstatten möchten;

3. Angebot an Eltern, durch gemeinsames, persönliches Engagement dahin zu wirken, daß ein besseres Verhältnis zu den Kindern zustande kommt.

Seit 1986 wurden 2654 Familien, in denen Kindesmißhandlungen stattfanden, an das Zentrum überwiesen; davon war es in 512 Familien zu sexuellem Kindesmißbrauch gekommen. 38 Prozent der Kinder wurden in der psychiatrischen Station untergebracht, da sie auffällige Symptome psychischer Störungen zeigten (Depression, Suizidversuche, Schlafstörungen, Fernbleiben von der Schule, Mutismus, Anorexie und Autoaggression); 26 Prozent der

Kinder klagten über anhaltende psychosomatische Symptome, die von Ärzten oder Psychiatern untersucht wurden (Unterleibsschmerzen, heftige Kopfschmerzen, Asthma, Symptome im Urogenitalbereich, Enurese, Enkopresis); 23 Prozent der Kinder zeigten ein abnormes Sexualverhalten oder eine für ihr Alter unübliche sexuelle Neugier (exzessives Masturbieren, frühes Wissen um und exzessive Beschäftigung mit Sexualität). Wegen sexuellen Mißbrauchs wurden 11 Prozent der Fälle überwiesen.

Bei nur 2 Prozent der Kinder waren objektive Anzeichen für sexuellen Mißbrauch zu erkennen wie zum Beispiel Geschlechtskrankheiten oder Schwangerschaften. Das Alter der Kinder lag zwischen zwei und fünfzehn Jahren; die Hälfte war zwischen sechs und elf Jahre alt; 22 Prozent war jünger als sechs. Der Anteil der Mädchen lag bei 85 Prozent, der der Jungen bei 15 Prozent. Zu 83 Prozent der Fälle fand der Mißbrauch in der Familie statt: ausgehend von Stiefvätern, Großvätern oder Onkeln (45 Prozent), von leiblichen Vätern (24 Prozent), von Brüdern (6 Prozent), von Großmüttern (6 Prozent), von Müttern oder Stiefmüttern (2 Prozent). Formen des Mißbrauchs: vaginale oder anale Penetration (32 Prozent), Streicheleien (27 Prozent), Masturbation (16 Prozent), versuchte Penetration (15 Prozent), oraler Sex (7 Prozent), Exhibitionismus (2 Prozent). Ein Prozent der Fälle ging auf falsche Anschuldigungen unter Ehepartnern zurück, die in Scheidung lagen.

Alle Kinder wurden medizinisch und psychologisch untersucht (Spieltherapie, projektive Tests, Wissen- und Intelligenztests); dabei ging es weniger um den Mißbrauchsnachweis als vielmehr darum, die Gefühle, Bedürfnisse und Wünsche des Kindes kennenzulernen und herauszufinden, ob das Verhältnis zu den Eltern ein befriedigendes sein kann. 38 Prozent der Kinder kamen vorsorglich in stationäre Pflege, während in Gesprächen mit den Eltern die Umstände des Mißbrauchs erforscht wurden.

Erst wenn das Kind bereit ist, mit seiner Mutter über den Mißbrauch zu reden, werden beide zu einem Gespräch zusammengeführt. Unterdessen besuchen Vater und Mutter unabhängig voneinander eine Therapie. Sobald das Kind der Mutter von dem Mißbrauch berichtet hat, werden die Eltern zusammengebracht, um ihr Verhältnis untereinander zu erörtern. Wenn beide den Mißbrauch als ihr Problem verstanden und akzeptiert haben, kommt es zur Familientherapie. Gemeinsam werden gangbare Lösungen gesucht. Solange die Eltern keine Entscheidung finden, bleibt das Kind im Krankenhaus, wobei ihm ein Familienmitglied oder Freund Gesellschaft leistet, oder es wird in einem Pflegeheim untergebracht. 65 Prozent aller Fälle betreut das Zentrum durchgängig; 35 Prozent werden anderen Spezialisten anvertraut, vor allem Kinder, die älter als 15 Jahre sind oder zu weit außerhalb von Brüssel wohnen, um regelmäßig zur Therapie kommen zu können. Nachforschungen über einen Zeitraum von mehr als vier Jahren haben ergeben, daß 81 Prozent der im Zentrum betreuten Kinder mit positivem Erfolg in ihre Familien reintegriert werden konnten.

Analysen der 110 Fälle des vergangenen Jahres ergaben, daß 102 Täter den Mißbrauch zugaben, ohne daß ihnen mit gesetzlichen Zwangsmitteln gedroht zu werden brauchte. Gegen elf Täter mußte Anzeige erstattet werden. Trotz Anhörung von Zentrumsvertretern vor Gericht wurde keiner der elf verurteilt. Knackpunkte in der Aufklärung sexuellen Mißbrauchs sind also weder schwer durchzuführende Ermittlungen noch eine mangelnde Geständnisbereitschaft seitens der mutmaßlichen Täter. Sie bekennen sich zu ihrer Tat und sind bereit, darüber zu reden. An uns liegt es, ihnen Alternativen zu ihren destruktiven Beziehungen anzubieten.

Es kommt nicht allein darauf an, die Anzeichen für sexuellen Mißbrauch zu erkennen; ebenso wichtig ist es, den Mut aufzubringen, die Symptome auf ihre Ursachen zurückzuführen. Ein Nichtwahrnehmen dieser Verantwortung kommt der Opferung des Kindes gleich. Kompetente Hilfe muß am Kern des Problems ansetzen, und der liegt im Mangel einer schützenden Mutter-Kind-Beziehung, an der fehlenden Bereitschaft, daran etwas zu ändern, und an einer allgemeinen Lieblosigkeit Kindern gegenüber.

Diese Kinder sind einsam, traurig, vernachlässigt, mutlos, ungeliebt, ohne Freunde, in der Schule unverstanden und so weiter. Ihre Eltern sind nicht in der Lage, mit ihnen zu spielen, zu scherzen und untereinander oder mit dem Kind zu kommunizieren. Therapeuten sollten, um helfen zu können, ihr Augenmerk auf freudlose Partnerschaften unter Erwachsenen richten, auf Abscheu und Angst vor erwachsener Sexualität oder auf die Unterwerfung von Frauen und Kindern durch schwache Männer, die sich hinter rigiden, traditionellen Prinzipien zu verschanzen versuchen.

Die psychotherapeutische Arbeit schließt individuelle Sitzungen mit jedem einzelnen Familienmitglied ein.

Therapeutische Sitzungen mit dem Kind zielen nicht darauf ab, möglichst viele sexuelle Details zur Aussprache zu bringen. Das Kind muß Gelegenheit haben, über Verwirrung, Schmerz und Wünsche frei und nach eigenem Gutdünken zu sprechen, ohne dazu gedrängt zu werden. Allzuoft scheinen Fachleute zu vergessen, daß ein Kind aus der Lust zwischen Erwachsenen gezeugt wurde und daß sexuelle Begierde in der Eltern-Kind-Beziehung entsteht und geformt wird. Sexueller Mißbrauch geht auf unbefriedigte sexuelle Wünsche zurück. Die Unschuld eines Kindes ist nicht in der Abwesenheit von Lust zu finden, sondern in seinem Verständnis und der Beherrschung dessen, was in ihm und in seinem Verhältnis zum Erwachsenen vorgeht.

Das Kind weiß, daß eine sexuelle Handlung mit einem Elternteil vom anderen Elternteil mißbilligt wird. Aus diesem Grund fühlt es sich schuldig. Ein Therapeut kann dem Kind dieses Schuldgefühl nicht dadurch ausreden, daß er ihm dessen Irrationalität vor Augen führt. Wer die Lust des Kindes, dessen Schwierigkeiten, eine Identität zu finden und seine Lust zu akzeptieren, unberücksichtigt läßt, kann dem Kind nicht helfen; im Gegenteil, er vergeht sich an ihm und steht darin dem Mißbraucher kaum nach. Es ist weniger die sexuelle Handlung als solche, die dem Kind schadet, als vielmehr ihr Kontext, der durch Vernachlässigung und Unsicherheit gekennzeichnet ist. Diese Beobachtung bestätigt aufs neue: Ein Gutteil aller traumatischen Erfahrungen ist darauf zurückzuführen, daß es dem Subjekt an der Möglichkeit mangelt, diese Erfahrungen in Worte zu fassen, weil entweder die Worte fehlen oder keine geeignete Ansprechperson zur Verfügung steht.

Durch ihr Schweigen versuchten Töchter, die Familien zu retten und die Mutter zu schonen; aber es geht ihnen auch darum, den Vater, den sie nach wie vor lieben, nicht in Schwierigkeiten zu bringen. Auch unbewußte Mechanismen können die Töchter zum Stillschweigen veranlassen: das fundamentale Bedürfnis, am Vater festzuhalten, latente Scham und Schuld, die von bewußten oder unbewußten Begierden herrühren, der heimliche Triumph über die Mutter oder aber die Identifikation mit derem Schweigen.

Von größter Wichtigkeit ist es, dem Kind Zeit zu widmen; es mit Fragen oder vorschnellen Behauptungen zu bedrängen kommt einer Wiederholung der Mißbrauchserfahrung gleich und wird das Kind noch verschlossener machen. Wenn es sich jedoch besser fühlt und Vertrauen gefaßt hat, kann das Kind den Mut aufbringen, mit der Mutter zu reden. Dieser Abschnitt des Therapieverlaufs sollte gefördert werden durch individuelle Gespräche mit der Mutter, mit dem Vater und schließlich mit beiden.

Es gilt, die Mutter zu ermutigen, zunächst die eigene Person in den Vordergrund zu stellen, bevor ihre Rolle als Ehefrau und Mutter thematisiert wird. Viele Frauen finden beim Partner oft nicht die gewünschte Zuneigung und lehnen Sexualität als deren Ausdruck ab. Manche Mütter werten den sexuellen Mißbrauch am Kind unter dem Aspekt der Rivalität zwischen zwei Frauen um ein und denselben Mann. Andere fühlen sich durch die Tochter an den eigenen Attraktivitätsverlust erinnert und reagieren deshalb aggressiv oder kühl. Es macht keinen Sinn, diese Frauen auf ihre Fehler hinzuweisen, was sie nur mit Schuldgefühlen befrachtet. Sie sollten vielmehr angehalten werden, über die eigene Kindheit und ihre wirklichen Bedürfnisse nachzudenken. Erst dann empfiehlt sich die Aufarbeitung ihrer Leidensgeschichte und die davon geprägte Erziehung der Töchter.

Individuelle Sitzungen mit dem Vater sollten negative Gefühle, die Angst vor Intimität und Kommunikationsprobleme abbauen und den sozialen und sexuellen Umgang mit Erwachsenen fördern helfen.

Diese Männer leben in der Regel in einer Welt totaler Verdinglichung, die zwischenmenschlichen Kontakt unmöglich macht. Nur der unmittelbare Genuß kann der Lustlosigkeit etwas entgegensetzen. Der sexuelle Akt ist als Reaktion auf diese endlose Langeweile zu verstehen, der Intention nach also keineswegs verletzend. Ein solches Verhalten geht auf Kindheitserfahrungen zurück; es wiederholt den am eigenen Leib erlebten Mißbrauch, die Mißachtung fundamentaler Bedürfnisse oder Ängste.

Sexueller Kindesmißbrauch muß verstanden werden vor dem Hintergrund gestörter oder gescheiterter Beziehungen unter Erwachsenen. Ausschlaggebend ist oft das Unvermögen, eine Partnerschaft einzugehen, oder auch der Abscheu vor erwachsener Sexualität, der zur Suche nach einem infantilen erotischen Ideal führt. Wenn der Erwachsene ständig Demütigungen erfährt, wenn seine Bedürfnisse nie zur Reife kommen, richten sich seine sexuellen Wünsche auf das eigene Kind, das ihn vorbehaltlos bewundert und verehrt. Aus der Tatsache, daß sexuell mißbrauchte Kinder vernachlässigt werden und sich selbst überlassen sind, ist nicht zu schließen, daß keine persönlichen Bindungen existieren. Die psychotherapeutische Arbeit sollte sich in erster Linie auf den familiären Kontext konzentrieren und nicht etwa auf das Thema Sexualität. Wie kommt das Kind in der Schule zurecht? Wer hilft der Familie? Wieso ist die Kommunikation gestört? Der Therapeut muß Kontakt zur Schule aufnehmen, zu den Großeltern und zu Fachkollegen, um herauszufinden, was Kind und Eltern an der familiären Situation verändern oder beibehalten wollen.

Therapeutische Interventionen sind darum sehr schwierig und nehmen viel Zeit in Anspruch. Um erfolgreich zu sein, müssen drei Bedingungen erfüllt werden:

1. Ausreichende finanzielle Mittel zur Kostendeckung hochqualifizierter, ganztägig zur Verfügung stehender Dienste.

2. Offenheit, Verständnis und Fairneß seitens der Fachkräfte (Tugenden, die auch bei erziehenden Eltern vorausgesetzt werden).

3. Das Vermögen der Eltern, sich in die eigene Kindheit zurückzuversetzen, ohne das sie kein Verständnis für ihre Kinder entwickeln können. Nur wenn sie das «Kind in sich» erkennen, werden sie unterscheiden können zwischen dem eigenen Kummer und dem des Kindes.

Kindern und Eltern sollte die Möglichkeit gegeben werden, ihre Probleme zu überdenken und ihre eigenen Vorstellungen zu respektieren ohne Angst vor Kritik oder Urteil. Die Therapie darf weder Zwang anwenden noch Vorschriften machen, sondern muß die Eltern vielmehr dazu ermutigen, selber zur Lösung ihrer Probleme zu finden. Es gilt – auch in Fällen sexuellen Mißbrauchs – darauf zu achten, daß schützende Maßnahmen für das Kind nicht gegen die Familie gerichtet sind. Wer schon einmal mit sexuell mißbrauchten Kindern zu tun gehabt hat, weiß, daß das strafgesetzliche Verfahren für sie nicht nachvollziehbar ist. «Warum ist Papi weggebracht worden? Warum kann ich nicht mit ihm sprechen? Ich will nicht, daß er geht. Ich will nicht von zu Hause weg. Ich hab wohl was ganz Schreckliches getan.»

Folgende Fragen sollten alle stellen, die in der Fürsorge arbeiten: Sind wir ideell und materiell gerüstet, uns diesem delikaten Thema zu nähern, ohne noch mehr Elend in den betroffenen Familien zu provozieren?

Wir müssen uns im klaren darüber sein, daß die Diskussion über sexuellen Kindesmißbrauch nicht loszulösen ist von den öffentlichen Debatten um Pornographie, Abtreibung und die allgemeine Sexualisierung unserer Kultur. Im Leben der Männer und Frauen hat Sexualität einen zentralen Stellenwert bekommen. Über Normalität bzw. Perversion entscheidet der «öffentliche Konsens», weniger der persönliche, partnerschaftliche.

Schließlich ist festzuhalten: Auch Kinder haben sexuelle Bedürfnisse, die sich in den jeweiligen Beziehungen zu Vater, Mutter und Geschwistern sowie im geschlechtsspezifischen kulturellen

Kontext entwickeln. Es ist besorgniserregend, daß den Kindern heute durch Präventionsarbeit der Eindruck vermittelt wird, Sexualität sei etwas Schlechtes, Streichelei verdächtig und die ganze Welt voll von Perversen, die es zu bestrafen gelte.

Sexualität wird wieder als gefährlich dargestellt, als Bedrohung für die konservative Familienordnung. Zu beobachten ist eine normative Rückkehr hin zur desexualisierten Kindheit und traditionellen Rollenaufteilung der Geschlechter, die wegführt von der Vorstellung sexueller Gleichheit und Emanzipation. Kinder und Frauen werden wieder zunehmend zu Objekten der Kontrolle. Was gut für sie ist, entscheiden andere. Liebe und Erotik, Gefühle und Phantasien, Emanzipation und Selbstbestimmung geraten wieder ins Hintertreffen.

Arztpraxen und Krankenhäuser sind überlaufen von Eltern, die sich um die körperliche und psychische Verfassung ihrer Kinder Sorgen machen. Kinderärzte und Psychiater müssen frühzeitig erkennen können, worauf manche Klagen zurückzuführen sind, und in ihrer Praxis oder Krankenhausstation Einrichtungen schaffen, in denen Eltern und Kinder angstfrei reden können über das, was vorgefallen ist. Es geht nicht an, daß den mißbrauchenden Eltern ein Vorwurf nach dem anderen gemacht, Schuld zugewiesen und mit Kinderentzug gedroht wird, über die Köpfe der Kinder hinweg.

Prävention vor sexuellem Kindesmißbrauch muß deshalb altes Repressions- und Strafverhalten sowohl innerhalb der Familie als auch im weiteren, sozialen Kontext überwinden. Vielleicht sollten wir damit anfangen, unsere professionellen Kontrollgewohnheiten zu überprüfen. Wenn wir unseren Patienten zutrauen, daß sie für sich und ihre Familien Verantwortung tragen können, werden sie dieser Einschätzung zu entsprechen versuchen. Vielleicht begegnen wir dann mehr liebevollen Partnerschaften zwischen Mann und Frau oder Elternpaaren und weniger mißbrauchten Kindern.

Aus dem Englischen von Michael Windgassen

Literatur

Besharov, D. J. (1985): An overdose of concern – child abuse and the overreporting problem. AEI Journal on Government and Society, Nov. / Dez., S. 25–28.

Bernecker, A., und *Wolff, R.* (1990): Sexuelle Mißhandlung und Sexualpolitik. Sozial extra 12.

Drew, K. (1980): The role conflict of the child protective service worker: Investigator-helper. Child Abuse & Neglect, 4, S. 247–254.

Gelles, R. J. (1979): The Social Construction of Child Abuse. In: Child abuse and Violence, hg. D. G. Gil, S. 145–157, New York, AMS Press Inc.

Goldner, V. (1988): Generation and Gender: normative and convert hierarchies. Family Process, 27. 1.

Kempe, R. S., und Kempe, C. H. (1978): Child Abuse. Fontana Open Books, London.

Meddin, B. J., und Hansen, I. (1985): The services provided during child abuse and / or neglect. Case investigation and the barriers that exist to service provision. Child Abuse & Neglect, 9, S. 175–182.

Newberger, E. H., und Bourne, R. (1978): The medicalization and legalization of Child Abuse. American Journal of Orthopsychiatry, 48 (4), S. 593–607.

Solnit, A. J. (1980): Child Abuse: least harmful, most protective intervention. Pediatrics, 65 (1), S. 170–171.

Somerhausen, C. (1979): Les réactions: contrôle social formel et informel. In: Aspects criminologiques des mauvais traitements des enfants dans la famille, Publication du Quatrième Colloque Criminologique du Conseil de l'Europe, S. 87–134.

Wolff, R. (1983): Child Abuse and neglect: Dynamics and underlying pattern. Victimiology: An International Journal, 8, S. 105–112.

WOLF SARTORIUS

DIE «WORMSER PROZESSE»

Plädoyer für eine kritische Aufarbeitung

Mit der Feststellung «Den Massenmißbrauch hat es nie gegeben!» beendete Richter Lorenz 1997 den bislang größten Prozeß um einen Sexring mit Kindern und vollendete damit das Fiasko der Mainzer Staatsanwaltschaft: alle Angeklagten wurden freigesprochen. Er legte dar, daß nach sorgfältiger Rekonstruktion aller Fakten auch die Angeklagten des Verfahrens Worms I von seiner Kammer ohne jede Einschränkung freigesprochen worden wären. Die Erkenntnis von Richter Lorenz war nur für «Spiegel»-Leser keine Überraschung, weil sie frühzeitig auf eklatante Ungereimtheiten und den ideologischen Charakter der Anklage hingewiesen wurden.

Daß diese Erkenntnis nicht Jahre eher erfolgte, *bevor* die Kinder durch die Verantwortlichen sekundärgeschädigt wurden, ist aus kinderschutzpolitischer Sicht der eigentliche Skandal. Daneben sind Gerichtskosten von über 6,5 Millionen, Entschädigungs- und Jugendhilfekosten in noch unbekannter Höhe entstanden; die psychischen und sozialen Folgen für die Kinder und ihre Familien sind nicht abschätzbar.

Es scheint unbestreitbar, daß die als Zeugen extensiv vernommenen und manipulierten Kinder durch das Vorgehen einer Kinderschutzorganisation nachhaltig geschädigt wurden, was offenbar nur wenige hierzulande beunruhigt.

Aus Sicht der Jugendhilfe kann aus verschiedenen Gründen nicht zur Tagesordnung übergegangen werden, ohne daß eine Aufarbeitung in den beteiligten fachlichen Kontexten erfolgt, damit die Gefahr der Wiederholung gemindert wird. Es sind die Strukturen und Verantwortlichkeiten zu klären, die einen fachlich fundierten Kinderschutz verhindert haben. Denn selbst der

Nachweis einer Mißbrauchshandlung hätte aus dieser Perspektive die Schädigung dieses Kindes nicht rechtfertigen können.

Der Kinderschutz in freigemeinnütziger und öffentlicher Trägerschaft (Jugendämter) braucht die Klärung und Distanzierung von dem Wormser Kinderschutzdesaster, wenn er seine Glaubwürdigkeit gegenüber der Öffentlichkeit und den Klienten und seine Gesetzestreue (im Sinne des Kinder- und Jugendhilfegesetzes) erhalten will. Die Suche nach vereinzelten Sündenböcken und die verantwortungslose Rechtfertigung, wer handle, mache auch Fehler, lenkt davon ab, daß die gemachten Fachfehler kein Zufall waren. Die Diskussion der augenfälligen Fragen und Probleme könnte die Entstehungsgeschichte und Dynamik der Geschehensverläufe erhellen sowie Hinweise für eine bessere Praxis geben.

Für Außenstehende ist nicht nachvollziehbar, daß die Anklagebehörde Beweise für *zweifelsfrei* bewiesen und konkreten Angeklagten zuortbar hält, während die Richter und *alle* Gutachter (Richter Lorenz) genau dies nicht nachvollziehen können. Es erhebt sich die Frage, wie die Staatsanwaltschaft den Mangel an Professionalität beseitigen will, auf den wir Anspruch haben.

Eine erfreuliche Tendenz für Kinder in Strafverfahren war die Videobefragung und die Erweiterung des Wissens der Gerichte über Gerichtspsychologie im Gefolge der Prozesse. Die wesentliche Lernerfahrung ist jedoch, daß auch Entscheidungsträgern in Justiz, Politik und Verwaltung sowie der Bevölkerung zunehmend klarer wird, daß die Strafjustiz *keine* Kinderschutzeinrichtung ist. Praktischer Kinderschutz ist die Aufgabe der Fachrichtungen der Kinderschutzzentren, die entsprechende Hilfen bereithalten und sich notfalls der Hilfe von Vormundschaftsgerichten versichern können. Eine Delegation staatsanwaltlicher Ermittlungsarbeit an einen «Kinderschutzdienst», eine Einrichtungsgruppe in Rheinland-Pfalz, entspricht nicht unserem Rechtssystem und muß also unterbleiben.

Die Wormser Prozesse mußten unter einer unsäglichen Medienberichterstattung stattfinden. Die Presseerklärungen der

Staatsanwaltschaft erzeugten ein Medienecho, das Druck auf das Gericht, die Politik und die öffentliche Meinung ausübte. Die Prozeßberichterstattung («unerschütterliche Beweise»; «kein vernünftiger Zweifel möglich»; «die Kinderschänder»; «ihre bestialischen Machenschaften»; «entweder Verurteilung oder kein Schutz von Kindern in Deutschland mehr möglich» ...) erzeugte zeitweise ein öffentliches Klima, in dem seriöse Berichterstattung, fachliche Überlegungen zum sexuellen Mißbrauch von Kindern keine Resonanz fanden. Es war gespenstisch, zu beobachten, wie geglaubt wurde, verfeindete Familienverbände und Fremde hätten sich getroffen, um gemeinschaftlich jeweils ihre Finger in Scheide, Mund und Po von Kindern zu stecken – eine Massenperversion, die im übrigen bisher nirgendwo auf der Welt beobachtet wurde und wenig plausibel ist. Entsprechend groß war zunächst das Unverständnis der halbinformierten Öffentlichkeit auf die Freisprüche.

Durch die kritische Aufarbeitung der Prozesse in allen überregionalen Zeitungen und elektronischen Medien seit den Urteilsverkündungen wächst aber die Hoffnung, daß Journalisten künftig ihrer Verantwortung besser gerecht werden.

Dankenswert klar ist seit den Urteilsverkündigungen, daß auch beim Verdacht des sexuellen Mißbrauchs von Kindern sich Kinderärzte keine Kompetenzen von Vormundschaftsrichtern, Jugendämtern, Strafermittlern und wissenschaftlichen Gutachtern anmaßen dürfen. Falsch- und Gefälligkeitsgutachten, so «gut gemeint» sie auch waren, dürfen nicht toleriert werden. «Jagdeifer» war nach Vermutung des Gerichts für diese fragwürdigen Handlungen des Kinderarztes, der an der Auslösung des Desasters großen Anteil hatte, das vermutliche Motiv. Daraus läßt sich folgern: Die Reflexion eigener Vorerfahrungen und psychischer Muster sind für Mediziner unerläßliche Voraussetzungen, damit in Fortbildungen Kenntnisse zur medizinischen Betreuung von mißbrauchten, vernachlässigten und sexuell mißbrauchten Kindern erworben werden können.

Nach Gerichtskenntnis und übereinstimmender Aussage der

Gutachter bewirkte die Art der Befragungen der Kinder durch den Kinderschutzdienst Worms zweifelsfrei einen Lernprozeß, in dessen Folge die Kinder fest glaubten, Mißbräuche erlebt zu haben (selbst als klar wurde, daß z. B. ein Kind zur Tatzeit noch nicht geboren war). Daraus hat der Vorstand des Vereins Wildwasser, Träger des örtlichen Kinderschutzdienstes, erste Konsequenzen gezogen: die verantwortliche Mitarbeiterin wurde entlassen. Suggestive Befragungen und die Unterstellung, sexueller Mißbrauch sei derartig regelhaft vorfindlich, daß es nur noch um die Aufdeckung gehe, soll nicht mehr die Arbeit bestimmen. Es soll auch gefragt werden, ob das Kind *nicht* mißbraucht wurde. Die Arbeit soll nicht strafrechtlich relevanter Beweissicherung dienen. Kompetenzen des Jugendamtes, des Vormundschaftsgerichts und der Strafermittlungsbehörden will man sich nicht wieder anmaßen. Dies sind erste Schritte in eine Richtung, die Kinder vor Schädigungen schützen. Ob sie ausreichen, zumindest von der Aufdeckungsarbeit abzurücken, Qualitätskontrollen und fachlich seriöse Angebote zu etablieren, bleibt abzuwarten. Grundsätzlich stellt sich die Frage an die Politik und den Verein Wildwasser, ob dieser Träger für die Bevölkerung und speziell die Wormser Kinder zumutbar ist.

Viele Fragen an die Jugendhilfe Worms sind noch nicht geklärt: Wie kam es dazu, daß ein Jugendamt seine Verantwortung an einen Spezialdienst abgab? Wurden therapeutische Hilfen für die Kinder über lange Zeiträume verweigert, um ihre «Aussagetüchtigkeit» zu erhalten? Wurden das Kinder- und Jugendhilfegesetz sachgemäß angewendet, der Datenschutz, das Sozialgeheimnis beachtet, das Recht auf richterliches Gehör der Eltern im Vormundschaftsgerichtsverfahren rechtzeitig gewährt, das Recht der Kinder auf Zeugnisverweigerung und das Recht der Familien auf Partizipation und Hilfen beachtet? Wurde der Grundsatz, daß das Kindeswohl Vorrang vor allen anderen Rechtsgütern hat, genügend berücksichtigt, wenn Verhöre über Stunden und Verhörwiederholungen von über 20mal geduldet wurden? Und wie soll die Wiederholung des Desasters verhindert werden?

Wie die «Kinderschutzdienste Rheinland-Pfalz» künftig organisiert und konzeptionell so fortentwickelt werden können, daß sich Hilfekatastrophen wie in Worms möglichst nicht wiederholen, ist eine zentrale Frage für die Glaubwürdigkeit und Wirksamkeit dieser Angebotsgruppe. Dabei wird entscheidend sein, ob es gelingt, die ursprünglichen Konzepte des parteilich-aufdeckenden Spezialdienstes für sexuell mißbrauchte Kinder dauerhaft zu überwinden. Die Landesförderrichtlinien sollten so weiterentwickelt werden, daß der Vorwurf, die Einrichtungen seien Alibieinrichtungen («Kinderschutz light»), nicht mehr berechtigt erhoben werden kann. Es bedarf Mindeststandards der Teamgrößen, des fachlichen Arbeitens, der Fachautonomie und des Trägerstatus. Parteiliche und nach der «Methode Fürniss» arbeitende Einrichtungen sollten aus Gründen der Fachfehleranfälligkeit keine öffentlichen Förderungen erhalten.

Die Kinderschutzdienstmitarbeiterin in Worms handelte unter Begleitung von Prof. Fürniss, einem umstrittenen Spezialisten für Sexringe und Mißbrauch von Kindern durch Kinder. Sie hat sich bei ihm seine wissenschaftlich umstrittene Methode der «Aufdeckungsarbeit» angeeignet und bei den Kindern angewandt. Fürniss trägt nicht nur für das Kinderschutzdesaster in Worms Mitverantwortung, sondern unter anderem für die Schädigung von Kindern und die Provozierung von Falschaussagen in zahlreichen anderen Massenprozessen (am bekanntesten war bisher der Montessori-Prozeß in Münster). Als Berater und Fortbildner hatte er Anteil an problematischen Konzepten. Von daher ist die deutliche Warnung der Bundesjustizministerkonferenz vor der Rezeption dieser Methoden überfällig.

Aus Kinderschutzkatastrophen, wo auch immer geschehen, sollte gelernt werden. Die Untersuchung der Fachfehler durch unabhängige Fachleute wäre dafür die erste Voraussetzung.

Hinweise zum Weiterstudium

Mit der im angelsächsischen Sprachraum produzierten Literatur könnte man eine Bibliothek füllen. Auch bei uns boomt der Markt für Mißbrauchsliteratur. Einige unserer Autoren haben ihren Aufsätzen lange Literaturlisten beigefügt und verweisen auf amerikanische Beiträge zum Thema. Wir haben uns entschlossen, in einer knappen Empfehlungsliste einen deutschsprachigen Handapparat ohne Anspruch auf Repräsentativität oder gar Vollständigkeit zu liefern. Was hier auf knappem Raum aufgeführt wird, haben wir gelesen, wichtig oder interessant oder anregend gefunden.

1. Gewalt und sexuelle Gewalt in Familien

Baurmann, Michael C. (1992): Straftaten gegen die sexuelle Selbstbestimmung. Zur Phänomenologie sowie zu Problemen der Prävention und Intervention. In: J. Schuh / Martin, Killias, Hg.: Sexualdelinquenz. Chur und Zürich.

Honig, Michael S. (1992): Verhäuslichte Gewalt. Mit einem Nachwort zur Taschenbuchausgabe: Sexuelle Ausbeutung von Kindern. Frankfurt / M.

Blath, Richard (1995): Sexueller Mißbrauch von Kindern – statistische Angaben. In: Familie, Partnerschaft, Recht 3, S. 71–73.

2. Gutachten

Klitzing, Kai von (1990): Glaubwürdigkeitsbegutachtung von Kindern und Jugendlichen in der Frage des sexuellen Mißbrauchs. In: Acta Paedopsychiatrica 53.

Roemer, A. / P. Wetzels (1991): Zur Diagnostik sexuellen Mißbrauchs bei Kindern in der forensisch-psychologischen Praxis. In: Praxis der forensischen Psychologie 1.

Offe, Heinz / Susanne Offe / Peter Wetzels (1992): Zum Umgang mit dem Verdacht des sexuellen Kindesmißbrauchs. In: Neue Praxis 3.

Kluck, Marie-Luise (1995): Verdacht auf sexuellen Mißbrauch und familiengerichtliche Verfahren-Probleme der Entstehung und der Prüfung. In: Familie, Partnerschaft, Recht 3, S. 56–59.

Rösner, Sigrid / Burkhard Schade (1993): Der Verdacht auf sexuellen Mißbrauch von Kindern in familiengerichtlichen Verfahren. Z. f. d. gesamte Familienrecht 40, (H. 10).

Undeutsch, Udo (1993): Die aussagepsychologische Realitätsprüfung bei Behauptung sexuellen Mißbrauchs. In: S. Kraheck-Brägelmann, Hg.: Die Anhörung von Kindern als Opfer sexuellen Mißbrauchs, Rostock.

Undeutsch, Udo (1996): Die Untersuchung mit dem Polygraphen («Lügendetek-

tor») – eine wissenschaftliche Methode zum Nachweis der Unschuld. In: Z. f. d. gesamte Familienrecht, H. 6, S. 329–331.
Steller, Max (1995): Verdacht des sexuellen Mißbrauchs – Begutachtung in familien- und vormundschaftsgerichtlichen Verfahren. In: Familie, Partnerschaft, Recht 3, S. 60–62.
Offshe, Richard / Ethan Waters (1996): Die mißbrauchte Erinnerung. Aus dem Amerikanischen. München.
Ollmann, Rainer (1994): Rechtliche Aspekte der Aufdeckung von sexuellem Mißbrauch. Zentralblatt f. Jugendrecht 81 (H. 4).
Tavris, Carol (1994): Der Streit um die Erinnerung. Psychologie heute (H. 6).

3. Hilfe und Hilfsprüfung

Keller, Gudrun / Andrea Mager / Anke Wolf-Graaf (1991): Zufluchtstelle für Mädchen und junge Frauen – Ein Projekt der Initiative Mädchenarbeit e. V. Abschlußbericht der wissenschaftlichen Begleitung. November. Zu beziehen über Bayerisches Staatsministerium für Arbeit, Winzererstr. 9, 80797 München.
Johns, Irene / Friedhelm Kirchhofer / Heinrich Kupffer (Hg.) (1993): Nicht länger Opfer sein. Folgen sexueller Kindesmißhandlung und therapeutische Hilfen. Aus der Arbeit des Kinderschutz-Zentrums Kiel. Neumünster.

4. Pädophilie

Dannecker, Martin (1987): Zur strafrechtlichen Behandlung der Pädosexualität. In: ders., Das Drama der Sexualität. Frankfurt / M.
Schorsch, Eberhard (1989): Kinderliebe: Veränderung der gesellschaftlichen Bewertung pädosexueller Kontakte. Monatsschrift f. Kriminologie und Strafrechtsreform 72.
Lempp, Reinhard (1990): Bemerkungen zu Aggressivität und Sexualität am Beispiel des sexuellen Mißbrauchs von Kindern. In: Z. f. Sexualforschung 3.
Lautmann, Rüdiger (1994): Die Lust am Kind. Portrait des Pädophilen. Hamburg.
Hoffmann, Rainer (1996): Die Lebenswelt der Pädophilen. Rahmen, Rituale und Dramaturgie der pädophilen Begegnung. Wiesbaden.

5. Kindersexualität – beobachtet und erfragt

Wolffheim, Nelly (1958): Wie Kinder wirklich sind. In: Praxis der Kinderpsychologie und Kinderpsychiatrie 7.
Schuhrke, Bettina (1991): Körperentdecken und psychosexuelle Entwicklung. Regensburg.
Johannesmeier, H. (1991): Sexualität zwischen Männern und Mädchen. Erkenntnisse aus 151 Gesprächen mit Minderjährigen. In: Sexualmedizin 20 (H. 5).
Neubauer, Georg / Inge Emmerich / Dirk Achterwinter (1993): Gefährdungslagen in

verinselten Lebensräumen: Sexueller Mißbrauch. In: Zentrum für Kindheits- und Jugendforschung, Hg.: Wandlungen der Kindheit. Opladen.

Hellbrügge, Theodor (Hg.) (1982): Entwicklung der kindlichen Sexualität. München.

Müller, Walter (1992): Skeptische Sexualpädagogik. Möglichkeiten und Grenzen schulischer Sexualerziehung. Weinheim.

6. Prävention

Wehnert-Franke, N. / H. Richter-Appelt / Ch. Gaenslen-Jordan (1992): Wie präventiv sind Präventionsprogramme zum sexuellen Mißbrauch von Kindern? In: Z. f. Sexualforschung 5.

7. Fragen nach Schädigung und Therapie

Gaenslen-Jordan, Ch. / H. Appelt / A. v. Osterroth (1990): Sexuelle Mißhandlung von Mädchen in der Familie – Ergebnisse einer Auswertung psychologischer Glaubwürdigkeitsgutachten. In: Psychotherapie und medizinische Psychologie 40.

Levold, Tom / Renate Blum-Maurice / Wilfried Zenz (1991): Systemische Therapie bei Inzest. Zum Umgang mit einem Problemsystem. Z. f. systemische Therapie 9.

Hehl, F. J. / R. Werkle (1993): Eine retrospektive Untersuchung von familiären Beziehungsstrukturen bei sexuellem Mißbrauch. Eine Pilotstudie. In: Z. f. Familienforschung 5.

Eigl-Evers, A. / J. Kruse (1991): Frühkindliche gewalttätige und sexuelle Traumatisierungen. In: Praxis der Kinderpsychologie und Kinderpsychiatrie 40.

Richter-Appelt, Herta (Hg.) (1997): Verführung, Trauma, Mißbrauch (1896–1996). Gießen.

8. Zum gesellschafts- und sexualpolitischen Kontext

Adorno, Th. W. (1963): Sexualtabus und Recht heute. In: Fritz Bauer, Hg.: Sexualität und Verbrechen, Frankfurt / M. 1963. Auch in: Th. W. Adorno: Eingriffe. Frankfurt / M.

Landweer, Hilge (1990): Das Märtyrerinnen-Modell. Zur diskursiven Erzeugung weiblicher Realität. Pfaffenweiler.

König, Oliver (1990): Nacktheit. Soziale Normierung und Moral. Opladen.

Amendt, Gerhard (1993): Sexuelle Befreiung zwischen Wunsch und Wirklichkeit. In: Neue Praxis 23.

Levold, Tom (1994): Die Betonierung der Opferrolle. Zum Diskurs der Gewalt in Lebenslauf und Gesellschaft. In: System Familie 1.

Hacking, Ian (1996): Multiple Persönlichkeit – Zur Geschichte der Seele in der Moderne. Aus dem Amerikanischen. München.

Harten, Hans-Christian (1995): Sexualität, Mißbrauch, Gewalt. Das Geschlechterverhältnis und die Sexualisierung von Aggressionen. Wiesbaden.
Crombag, Hans F. M. / Harald L. G. Merckelbach (1997): Mißbrauch vergißt man nicht. Erinnern und Verdrängen. Fehldiagnosen und Fehlurteile. Aus dem Niederländischen. Berlin 1997.

Herausgeber und Autoren

Hartmut Böhm, Dipl.-Psych, seit 1977 Leiter des Therapiezentrums e. V. Osnabrück, psychologischer Sachverständiger in Gerichtsverfahren.

Dr. Hanna Gekle, Mitarbeiterin am Sigmund-Freud-Institut, Frankfurt a. M.

Prof. Dr. Neil Gilbert, School of Social Welfare der Universität von Kalifornien, Berkeley.

Prof. Dr. Eva Jaeggi, Technische Universität Berlin.

Prof. Dr. Helmut Kentler, Lehrstuhl für Sozialpädagogik im Seminar für Berufspädagogik, Technische Universität Hannover.

Prof. Dr. Heinrich Kupffer, Chefredakteur von «KSA – Kinderschutz Aktuell», Zeitschrift des Deutschen Kinderschutzbundes e. V., Berlin.

Prof. Dr. Berl Kutschinsky, Institut für Kriminologie, Universität Kopenhagen.

Prof. Dr. Dr. Rüdiger Lautmann, Universität Bremen.

Dr. Catherine Marneffe, Leiterin der Abt. Kinderpsychiatrie, Direktorin des Zentrums «Kind in Nood», einer Einrichtung von Vertrauensärzten.

Dr. Susanne Offe, Prof. Dr. Heinz Offe, Psychologische Gerichtsgutachter.

Prof. Dr. Rainer Ollmann, Universität Hamburg.

Derk Röttgering, Rechtsanwalt in Gescher.

Katharina Rutschky, Publizistin.

Wolf Sartorius, Familientherapeut, Kinderschutzzentrum Mainz.

Dr. Michael Schetsche, Wissenschaftlicher Mitarbeiter an der Universität Bremen.

Dr. Bettina Schuhrke, Lehrstuhl für Psychologie, Universität Bamberg.

Prof. Dr. Udo Undeutsch, Psychologisches Institut, Universität Köln, Gerichtsgutachter.

Dr. Karin Walser, Soziologin. Professorin für Frauenforschung und Geschlechterfragen in der sozialen Arbeit am Fachbereich Sozialwesen der Fachhochschule Fulda.

Prof. Dr. Reinhart Wolff, Alice-Salomon-Fachhochschule Berlin.

Katharina Bennefeld-Kersten

Die Geisel

Eine Gefängnisdirektorin in der Gewalt des Häftlings H. M.
176 Seiten. Geb.

»Nach rund vier Stunden Nervenkrieg hat ein Sondereinsatzkommando der Polizei am Montagabend ein Geiseldrama im Hochsicherheitsgefängnis Salinenmoor bei Celle unblutig beendet. …«
Das war der Tenor aller Presseberichte zu dieser Geiselnahme. Wie sich das Drama tatsächlich abgespielt hat, schildert die Gefängnisleiterin und damalige Geisel, Katharina Bennefeld-Kersten, hier selbst. Am 26. Februar 1996 um 17.56 Uhr betritt sie den Raum, in dem der inhaftierte Straftäter H. M. ihre Kollegin festhält. Sie bietet sich als Austauschgeisel an. Der Austausch findet statt. Nach vier Stunden ist es ihr gelungen, den Täter zur Aufgabe zu bewegen. Offen bleibt die Frage, ob ihre Vergewaltigung hätte verhindert werden können, die innerhalb dieses vierstündigen Nervenkriegs stattgefunden hat. Katharina Bennefeld-Kersten muß nicht nur das Trauma dieses Schreckens verarbeiten, sondern gleichzeitig mit einer gegen sie gerichteten Kampagne fertigwerden. Ihr sachlich und unpathetisch geschriebenes Buch erzählt die Geschichte ihrer Geiselnahme und was danach geschah.